SAÚDE
MENTAL
PERINATAL

SAÚDE MENTAL PERINATAL

EDITORES

Milena Gross de Andrade • Juliana Vieira Tfauni

Juliana Arantes Figueiredo de Paula Eduardo

Marco Aurélio Knippel Galletta

Renério Fráguas Júnior

Copyright © Editora Manole Ltda., 2025, por meio de contrato com os Editores.

Capa: Iuri Guião
Projeto gráfico: Departamento Editorial da Editora Manole
Editoração eletrônica: R G Passo

CIP-BRASIL. CATALOGAÇÃO NA PUBLICAÇÃO
SINDICATO NACIONAL DOS EDITORES DE LIVROS, RJ

S272

Saúde mental perinatal / editores Milena Gross de Andrade ... [et al.]. - 1. ed. - Barueri [SP] : Manole, 2025.
    23 cm.

    Inclui bibliografia e índice
    ISBN 978-85-204-6431-1

    1. Gravidez - Aspectos sociais. 2. Gravidez - Aspectos psicológicos. 3. Fertilidade humana. 4. Aborto espontâneo - Aspectos psicológicos. 5. Direitos reprodutivos. 6. Planejamento familiar. I. Andrade, Milena Gross de.

                      CDD: 618.24019
25-95840   CDU: 618.2:159.942

Meri Gleice Rodrigues de Souza - Bibliotecária - CRB-7/6439

Todos os direitos reservados.
Nenhuma parte deste livro poderá ser reproduzida, por qualquer processo, sem a permissão expressa dos editores.
É proibida a reprodução por fotocópia.

A Editora Manole é filiada à ABDR – Associação Brasileira de Direitos Reprográficos.

1ª edição – 2025.

Editora Manole Ltda.
Alameda Rio Negro, 967, conj. 717
Alphaville Industrial – Barueri – SP - Brasil
CEP: 06454-000
Fone: (11) 4196-6000
www.manole.com.br | https://atendimento.manole.com.br/

Impresso no Brasil | *Printed in Brazil*

Editores

Milena Gross de Andrade
Psiquiatra formada pela Universidade de São Paulo (USP). Especialista em Psiquiatria pela Associação Brasileira de Psiquiatria (ABP). Formação em Psicanálise Winnicottiana pelo Instituto Brasileiro de Psicanálise Winnicottiana (IBPW). Docente do Instituto Sedes Sapientiae no curso de aperfeiçoamento: Psicologia e Psicopatologia Perinatal. Sócia fundadora do Projeto Canguru, que oferece assistência e formação em Saúde Mental Perinatal.

Juliana Vieira Tfauni
Psicóloga clínica formada pela Pontifícia Universidade Católica (PUC-SP). Psicodramatista e Psicanalista (Instituto Sedes Sapientiae). Especialista em Sexualidade Humana pela Universidade de São Paulo (USP). Formação em Saúde Mental Perinatal no Instituto Europeu de Saúde Mental Perinatal (IESMP) – Espanha. Coordenadora Geral e docente do Instituto Sedes Sapientiae no curso de aperfeiçoamento: Psicologia e Psicopatologia da Perinatalidade. Psicoterapeuta individual, de casal e grupos. Atua no planejamento reprodutivo, reprodução assistida, gestação e puerpério em clínica particular e em instituições de assistência à gestação, ao parto e à reprodução humana assistida. Sócia-fundadora do Projeto Canguru, que oferece assistência e formação em Saúde Mental Perinatal.

Juliana Arantes Figueiredo de Paula Eduardo
Psicóloga pela Pontifícia Universidade Católica de São Paulo (PUC-SP), Psicanalista pelo Instituto Sedes Sapientiae, Doutora em Saúde Mental pela Faculdade de Medicina da Ribeirão Preto da Universidade de São Paulo (FMRP-USP) e Mestre em Enfermagem pela Escola de Enfermagem da Universidade de São

Paulo (EE-USP). Coordenadora científica e docente do curso de Aperfeiçoamento em Psicologia e Psicopatologia da Perinatalidade no Instituto Sedes Sapientiae. Psicóloga clínica, atua em consultório particular.

Marco Aurélio Knippel Galletta
Mestre, Doutor e Livre-Docente pela Faculdade de Medicina da Universidade de São Paulo. Professor Associado do Departamento de Obstetrícia e Ginecologia da Faculdade de Medicina da Universidade de São Paulo. Responsável pelo Setor de Neuropsicopatologia e Gravidez do Hospital das Clínicas da Faculdade de Medicina da Universidade de São Paulo.

Renério Fráguas Júnior
Professor Associado, Departamento e Instituto de Psiquiatria do Hospital das Clínicas da Faculdade de Medicina da Universidade de São Paulo (IPq-HCFMUSP). Diretor da Divisão de Psiquiatria e Psicologia do Hospital Universitário (HU) – USP.

Autores

Alexandre Faisal Cury
Graduação em Medicina pela Faculdade de Ciências Médicas da Santa Casa de São Paulo. Mestrado e Residência em Obstetrícia/Ginecologia pela Faculdade de Ciências Médicas da Santa Casa de São Paulo. Formação em Psicossomática Psicanalítica pelo Instituto Sedes Sapientiae São Paulo. Doutorado e Pós-Doutorado pela Faculdade de Medicina da Universidade de São Paulo. Pesquisador Científico do Departamento de Medicina Preventiva da Faculdade de Medicina da Universidade de São Paulo. Idealizador e produtor do canal https://www.youtube.com/@MedicinaeArte

Alexandre Okanobo Azuma
Psiquiatra com graduação e residência médica pela Faculdade de Medicina da Universidade de São Paulo (FMUSP). Colaborador do Programa de Saúde Mental da Mulher (ProMulher) do Instituto de Psiquiatria do Hospital das Clínicas da FMUSP.

Amanda Sodré Mota
Doutoranda em Fisiopatologia pela Faculdade de Ciências Farmacêuticas da Universidade de São Paulo. Mestre em Neurociência e Biologia Celular pela Universidade Federal do Pará (UFPA). Especialista em Farmacologia (UFPA). Especialista em Fisiologia Humana pela Estácio de Sá. Graduada em Biomedicina (UFPA) com graduação sanduíche na Universidade de Melbourne – Austrália (UNIMELB). Atualmente desenvolve projetos na área de microbiota e eixo cérebro-intestino, doenças mentais e obstetrícia.

Amaury Cantilino
Psiquiatra do Ambulatório de Psiquiatria Perinatal do Hospital das Clínicas da Universidade Federal de Pernambuco (HC-UFPE). Doutor em Neuropsiquiatria e Ciências do Comportamento pela UFPE. Preceptor da Residência Médica em Psiquiatria do HC-UFPE. Foi vice-coordenador da Comissão de Estudos e Pesquisas em Saúde Mental da Mulher da Associação Brasileira de Psiquiatria (entre 2017 e 2022).

Ana Carolina S. Mendonça
Advogada. Pós-graduada em Direito de Família e Sucessões e em Direito Civil e Processo Civil. Professora de cursos jurídicos com ênfase em direito de família e sucessões.

Ana Thais Vargas
Formada na Universidade Federal da Paraíba (UFPB). Residência em Ginecologia e Obstetrícia no Instituto de Medicina Integrada (IMIP) – Recife. Especialização em Endocrinologia Ginecológica pela Santa Casa de Misericórdia de São Paulo. Atua como obstetra em São Paulo prezando pelo parto normal, natural e humanizado. Atende em muitas maternidades da cidade incluindo Hospital e Maternidade São Luiz Unidade Itaim, Grupo Santa Joana, Samaritano e Sepaco. Membro da Rede Feminista de Ginecologistas e Obstetras pela preservação dos direitos sexuais e reprodutivos das mulheres. Médica voluntária na Casa1, um centro de acolhida para LGBTQIA+ expulsos de casa.

André Malbergier
Médico formado pela Faculdade de Medicina da Universidade de São Paulo (FMUSP). Mestrado em Saúde Pública pela Faculdade de Saúde Pública da Universidade de Illinois em Chicago (EUA) – MPH. Doutorado pelo Departamento de Psiquiatria da FMUSP. Professor Colaborador Médico do Departamento de Psiquiatria da FMUSP. Coordenador executivo do Grupo Interdisciplinar de Estudos de Álcool e Drogas (GREA) do Instituto Perdizes do Hospital das Clínicas da FMUSP.

Betina Maria Abs da Cruz
Médica pela Universidade Estadual Paulista (UNESP). Especialista em Ginecologia e Obstetrícia pela UNESP. Engajada na causa da humanização do parto desde a formação médica, promovendo práticas que respeitam a autonomia e o protagonismo da mulher em serviços públicos e privados há 30 anos. Docente do Curso de Psicologia e Psicopatologia Perinatal do Instituto Sedes Sapientiae.

Carlos Eduardo de Carvalho Corrêa
Médico pela Faculdade de Medicina de Ribeirão Preto. Especialista em Pediatria e Neonatologia pela Sociedade Brasileira de Pediatria. Docente do Curso de Psicologia e Psicopatologia Perinatal do Instituto Sedes Sapientiae.

Carolina Rebello da Costa
Médica Ginecologista e Obstetra com formação na Faculdade de Medicina da Universidade de São Paulo. Especialização em Reprodução Assistida. Coordenadora da Pós-graduação em Reprodução Assistida ARTE Academy.

Cristina Marta Del-Ben
Professora Titular do Departamento de Neurociências e Ciências do Comportamento, Faculdade de Medicina de Ribeirão Preto, Universidade de São Paulo.

Daniel Augusto Mori Gagliotti
Médico Psiquiatra pelo Instituto de Psiquiatria do Hospital das Clínicas da FMUSP (IPq-HCFMUSP). Pós-graduando do Departamento de Psiquiatria da FMUSP. Psiquiatra do Ambulatório Transdisciplinar de Identidade de Gênero e Orientação Sexual (AMTIGOS) do IPq-HCFMUSP e do Grupo de Apoio Psicológico ao Aluno FMUSP (GRAPAL). Atua também em consultório privado. É membro da World Professional Association for transgender Health (WPATH), Associação Brasileira de Psiquiatria (ABP) e American Psychiatric Association (APA).

Daniela Roberta Antonio Rosa
Socióloga, doula e educadora perinatal.

Denise de Castro
Mestre em Psicologia Clínica pela Pontifícia Universidade Católica de São Paulo (PUC-SP). Fisioterapeuta, escritora, pesquisadora e criadora do Método Corpo Intenção® (MCI) e da Técnica de Alfabetização Corporal® (TAC), fundamentos da Terapia e Educação Alfacorporal®. Diretora do Instituto Corpo Intenção®, atua na formação de terapeutas e educadores, além de coordenar projetos voltados para o desenvolvimento humano. Idealizadora do Programa A Formação da Criança, um modelo transdisciplinar que integra pesquisa, ensino, clínica e ambiente de cuidado voltado para crianças e suas famílias. Desenvolve estudos sobre primeira infância, regulação afetiva, cognição incorporada e interação parental, contribuindo para ampliar as abordagens de cuidado no puerpério e na infância.

Eduardo Miyadahira
Formado pela Faculdade de Medicina da Universidade de São Paulo (FMUSP). Ginecologista e Obstetra titulado pela FEBRASGO. Especialista em Reprodução Humana. Mestrado pela FMUSP com parceria da Michigan State University sobre o tema Endometriose.

Erika Novaes
Comunicóloga e psicóloga, especializada em Perinatalidade e Parentalidade pelo Instituto Gerar e em saúde LGBTQIAP+ pelo Instituto Saudiversidade. Atualmente é formanda em Terapia Familiar pelo Instituto de Terapia Familiar de São Paulo. Atua na clínica atendendo famílias e relações LGBTQIAPN+, media grupos terapêuticos e ministra aulas e palestras sobre questões de gênero e sexualidade na parentalidade, além de coordenar a equipe de saúde mental da Lumos e fazer parte da equipe de curadoria do SIAPARTO há 6 anos.

Erlei Sassi Junior
Médico Psiquiatra pela Faculdade de Medicina da Universidade de São Paulo (FMUSP). Coordenador do Ambulatório Integrado – Transtornos de Personalidade e do Impulso do Instituto de Psiquiatria do Hospital das Clínicas da FMUSP. Coordenador do Grupo de Estudo de Abordagens Psicoterápicas em Pacientes de "Difícil Acesso". Coordenador do Grupo de Reflexão para Pacientes TPB e Familiares, "PES" (Pensamento, Emoção e Sentimentos). Terapeuta Especialista em Transtorno de Personalidade *Borderline* (TPB) em Clínica Particular. Supervisor de Psicoterapia. Supervisor de Atendimentos em Psicoterapia de Família. Supervisor de Médicos Residentes do IPq-HCFMUSP. Professor de Médicos Residentes no Ambulatório Integrado (AITP).

Fabíola Cassab
Doula, Laserterapeuta e Especialista em Aleitamento Materno.

Fernanda Kottwitz
Formada em Enfermagem pela Universidade Federal do Rio Grande do Sul. Enfermeira Obstetra pelo Programa de Residência em Obstetrícia do Hospital Sofia Feldman de Belo Horizonte. Cursa Mestrado na Faculdade de Saúde Pública da Universidade de São Paulo. Pesquisadora do Projeto BESt no Brasil. Atua há mais de 10 anos na saúde da mulher e atualmente tem foco de pesquisa na experiência de parto e saúde mental perinatal.

Fernanda Martins Sassi
Médica psiquiatra, psicoterapeuta. Coordenadora de cursos livres e de especialização em transtornos de personalidade. Médica Coordenadora no Ambulatório Integrado dos Transtornos de Personalidade e do Impulso, Supervisora Médica. Coordenadora do Projeto de Alfabetização Emocional PES – Programa Pensamento, Emoção e Sentimento.

Florencia B. Fuks
Graduação em Medicina pela Universidade de São Paulo (FMUSP). Residência em Pediatria no Instituto da Criança e do Adolescente do Hospital das Clínicas da FMUSP (ICr-HCFMUSP). Membro do Instituto da Família. Especialização em Endocrinologia Pediátrica no ICr-HCFMUSP.

Francine Even de Sousa Cavalieri
Doutoranda pelo Programa de Pós-graduação Interunidades pela Escola de Enfermagem da Universidade de São Paulo (EE-USP). Mestra em Ciências pelo Programa de Pós-graduação em Saúde Pública da Faculdade de Saúde Pública da Universidade de São Paulo. Obstetriz formada pela Escola de Artes, Ciências e Humanidades da Universidade de São Paulo. Atuou como supervisora do ambulatório de pré-natal e pós-parto do Centro de Parto Humanizado Casa Angela. Pesquisadora do Grupo de Pesquisa: Sociedade, cultura e o processo saúde doença- GRUPESC- EEUSP.

Geraldo Busatto Filho
Professor Titular junto ao Departamento de Psiquiatria da Faculdade de Medicina da Universidade de São Paulo (FMUSP). Coordenador do LIM21. Presidente do Conselho Diretor do Instituto de Psiquiatria do Hospital das Clínicas da FMUSP (IPq-HCFMUSP).

Gláucia Guerra Benute
Psicóloga. Pós-Doutora em Psicologia Clínica pelo Instituto de Psicologia da Universidade de São Paulo. Doutora pela Faculdade de Medicina da Universidade de São Paulo (FMUSP). Mestre pela FMUSP. Coordena o Curso de Psicologia do Centro Universitário São Camilo. Atua como membro suplente da CONEP.

Heloisa de Oliveira Salgado
Graduação em Psicologia pela Faculdade de Filosofia, Ciências e Letras de Ribeirão Preto da Universidade de São Paulo. Especialização em Psicologia da Infância pelo Setor de Saúde Mental do Departamento de Pediatria da Uni-

versidade Federal de São Paulo. Mestre e Doutora pela Faculdade de Saúde Pública da Universidade de São Paulo. Pós-doutorado pelo Departamento de Medicina Social da Faculdade de Medicina de Ribeirão Preto da Universidade de São Paulo.

Igor Studart
Psiquiatra. Médico Preceptor do Programa de Residência Médica do Instituto de Psiquiatria do Hospital das Clínicas da Faculdade de Medicina da Universidade de São Paulo.

Joel Rennó Jr.
Professor Colaborador do Departamento de Psiquiatria da Faculdade de Medicina da Universidade de São Paulo (FMUSP). Diretor do Programa de Saúde Mental da Mulher - Instituto & Departamento de Psiquiatria da USP. Médico do Corpo Clínico do Hospital Israelita Albert Einstein- São Paulo. Coordenador da Comissão de Saúde Mental da Mulher da Associação Brasileira de Psiquiatria (ABP).

Joelma Queiroz Andrade
Especialista em Ginecologia e Obstetrícia. Doutora em Medicina pela Universidade de São Paulo. Especialista em Medicina Fetal pela FEBRASGO. Médica Assistente do Hospital das Clínicas da Universidade de São Paulo.

Juliana Arantes Figueiredo de Paula Eduardo
Psicóloga pela Pontifícia Universidade Católica de São Paulo (PUC-SP), Psicanalista pelo Instituto Sedes Sapientiae, Doutora em Saúde Mental pela Faculdade de Medicina da Ribeirão Preto da Universidade de São Paulo (FMRP-USP) e Mestre em Enfermagem pela Escola de Enfermagem da Universidade de São Paulo (EE-USP). Coordenadora científica e docente do curso de Aperfeiçoamento em Psicologia e Psicopatologia da Perinatalidade no Instituto Sedes Sapientiae. Psicóloga clínica, atua em consultório particular.

Juliana Vieira Tfauni
Psicóloga clínica formada pela Pontifícia Universidade Católica (PUC-SP). Psicodramatista e Psicanalista (Instituto Sedes Sapientiae). Especialista em Sexualidade Humana pela Universidade de São Paulo (USP). Formação em Saúde Mental Perinatal no Instituto Europeu de Saúde Mental Perinatal (IESMP) - Espanha. Coordenadora Geral e docente do Instituto Sedes Sapientiae no curso de aperfeiçoamento: Psicologia e Psicopatologia da Perinatalidade. Psicoterapeuta individual, de casal e grupos. Atua no planejamento reprodutivo, reprodução assistida, gestação e puerpério em clínica particular e em instituições de

assistência à gestação, ao parto e à reprodução humana assistida. Sócia-fundadora do Projeto Canguru, que oferece assistência e formação em Saúde Mental Perinatal.

Kely Carvalho
Fonoaudióloga pela Pontifícia Universidade Católica de São Paulo (PUC-SP). Mestre em Fonoaudiologia pela PUC-SP. Consultora Internacional de Amamentação pelo IBLCE. Co-Criadora da Fonoláctea. Co-Criadora do PodPeito. Responsável pelo setor de Amamentação da Lumos Cultural.

Lara de Paula Eduardo
Terapeuta ocupacional formada pela Universidade Federal de São Carlos (UFSCar). Doutora em Ciências da Saúde pela EEUSP. Mestre em Saúde Coletiva pela Escola de Enfermagem da Universidade de São Paulo (EEUSP). Especialista em Terapia de Mão pela Faculdade de Medicina da USP (FMUSP). Aprimoramento em Saúde Mental pela FMUSP.

Liris Wuo
Especialista em Fisioterapia nas disfunções do assoalho pélvico. Mestrado em Ciências da Saúde.

Luana Lacaze de Camargo Casella
Oceanóloga. Doutora em Geografia (FFLCH-USP). Atuou por mais de 20 anos como professora de Graduação e Pós-graduação. Como Família Acolhedora, do Instituto Fazendo História - IFH, aproximou-se do universo da adoção. Doula de Adoção, certificada em 2021, pelo Instituto Doulas de Adoção Brasil. Em formação como Terapeuta Sistêmica de Casal e Família, pelo Instituto de Terapia Familiar de São Paulo - ITFSP. @lua_casella.

Lucas Abs da Cruz Bittar
Graduação em Medicina na Universidade Federal de Minas Gerais. Residência Médica em Ginecologia e Obstetrícia no Hospital Santa Marcelina – São Paulo, SP. Acupuntura pela Associação Médica Brasileira de Acupuntura – São Paulo, SP.

Lucas Yamakami
Doutor em Medicina pela Universidade de São Paulo. Especialista em Reprodução Assistida.

Luciano Sanchez
Doutorando do Departamento de Psiquiatria da Faculdade de Medicina da Universidade de São Paulo. Pesquisador do LIM21.

Marcelo Luis Steiner
Graduação em Medicina pela Faculdade de Medicina do ABC (FMABC). Mestrado em Ciências da Saúde pela FMABC. Doutorado em Ginecologia, Obstetrícia e Mastologia pela Universidade Estadual Paulista Júlio de Mesquita Filho. Pós-Doutorado em Osteoimunologia pela Emory University. Professor afiliado do setor de Ginecologia Endócrina, Climatério e Planejamento Familiar da FMABC. Coordenador da Residência Médica de Ginecologia e Obstetrícia da FMABC. Diretor de Ensino e Pesquisa do Serviço de Ensino, Pesquisa e Assistência Médica em Ginecologia e Obstetrícia – Mattergroup. Pesquisador Principal da Área Ginecológica do CEMEC. Membro das Comissões de Osteoporose e Residência Médica da Federação Brasileira de Ginecologia e Obstetrícia (FEBRASGO). Membro da Comissão Científica da Associação Brasileira de Avaliação Óssea e Osteometabolismo (ABRASSO). Sócio-colaborador da Clínica Stockli.

Marco Aurélio Knippel Galletta
Mestre, Doutor e Livre-Docente pela Faculdade de Medicina da Universidade de São Paulo. Professor Associado do Departamento de Obstetrícia e Ginecologia da Faculdade de Medicina da Universidade de São Paulo. Responsável pelo Setor de Neuropsicopatologia e Gravidez do Hospital das Clínicas da Faculdade de Medicina da Universidade de São Paulo.

Maria Antonia Simões Rego
Médica pela Faculdade de Medicina da Universidade de São Paulo. Residência em Psiquiatria pelo Instituto de Psiquiatria do Hospital das Clínicas da FMUSP (IPq-HCFMUSP). Colaboradora voluntária do Ambulim– Programa de Tratamento dos Transtornos Alimentares do IPq-HCFMUSP, onde é Professora no Curso de Aperfeiçoamento em Transtornos Alimentares. Professora no Curso de Aperfeiçoamento em Psicologia e Psicopatologia Perinatal do Instituto Sedes Sapientiae.

Maria Ribeiro
Cientista Social (PUC-SP). Mestra (PUC-SP). Doutora em Comunicação e Semiótica (PUC-SP/Paris Diderot). Professora no Programa de Pós-graduação em Humanidades, Direitos e Outras Legitimidades (PPGHDL/FFLCH/USP) e na Coordenadoria Geral de Especialização, Aperfeiçoamento e Extensão da PUC-SP. Redatora-geral do Simpósio Internacional de Assistência ao Parto (SIAPARTO) e supervisora pedagógica do Coletivo Psicanálise Periférica.

Mariana Vieira
Médica assistente da Clínica Obstétrica do Hospital das Clínicas da Faculdade de Medicina da Universidade de São Paulo (HCFMUSP). Médica responsável pelo ambulatório de plano de parto do pré-natal da Clínica Obstétrica do HCFMUSP.

Marina Martinelli Sonnenfeld
Membro do setor de videoendoscopia ginecológica e endometriose do Centro Universitário Faculdade de Medicina do ABC. Mestre em Ciências da Saúde (FMABC).

Maurício Serpa
Pesquisador do Laboratório de Neuroimagem em Psiquiatria (LIM21) da Faculdade de Medicina da Universidade de São Paulo (FMUSP). Pesquisador Afiliado do Institute of Psychiatry, Psychology and Neuroscience (IoPPN), King's College London.

Mayra Aiello Corrêa de Oliveira
Doutoranda em Psicologia na UNESP-Bauru. Formada em Psicologia (UNESP-Bauru). Especialista em Arteterapia (UNIP-SP). Mestre em Psicologia (UFGD-MS). Atua como docente em cursos de extensão e pós-graduação. É pesquisadora no campo da saúde mental/emocional e parentalidade (biológica e adotiva). É co-idealizadora do Instituto Doulas de Adoção Brasil, sendo coordenadora e docente no curso de Formação de Doulas de Adoção. Mãe de dois bebês breves e mãe via adoção. Coordenadora do Projeto Tecendo Amor – Caixa de Memórias e docente no curso de Humanização do Luto Parental, Neonatal e Gestacional do Instituto do Luto Parental. Atua na Assessoria Técnica de Psicologia da Associação Nacional dos Grupos de Apoio à Adoção (ANGAAD), biênio 2023-2025.

Michelle Cristina Waitman da Fonseca
Fisioterapeuta, Pedagoga e Psicanalista Clínica. Especialista em Sexualidade Humana pela Faculdade de Medicina da Universidade de São Paulo. Mestre em Ciências da Saúde pelo Departamento de Ginecologia da Universidade Federal de São Paulo (UNIFESP).

Milena Gross de Andrade
Psiquiatra formada pela Universidade de São Paulo (USP). Especialista em Psiquiatria pela Associação Brasileira de Psiquiatria (ABP). Formação em Psicanálise Winnicottiana pelo Instituto Brasileiro de Psicanálise Winnicottiana

(IBPW). Docente do Instituto Sedes Sapientiae no curso de aperfeiçoamento: Psicologia e Psicopatologia Perinatal. Sócia fundadora do Projeto Canguru, que oferece assistência e formação em Saúde Mental Perinatal.

Mônica Vilela Carceles Fráguas
Médica pela Faculdade de Medicina da Universidade de São Paulo (FMUSP). Residência de Pediatria no Hospital das Clínicas da FMUSP. Coordenadora do berçário setorial da Pro Matre Paulista. Consultora de lactação com certificação IBCLC (International Board of Certified Lactation Consultants). Membro e *Fellow* da Academy of Breastfeeding Medicine. *Postgrado en Lactancia y Donación de Leche* - Universitat Autònoma de Barcelona.

Nicole Lee Udsen Luis
Graduação em Medicina na Faculdade de Medicina da Universidade de São Paulo. Residência médica em Pediatria e Neonatologia no Hospital das Clínicas da Faculdade de Medicina da Universidade de São Paulo. Título de Especialista em Pediatria e Neonatologia pela Sociedade Brasileira de Pediatria. Médica neonatologista do Hospital Samaritano e do Hospital SEPACO.

Oscar Duarte
Formado na Faculdade de Medicina da Universidade de São Paulo (FMUSP). Residência médica em Ginecologia e Obstetrícia pelo Hospital das Clínicas da FMUSP. Especialista em Ginecologia e Obstetrícia pela FEBRASGO e em Reprodução Humana pelo Hospital das Clínicas da FMUSP. Mestre em Ciências pela Faculdade de Ciências da Saúde do Hospital Israelita Albert Einstein (FICSAE). Membro da American Society of Reproductive Medicine (ASRM), da European Society of Human Reproduction and Embryology (ESHRE), da Sociedade de Ginecologia e Obstetrícia do Estado de São Paulo (SOGESP) e da Sociedade Brasileira de Reprodução Assistida (SBRA). Especialista em Reprodução Humana pela Federação Brasileira de Ginecologia e Obstetrícia e Especialista em Ultrassonografia em Ginecologia e Obstetrícia pelo Colégio Brasileiro de Radiologia. Diretor Executivo da Clínica Vidabemvinda e do LaborLife, em São Paulo.

Patrícia Cristine Piper
Especialista em Psiquiatria pela Associação Brasileira de Psiquiatria (ABP). Formação em Psicanálise pela Pontifícia Universidade Católica do Paraná (PUC-PR). Docente do Instituto Aripe nos cursos de aperfeiçoamento Psicofarmacologia e Psicologia Perinatal.

Renata Bolibio
Psicóloga Clínica e Hospitalar, psicóloga da Divisão de Psicologia do Instituto Central do Hospital das Clínicas da Faculdade de Medicina da Universidade de São Paulo, responsável pela assistência na Divisão de Clínica Obstétrica. Paliativista, integrante do Grupo de Assistência Integral em Perinatologia (GAIP).

Renato Bussadori Tomioka
Doutor em Medicina pela Universidade de São Paulo. Ginecologista.

Renério Fráguas Júnior
Professor Associado, Departamento e Instituto de Psiquiatria do Hospital das Clínicas da Faculdade de Medicina da Universidade de São Paulo (IPq-HCFMUSP). Diretor da Divisão de Psiquiatria e Psicologia do Hospital Universitário (HU) – USP.

Saulo Vito Ciasca
Possui graduação em Medicina pela Universidade de São Paulo e Residência Médica em Psiquiatria pelo Instituto de Psiquiatria do HCFMUSP, Título de Especialista pela Associação Brasileira de Psiquiatria e Formação em Psicoterapia Psicodinâmica Breve pelo IPq-HCFMUSP e Psicodrama pelo Instituto Sedes Sapientiae. Coordenador da Pós-graduação em Psiquiatria pela SANAR. Coordenador do Espaço Transcender do CSEB/FMUSP. Psiquiatra do Núcleo de Cuidados à Pessoa Trans do Hospital Sírio-Libanês. Psiquiatra voluntário do Núcleo Trans UNIFESP – Famílias, Adolescências e Infâncias. Professor convidado de cursos de graduação e pós-graduação pela Faculdade de Medicina da Universidade de São Paulo, Escola Paulista de Medicina da UNIFESP, Faculdade de Medicina do ABC, Universidade Salesiana (UNISAL), IBCMED, Hospital Pérola Byington, CETRUS, Hospital Sírio-Libanês e Hospital Israelita Albert Einstein. Membro da WPATH (World Professional Association for Transgender Health). Editor e autor do livro *Saúde LGBTQIA+: práticas de cuidado transdisciplinar* e coordenador e professor do curso "Saúde LGBTQIA+: práticas de cuidado transdisciplinar".

Thaís Muriel Marin
Médica graduada pela Faculdade de Medicina da Universidade de São Paulo (FMUSP). Psiquiatra e psicoterapeuta pelo Instituto de Psiquiatria do Hospital das Clínicas da FMUSP (IPq-HCFMUSP).

Vera Tess
Psiquiatra. Mestre em Medicina pela Faculdade de Medicina da Universidade de São Paulo (FMUSP). Assistente do Instituto de Psiquiatria do Hospital das Clínicas da FMUSP (IPq-HCFMUSP). Coordenadora pelo Ambulatório de Gestantes do Serviço de Interconsultas do IPq-HCFMUSP.

Wagner Rodrigues Hernandez
Graduação em Medicina pela Universidade de São Paulo (USP) e Mestrado em Obstetrícia e Ginecologia pela USP com tema em Gestação Gemelar. Fez Residência Médica em Obstetrícia e Ginecologia, foi Médico Preceptor, Médico Assistente responsável pelo Setor de Gestação Gemelar, Médico Supervisor e Diretor Técnico do Centro Obstétrico, todos pelo Hospital das Clínicas da Faculdade de Medicina da USP, e Coordenador médico da Ginecologia e Obstetrícia do Hospital e Maternidade São Luiz do Itaim.

Sumário

Prefácio XXV

Apresentação..XXIX

SEÇÃO I - FERTILIDADE E PRÉ-CONCEPÇÃO

1. Planejamento familiar e fisiologia da concepção 2
   Marcelo Luis Steiner, Marina Martinelli Sonnenfeld

2. Infertilidade e esterilidade: diagnóstico e investigação 12
   Carolina Rebello da Costa, Lucas Yamakami, Renato Bussadori Tomioka

3. Aspectos emocionais relacionados à infertilidade e
   à reprodução humana assistida.. 20
   Juliana Vieira Tfauni

4. Recepção de gametas/embriões e útero de substituição
   como forma de parentalidade e suas implicações emocionais...................... 31
   Eduardo Myadahira, Oscar Duarte, Juliana Vieira Tfauni

5. Direitos sexuais e reprodutivos no Brasil: desafios e conquistas.................. 42
   Ana Carolina S. Mendonça

6. O desejo de ter filhos em famílias LGBTQIA+.. 51
   Daniel Augusto Mori Gagliotti, Thaís Muriel Marin

SEÇÃO II – CONCEPÇÃO E GESTAÇÃO

7. Perda gestacional, aborto e aspectos emocionais 60
   Gláucia Guerra Benute

8. Psicodinâmica da gravidez 66
   Marco Aurélio Knippel Galletta

9. Gestação de risco e saúde mental da gestante 75
   Wagner Rodrigues Hernandez

10. O luto na assistência perinatal 81
    Heloisa de Oliveira Salgado

11. Cuidados paliativos perinatais 89
    Renata Bolibio, Joelma Queiroz Andrade

12. Maternidade solo 96
    Patrícia Cristine Piper

13. Preparação psicoprofilática para o parto: plano de parto 106
    Mariana Vieira

14. Assistência obstétrica (pré-natal, pré-parto, parto e pós-parto) no acompanhamento de gestantes com sofrimento psíquico e transtornos mentais 115
    Marco Aurélio Knippel Galletta

15. Assistência pré-natal e preparação ao parto e lactação em famílias LGBTQIAPN+ 141
    Kely Carvalho, Ana Thais Vargas

SEÇÃO III – PARTO E NASCIMENTO

16. Saúde mental durante a gestação, parto e pós-parto: o trabalho da doula, da obstetriz e da enfermeira obstetra 154
    Fabíola Cassab, Francine Even de Souza Cavalieri, Fernanda Kottwitz

17. Humanização do parto 158
    Betina Maria Abs da Cruz, Lucas Abs da Cruz Bittar

SEÇÃO IV – PUERPÉRIO E PÓS-PARTO

18. Fisiologia e mudanças hormonais no puerpério e seu impacto no sistema nervoso central 168
   Alexandre Faisal Cury

19. Aspectos biopsicossociais do puerpério 181
   Juliana Vieira Tfauni

20. A parceria no puerpério 192
   Carlos Eduardo de Carvalho Corrêa, Denise de Castro

21. Saúde mental parental e os impactos no bebê 201
   Florencia B. Fuks

22. Saúde mental e amamentação 206
   Mônica Vilela Carceles Fráguas

23. Nascimento prematuro e saúde mental materna no puerpério 216
   Juliana Arantes Figueiredo de Paula Eduardo, Cristina Marta Del-Ben

24. Alterações congênitas no bebê e saúde mental parental 227
   Nicole Lee Udsen Luis, Lara de Paula Eduardo

25. Adoção como via de parentalidade 240
   Mayra Aiello Corrêa de Oliveira, Luana Lacaze de Camargo Casella

26. Sexualidade no pós-parto 257
   Liris Wuo, Michelle Cristina Waitman da Fonseca

27. Assistência obstétrica e acompanhamento de lactação no pós-parto em famílias LGBTQIAPN+ 266
   Kely Carvalho, Ana Thais Vargas

SEÇÃO V – FISIOLOGIA

28. Psicofarmacologia no período gravídico-puerperal 276
   Amaury Cantilino

29. Neuroimagem e saúde mental no ciclo gravídico puerperal 285
   Maurício Serpa, Luciano Sanchez, Geraldo Busatto Filho

30. Saúde mental materna e o eixo microbiota-intestinal 304
   Amanda Sodré Mota

SEÇÃO VI - PSICOPATOLOGIA

31. Depressão na perinatalidade 316
    Milena Gross de Andrade, Renério Fráguas Júnior

32. Depressão paterna 328
    Milena Gross de Andrade

33. Transtorno bipolar na perinatalidade 334
    Joel Rennó Jr., Alexandre Okanobo Azuma

34. Transtornos de ansiedade na perinatalidade 344
    Milena Gross de Andrade, Patrícia Cristine Piper

35. Psicose na perinatalidade 360
    Igor Studart, Vera Tess

36. Transtornos alimentares no período perinatal 368
    Maria Antonia Simões Rego

37. Uso de álcool e drogas no período perinatal: psicopatologia 379
    André Malbergier

38. Transtorno de personalidade emocionalmente instável (*borderline*) na perinatalidade 393
    Fernanda Martins Sassi, Erlei Sassi Junior

SEÇÃO VII - TERAPÊUTICA

39. Depressão na perinatalidade: terapêutica 404
    Milena Gross de Andrade, Renério Fráguas Júnior

40. Transtorno bipolar na perinatalidade: terapêutica 417
    Joel Rennó Jr., Alexandre Okanobo Azuma

41. Transtornos de ansiedade na perinatalidade: terapêutica 437
    Milena Gross de Andrade, Patrícia Cristine Piper

42. Psicose na perinatalidade: terapêutica 446
    Igor Studart, Vera Tess

43. Transtornos alimentares no período perinatal: terapêutica 454
    Maria Antonia Simões Rego

44. Transtornos por uso de substâncias no período perinatal: terapêutica 464
André Malbergier

45. Transtorno de personalidade emocionalmente instável (*borderline*): terapêutica 476
Fernanda Martins Sassi, Erlei Sassi Junior

SEÇÃO VIII – CONDIÇÕES SOCIOCULTURAIS

46. Gênero, parentalidade e saúde mental da população LGBTQIAPN+ 486
Saulo Vito Ciasca

47. Desigualdade entre papéis parentais: sobrecarga materna e saúde 500
Erika Novaes

48. "Você é filha(o) de quem?" – Condições socioeconômicas desfavoráveis e mapeamento de risco para saúde mental perinatal 509
Daniela Roberta Antonio Rosa

49. Racismo estrutural, assistência perinatal e saúde mental 514
Maria Ribeiro

Índice remissivo 522

Este livro contém conteúdo complementar disponibilizado em uma plataforma digital exclusiva.

Para ingressar na plataforma, utilize o QR code abaixo, faça seu cadastro e digite o *voucher* smperinatal.

O prazo para acesso a esse material limita-se à vigência desta edição.

A Medicina é uma área do conhecimento em constante evolução. Os protocolos de segurança devem ser seguidos, porém novas pesquisas e testes clínicos podem merecer análises e revisões, inclusive de regulação, normas técnicas e regras do órgão de classe, como códigos de ética, aplicáveis à matéria. Alterações em tratamentos medicamentosos ou decorrentes de procedimentos tornam-se necessárias e adequadas. Os leitores, profissionais da saúde que se sirvam desta obra como apoio ao conhecimento, são aconselhados a conferir as informações fornecidas pelo fabricante de cada medicamento a ser administrado, verificando as condições clínicas e de saúde do paciente, dose recomendada, o modo e a duração da administração, bem como as contraindicações e os efeitos adversos. Da mesma forma, são aconselhados a verificar também as informações fornecidas sobre a utilização de equipamentos médicos e/ou a interpretação de seus resultados em respectivos manuais do fabricante. É responsabilidade do médico, com base na sua experiência e na avaliação clínica do paciente e de suas condições de saúde e de eventuais comorbidades, determinar as dosagens e o melhor tratamento aplicável a cada situação. As linhas de pesquisa ou de argumentação do autor, assim como suas opiniões, não são necessariamente as da Editora.

Esta obra serve apenas de apoio complementar a estudantes e à prática médica, mas não substitui a avaliação clínica e de saúde de pacientes, sendo do leitor – estudante ou profissional da saúde – a responsabilidade pelo uso da obra como instrumento complementar à sua experiência e ao seu conhecimento próprio e individual.

Do mesmo modo, foram empregados todos os esforços para garantir a proteção dos direitos de autor envolvidos na obra, inclusive quanto às obras de terceiros e imagens e ilustrações aqui reproduzidas. Caso algum autor se sinta prejudicado, favor entrar em contato com a Editora.

Finalmente, cabe orientar o leitor que a citação de passagens desta obra com o objetivo de debate ou exemplificação ou ainda a reprodução de pequenos trechos desta obra para uso privado, sem intuito comercial e desde que não prejudique a normal exploração da obra, são, por um lado, permitidas pela Lei de Direitos Autorais, art. 46, incisos II e III. Por outro, a mesma Lei de Direitos Autorais, no art. 29, incisos I, VI e VII, proíbe a reprodução parcial ou integral desta obra, sem prévia autorização, para uso coletivo, bem como o compartilhamento indiscriminado de cópias não autorizadas, inclusive em grupos de grande audiência em redes sociais e aplicativos de mensagens instantâneas. Essa prática prejudica a normal exploração da obra pelo seu autor, ameaçando a edição técnica e universitária de livros científicos e didáticos e a produção de novas obras de qualquer autor.

Prefácio

Saúde Mental Perinatal é o título do livro que agora começa. É o título do livro e também um argumento.

As pessoas editoras e as pessoas autoras dos capítulos, bem como eu, julgamos se tratar de uma equação teórico-conceitual que articula significantes cruciais e de especial interesse para a cena do nascimento no Brasil. Ao assistirmos as tais cenas do nascimento – instaladas em instituições de assistência à saúde públicas ou privadas – haveremos de nos deparar com "manifestações cosmolúcidas" que denunciam violências tornadas mais ou menos comuns na circunstância do ciclo gravídico-puerperal.

Chamo "manifestações cosmolúcidas" ao conjunto de acometimentos biopsicossociais prevalentes ao longo do arco reprodutivo e que tem início com o desejo de concepção ou de interrupção da concepção, seguido pela infertilidade; pelo nascimento pré-termo ou a termo; pelo direito ao planejamento familiar; por alterações congênitas; pelo puerpério; pela adoção; pelo abortamento livre, esclarecido e legal ou pelo abortamento vigiado, desinformado e clandestino; pela amamentação; por desfechos inesperados ou indesejáveis etc. As coisas aqui listadas são coisas que acontecem e nada no planeta Terra acontece que não seja mediado pela ação humana.

Todas as coisas listadas acima, eu dizia, são partes integrantes da expressão "cena do nascimento" porque a ocasião quando uma pessoa da nossa comunidade biótica faz a passagem do úmido-mundo para o seco-tudo, bom, é uma ocasião apenas extraordinária. É também a ocasião quando um grupo de pessoas cientificamente informadas – baseando sua prática em evidências –, reúne-se na vizinhança de pródromos, do luto, da prematuridade e do transtorno mental, por exemplo, com a tarefa de tornar aquela ocasião uma cena de saúde.

Então, na ponta da lança da assistência ao nascimento está o cuidado orientado para o bem-estar integral e uns meios para alcançarmos o bem-estar integral estão declarados nos estudos realizados pelo conjunto de capítulos aqui concentrados.

A tese central da presente obra recupera a ideia de que toda informação é, antes, um livramento. E a ciência é, precisamente, o sistema de pensamento que torna público o fato de que há como se livrar da atrocidade que é isso de desassistir a gente toda em estado de futuro. A ciência põe em circulação os saberes que desviam pessoas do sofrimento. A ciência à serviço da perinatalidade nos livra da crueldade de experiências de gestação que, num quádruplo movimento, hostilizam o corpo que gesta, o corpo que estreia, o corpo clínico e o corpo societário.

São "cosmolúcidas" as manifestações de todos os dias porque o depoimento da gestante negra anuncia que não apenas os racismos antinegro e anti-indígena são o espírito do nosso tempo, mas também a misoginia, a transfobia, o classismo e o patriarcado, entre outras materialidades incorporadas ao nosso laço social pau-brasiliano. O racismo, a misoginia, a transfobia, o classismo e o patriarcado tanto são o tom melódico da nossa época que o noticiário faz nada senão anunciá-los feito fornadas de pão fresco. É tudo farinha do mesmo saco porque quando uma pessoa recebe uma assistência desinformada, ela está – objetivamente – sendo manobrada para dentro da dor.

Está lúcida a pessoa que, aflita, tomba. E lúcida e aflita a pessoa que ergue a própria voz, para falar como a Audre Lorde, transformando o silêncio em linguagem e em ação.

Assim, se o diagnóstico está evidente para todo o agrupamento humano e não humano, em quaisquer territórios do mundo, devemos dirigir a nossa atenção para as possibilidades de enfrentamento daquelas violências que – como efeito – têm o objetivo precípuo de atulhar os cofres de uns poucos sujeitos ao passo que os demais se mantêm submetidos a identidades fixas e assujeitadoras. As consequências de identidades fixas e assujeitadoras são correspondentes aos quadros de depressão; ansiedade; abuso de álcool e outras drogas; isolamento; suicidamentos; iatrogenias e demais desdobramentos que poderiam ser classificados como "sociogenéticos", para lançarmos mão do conceito-imagem elaborado pelo psiquiatra martiniquense Frantz Fanon; ou seja, está já nos nossos genes porque inscrito em nós por meio de repetições sociais, institucionalmente referendadas. O que significa para um homem trans adentrar a Unidade Básica de Saúde (UBS) para uma consulta pré-natal? Se não sabemos o que significa, sem esforço, podemos imaginar razões pelas quais ele não compareceu.

Como ilustração, recupera-se a imagem da "mãe" que, alçada pelo capitalismo racista heteronormativo ao lugar divinal daquela que carrega a próxima força de trabalho a ser explorada, tendo parido o rebento, do jeito que deu, é logo catapultada para o escuro da sombra social quando confrontada com as demandas de um bebê recém-chegado. Se o casal é infértil ou atravessado por perdas gestacionais. Se uma barriga solidária ou desejosa de interromper a gravidez porque sim. Se da maneira como descrevemos, a gente toda mencionada está impedida de conformar um modelo hegemônico de família, sendo imediatamente cuspida para fora do círculo societário e responsabilizada pela expulsão.

O livro que agora começa reúne as "manifestações cosmolúcidas" de pessoas profissionais e pesquisadoras da assistência à saúde que, atentas para a realidade obstétrica que GRITA diante de nós, cuidaram de desenhar planos de fuga. Planos de fuga apoiado em evidências científicas e cientes de que a humanização não pode ser condicional.

Maria Ribeiro

Cientista social (PUC-SP), mestra (PUC-SP) e doutora em comunicação e semiótica (PUC-SP/Paris Diderot). Professora no Programa de Pós-graduação em Humanidades, Direitos e Outras Legitimidades (PPGHDL/FFLCH/USP) e na Coordenadoria Geral de Especialização, Aperfeiçoamento e Extensão da PUC-SP. Redatora-geral do Simpósio Internacional de Assistência ao Parto (SIAPARTO) e supervisora pedagógica do Coletivo Psicanálise Periférica.

Introdução

A saúde mental perinatal é um tema urgente e necessário. Estranho se pensar que somente em 2025 conseguimos colher este livro, resultado do trabalho árduo pelos campos da escuta do sofrimento das pessoas gestantes, mães, pais e pessoas com desafios reprodutivos. Sofrimento que esteve camuflado por um ideário que atribuiu à experiência de ter filhos o destino inquestionável das mulheres, alegria e plenitude certa, e "livre" de qualquer mal-estar psíquico. Poucos períodos na vida são tão transformadores quanto o ciclo que envolve a concepção, a gestação, o parto e o puerpério. Nessas etapas, não apenas os corpos mudam, mas também as emoções, as relações e as perspectivas de vida. É nesse momento que a saúde mental surge como um eixo crucial para o bem-estar/adoecimento de mães, pais, bebês e de toda a estrutura familiar.

Este livro nasce do desejo de lançar luz sobre questões que muitas vezes ficam à margem nas conversas sobre saúde reprodutiva e parentalidade. Ele é fruto de anos de reflexão, prática clínica e pesquisa, reunindo autores que trazem em suas contribuições não apenas conhecimento técnico, mas também um olhar humano e empático.

Historicamente, as questões emocionais relacionadas à gestação e ao parto foram ignoradas ou tratadas com descaso. Foi apenas na segunda metade do século XX que as contribuições de autores pioneiros como Donald Winnicott, John Bowlby e Elizabeth Badinter começam deslocar o lugar marginal da saúde mental perinatal, a partir da demonstração do impacto profundo da saúde mental materna no desenvolvimento do bebê e do debate em torno do até então inquestionável "instinto materno". Desde então, o campo se expandiu, integrando conhecimentos da Psiquiatria, Psicologia, Obstetrícia e outras áreas, para construir uma visão mais ampla e integrada.

Ainda assim, o caminho está longe de ser fácil. O estigma em torno dos transtornos mentais perinatais, a desigualdade no acesso ao cuidado e a falta de políticas públicas robustas são barreiras que muitas famílias enfrentam diariamente. É justamente para combater esses desafios que este livro foi idealizado.

Dividida em sete seções, a obra aborda a saúde mental perinatal em toda a sua complexidade. A Seção I, "Fertilidade e pré-concepção", explora os primeiros passos dessa jornada, incluindo os desafios emocionais da infertilidade, os avanços da reprodução assistida e o desejo de parentalidade em diferentes configurações familiares, como nas comunidades LGBTQIA+. Esses temas são tratados de forma sensível, reconhecendo as emoções que permeiam cada decisão.

Na Seção II, "Concepção, gestação e parto", são discutidos momentos cruciais que envolvem a gestação, os cuidados ao parto e as dificuldades que podem surgir. Questões como gestação de risco, luto perinatal e a humanização do parto ganham destaque, oferecendo reflexões profundas para profissionais e famílias.

O puerpério, com todas as suas transformações, é o foco da Seção III, que analisa tanto os desafios individuais das mães como as mudanças nas dinâmicas familiares. A saúde mental parental, o impacto do nascimento prematuro e a experiência da adoção são alguns dos tópicos que enriquecem essa seção, promovendo uma visão plural.

As bases científicas da saúde mental perinatal são exploradas na Seção IV, com capítulos que apresentam avanços em áreas como psicofarmacologia, neuroimagem e a relação entre microbiota intestinal e saúde mental. Esse olhar técnico é complementado pela Seção V, que aprofunda a discussão sobre transtornos mentais específicos, como depressão, ansiedade e psicose na perinatalidade, chamando a atenção para a necessidade de diagnósticos precoces e intervenções adequadas.

A Seção VI oferece um guia terapêutico, trazendo estratégias práticas para lidar com os principais transtornos mentais que afetam gestantes e puérperas. Finalmente, a Seção VII insere a saúde mental perinatal no contexto dos atravessamentos socioculturais, explorando temas como racismo estrutural, desigualdade de papéis parentais e a sobrecarga emocional de mães em condições socioeconômicas adversas.

Mais do que um compêndio técnico, este livro busca inspirar um cuidado perinatal mais humano e inclusivo. Cada capítulo foi pensado para oferecer ferramentas que possam transformar vidas, tanto de quem cuida quanto de quem é cuidado.

Desejamos que este trabalho sirva como um ponto de partida para reflexões, diálogos e, sobretudo, ações que promovam saúde e bem-estar para mães, pais, bebês e famílias em toda a sua diversidade.

Com profunda gratidão a todos os profissionais e famílias que compartilharam suas histórias e conhecimentos, convidamos você, leitor, a explorar estas páginas com sensibilidade e curiosidade.

Os Editores

SEÇÃO I

Fertilidade e pré-concepção

1
Planejamento familiar e fisiologia da concepção

Marcelo Luis Steiner
Marina Martinelli Sonnenfeld

INTRODUÇÃO

Definição e epidemiologia

Segundo a Organização Mundial da Saúde (OMS), define-se planejamento reprodutivo, ou planejamento familiar, como o conjunto de ações e medidas que têm por objetivo auxiliar indivíduos ou casais a antecipar e atingir o número desejado de filhos, assim como programar o momento das gestações[1]. É um direito de todo cidadão, que propicia a redução de gestações indesejadas, acesso a serviços de prevenção e tratamento de infertilidade, além de restringir a disseminação de infecções sexualmente transmissíveis. De acordo com a lei n. 9.263/1996 da Constituição Federal, o planejamento familiar é livre decisão do casal, competindo ao Estado propiciar recursos educacionais e científicos para o exercício desse direito, vedada qualquer forma coercitiva por parte de instituições oficiais e privadas[2].

No mundo são 1,9 bilhões de mulheres/pessoas com útero em idade reprodutiva. Uma grande parcela querendo adiar ou evitar a gravidez, o que torna fundamental ações que estimulem o planejamento familiar[3]. Em 2022, a prevalência global de usuárias de qualquer método contraceptivo foi estimada em 65%[4].

Gestações não planejadas no Brasil

No Brasil, a média de gestações não planejadas chega a atingir 62% das mulheres cis e homens trans em idade reprodutiva, valor acima da média mundial, que é de 40%[5]. Sabe-se que uma gravidez não planejada aumenta o risco para a não realização ou para o início tardio do pré-natal; assim, é fator de risco para abortos inseguros, principalmente entre mulheres de baixa escolaridade, negras, indígenas ou em situação de pobreza[6]. De acordo com um estudo publicado em 2020 na revista *Lancet*, a taxa global de gravidez não planejada diminuiu entre 2015 e 2019, em comparação com o período entre 1990 e 1994, enquanto a proporção destas que culminaram em abortamento aumentou[7].

Gravidez não planejada pode impactar a vida financeira, pessoal e profissional do casal. Não raro, há aumento de sua dependência a uma rede de apoio, e, em muitos casos, abandono do trabalho e dos estudos. Outro aspecto desastroso está no número de abortos provocados; estima-se que no mundo foram 25 milhões entre 2010 e 2014[8]. Os chamados abortos inseguros, realizados de forma clandestina, são responsáveis por 4,7 a 13,2% dos óbitos maternos, sendo a maioria destes concentrada em países de baixa renda[9]. O aborto inseguro é uma das principais causas evitáveis de mortes e morbidades maternas[9]. Observa-se, então, a importância do acesso e assistência qualificada do planejamento familiar como estratégia de saúde pública.

Entender a fisiologia concepcional é a base para entender todo o conceito de fertilidade, incluindo o mecanismo de ação dos anticoncepcionais.

Fisiologia concepcional

A concepção refere-se ao ato ou efeito de gerar um ser vivo, em consequência da interação do espermatozoide com o oócito secundário, levando à fusão dos pró-núcleos masculino e feminino, o que gera o embrião[10].

Os espermatozoides podem permanecer viáveis no trato genital por até 5 dias e o oócito tem uma vida útil de 24 horas após a ovulação. Isso permite uma "janela de fertilidade", período dentro do qual a performance dos gametas sexuais seria máxima, de 6 dias[11,12].

O líquido seminal costuma ser depositado na parte superior da vagina, e seu conteúdo tem ação protetora de tamponamento contra a acidez vaginal e permite tempo suficiente para que os espermatozoides ascendam no trato genital em um ambiente ideal para a motilidade espermática. A composição e a viscosidade do muco cervical variam consideravelmente ao longo do ciclo menstrual. Composto por mucina cervical e componentes solúveis, o muco cervical não é facilmente penetrável. Quando os níveis de estrogênio atingem o pico no meio do ciclo, o muco cervical é abundante em volume e fino em consistência devido ao aumento do conteúdo de água. O movimento dos espermatozoides através do muco cervical é primariamente através dos espaços intersticiais entre as micelas de mucina, e a progressão dos espermatozoides depende do tamanho desses espaços. Após atravessarem o canal endocervical, os espermatozoides vão até os óstios tubários, auxiliados por contrações musculares do útero estimuladas por prostaglandinas no sêmen. O oócito também pode secretar uma substância química que atrai espermatozoides[13].

A fecundação geralmente ocorre na região ampular da tuba uterina, entre o infundíbulo e o istmo, mas pode ocorrer também na cavidade abdominal[14]. As fímbrias ajudam a capturar o óvulo à medida que ele é liberado durante a ovulação. A ampola é forrada com cílios e tem uma musculatura lisa, que auxilia a passagem do óvulo em direção à cavidade uterina[15]. A frequência de batimentos ciliares e o relaxamento desta musculatura são regulados por atuação do estrogênio ou da progesterona[14,16]. Além disso, a contração da musculatura lisa das tubas uterinas promove a remoção gradual da corona radiata e facilita a atuação de enzimas como a hialuronidase, contribuindo para a penetração do espermatozoide no oócito[13]. Quando um zigoto começa a se dividir, é chamado de embrião. Este passa por diversas divisões celulares, chegando ao estado de blastocisto, o qual viaja pelo oviduto e, eventualmente, implanta-se e penetra (favorecido pela atuação da progesterona) no endométrio[17].

A compreensão destes conceitos é importante para a assistência de mulheres com desejo reprodutivo, assim como para a compreensão dos mecanismos de ação dos métodos contraceptivos, que podem atuar através de ações locais no trato genital feminino ou inibição central da ovulação.

A ATUAÇÃO MÉDICA DURANTE A CONSULTA DE PLANEJAMENTO FAMILIAR

Indivíduos na menacme precisam ser abordados e orientados pelo profissional de saúde sobre seu planejamento reprodutivo, visando fornecer informações sobre contracepção, se esta for indicada, assim como orientar quem está tentando engravidar.

Dentre os desafios do médico assistente no planejamento familiar, está a capacidade de adequação às especificidades do público atendido, que podem variar de acordo com a faixa etária, paridade, desejo reprodutivo ou não, gêneros e religiões. A Igreja Católica Romana, por exemplo, se opõe a certos métodos de contracepção, e isso pode ser um desafio para a escolha e aderência de um método[18]. Outro exemplo é a polêmica sobre se os adolescentes têm o direito de acessar cuidados de saúde reprodutiva sem o envolvimento dos pais.

CONTRACEPÇÃO

Antes de iniciar um método contraceptivo, a mulher/pessoa com útero ou o casal devem ser orientados sobre sua eficácia e segurança. A eficácia refere-se à capacidade do método de evitar uma gravidez não programada. Ela costuma ser expressa pelo Índice de Pearl, que é o resultado da razão do número de falhas do método, em um período de 12 meses pelo tempo de exposição ao método. Entretanto, diferentemente da eficácia, há a efetividade do método, que avalia a eficácia do método, a aderência e a continuidade de uso dividido pela sua fecundidade. Enquanto a primeira avalia melhor a falha contraceptiva do uso "perfeito", teórico do método, a outra avalia melhor o uso mais típico, uso de vida real[19]. A diferença entre o desempenho de cada método do uso "perfeito" e o uso na via real pode ser observada na Tabela 1.

Tabela 1 Eficácia contraceptiva dos métodos por meio do Índice de Pearl

Anticoncepcional		Perfeito ou correto	Habitual ou comum	Continuidade (%)
Muito efetivos	Implante	0,05	0,05	78
	Vasectomia	0,1	0,15	100
	Sistema intrauterino de LNG	0,2	0,2	81
	Esterilização feminina	0,5	0,5	100
	DIU de cobre	0,6	0,8	78
Efetivos	Lactação e amenorreia	0,9	2,0	(*)
	Injetáveis mensais	0,3	3	56
	Pílulas combinadas	0,3	3	68
	Pílulas progestâneas	0,3	3	68
	Anel vaginal	0,3	3	68
	Adesivo	0,3	3	68
Moderadamente efetivos	Condom masculino	2	16,0	53
	Abstinência, períodos férteis	2 a 5	(*)	51
	Diagrama com despermicida	6	16	(*)
Pouco efetivos	Coito interrompido	4	27	42
	Espermicida isolado	18	29	

Fonte: Finotti, 2015[33].

Sobre a segurança do método escolhido, o profissional de saúde deve se orientar pelos critérios de elegibilidade da OMS, que levam em consideração comorbidades associadas. Os pontos principais dessas recomendações podem ser observados diretamente na cartilha mais recente da OMS[20].

Os critérios de elegibilidade da OMS são divididos em quatro categorias, divididas das seguinte maneira[20]:
- Categoria 1: não existe restrição ao método.
- Categoria 2: o método pode eventualmente apresentar algum risco, porém os benefícios do seu uso são superiores aos riscos.
- Categoria 3: o método pode apresentar algum risco, considerado superior aos benefícios do seu uso. Porém, pode ser utilizado em uma situação na qual não existam alternativas disponíveis.
- Categoria 4: método contraindicado por apresentar um risco inaceitável à saúde.

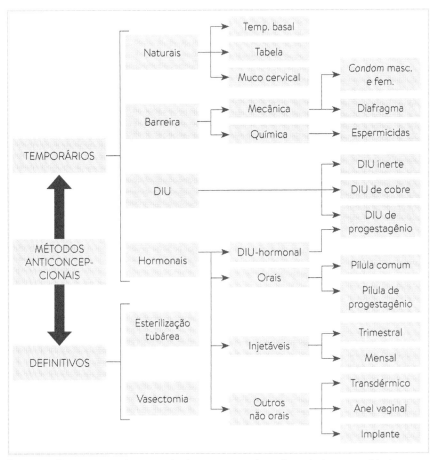

Figura 1 Fluxograma sobre os métodos contraceptivos disponíveis na atualidade para a população brasileira.
Fonte: Dr. Luciano de Melo Pompei.

Contraceptivos de longa duração

Os métodos contraceptivos de longa duração (em inglês denominados "LARCS", ou seja, *long-acting reversible contraceptives*), são métodos reversíveis com duração de 3 anos ou mais, com alta eficácia e efetividade contraceptiva, principalmente por independerem de um ritual de uso, podendo ser usados em qualquer idade, independentemente da paridade, com alto grau de satisfação e alta taxa de continuidade[21,22].

Implantes subdérmicos

Implante de etonogestrel (Implanon NXT®)

Haste flexível colocada logo abaixo da pele do braço. Seu mecanismo de ação ocorre através da inibição da ovulação e alteração do muco cervical. Tem alta eficácia, com duração de 3 anos, e reversão imediata[23]. Tem benefícios não contraceptivos, como a melhora das cólicas e a melhora da dor associada a endometriose[24].

A taxa de falha típica é de 0,05%, que o torna um dos métodos contraceptivos mais eficazes disponíveis. O implante é inserido na região subdérmica na face interna do braço não dominante[25].

Dispositivos intrauterinos não hormonais

DIU de cobre

Dispositivo de cobre enrolado em uma haste de polietileno em T ou em ferradura, com efetividade de até dez anos. Seu mecanismo de ação ocorre através da reação irritativa e inflamatória no endométrio, que desenvolve um ambiente uterino desfavorável, com ação espermicida na cavidade uterina, determinando menor sobrevida e motilidade dos espermatozoides. Ocorrem também alterações no transporte dos espermatozoides no trato genital[26].

DIU de prata + cobre

Dispositivo de cobre com prata enrolado em uma haste de polietileno em Y, com proteção contra gestação de até cinco anos. Seu mecanismo de ação ocorre através dos mesmos fatores descritos para o DIU de cobre. Foi introduzida a prata para diminuir a corrosão do cobre. Não existem ainda estudos comparativos diretos do DIU de cobre com o DIU de cobre com prata, porém estudos indiretos sugerem uma maior redução de hemoglobina em 12 meses no caso do DIU Tcu380A, enquanto o DIU de prata estaria associado a uma maior queixa de dismenorreia[27-28].

Sistema intrauterino liberador de levonorgestrel

- Mirena®: armação de polietileno em formato de T, que mede 32 mm de comprimento, contendo 52 mg de levonorgestrel. Age por meio da liberação diária de levonorgestrel, gerando atrofia do endométrio, além de alterar o muco do colo do útero e a movimentação de cílios das tubas uterinas, impedindo que os espermatozoides cheguem até os óvulos femininos. Além do efeito contraceptivo, sua atuação no endométrio permite uso para controle do sangramento uterino aumentado, diminuindo a quantidade e duração do fluxo menstrual, reduzindo cólicas menstruais e dor associada. Usado também como tratamento para doenças como a adenomiose, miomas, endometriose e hiperplasia endometrial. Tem o benefício adicional de ser um fator protetor contra o câncer de endométrio e duração recomendada de 5 anos[26].
- Kyleena®: é um dispositivo intrauterino com armação de polietileno em formato de T, que mede 30 mm de comprimento. Contém 19,5 mg de levonorgestrel, liberado na taxa de 12 mcg/dia, com ação durante 5 anos. Surgiram no mercado como uma proposta de maior facilidade de inserção, com menor taxa de complicações e dor na inserção[29].

CRIOPRESERVAÇÃO

Considerando-se a reserva ovariana, estima-se que, no nascimento, a mulher tenha aproximadamente 2 milhões de folículos. Na puberdade, esse número cai para próximo de 500 mil e, a partir deste ponto, apresenta uma queda progressiva até o esgotamento ocorrido na menopausa. As chances de uma gravidez natural variam de acordo com a faixa etária, e após os 40 anos a probabilidade chega a 3 a 5%, em função de uma redução na quantidade de gametas[30]. É importante saber que, além de haver essa diminuição na quantidade de óvulos, ocorre também uma perda da qualidade dos óvulos, em função do envelhecimento. Durante a abordagem do planejamento familiar, além de se avaliar métodos contraceptivos, é importante a análise sobre se a pessoa seria uma candidata à criopreservação.

A criopreservação de ovócitos, ou congelamento de óvulos, é um tratamento de reprodução humana que consiste em um processo de estimulação, com conserva de gametas para que possam ser usados no futuro, até que o sujeito decida pelo momento certo de engravidar. Os indivíduos elegíveis para o procedimento devem ser encaminhados a uma equipe especializada em preservação da fertilidade[31].

O congelamento de óvulos pode ser considerado nos seguintes casos[32]:

- Pacientes com doença maligna ovariana ou que irão passar por procedimentos cirúrgicos que possam envolver a manipulação ou retirada dos ovários.
- Mulheres/pessoas com útero que têm o planejamento de gestação em idade materna avançada.
- Mulheres/pessoas com útero com risco alto/médio/baixo/incerto para falência ovariana precoce ou infertilidade.
- Pacientes com riscos relacionados à gestação (p. ex., toxicidade cardíaca).
- Pacientes que irão passar por procedimentos oncológicos com possível toxicidade ovariana, como radiação de pelve ou tratamentos quimioterápicos.

O ideal é que o congelamento seja realizado o mais cedo possível, antes dos 35 anos, pois isso garante uma melhor qualidade dos óvulos coletados e aumenta as chances de uma gravidez no futuro[31].

CONSIDERAÇÕES FINAIS

O planejamento familiar é um direito de todo cidadão, que permite a redução de gestações indesejadas, acesso a serviços de prevenção e tratamento de infertilidade.

O acesso e assistência qualificada do planejamento familiar são estratégias de saúde pública que atuam como forma de redução de gestações não planejadas, abortamentos provocados e da morbimortalidade materna. Pacientes no menacme precisam ser abordados e orientados pelo profissional de saúde sobre seu planejamento reprodutivo, visando fornecer informações sobre contracepção, criopreservação, assim como orientar quem está tentando engravidar.

REFERÊNCIAS

1. World Health Organization. Health Topics: Contraception; Overview. Geneva: WHO, 2023. Disponível em: https://www.who.int/health-topics/contraception#tab=tab_1. Aceso em: 28 nov. 2023.
2. Brasil. Presidência da República. Lei n. 9.263, de 12 de janeiro de 1996. Regula o § 7º do art. 226 da Constituição Federal, que trata do planejamento familiar, estabelece penalidades e dá outras providências. Diário Oficial da República Federativa do Brasil, Brasília, DF; 1996.
3. United Nations Department of Economic and Social Affairs, Population Division. World family planning 2022: meeting the changing needs for family planning: contraceptive use by age and method. UN DESA/POP/2022/TR/NO. 4.
4. United Nations Population Division. Disponível em: www.population.un.org/dataportal/home.
5. Wender MCO, Machado RB, Politano CA. Influência da utilização de métodos contraceptivos sobre as taxas de gestação não planejada em mulheres brasileiras. Femina. 2022;50(3):134-41.

6. Diniz D, Medeiros M, Madeiro A. National Abortion Survey – Brazil, 2021. Ciência & Saúde Coletiva. 2023;28(6):1601-6.
7. Bearak J, Popinchalk A, Ganatra B, Moller AB, Tunçalp Ö, Beavin C, et al. Unintended pregnancy and abortion by income, region, and the legal status of abortion: estimates from a comprehensive model for 1990-2019. Lancet Glob Health. 2020;8(9):e1152-e1161.
8. Ganatra B, Gerdts C, Rossier C, Johnson BR Jr, Tunçalp Ö, Assifi A, et al. Global, regional, and subregional classification of abortions by safety, 2010-14: estimates from a Bayesian hierarchical model. Lancet. 2017;390(10110):2372-2381. Erratum in: Lancet. 2017;390(10110):2346.
9. Say L, Chou D, Gemmill A, Tunçalp Ö, Moller AB, Daniels J, et al. Global causes of maternal death: a WHO systematic analysis. Lancet Glob Health. 2014;2(6):e323-33.
10. Douglas CR. Fisiologia da gravidez. Tratado de fisiologia aplicada às ciências médicas, 6a ed. 88:1169, Rio de Janeiro: Guanabara Koogan, 2006.
11. Wilcox AJ, Weinberg CR, Baird DD. Timing of sexual intercourse in relation to ovulation. Effects on the probability of conception, survival of the pregnancy, and sex of the baby. N Engl J Med. 1995;333(23):1517-21.
12. Duane M, Stanford JB, Porucznik CA, Vigil P. Fertility awareness-based methods for women's health and family planning. Front Med (Lausanne). 2022;9:858977.
13. Buster JE, Marshall JR. Conception, gamete and ovum transport, implantation, fetal-placental hormones, hormonal preparation for parturition and parturition con-trol. In: DeGroot LJ. et al. Endocrinology. 3rd ed., New York: Grune & Stratton, 1979.
14. Eddy CA, Pauerstein CJ. Anatomy and physiology of the fallopian tube. Clin Obstet Gynecol. 1980 Dec;23(4):1177-93.
15. Coy P, García-Vázquez FA, Visconti PE, Avilés M. Roles of the oviduct in mammalian fertilization. Reproduction. 2012;144(6):649-60.
16. Teilmann SC, Clement CA, Thorup J, Byskov AG, Christensen ST. Expression and localization of the progesterone receptor in mouse and human reproductive organs. J Endocrinol. 2006;191(3):525-35.
17. Catt KJ, Dufan ML, Vaitukaitis JL. Appearance of hCG in pregnancy plasma following the initiation of implantation of the blastocyst. J. Clin. Endocrinol. Metab. 1975;40:537.
18. Ryder RE. "Natural family planning": effective birth control supported by the Catholic Church. BMJ. 1993;307(6906):723-6.
19. Trussell J. Contraceptive failure in the United States. Contraception. 2011;83(5):397-404.
20. Roda com os critérios médicos de elegibilidade da OMS para uso de métodos anticoncepcionais – atualização de 2015 [WHO medical eligibility criteria wheel for contraceptive use - 2015 update]. Genebra: Organização Mundial da Saúde; 2018. Licença: CC BY-NC-SA 3.0 IGO.
21. Baron MM, Potter B, Schrager S. A review of long-acting reversible contraception methods and barriers to their use. WMJ. 2018;117(4):156-9.
22. Baker CC, Creinin MD. Long-acting reversible contraception. Obstet Gynecol. 2022;140(5):883-97.
23. Implanon® (etonogestrel implant) 68mg. USA: Merck Sharp Dohme; 2016. Disponível em: https://www.implanon-usa.com/en/consumer/main/ Sitemap/Sitemap.xhtml
24. ACOG Practice Bulletin Number 186: Long-active reversible contraception: implants and intrauterine devices. Obstet Gynecol. 2017;130(5):e251-e269.
25. Darney P, Patel A, Rosen K, Shapiro LS, Kaunitz AM. Safety and efficacy of a single-rod etonogestrel implant (Implanon): results from 11 international clinical trials. Fertil Steril. 2009;91(5):1646-53.
26. World Health Organization Department of Sexual and Reproductive Health and Research (WHO/SRH) and Johns Hopkins Bloomberg School of Public Health/ Center for Communication Programs (CCP), Knowledge SUCCESS. Family planning: a global handbook for providers (2022 update). Baltimore and Geneva: CCP and WHO; 2022.
27. O'Brien PA, Kulier R, Helmerhorst FM, Usher-Patel M, d'Arcangues C. Copper-containing, framed intrauterine devices for contraception: a systematic review of randomized controlled trials. Contraception. 2008;77(5):318-27.

28. Sivin I, Stern J, Diaz J, Diaz MM, Faundes A, el Mahgoub S, et al. Two years of intrauterine contraception with levonorgestrel and with copper: a randomized comparison of the TCu 380Ag and levonorgestrel 20 mcg/day devices. Contraception. 1987;35(3):245-55.
29. Kelekci S, Kelekci KH, Yilmaz B. Effects of levonorgestrel-releasing intrauterine system and T380A intrauterine copper device on dysmenorrhea and days of bleeding in women with and without adenomyosis. Contraception. 2012;86(5):458-63.
30. Kyleena – another levonorgestrel IUS. Drug Ther Bull. 2018;56(2):18-20.
31. Nelson SM, Telfer EE, Anderson RA. The ageing ovary and uterus: new biological insights. Hum Reprod Update. 2013;19(1):67-83.
32. ESHRE Guideline Group on Female Fertility Preservation; Anderson RA, Amant F, Braat D, D'Angelo A, Chuva de Sousa Lopes SM, Demeestere I, et al. ESHRE guideline: female fertility preservation. Hum Reprod Open. 2020;2020(4):hoaa052.
33. Finotti M. Manual de anticoncepção. São Paulo: Federação Brasileira das Associações de Ginecologia e Obstetrícia (FEBRASGO), 2015.

2
Infertilidade e esterilidade: diagnóstico e investigação

Carolina Rebello da Costa
Lucas Yamakami
Renato Bussadori Tomioka

INTRODUÇÃO

A infertilidade é definida pela OMS como ausência de gravidez após um período de 12 meses ou mais de relações sexuais regulares e desprotegidas[1]. Essa condição afeta 15% de todos os casais em idade reprodutiva no mundo, 1 em cada 7 casais em países desenvolvidos e 1 em cada 4 casais em países em desenvolvimento[2]. A infertilidade pode ser classificada em primária – quando o casal nunca passou por uma gestação – e secundária – quando o casal já passou por ao menos uma gestação, mesmo que não tenha sido evolutiva. A principal causa de infertilidade secundária é a precariedade na assistência obstétrica, sendo mais frequente em países subdesenvolvidos e em desenvolvimento. Já a infertilidade primária tem sido cada vez mais frequente nos países desenvolvidos, e está relacionada principalmente à postergação da maternidade e idade materna avançada.

A esterilidade não tem uma definição estabelecida na literatura, mas pode ser considerada uma infertilidade de causa irreversível, como retirada dos ovários ou tubas uterinas, dos testículos, menopausa, laqueadura tubária ou vasectomia.

Dos casais que tentam conceber, cerca de 50% ficarão grávidos nos primeiros 3 meses, 60 a 80% em 6 meses e 85% em 1 ano. Daqueles que não engravidaram no primeiro ano, 49% conseguirão engravidar no segundo ano[3]. Levamos esses fatores em consideração para decidir quando devemos iniciar a investigação da infertilidade.

A investigação da fertilidade está indicada para todos os casais inférteis após 12 meses de tentativas não sucedidas. Em algumas situações, podemos considerar uma investigação mais precoce:

- Após 6 meses de tentativas quando a mulher do casal tem 35 anos ou mais.
- Antes de se iniciar as tentativas quando a mulher tem mais de 40 anos.
- Quando uma pessoa do casal tem uma doença conhecida que pode afetar a fertilidade, como endometriose, síndrome dos ovários policísticos ou história pregressa de infecção testicular.
- Quando é desejo do casal investigar precocemente, tendo em mente que devemos avaliar os exames de forma parcimoniosa nesse caso, já que nem todas as alterações nos exames de fertilidade terão um significado clínico[4].

A abordagem deve sempre ser feita do casal em conjunto, com acompanhamento pelo ginecologista especialista em reprodução assistida e pelo urologista. A avaliação da idade, tempo de infertilidade e se ela é primária ou secundária é essencial para iniciar o raciocínio clínico de cada caso.

AVALIAÇÃO MASCULINA

O fator masculino está presente em cerca de 50% dos casais inférteis, sendo em 40% dos casos o único responsável pela causa de infertilidade[5].

A avaliação masculina se inicia com uma anamnese completa, em que se avalia uso de medicações e drogas recreativas, histórico de doenças na infância e adolescência, avaliação sexual e reprodutiva prévia, avaliação de doenças sistêmicas e histórico cirúrgico prévio. No exame físico avalia-se peso, altura, IMC, circunferência abdominal e pressão arterial, já que fatores metabólicos influenciam de forma direta a fertilidade. O urologista também avalia o exame específico de pênis e testículos, visando identificar outros fatores que afetam a fertilidade, como varicocele ou agenesia de ductos deferentes.

O principal exame complementar que avalia a fertilidade masculina é o espermograma. O exame é coletado por masturbação após um período de abstinência de 48 a 72 horas. Os parâmetros avaliados por esse exame estão descritos na Tabela 1[6]. Vale ressaltar que esse exame não deve ser avaliado como um parâmetro de normalidade, mas sim como uma curva de distribuição normal. Ainda assim, a maioria dos laboratórios considera em seus laudos valores de referência acima do percentil 5.

Em situações específicas podemos solicitar exames complementares para auxiliar no diagnóstico, como índice de fragmentação do DNA espermático, perfil hormonal e metabólico, ultrassom testicular, cariótipo e pesquisa de microdeleções do cromossomo Y.

Tabela 1 Distribuição dos resultados dos exames de sêmen de homens de casais que iniciaram uma gravidez no intervalo de um ano de relação sexual desprotegida, levando a uma concepção natural

		Centis									
	N	2,5°	5°	(IC 95%)	10°	25°	50°	75°	90°	95°	97,5°
Volume de sêmen (mL)	3.586	1,0	1,4	(1,3-1,5)	1,8	2,3	3,0	4,2	5,5	6,2	6,9
Concentração de esperma (10⁶ por mL)	3.587	11	16	(15-18)	22	36	66	110	166	208	254
Número total de espermatozoides (10⁶ por ejaculação)	3.584	29	39	(35-40)	58	108	210	363	561	701	865
Motilidade total (PR + NP, %)	3.488	35	42	(40-43)	47	55	64	73	83	90	92
Motilidade progressiva (PR, %)	3.389	24	30	(29-31)	36	45	55	63	71	77	81
Motilidade não progressiva (NP, %)	3.387	1	1	(1-1)	2	4	8	15	26	32	38
Espermatozoides imóveis (IM, %)	2.800	15	20	(19-20)	23	30	37	45	53	58	65
Vitalidade (%)	1.337	45	54	(50-56)	60	69	78	88	95	97	98
Formas normais (%)	3.335	3	4	(3,9-4,0)	5	8	14	23	32	39	45

Fonte: World Health Organization, 2021[6].

INFERTILIDADE FEMININA

Entre os fatores femininos de infertilidade, podemos listar o fator tubário (prevalência de 35%), ovulatório incluindo a baixa reserva ovariana (35%), endometriose (20%) e o fator uterino (1%), sendo que em 9% dos casos temos múltiplas causas[7].

Na anamnese, avaliamos a história patológica atual e pregressa, medicamentos em uso, cirurgias prévias, antecedentes obstétricos e ginecológicos e caracterizamos o ciclo menstrual. O exame físico geral e o exame pélvico são essenciais para avaliar causas metabólicas, alterações uterinas e endometriose.

Alguns exames complementares são essenciais na avaliação da fertilidade feminina.

AVALIAÇÃO TUBÁRIA

A histerossalpingografia consiste em uma radiografia da pelve na qual o contraste iodado é injetado no colo uterino. Dessa forma é possível avaliar a permeabilidade e anatomia das tubas uterinas e da cavidade uterina. Apesar de desconfortável, é um exame não invasivo e com alta sensibilidade.

A sorologia para clamídia pode ser associada a essa avaliação, já que a doença inflamatória pélvica é a principal causa de obstrução tubária. Seu resultado negativo associado a uma histerossalpingografia normal prediz com grandes chances a patência tubária.

A videolaparoscopia com cromotubagem é considerada o padrão ouro para avaliação das tubas uterinas, e consiste na injeção de corante pelo colo uterino com visualização direta de seu extravasamento pelas tubas uterinas. Por ser um exame invasivo e com chances de complicação, atualmente não é mais indicado apenas para este fim. Porém, caso a mulher infértil já tenha uma indicação de laparoscopia por outros motivos, como endometriose, a cromotubagem deve ser realizada no intraoperatório.

AVALIAÇÃO OVARIANA

Para avaliar fatores ovulatórios, consideramos que uma mulher com ciclo menstrual regular com intervalo de 24 a 35 dias provavelmente está ovulando. Nos casos de dúvidas, pode-se realizar ultrassom transvaginal na fase lútea com achados de endométrio hiperecogênico e corpo lúteo; dosagem sérica de progesterona na fase lútea média; ou fita de LH urinário com positivação 24 horas antes da ovulação.

Outras alterações hormonais também podem impactar a ovulação, como hipotireoidismo ou hipertireoidismo, hiperprolactinemia ou alterações de androgênios adrenais ou ovarianos. A avaliação de um perfil hormonal completo está indicada quando há suspeita de anovulação. Em decorrência da alta prevalência, todas as mulheres inférteis devem realizar avaliação tireoidiana através da dosagem do TSH.

Outro fator importante a se avaliar nos casos de infertilidade é a reserva ovariana. Apesar de uma reserva baixa não predizer fertilidade natural, ela prediz chance de sucesso em tratamentos de alta complexidade em reprodução assistida, como fertilização *in vitro* ou congelamento de óvulos. Nessa avaliação, realizamos a dosagem sérica dos níveis de FSH e estradiol nos primeiros dias do ciclo menstrual, e um FSH mais elevado com estradiol baixo prediz uma reserva menor. Outros métodos mais acurados são a dosagem do hormônio anti-mulleriano em qualquer fase do ciclo e a contagem de folículos antrais por meio da ultrassonografia transvaginal no início do ciclo.

FATOR UTERINO

O fator uterino pode ser avaliado pela ultrassonografia transvaginal e histerossalpingografia, já mencionada. Em casos específicos, em que haja dúvida diagnóstica, a ressonância magnética da pelve ou histeroscopia diagnóstica podem ajudar na elucidação, mas não devem ser realizadas de rotina na investigação básica da infertilidade.

FATOR GENÉTICO

Apesar de ser uma causa menos comum de infertilidade, algumas alterações genéticas específicas devem ser levadas em consideração, em especial as translocações cromossômicas balanceadas. Essas alterações podem não causar sintomas ou manifestar doenças nos portadores, porém no momento da formação dos gametas há um desbalanço na distribuição dos cromossomos, levando a alterações graves e muitas vezes incompatíveis com a vida. Apesar da baixa prevalência, o exame para sua investigação é simples e, portanto, a avaliação do cariótipo está indicada na avaliação inicial do casal infértil[8].

PARTICULARIDADES DA ENDOMETRIOSE

A prevalência de endometriose em mulheres inférteis chega a 50%, dependendo da população estudada[8]. Esse diagnóstico deve sempre ser considerado em casais com dificuldade para engravidar, especialmente quando a mulher apresenta dismenorreia, dispareunia ou quando há útero fixo ou nodulações palpáveis ao toque vaginal. Quando há suspeita clínica de endometriose, realizamos a investigação por imagem, com ultrassonografia transvaginal especializada com preparo intestinal ou ressonância magnética de pelve. Nesses casos, a escolha entre fertilização *in vitro* ou cirurgia é individualizada (Figura 1)[8].

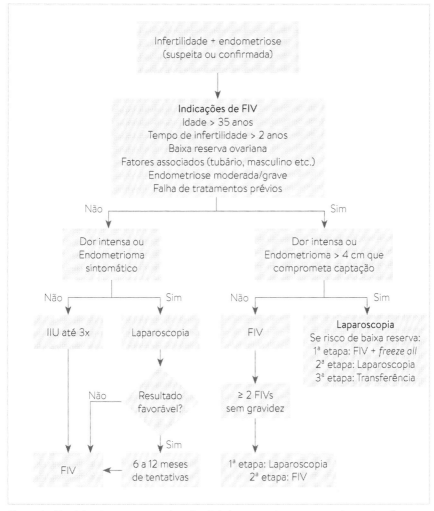

Figura 1   Decisão de tratamento de infertilidade em paciente com endometriose[8].

PERDA GESTACIONAL RECORRENTE

A perda gestacional recorrente é uma situação especialmente delicada dentro da reprodução assistida, devido a seu impacto psicológico nos casais, além das limitações da medicina em sua investigação e tratamento. A definição clássica considera perda gestacional recorrente como 3 ou mais abortamentos espontâneos consecutivos em gestações com comprovação clínica, excluindo-se gestação ectópica. Porém, a American Society for Reproductive Medicine considera a investigação etiológica após dois abortamentos consecutivos.

A investigação do casal inclui, além dos citados acima, pesquisa de trombofilias, principalmente síndrome do anticorpo antifosfolípide, cariótipo do casal e avaliação de microbiota vaginal[8]. Além disso, a idade da mulher deve ser considerada. Após os 35 anos, alterações intrínsecas dos óvulos levam a um aumento na formação de embriões com alterações cromossômicas, chamados aneuploides. Muitas dessas alterações são incompatíveis com a vida, e os embriões interrompem seu desenvolvimento logo nas primeiras semanas de gestação. Nesses casos, a fertilização *in vitro* com biópsia e análise cromossômica do embrião pode ser considerada. Com esse procedimento, conseguimos selecionar somente os embriões cromossomicamente normais – euploides – para transferência, reduzindo assim o risco de perda gestacional.

CONSIDERAÇÕES FINAIS

As mudanças sociais e culturais têm levado as mulheres cada vez mais a postergar a decisão da maternidade, e a idade materna tem um grande impacto nas chances de se obter uma gestação, tanto por vias naturais quanto com técnicas de reprodução assistida. Apesar do impacto psicológico que um diagnóstico de infertilidade causa nos casais, é importante não postergarmos a sua investigação e tratamento. Todo contato com uma pessoa em idade fértil é uma oportunidade para orientar sobre planejamento familiar. E o planejamento familiar não envolve somente contracepção, mas também o conhecimento do impacto da idade no aparelho reprodutivo, da possibilidade de congelamento de óvulos para preservação da fertilidade, de como otimizar as chances de uma gravidez espontânea e quando procurar ajuda especializada[9].

REFERÊNCIAS

1. orld Health Organization (WHO). International Classification of Diseases, 11th Revision (ICD-11) Geneva: WHO, 2018.
2. Vander Borght M, Wyns C. Fertility and infertility: definition and epidemiology. Clin Biochem. 2018;62:2-10.
3. Kamel RM. Management of the infertile couple: an evidence-based protocol. Reprod Biol Endocrinol. 2010;8:21.
4. Practice Committee of the American Society for Reproductive Medicine and the Practice Committee of the Society for Reproductive Endocrinology and Infertility. Optimizing natural fertility: a committee opinion. Fertil Steril. 2022;117(1):53-63.
5. Alvarenga C, Tomioka RB, Yamakami LYS, Filho OBD. Condutas práticas em Infertilidade e Reprodução Assistida – Homem. Rio de Janeiro: GEN Guanabara Koogan, 2017.
6. World Health Organization (WHO). WHO laboratory manual for the examination and processing of human semen, sixth edition. Geneva: World Health Organization; 2021.
7. Federação Brasileira das Associações de Ginecologia e Obstetrícia (FEBRASGO). Propedêutica básica da infertilidade conjugal. Protocolo FEBRASGO-Ginecologia, n. 84/Comissão Nacional Especializada em Reprodução Humana. São Paulo: FEBRASGO; 2021
8. Alvarenga C, Tomioka RB, Yamakami LYS, Filho OBD. Condutas práticas em Infertilidade e Reprodução Assistida – Mulher. Rio de Janeiro: GEN/Guanabara Koogan, 2017.
9. Practice Committee of the American Society for Reproductive Medicine in collaboration with the Society for Reproductive Endocrinology and Infertility. Practice Committee of the American Society for Reproductive Medicine in collaboration with the Society for Reproductive Endocrinology and Infertility. Optimizing natural fertility: a committee opinion. Fertil Steril. 2017;107(1):52-8.

3

Aspectos emocionais relacionados à infertilidade e à reprodução humana assistida

Juliana Vieira Tfauni

INTRODUÇÃO

Observa-se, nos últimos anos, um aumento relevante da busca pelo tratamento de reprodução humana assistida (RHA). Segundo relatório da Organização Mundial da Saúde (OMS)[1], cerca de 17,5% da população adulta – 1 em cada 6 pessoas em todo o mundo – sofre de infertilidade e enfrenta algum tipo de dificuldade ao buscar um projeto parental. Apesar desse número expressivo, a infertilidade ainda é um tabu que precisa ser desestigmatizado. Existe um imaginário social enraizado na nossa cultura, de acordo com o qual o destino natural de todas as relações afetivas é gerar filhos.

Acrescido a isso, temos uma escassez de políticas de educação sexual, saúde e direitos reprodutivos que reforça este tipo de crença. Neste cenário, é comum as pessoas serem surpreendidas ao se deparar com o diagnóstico de infertilidade ou com dificuldades para engravidar, tendo seu sofrimento potencializado, o que contribui para que esta experiência tenha um registro traumático para o psiquismo.

DEFINIÇÃO E PROBLEMATIZAÇÕES

A OMS define que um casal sofre de infertilidade após manter relações sexuais frequentes pelo período de um ano sem engravidar. Aqui chamo a atenção para alguns pontos dessa definição:

O conceito de infertilidade estabelecido pela OMS remete a casais cis heteronormativos, ou seja, casais compostos por indivíduos que se reconhecem com o sexo biológico e gênero atribuídos ao nascimento, e que elegem como parceria o sexo e gênero opostos. Ao fazer isso, exclui do campo da infertilidade outras individualidades, escolhas afetivas e formatos de família.

A utilização do termo casal infértil pode ser oportuna se empregada como instrumento terapêutico de divisão equânime do impacto do diagnóstico entre homens e mulheres cisgênero. Observamos na clínica, no entanto, que a carga emocional da infertilidade e do tratamento de reprodução humana assistida é particularmente intensa para as mulheres. Isso parece se dar em decorrência de algumas condições, como o fato de as intervenções do tratamento de reprodução ocorrerem, em sua maior parte, nos corpos com útero e ovários; ou, ainda, devido aos atravessamentos socioculturais de gênero, como veremos adiante.

Ao excluir as formações familiares não hegemônicas de sua definição de casal infértil, a OMS deixa de fora famílias monoparentais (maternidade ou parentalidade solo) e homoafetivas, que também podem ter diagnóstico de infertilidade ou apresentar dificuldades de ter filhos e se beneficiar dos recursos e avanços tecnológicos da RHA na jornada da parentalidade.

Os psiquiatras Myles Doyle e Angela Carballedo[2] reúnem algumas definições de infertilidade mais abrangentes, a começar pela conceituação de infertilidade como a incapacidade biológica de uma pessoa contribuir para a concepção. Também afirmam que essa condição pode se referir tanto ao estado de uma mulher incapaz de levar uma gravidez até o fim[3] quanto à incapacidade de um casal conseguir engravidar após pelo menos 1 ano de tentativas, sem usar nenhum meio de contracepção[2].

Às definições reunidas pelos autores acrescentaria: não são apenas as mulheres que têm útero, homens trans também podem apresentar dificuldades de gestar e levar a gestação adiante. Doyle[2] também adiciona aspectos bastante frequentes naqueles que estão em tratamento de RHA: as dificuldades de levar a gestação adiante, os abortos de repetição e as perdas gestacionais.

Muitos fatores podem estar associados ao diagnóstico de infertilidade[4], em especial os fisiológicos, anatômicos, genéticos, assim como psicossociais. Estudos sobre o efeito do ambiente, alimentação, estilo de vida, têm sido feitos. Apesar dos avanços tecnológicos e da RHA, muitas vezes não é possível chegar a um diagnóstico fechado. Nesses casos, estamos diante de uma infertilidade sem causa aparente, o que intensifica a angústia e ansiedade dos envolvidos.

HISTÓRICO

O adiamento do projeto parental que se verifica atualmente aparece como reflexo de mudanças nas constituições familiares e no lugar social atribuído culturalmente à mulher ao longo da história[5]. É comum o relato do adiamento do projeto da maternidade em decorrência da busca de outras realizações pessoais, como independência financeira, crescimento profissional e relacionamento conjugal estável. O questionamento sobre o desejo de ter filhos tem sido tema frequente na clínica, até pouco tempo destino compulsório para todas as mulheres, com dificuldades para engravidar ou levar uma gestação a termo.

A luta pela liberdade sexual e reprodutiva, tão buscada pelas mulheres, se fortaleceu com os movimentos feministas ao longo dos anos, fazendo frente a uma cultura machista patriarcal de domínio dos corpos reprodutivos[6].

O advento da pílula na década de 1960, juntamente com movimentos sociopolíticos, como a revolução sexual e os direitos reprodutivos, desempenhou um papel significativo na separação entre sexo e reprodução. Essa dissociação gerou novos discursos e conceitos, trouxe à tona questões como o prazer sexual e a emancipação feminina da maternidade padrão e possibilitou maior participação da mulher no mercado de trabalho. Além disso, o sexo como recreação, e não para procriação, tornou-se aceitável no Ocidente para todas as idades, gêneros e orientações sexuais.

Paralelamente, as estruturas familiares tradicionais também passaram por um processo de liberalização, com rompimento do ideal da família nuclear e o surgimento de diferentes composições, como as mães solo, os meios-irmãos, os casamentos homoafetivos e a adoção[7].

Em meio a este cenário de busca por direitos sociais e reprodutivos, as mulheres cisgênero, muitas vezes, se deparam com um descompasso biológico-social. O tempo do desejo de ter filhos não coincide necessariamente com o tempo da fertilidade.

FINITUDE REPRODUTIVA

A autonomia conquistada em relação à decisão sobre o momento ideal de ter filhos infelizmente não livra as mulheres do limite biológico, da finitude reprodutiva e das pressões sociais enfrentadas, prerrogativa dos sujeitos que possuem útero. A filósofa italiana contemporânea Silvia Federeci nos provoca ao questionar o quanto há de controle social dos corpos com útero, e nos alerta para a existência de determinantes socioculturais que nos ajudam a pensar nas causas do adoecimento das mulheres e suas famílias durante a jornada reprodutiva[8].

Falas como "Por que você não engravida?" ou "Para quando vem o bebê?" são frequentes e exacerbam os desafios emocionais enfrentados pelos envolvidos no projeto parental.

A promessa de congelamento do tempo reprodutivo se apresenta por meio das técnicas de preservação da fertilidade, como criopreservação ou congelamento de óvulos. No entanto, sabe-se que, ainda que a qualidade de óvulos de mulheres jovens seja mais favorável à evolução de uma gestação, não há garantia absoluta de sucesso.

FORMATOS VARIADOS DE FAMÍLIAS

Além do adiamento do projeto parental, observamos uma mudança nos modelos e formatos de famílias. A medicina reprodutiva traz esperanças, ainda que sem garantia de sucesso, para pessoas com diagnóstico de infertilidade e abre caminhos alternativos à parentalidade para outras composições familiares, como as LGBTQIAPN+*.

Essas outras formas de organização familiar contemplam famílias nas quais uma, duas ou mais figuras exercem as funções parentais e o cuidado com os bebês. Famílias monoparentais (parentalidade solo), biparentais ou pluriparentais também compõem possibilidades das configurações existentes.

As funções de cuidado já não estão necessariamente ligadas ao sexo, gênero ou orientação sexual. Além da organização da família tradicional ou família cisheteronormativa, temos casais compostos por duas mães (homoparental feminina), dois pais (homoparental masculina), família transcentrada ou, ainda, filhos em famílias com acordo de relação não monogâmica.

O olhar do profissional na assistência às famílias, às sexualidades e suas expressões precisa ser fluido, amplo e móvel, considerar as mudanças nas conjugalidades e estar atento às contribuições que a tecnologia da reprodução assistida traz à parentalidade.

É preciso observar que famílias que fogem à norma cisheteronormativa, por não seguirem o modelo social hegemônico da nossa cultura, em geral apresentam maior vulnerabilidade social e psíquica, associada a situações de violência e preconceitos dentro e fora da assistência perinatal. É frequente o questionamento sobre o direito a ter filhos e sobre a saúde das crianças nestas famílias. Pensamentos como: "Tenho direito a uma família? Quem me apoiará nesse projeto?" são indagações comuns à população LGBTQIAPN+ no decorrer do processo reprodutivo, que também se depara com desafios sociais, legais e de legitimação de suas famílias.

---

* LGBTQIAPN+: lésbicas, gays, bissexuais, transexuais e travestis, *queer*/questionando, intersexo, assexuais, pansexuais, não binários e outros[10].

AUSÊNCIA DE REDE DE APOIO COMO FATOR DE RISCO PARA A SAÚDE MENTAL

As pesquisas científicas sustentam que a ausência de rede de apoio na parentalidade e perinatalidade é fator de risco para desfechos desfavoráveis à saúde mental, assim como destacam a importância da intervenção oportuna para melhor resultado em saúde[9].

O silenciamento social em torno da temática da infertilidade contribui para que os sujeitos não compartilhem o tratamento e seus desafios com outros, o que incrementa a vivência traumática para o psiquismo e favorece o sofrimento emocional não legitimado. Betas negativos, falhas de implantação, perdas gestacionais são vividos de forma solitária; assim como decisões acerca de temas importantes ao longo do tratamento ficam sem interlocução. Para aqueles que conseguem dividir essa experiência com um profissional da saúde especializado inaugura-se uma possibilidade de minimização da solidão e criação de estratégias de enfrentamento.

Relatos sobre o impacto emocional sofrido por pessoas que perderam seus filhos e não puderam compartilhar essa experiência com ninguém, tendo que vivenciar sozinhas o luto, são comuns a essa população e é urgente a visibilização desse sofrimento. Nas famílias dissidentes à norma, como as LGBTQIAPN+, que podem necessitar da reprodução assistida para viabilizar seu projeto reprodutivo, observamos uma potencialização da vulnerabilidade emocional, a escassez de espaços de apoio social por conta de preconceitos ou, ainda, situações de violência que exacerbam a experiência traumática. Relatam, por vezes, pouco apoio da família de origem na vivência da sua sexualidade e formação familiar. Quando têm filhos, nem sempre possuem avós que apoiam e atuam como rede de apoio para a criação das crianças. Além disso, trazem temores sobre situações de discriminação social na assistência à saúde e em ambientes escolares.

IMPACTO EMOCIONAL DO DIAGNÓSTICO DE INFERTILIDADE

Para aqueles que se deparam com o diagnóstico de infertilidade, o impacto emocional é notável. Aumento de estresse, sintomas depressivos e ansiosos são frequentes, assim como a baixa autoestima, sentimento de ser biologicamente defeituoso, vergonha e falta de controle[11].

É muito comum a sensação de ser incompreendido e cobrado socialmente, o que faz que as famílias com dificuldades de engravidar evitem dividir com outras pessoas essa vivência tão desafiadora.

Acrescido a isso, com o tratamento de RHA ocorrem diversas intervenções no corpo: injeções, uso de hormônios, acompanhamento de ciclo ovulatório e incontáveis exames, que podem ser vividos de forma hostil e invasiva. Infelizmente, ainda prescindimos de uma assistência à saúde preparada para acolher esses processos e que não seja, muitas vezes, reprodutora de situações de violência. A falta de protocolos que possam amparar de modo continente as esferas do sofrimento em casos de abortos de repetição e perdas gestacionais, comuns a essa população, traz mais um impacto a este período já disruptivo para o psiquismo.

Os pesquisadores norte-americanos Kristin L. Rooney e Alice Domar comparam os níveis de depressão em pessoas com infertilidade aos de pacientes diagnosticados com câncer. Afirmam que as que se submetem ao tratamento de RHA correm um risco significativo de sofrer distúrbios psiquiátricos e destacam a necessidade de reconhecer e ajudá-las enquanto lidam com o diagnóstico e tratamento de infertilidade[12].

INFERTILIDADE E GÊNERO

A infertilidade não pode ser considerada sem levar em conta os papéis de gênero e sua herança sócio-histórica. As famílias com desafios reprodutivos estão inseridas em um caldo cultural que precisa ser reconhecido como potencializador dessa experiência traumática.

Os estudos de gênero têm permitido um olhar para as subjetividades de uma forma menos setorizada. A libertação do binarismo de gênero instaura uma mudança de paradigma importante.

O conceito de gênero agrupa os aspectos sociais, históricos e culturais associados à feminilidade e à masculinidade, em contraposição ao termo sexo, que designa os componentes biológicos e anatômicos[13].

Observamos na clínica que também as funções de gênero estão se modificando no ambiente familiar. Lugares entendidos como atributos do feminino ou do masculino podem não ser necessariamente desempenhados por homens e mulheres cisgênero. Assim como a organização dos membros das famílias no exercício da parentalidade vem sendo feita de forma mais diversa.

Temos uma cultura e uma teoria psicológica baseadas na cisheteronormatividade, que tentam colocar os sujeitos dissidentes desta norma em caixinhas diagnósticas pertencentes a categorias à parte. Por outro lado, vemos o surgimento de novas epistemologias que tentam produzir uma escuta mais afinada às diversidades sexuais e de gênero, e um movimento literário que busca a despatologização das existências, como na obra do filósofo e escritor Paul Preciado[14].

Apesar disso, é comum às famílias de constituição diversa a autocomparação com a norma, o que gera uma sensação de não pertencimento e de inadequação. Muitas famílias ainda se deparam na assistência com profissionais despreparados, que reproduzem um discurso naturalizado socialmente. Para famílias com duas mães, por exemplo, é comum perguntas como "quem é o pai da relação?", ou "quem é a mãe da criança?" para famílias com dois pais, como se o cuidado tivesse gênero e as famílias modelagem rígida para o sucesso.

O IMPACTO DO DIAGNÓSTICO DE INFERTILIDADE EM CASAIS CISHETERONORMATIVOS

Agora vamos nos dedicar aqui a pensar o impacto da infertilidade em casais cisheteronormativos.

O primeiro deles, como vimos acima, é se deparar com o diagnóstico de infertilidade, que chega em geral de forma inesperada e, muitas vezes, acompanhado por um longo percurso anterior de tentativas sem sucesso de engravidar naturalmente, e de abortos e perdas gestacionais invisibilizados, não reconhecidos ou vividos de maneira traumática ou violenta. Outras vezes, temos a vivência de um histórico de investigação clínica feito por vários profissionais de saúde, que podem convergir ou divergir na sua conduta.

Em outras palavras, até chegar a um diagnóstico de infertilidade e eleger uma equipe de saúde legitimada pela família, já foi criado um ambiente estressor que pode impactar negativamente a saúde mental.

Uma vez definido o diagnóstico e a terapêutica, começa a fase de estimulação ovariana, que envolve muita ansiedade, insegurança e medo, em especial sobre a possibilidade de não ter óvulos. Quando há fator masculino envolvido, o tratamento e preparo do parceiro também são feitos. Depois, vem a inseminação, a busca por embriões viáveis e as decisões sobre fazer ou não biópsia de embrião. A seguir, obter um embrião viável e fazer, finalmente, a sua transferência.

A espera nos dias pós-transferência pode ser avassaladora. Será que meu beta vai subir? Falhas de implantação, pesquisas diagnósticas sobre possíveis causas, inúmeros exames, estudos sobre o útero, trombofilias, avaliação de presença de células *natural killer*. A jornada da RHA pode ter infindas bifurcações, permeadas por mudanças de terapêutica, de clínicas de fertilidade e por alto custo financeiro. Os pacientes envolvidos vão entrando em um mundo com muitos nomes e diagnósticos, um verdadeiro letramento em RHA.

Outro questionamento recorrente ao longo dessa trajetória, que para alguns pode chegar a dezesseis ciclos de tentativa, é: até quando tentar? Como saber que meu limite chegou? Limite financeiro, emocional, relacional. Não é incomum relações conjugais se desfazerem nessa jornada.

Por questões socioculturais de gênero e por aspectos ligados ao corpo biológico e intervenções do tratamento percebemos que o diagnóstico e tratamento de reprodução humana assistida impactam homens e mulheres de modo distinto.

Tabela 1 Repercussões da infertilidade no homem cisgênero

Comunicação	Não fala abertamente sobre seus problemas
	Raramente compartilha a infertilidade com amigos, familiares e no trabalho
Conduta emocional	Sobrecarga emocional vivida solitariamente
	Pode ter comportamentos evasivos
	Aparente minimização do projeto parenteral. Provoca sensação de descaso
	Culpa, sensação de impotência e de que poderia ter feito algo diferente no passado
	Às vezes, uso abusivo de álcool e de outras substâncias psicoativas – indicativos de depressão
	Psicoplastia da depressão diferente das mulheres pode levar a subdiagnósticos
Tratamento	Não participa muito e deixa as decisões com a mulher
	Quando participa, costuma ser mais prático que a mulher

Tabela 2 Repercussões da infertilidade na mulher cisgênero

Comunicação	Vista socialmente como infeliz e incompleta por não ter filhos
	Evita compartilhamento para reduzir sensação de cobrança
Conduta emocional	Autorresponsabilização pela infertilidade, mesmo quando envolve fator masculino
	Ansiedade, às vezes associada a pensamentos obsessivos
	Gestação com frequência torna-se o tema central da vida
	Arrependimento por não ter tido filhos no passado
Tratamento	Desconfiança e insegurança em relação ao tratamento e equipe clínica
	Impotência e sensação de não ter controle sobre o processo
	Sensação de que o corpo não reage como gostaria: de que o útero não consegue carregar bebês e de que seu corpo mata o feto ou o embrião

QUANDO ENCAMINHAR PARA AVALIAÇÃO OU ACOMPANHAMENTO EM SAÚDE MENTAL?

Devido às características e fatores mencionados anteriormente, poderíamos sustentar que todos aqueles que enfrentam desafios reprodutivos e estão em tratamento de RHA se beneficiariam de acompanhamento psicológico e teriam essa indicação por conta do excesso de intervenções envolvidas no processo e de inúmeros recálculos de rota. Além disso, a proposta da clínica perinatal nasce na clínica preventiva, no sentido de barrar uma cascata de efeitos desfavoráveis para a saúde mental. Características prevalentes nessa população, como abortos, perdas gestacionais, lutos reais ou simbólicos e intervenções no corpo potencializam a experiência negativa. Pesquisas científicas apontam que RHA e falta de apoio social são fatores de risco para depressão perinatal.

Para além disso, devemos estar atentos aos sinais de uma ansiedade paralisante, quando a infertilidade ou o tratamento se tornam temas únicos na vida dos envolvidos, quando impactam a funcionalidade e o prazer de tarefas do cotidiano, ou provocam isolamento, evitação social e perda do sentido da vida.

Outro aspecto importante a ser observado é a conjugalidade: o distanciamento afetivo e sexual do casal, ou ainda a discordância sobre temas centrais do tratamento.

Parentalidade solo é outro contexto de risco que impacta a saúde mental, como vimos anteriormente. Isso se dá pela ausência de rede de apoio e, neste sentido, o profissional da saúde mental pode atuar auxiliando na construção de amparo.

Procedimentos como ovodoação/ovorrecepção, sêmen-doação/sêmen-recepção, embriodoação/embriorrecepção e útero de substituição ou barriga solidária também são vias de parentalidades desafiadoras do ponto de vista emocional, pois instauram transformações em relação ao paradigma da parentalidade genética. Precisam ser problematizadas e trazidas à tona por intermédio do profissional da saúde especializado, preferencialmente durante o planejamento reprodutivo.

CONTAR OU NÃO CONTAR?

Outro aspecto muito frequente na jornada de RHA e que também afeta a saúde mental é o segredo do tratamento.

É comum, na maioria das famílias em busca de RHA, o desejo de assegurar a confidencialidade desse processo. A tentativa de manter essa experiência no campo da vida privada e dentro da parceria parece estar relacionada aos estigmas socioculturais acerca da RHA. Poucos estudos são encontrados sobre a temática e não há consenso entre os especialistas da prática clínica[15].

Um estudo feito no Oriente Médio, cultura mais conservadora que a nossa, aponta que a busca pela privacidade e o sigilo no tratamento estão relacionados principalmente a questões sociais. Um dos fatores preponderantes é a estigmatização da infertilidade, principalmente a masculina. Nesse contexto, as questões éticas que envolvem o processo de consentimento informado são de primordial importância[16].

Discussões entre os profissionais da saúde mental nos levam a pensar sobre o efeito dos segredos familiares na construção dos vínculos entre as pessoas deste grupo. Acrescido a isso, vemos paralelamente ao desenvolvimento tecnológico a disseminação de testes genéticos feitos de maneira recreativa. No futuro, isso poderia desvelar segredos familiares. Relatos de filhos frutos de recepção de gametas que não tiveram acesso a essa informação por intermédio dos pais, por exemplo, apontam que a relação de confiança familiar foi abalada por esta conduta. O tema da recepção de gametas será abordado no capítulo seguinte.

Para ser capaz de vivenciar sua jornada de gestação como algo positivo, entendemos que a família precisa elaborar todo o processo de tratamento, compreendendo claramente seus temores, dúvidas e angústias, e, sobretudo, podendo compartilhar com o outro.

HUMANIZAÇÃO NA REPRODUÇÃO HUMANA ASSISTIDA. É POSSÍVEL?

Estamos mais acostumados a ouvir sobre humanização quando nos referimos à assistência ao parto e ao nascimento. A humanização do parto e do nascimento é um movimento de contracultura que tenta resgatar o protagonismo da pessoa gestante e recolocá-la no centro do cuidado[17].

Com a entrada do médico neste cenário, ocorreu, ao longo da história, um afastamento das parteiras, uma perda do protagonismo da mulher no parto e um distanciamento da sua capacidade de parir. Esse processo ocorreu concomitantemente com a introdução de várias intervenções desnecessárias e violentas, que culminaram em um aumento expressivo de cesarianas dispensáveis e sem bases científicas. Essa conduta posicionou o Brasil como um dos campeões mundiais dessa prática, em níveis bem acima do recomendado pela OMS.

É importante ressaltar que a RHA é cercada de tabus dentro do próprio meio médico. Os profissionais que a realizam são vistos, por uns, como aqueles que estão a serviço do capitalismo, da reprodução dos corpos, e, por outros, como os que realizam sonhos. Como trazer, então, um olhar humanizado para esta prática que produz tanto impacto na saúde mental, além de inserir a tecnologia no elo de gerações?

Para humanizar a RHA, o profissional de saúde precisa estar ciente da sua importância e responsabilidade ética na construção do projeto parental, estando atento ao protagonismo médico e recusando o lugar sedutor que, por vezes, pode lhe ser atribuído, de salvar a família de sua infertilidade. É preciso devolver o protagonismo da reprodução à família, recolocando-a no centro do cuidado. Isso pode ser feito por meio da disseminação de informações baseadas em evidências científicas, tendo clareza dos limites da reprodução assistida e de seus impactos para o psiquismo, e delineando os caminhos possíveis. Em suma, propondo uma clínica ética e responsável e uma assistência transdisciplinar que considere a saúde mental dos envolvidos.

REFERÊNCIAS

1. Organização Mundial da Saúde. Relatório de 4 de abril de 2023. Genebra: OMS/OPAS; 2023. Disponível em: https://www.paho.org/pt/noticias/4-4-2023-oms-alerta-que-1-em-cada-6-pessoas-e-afetada-pela-infertilidade-em-todo-mundo.
2. Doyle M, Carballedo A. Infertility and mental health. Adv Psychiatr Treat. 2014;20(5):297-303.
3. Lash MM, Yaghamee A, Strohsnitter W, Lalwani S. Association between secondary infertility and fallopian tube obstruction on hysterosalpingography. J Reprod Med. 2008;53(9):677-80.
4. Alvarenga C. Yamakami L, Duarte OB Filho, Tomioka R, Arazawa ST. Fertilidade e infertilidade para casais e não especialistas. Rio de Janeiro: DOC Content; 2016.
5. Gerda L. A criação do patriarcado: história da opressão das mulheres pelos homens. São Paulo: Cultrix; 2019.
6. Hollanda HB. Pensamento feminista: conceitos fundamentais. Rio de Janeiro: Bazar do tempo; 2019.
7. Athan AM. Reproductive identity: an emerging concept. Am Psychol. 2020;75(4):445-56.
8. Federici S. O ponto zero da revolução: trabalho doméstico, reprodução e luta feminista. São Paulo: Elefante; 2019.
9. Howard LM, Piot P, Stein A. No health without perinatal mental health. Lancet. 2014;384(9956):1723-4.
10. Ciasca SV, Hercowitz A, Lopes A Junior. Saúde LGBTQIA+ Práticas de cuidado transdisciplinar. 1. ed. Barueri: Manole; 2021.
11. Ribeiro M. Infertilidade e reprodução assistida: desejando filhos na família contemporânea. São Paulo: Casa do Psicólogo; 2012.
12. Rooney KL, Domar AD. The relationship between stress and infertility. Dialogues Clin Neurosci. 2018;20(1):41-7.
13. Knudsen PPPS. A transexualidade hoje: questões para pensar o corpo e o gênero na psicanálise. Rev Bras Psicanálise. 2014;48(4):115-26.
14. Preciado P. O monstro que vos fala. Rio de Janeiro: Zahar; 2022.
15. Vasconcelos C, Lustosa C, Meirelles AT, Aranha AV, Garrafa V. Direito ao conhecimento da origem biológica na reprodução humana assistida: reflexões bioéticas e jurídicas. Rev Bioética. 2014;22(3):509-18.
16. Inhorn MC. Privacy, privatization, and the politics of patronage: ethnographic challenges to penetrating the secret world of Middle Eastern, hospital-based in vitro fertilization. Soc Sci Med. 2004;59(10):2095-108.
17. Diniz CSG. Humanização da assistência ao parto no Brasil: os muitos sentidos de um movimento. Cien Saude Colet. 2005;10(3):627-37.

4
Recepção de gametas/embriões e útero de substituição como forma de parentalidade e suas implicações emocionais

Eduardo Miyadahira
Oscar Duarte
Juliana Vieira Tfauni

INTRODUÇÃO E HISTÓRICO

A reprodução que envolve uma terceira parte engloba o uso de gametas doados (óvulos e espermatozoides), embriões doados e a cessão temporária de útero. Nos Estados Unidos representa 16,1% de todos os ciclos de reprodução humana assistida (RHA) e vem crescendo em frequência de uso, tanto em função dos avanços tecnológicos da RHA como das mudanças na sociedade, com novos modelos de família e parentalidade[1,2]. Na América Latina, o último registro publicado aponta que 18% de todos os ciclos de RHA realizados na região utilizaram óvulos doados, no ano de 2019[3].

Óvulos e espermatozoides, gametas feminino e masculino, respectivamente, são parte essencial do processo reprodutivo. Muitas vezes eles faltam de maneira absoluta ou relativa, em quantidade e/ou qualidade, impossibilitando a formação de embriões viáveis para o desenvolvimento de uma gravidez evolutiva. Dessa forma, muitos indivíduos necessitam recebê-los, por meio de compra ou doação, a depender da regulação ou legislação de cada país, a fim de conseguirem constituir suas famílias[4].

O primeiro ciclo que envolve o uso de óvulos doados ocorreu na Austrália, em 1983, quando uma mulher já na menopausa recebeu óvulos de outra mais jovem que já estava realizando ciclo de fertilização *in vitro*[5]. Já o primeiro ciclo de inseminação com sêmen de doador a fresco ocorreu por volta de 1880, segundo relatos da época, e o primeiro ciclo com sêmen doado congelado, em 1953, na Filadélfia, nos Estados Unidos[1]. O uso de sêmen de doador é a segunda técnica mais utilizada nos Estados Unidos, atrás apenas de óvulos doados[6].

Em algumas situações nos tratamentos de RHA o útero é o fator limitante. Para estes cenários a cessão temporária de útero (ou útero de substituição) é um recurso no qual uma mulher engravida, a doadora temporária do útero ou útero solidário, e dá à luz uma criança, filha de outra pessoa ou casal, os receptores[7]. A primeira publicação que relata sucesso desse tipo de estratégia é de 1985 e sua utilização vem aumentando, sendo constatado um crescimento de mais de 470% nos Estados Unidos, nos últimos anos[6,8].

INDICAÇÕES CLÍNICAS E PROCEDIMENTOS MÉDICOS

Do ponto de vista técnico, o uso de embriões doados, óvulos doados e útero de substituição vai envolver, em algum momento do processo, uma fertilização *in vitro*. Já o sêmen doado pode ser usado em tratamentos de fertilização *in vitro* e inseminação intrauterina, sendo a decisão dependente das características clínicas, custo-efetividade das técnicas e preferência dos envolvidos[9].

Listamos a seguir as situações clínicas nas quais pode se fazer necessária a recepção de gametas.

Espermatozoides

- Azoospermia irreversível (ausência de espermatozoides).
- Falhas de tratamento de RHA em função de alterações seminais graves.
- Casos com fator genético hereditário de origem paterna nos quais não se possa ou não se queira realizar teste genético pré-implantacional nos embriões (PGT).
- Maternidade solo ou gestação independente feminina, para tratamentos de inseminação intrauterina (IIU) ou fertilização *in vitro* (FIV).
- Casais homoafetivos para tratamentos de inseminação intrauterina (IIU) ou fertilização *in vitro* (FIV). Sendo FIV, é permitido, se for desejo das envolvidas, fertilizar os óvulos de uma das parceiras e realizar a transferência embrionária na outra, procedimento conhecido com recepção de óvulos da parceira (ROPA).

Óvulos

- Insuficiência ovariana primária (menopausa estabelecida).
- Falhas de tratamento de RHA em função de alterações ovulares graves.
- Casos com fator genético hereditário de origem materna nos quais não se possa ou não se queira realizar teste genético pré-implantacional nos embriões (PGT).

- Paternidade solo ou gestação independente masculina (neste caso, haverá também necessidade de útero de substituição).
- Casais homoafetivos masculinos (neste caso, haverá também necessidade de útero de substituição).

Embriões

- Casais que necessitem de recepção simultânea de óvulos e espermatozoides.
- Maternidade ou paternidade solo que necessitem de recepção simultânea de óvulos e espermatozoides.

Cessão temporária do útero

- Ausência ou alteração estrutural do útero incorrigível, por exemplo, nas malformações müllerianas (síndrome de Mayer-Rokitansky-Kuster-Hause).
- Síndrome de Asherman inoperável.
- Presença de condições clínicas que contraindiquem a gestação, como a hipertensão pulmonar grave, doença renal ou cardíaca grave ou a quimioterapia, desde que essa condição permita que a mãe possa cuidar dessa criança após o nascimento.
- Casos de falhas de implantação embrionária.
- Casos de abortamentos de repetição.
- Casos de mau passado obstétrico.

LEGISLAÇÃO NO BRASIL

No Brasil, não há lei específica a respeito aos tratamentos de RHA, incluindo aqueles que envolvem terceira parte. Por isso, cabe ao Conselho Federal de Medicina decidir em plenária e publicar normas a fim de tornar a prática das técnicas de RHA condizente com os princípios éticos e bioéticos. A mais recente publicação é a Resolução do Conselho Federal de Medicina n. 2.320, de 20 de setembro de 2022[10].

DOAÇÃO DE GAMETAS E EMBRIÕES

A Resolução CFM n. 2.320/2022 estabelece que a doação de gametas pode se dar de forma não identificada ou por parente de até quarto grau de qualquer dos envolvidos, desde que não incorra em consanguinidade no procedimento de RHA. A permissão para a doação de gametas entre parentes deu-se pela primeira vez no Brasil na Resolução do Conselho Federal de Medicina número 2294/2021, publicada em 15 de junho de 2021[11].

Cabe lembrar que a doação entre parentes não se aplica para embriões. Do ponto de vista legal, os graus de parentesco são classificados em:

- Primeiro grau: pais/filhos.
- Segundo grau: avós/irmãos.
- Terceiro grau: tios/sobrinhos.
- Quarto grau: primos.

O intuito desse posicionamento foi ajudar a atender a uma demanda crescente por doadores de gametas e especificamente por esse tipo de doação entre parentes, que já era requisitado por muitos indivíduos pela via judicial. Muitas pessoas buscam no doador parente a possibilidade da maior semelhança genética e física possíveis e a possibilidade de haver um vínculo afetivo. Não se pode ignorar, entretanto, que a complexidade das relações familiares pode muitas vezes se tornar um complicador neste tipo de tratamento.

Essa mesma resolução estabelece alguns critérios técnicos para doação de gametas e embriões:

- A idade limite para a doação de gametas é de trinta e sete anos para a mulher e de quarenta e cinco anos para o homem.
- Exceções ao limite da idade feminina poderão ser aceitas nos casos de doação de óvulos e embriões previamente congelados, desde que a receptora/receptores seja(m) devidamente esclarecida(os) quanto aos riscos que envolvem a prole.
- As clínicas, centros ou serviços onde são feitas as doações devem manter, de forma permanente, um registro com dados clínicos de caráter geral, características fenotípicas e uma amostra de material celular dos doadores, de acordo com a legislação vigente.
- Na região de localização da unidade, o registro dos nascimentos evitará que um(a) doador(a) tenha produzido mais de dois nascimentos de crianças de sexos diferentes em uma área de 1 milhão de habitantes. Um(a) mesmo(a) doador(a) poderá contribuir com quantas gestações forem desejadas, desde que em uma mesma família receptora.
- Não será permitido aos médicos, funcionários e demais integrantes da equipe multidisciplinar das clínicas, unidades ou serviços participar como doadores nos programas de RHA.

- Na eventualidade de embriões formados de doadores distintos, a transferência embrionária deverá ser realizada com embriões de uma única origem para a segurança da prole e rastreabilidade.

Uma das prioridades do tratamento é resguardar a segurança de todos os envolvidos. Desta forma, o rastreio de algumas doenças e condições se faz obrigatório de acordo com a Resolução – RDC n. 771, de 26 de dezembro de 2022, da Agência Nacional de Vigilância Sanitária[12]. A responsabilidade por realizar a triagem e seleção dos doadores é da clínica e/ou médicos envolvidos no tratamento. Esta RDC estabelece que a doação de gametas e embriões deve ser feita sempre mediante assinatura de Termo de Consentimento Livre e Esclarecido, no qual o doador (ou doadores) concorda(m) em fornecer informações verdadeiras sobre seus antecedentes pessoais e familiares, bem como se compromete(m) a realizar os testes obrigatórios para algumas doenças e condições, listados a seguir, e outros que porventura sejam necessários.

Infectocontagiosas

- HIV.
- Hepatites B e C.
- Sífilis.
- Zika vírus.
- Clamídia e gonorreia.
- HTLV (somente para doadores de sêmen).

Genéticas

- Cariótipo.
- Pesquisa de traço falciforme.

CESSÃO TEMPORÁRIA DE ÚTERO

O item da Resolução do Conselho Federal de Medicina n. 2.230/2022 que se refere à cessão temporária do útero pode ser visto a seguir:

- A cedente temporária do útero deve ter ao menos um filho vivo e pertencer à família de um dos parceiros em parentesco consanguíneo até o quarto grau. Demais casos estão sujeitos a avaliação e autorização do Conselho Regional de Medicina.

- A cessão temporária do útero não poderá ter caráter lucrativo ou comercial e a clínica de reprodução não pode intermediar a escolha da cedente.
- Nas clínicas de reprodução assistida, os seguintes documentos e observações deverão constar no prontuário da paciente:
  - Termo de consentimento livre e esclarecido assinado pelos pacientes e pela cedente temporária do útero, contemplando aspectos biopsicossociais e riscos envolvidos no ciclo gravídico-puerperal, bem como aspectos legais da filiação.
  - Relatório médico atestando adequação clínica e emocional de todos os envolvidos.
  - Termo de Compromisso entre o(s) paciente(s) e a cedente temporária do útero que receberá o embrião em seu útero, estabelecendo claramente a questão da filiação da criança.
  - Compromisso, por parte do(s) paciente(s) contratante(s) de serviços de RHA, públicos ou privados, de tratamento e acompanhamento médico, inclusive por equipes multidisciplinares, se necessário, à mãe que cederá temporariamente o útero, até o puerpério.
  - Compromisso do registro civil da criança pelos pacientes, devendo essa documentação ser providenciada durante a gravidez.
  - Aprovação do(a) cônjuge ou companheiro(a), apresentada por escrito, se a cedente temporária do útero for casada ou viver em união estável.

Um ponto crucial para que haja lisura durante o processo é o aconselhamento de todos os envolvidos. Deve-se esclarecer que existem direitos e deveres para ambas as partes. Por exemplo, durante o pré-natal da doadora temporária do útero, deve-se respeitar o princípio da autonomia, ou seja, a doadora pode agir como deseja após receber as orientações que respaldem sua escolha (direito). No entanto, tem de estar ciente de que seus atos podem interferir no bem-estar do filho de outrem (dever). Essas situações de conflitos entre a doadora e o feto devem ser discutidas de forma transparente. Neste sentido, o Conselho Federal de Medicina resolve que dentre os documentos obrigatórios fazem parte o Termo de Consentimento Livre e Esclarecido e o Termo de Compromisso que estabelece claramente a filiação da criança[13,14].

O tratamento em si é semelhante à fertilização *in vitro* tradicional. A indução da ovulação, bem como o preparo endometrial para transferência de embriões, deve ser realizada de maneira similar aos outros casos de tratamento de RHA. Recomenda-se a transferência de apenas um embrião com a intenção de reduzir a chance de gestação de múltiplos e todas as situações adversas obstétricas e neonatais relacionadas[7,14].

REMUNERAÇÃO E IDENTIFICAÇÃO DE DOADORES DE GAMETAS E CEDENTES DE ÚTERO

No Brasil, diferentemente de outros países, não se considera ético que haja remuneração ao doador pela cessão dos gametas, devendo essa se dar de forma voluntária e altruísta. Permite-se, porém, para a doação de óvulos, que ela se dê de modo compartilhado. Isso significa que uma mulher pode doar parte de seus óvulos obtidos em tratamentos de RHA para receptores que por sua vez irão custear parte ou todo o tratamento da doadora. A doação compartilhada ajuda a viabilizar o uso da RHA para pessoas sem condições financeiras para tal, desempenhando assim papel no sentido de aumentar a equidade de acesso, um dos princípios do Código de Ética Médica. Cabe lembrar que a escolha das doadoras de óvulos, nos casos de doação compartilhada, é de responsabilidade do médico assistente. Dentro do possível, deverá selecionar a doadora que tenha a maior semelhança fenotípica com a receptora, com a anuência desta[10].

Outra opção de recepção de gametas é recorrer aos bancos comerciais. A responsabilidade pela seleção dos doadores é exclusiva dos pacientes quando da utilização destes bancos. No caso dos bancos de gametas internacionais, seja de óvulos ou de sêmen, as regras com relação à não identificação serão ditadas pela autoridade local. Assim, a depender do país de origem, será possível, por parte dos receptores ou mesmo do futuro filho, conhecer a identidade do doador, antes mesmo ou após o tratamento. Em alguns países, isso vai depender do desejo do doador de permitir ou não a identificação[1]. Outras questões éticas que envolvem bancos de óvulos comerciais internacionais são as incertezas em relação à exploração dos doadores, à "commoditização" de células humanas, à dificuldade em se assegurar o número de doações realizadas no país de origem, bem como ao número de nascidos vivos oriundos de um mesmo doador ao redor de todo o globo[15]. Uma situação especial, em que é possível conhecer a identidade do doador, mesmo em território nacional, é por motivação médica. Neste caso, a identidade pode ser fornecida exclusivamente para os médicos, resguardando a identidade civil do(a) doador(a), caso isso seja relevante do ponto de vista diagnóstico ou terapêutico[10].

De maneira semelhante, no Brasil, o tratamento de cessão temporária do útero não pode ter caráter lucrativo e comercial. Inclusive, esse também é o posicionamento da Sociedade Europeia de Reprodução Humana, no qual recomenda-se considerar apenas reembolso de despesas razoáveis e de compensações por eventuais perdas[14].

PARENTALIDADE NÃO BIOLÓGICA E ESTIGMAS SOCIOCULTURAIS

O diagnóstico de infertilidade, assim como a decisão de ter filhos através de gametas doados, envolve aspectos muito desafiadores do ponto de vista emocional e social. A perda de conexão genética, comum ao processo de recepção de gametas, pode ser de difícil aceitação para algumas famílias, mas ao mesmo tempo é a forma por meio da qual muitas terão a possibilidade de ter o sonho realizado. A parentalidade sempre esteve associada ao paradigma biológico, mas tem sido considerada a partir de outras perspectivas: vinculares e afetivas. Seja através do questionamento do amor materno como algo inato, natural ou instintivo[16], seja pelo histórico de entrega de bebês a adoção, feita por muitas famílias como um ato de amor, quando se dão conta da indisponibilidade para o exercício da parentalidade[17].

A parentalidade tem sido pensada por diversas áreas do conhecimento: psicologia, sociologia e direito. Seu entendimento vai sendo transformado de acordo com o tempo, pelas mudanças sociais e culturais[18]. Para a psicologia, a parentalidade engloba o conjunto das funções e atividades desenvolvidas por um progenitor ou cuidador, visando ao desenvolvimento infantil saudável. O direito ocupa-se das responsabilidades do progenitor em relação ao menor a seu cargo. A RHA tem contribuído para a transformação da família nuclear, na medida em que descola dos corpos reprodutivos o projeto parental[19] e pluraliza suas constituições.

A recepção de gametas, por sua vez, traz enfrentamentos específicos; em casais cisheteronormativos, pode ser esperado um processo de luto em relação à perda do próprio DNA na transmissão das gerações, já as famílias com constituições familiares dissidentes (LGBTQIAPN+ ou parentalidade solo) relatam insegurança em relação a possíveis estigmas sociais enfrentados pela criança por ser parte de uma família fora da norma.

Por um lado, a recepção de gametas/embriões e a cessão temporária de útero envolvem a desconstrução de um modelo de parentalidade, por outro é a forma através da qual muitas famílias terão a possibilidade de ter o seu projeto parental realizado.

A importância do ambiente no desenvolvimento e na constituição do bebê tem sido muito estudada, em especial com os estudos de epigenética.[20] A epigenética traz interesse ao ambiente em torno da gestação e os impactos para a saúde da pessoa gestante e do bebê; tem um sentido especial para aqueles que escolhem recepção de gametas/embriões e útero de substituição como via de parentalidade.

A psicanálise, por sua vez, também traz um olhar importante para essas famílias e aqueles que as assistem, na medida em que entende a constituição da parentalidade não como decorrência de um processo fisiológico da gestação, mas de um processo psíquico que envolve adotar uma criança, tomar um filho como seu, e para ele fazer um processo de transmissão, inserindo-o em uma cadeia genealógica[17]. E isso pode ser feito por aqueles que escolheram essa via de parentalidade.

SIGILO SOBRE O TRATAMENTO

Uma dúvida frequente que permeia os tratamentos com gametas e embriões doados é sobre contar ou não para o filho fruto do tratamento sobre sua origem biológica. Até a década de 1980, era consensual e natural que não se contasse. A partir do final dos anos 1980 e início dos 1990, o paradigma do segredo começou a ser questionado e até não recomendado. A Sociedade Americana para Medicina Reprodutiva (ASRM) e o Conselho Nacional de Pesquisa Médica e de Saúde Australiano, por exemplo, atualmente apoiam de maneira aberta que os pais contem para os filhos sobre sua origem biológica a partir da doação. A emenda de 2008 do Ato de Embriologia e Fertilização em Humanos do Reino Unido (HFEA) também legisla a favor da divulgação precoce por parte dos pais sobre o uso de gametas ou embriões doados para seus filhos[21]. O Conselho Nuffield de Bioética do Reino Unido também aponta muitos benefícios para todos os envolvidos em se contar cedo para os filhos sobre sua origem. Tanto famílias que contam para os seus filhos como as que não contam parecem ser funcionalmente normais até a adolescência, embora os pais que contam parecem não se arrepender, enquanto os que não contam, com muita frequência, relatam sofrer com a guarda do segredo. Em relação aos filhos, indivíduos que recebem a notícia na infância parecem assimilá-la de maneira muito positiva (por volta dos 7 anos de idade parece ser o ponto de equilíbrio ideal entre a capacidade de compreensão versus aceitação do fato), enquanto aqueles que recebem mais tardiamente, na adolescência e vida adulta, assimilam de forma negativa, especialmente se for uma divulgação inadvertida cometida por uma terceira pessoa fora do círculo familiar direto[22]. Cabe citar que a evolução tecnológica, como a internet que conecta pessoas de todo o mundo, bem como testes genéticos de ancestralidade, cada vez mais poderosos e baratos, vendidos diretos ao consumidor, têm tornado mais difícil que se guarde o sigilo sobre as origens dos indivíduos, bem como se mantenha a não identificação de doadores de gametas[23].

CONSIDERAÇÕES FINAIS

Como apontado em capítulos anteriores, a perinatalidade é período de risco para o psiquismo, mas podemos apostar em uma clínica preventiva que produza uma intervenção oportuna através da identificação de contextos de risco para a saúde mental. Para tanto, devemos nos interessar pela história prévia dos sujeitos envolvidos na concepção via recepção de gametas/embriões e útero de substituição, identificando a presença de fatores de risco para a saúde mental, a saber: histórico psiquiátrico anterior, perdas gestacionais ou lutos neonatais anteriores, longo histórico de tratamento de fertilização *in vitro*, falhas de implantação, intervenções invasivas no corpo. A parentalidade com gametas de terceiros pode produzir sentimentos contraditórios: uma sensação de alívio diante da necessidade de ter gametas viáveis e fracasso de não ter conseguido com os próprios gametas.

Estudos problematizam a ênfase atribuída pelos profissionais de saúde reprodutiva à parentalidade, reforçando uma conexão genética que pode levar as famílias a tentarem ciclos de RHA com os próprios gametas, mesmo que isso desenhe um caminho com pior prognóstico, ciclos malsucedidos, invasivos e com impacto para a saúde mental[24]. O alto custo financeiro, assim como a carga física e psicossocial pode levar as famílias ao abandono do tratamento ou a um quadro de saúde mental desfavorável com futuro impacto para a gestação, parto, puerpério e constituição do vínculo cuidador/bebê. Isto poderia ser evitado: seja pela intervenção oportuna por profissional da saúde mental, seja pela problematização e discussão equilibrada de possibilidades de tratamento, considerando a parentalidade via recepção de gametas, útero de substituição e adoção, propondo uma discussão clara e transparente, considerando os estigmas individuais e socioculturais, e associando a parentalidade com o paradigmas afetivos e vinculares, reforçando aspectos de cuidados parentais da gestação e primeira infância, como nos apontam os estudos da epigenética.

 REFERÊNCIAS

1. Salazar A, Diaz-García C, García-Velasco JA. Third-party reproduction: a treatment that grows with societal changes. Fertil Steril. 2023;120(3 Pt 1):494-505.
2. Golombok S. Modern families: parents and children in new families form. Cambridge: Cambridge University Press; 2015. 267 p.
3. Zegers-Hochschild F, Crosby JA, Musri C, Souza M, Martinez AG, Silva AA, et al. Assisted reproductive technologies in Latin America: the Latin American Registry, 2019. JBRA Assist Reprod. 2022;26(4):637-58.
4. Practice Committee of the American Society for Reproductive Medicine and the Practice Committee for the Society for Assisted Reproductive Technology. Guidance regarding gamete and embryo donation. Fertil Steril. 2021;115(6):1395-410.

5. Trounson A, Leeton J, Besanko M, Wood C, Conti A. Pregnancy established in an infertile patient after transfer of a donated embryo fertilised in vitro. Br Med J (Clin Res Ed). 1983;286(6368):835-8.
6. Kushnir VA, Darmon SK, Shapiro AJ, Albertini DF, Barad DH, Gleicher N. Utilization of third-party in vitro fertilization in the United States. Am J Obstet Gynecol. 2017;216(3):266.e1-.e10.
7. Practice Committee of the American Society for Reproductive Medicine and Practice Committee of the Society for Assisted Reproductive Technology. Recommendations for practices using gestational carriers: a Committee opinion. Fertil Steril. 2022;118(1):65-74.
8. Utian WH, Sheean L, Goldfarb JM, Kiwi R. Successful pregnancy after in vitro fertilization and embryo transfer from an infertile woman to a surrogate. N Engl J Med. 1985;313(21):1351-2.
9. Diego D, Medline A, Shandley LM, Kawwass JF, Hipp HS. Donor sperm recipients: fertility treatments, trends, and pregnancy outcomes. J Assist Reprod Genet. 2022;39(10):2303-10.
10. Conselho Federal de Medicina. Resolução CFM n. 2.320/2022. Brasília: Diário Oficial da União; 2022.
11. Conselho Federal de Medicina. Resolução CFM n. 2.294/2021. Brasília: Diário Oficial da União; 2021.
12. Agência Nacional de Vigilância Sanitária. Resolução RDC n. 771. Brasília: Anvisa; 2022.
13. FIGO Committee for Ethical Aspects of Human Reproduction and Women's Health. FIGO Committee Report: Surrogacy. Int J Gynaecol Obstet. 2008;102(3):312-3.
14. Shenfield F, Pennings G, Cohen J, Devroey P, de Wert G, Tarlatzis B. ESHRE Task Force on Ethics and Law 10: surrogacy. Hum Reprod. 2005;20(10):2705-7.
15. Quaas AM, Pennings G. The current status of oocyte banks: domestic and international perspectives. Fertil Steril. 2018;110(7):1203-8.
16. Hilferding M. As bases do amor materno. São Paulo: Escuta; 1991.
17. Teperman D, Garrafa T, Iaconelli V. Parentalidade. São Paulo: Autêntica; 2020.
18. Moro MR. Os ingredientes da parentalidade. Revista Latinoamericana de Psicopatologia Fundamental. 2005;8(2):258-73.
19. Ribeiro MFR. Infertilidade e reprodução assistida: desejando filhos na familia comtemporanea. São Paulo: Casa do Psicólogo; 2012.
20. Noro G, Gon MCC. Epigenetics, maternal care and stress vulnerability: basic concepts and applicability. Psicol Reflex Crit. 2015;28(4).
21. Kirkman-Brown J, Calhaz-Jorge C, Dancet EAF, Lundin K, Martins M, Tilleman K, et al. Good practice recommendations for information provision for those involved in reproductive donation. Hum Reprod Open. 2022;2022(1):hoac001.
22. Nufield Council on Bioethics. Donor conception: ethical aspects of information sharing. 1 ed. London: Nufield Council on Bioethics; 2013. 193 p.
23. Harper JC, Kennett D, Reisel D. The end of donor anonymity: how genetic testing is likely to drive anonymous gamete donation out of business. Hum Reprod. 2016;31(6):1135-40.
24. Kirkman-Brown J, Martins M. Genes versus children: if the goal is parenthood, are we using the optimal approach? Hum Reprod. 2020;35(1).

5
Direitos sexuais e reprodutivos no Brasil: desafios e conquistas

Ana Carolina S. Mendonça

INTRODUÇÃO

Antes de adentrarmos na temática dos direitos sexuais e reprodutivos no Brasil, seus desafios e conquistas, é necessário conceituar e diferenciar direitos sexuais dos reprodutivos.

Os direitos sexuais são concebidos como aqueles de livre vivência de nossas sexualidades, com liberdade, autonomia, respeito e individualidade, e os direitos reprodutivos como aqueles inerentes a nossa decisão acerca do livre planejamento familiar, que implica a escolha de ter ou não filhos, seja de maneira individual ou conjunta, independentemente da forma da concepção, assim como a livre escolha pela utilização ou não de métodos contraceptivos.

O debate acerca dos direitos sexuais e reprodutivos teve início com o movimento feminista no começo do século XX e ganhou força com a legalização do aborto pela Rússia pós-revolução no ano de 1920, a Declaração dos Direitos Humanos, (1948), o IV Encontro Internacional de Saúde da Mulher (Holanda 1984), a Conferência Internacional Sobre População e Desenvolvimento nas Nações Unidas (1994) e a Declaração de Beijing, redigida após a IV Conferência Mundial sobre a Mulher, em 1995, passando a ser enfrentado no Brasil em forma de legislação, a partir da promulgação da Constituição Federal de 1988, precedida do Programa de Assistência Integral à Saúde da Mulher, criado no ano de 1984 e voltado à reprodução e à maternidade.

Partindo de tais premissas podemos seguir registrando que os direitos sexuais e reprodutivos no Brasil já passaram por incontáveis momentos, alguns motivos de vergonha e tristeza para nossa história e outros a inspirar um sopro de esperança de um mundo mais igualitário e inclusivo.

Como motivo de vergonha podemos citar as denúncias envolvendo a esterilização em massa de mulheres pretas no Brasil nas décadas de 1980 e 1990, que levaram à realização da Campanha contra a Esterilização em Massa de Mulheres (1991), que teve papel fundamental para ampliar o debate contra essa violência normalizada e criminosa, inclusive motivando a criação de diversas comissões parlamentares de inquéritos para a apuração de tais denúncias.

Por outro lado, a fim de trazer melhores expectativas sobre a consolidação e ampliação de tais debates, não podemos perder de vista que esta temática tem ganhado cada dia mais espaço, sendo objeto de discussões, fóruns, obras literárias, organizações não governamentais, debates políticos, sociais e educativos, contribuindo para uma ampliação de direitos e realocação do gênero masculino ao lugar de responsabilidade e contribuição que tem por obrigação estar. Nos dizeres de Marcia Tiburi: "O rumo delirante ao qual o patriarcado conduz a sociedade precisa ser interrompido."[1]

LEGISLAÇÃO BRASILEIRA

Embora o Brasil não possua uma legislação única elaborada especificamente para tratar da temática dos direitos sexuais e reprodutivos, podemos apontar a abordagem a tais direitos em incontáveis momentos.

A iniciar pela Constituição Federal (CF), destacamos pela leitura do artigo 5º da nossa Carta Maior que todos são iguais perante a lei, sem distinção de qualquer natureza, garantindo-se aos brasileiros e aos estrangeiros residentes no país a inviolabilidade do direito à vida, à liberdade, à igualdade, à segurança e à propriedade nos seguintes termos:

> "I – homens e mulheres são iguais em direitos e obrigações, nos termos desta Constituição; [...]
> VIII – ninguém será privado de direitos por motivos de crença religiosa ou de convicção filosófica ou política, salvo se a invocar para eximir-se de obrigação legal a todos imposta e recusar-se a cumprir prestação alternativa, fixada em lei; [...]
> X – são invioláveis a intimidade, a vida privada, a honra e a imagem das pessoas, assegurado o direito a indenização pelo dano material ou moral decorrente de sua violação; [...]
> XLI – a lei punirá qualquer discriminação atentatória dos direitos e liberdades fundamentais."[2]

Essa carta magna também prevê em seu artigo 196 que a saúde é direito de todos e dever do Estado, garantido mediante políticas sociais e econômicas que visem à redução do risco de doença e de outros agravos e ao acesso universal e igualitário às ações e serviços para sua promoção, proteção e recuperação; o artigo 226 da CF indica que a família, base da sociedade, tem especial proteção do Estado.

> "Parágrafo 3º: Para efeito de proteção do Estado, é reconhecida a união estável entre homem e mulher como entidade familiar, devendo a lei facilitar sua conversão em casamento.
> Parágrafo 4º: Entende-se, também como entidade familiar, a comunidade formada por qualquer dos pais e seus descendentes.
> Parágrafo 5º: Os direitos e deveres referentes à sociedade conjugal são exercidos igualmente pelo homem e pela mulher.
> Parágrafo 6º: O casamento civil pode ser dissolvido pelo divórcio.
> Parágrafo 7º: Fundado nos princípios da dignidade da pessoa humana e da paternidade responsável, o planejamento familiar é livre decisão do casal, competindo ao Estado propiciar recursos educacionais e científicos para o exercício desse direito, vedada qualquer forma coercitiva por parte das instituições oficiais ou privadas."[2]

Assim, o planejamento familiar é livre decisão do casal e buscando regulamentar o parágrafo 7º do artigo 226 da Constituição Federal foi editada a Lei n. 9.263/1996, parcialmente alterada pela Lei n. 14.443/2022.

Pois bem, nos termos da Lei n. 9.263/1996, em seu artigo 1º,

> "O planejamento familiar é direito de todo cidadão, observado o disposto nesta Lei, assim como em seu artigo 3º o planejamento familiar é parte integrante do conjunto de ações de atenção à mulher, ao homem ou ao casal, dentro de uma visão de atendimento global e integral à saúde.
> Parágrafo único – As instâncias gestoras do Sistema Único de Saúde, em todos os seus níveis, na prestação das ações previstas no caput, obrigam-se a garantir, em toda a sua rede de serviços, no que respeita a atenção à mulher, ao homem ou ao casal, programa de atenção integral à saúde, em todos os seus ciclos vitais, que inclua, como atividades básicas, entre outras:
> I – a assistência à concepção e contracepção;
> II – o atendimento pré-natal;
> III – a assistência ao parto, ao puerpério e ao neonato;
> IV – o controle das doenças sexualmente transmissíveis;
> V – o controle e a prevenção dos cânceres cérvico-uterino, de mama, de próstata e de pênis."[3]

Por fim, encerrando as determinações legais civis a respeito dos direitos sexuais e reprodutivos de maior destaque, convém citar os artigos 1.513 e 1.597 do Código Civil em vigor. Nos termos do artigo 1.513, temos que é defeso a qualquer pessoa, de direito público ou privado, interferir na comunhão de vida instituída pela família e nos termos do artigo 1.597 presumem-se concebidos na constância do casamento os filhos:

"[...] III – havidos por fecundação artificial homóloga, mesmo que falecido o marido;
IV – havidos, a qualquer tempo, quando se tratar de embriões excedentários, decorrentes de concepção artificial homóloga;
V – havidos por inseminação artificial heteróloga, desde que tenha prévia autorização do marido.?"

ABORTO LEGAL

Avançando para a esfera criminal é necessário registrar que, até o presente momento, o aborto segue proibido no Brasil e constitui crime previsto no artigo 124 do Código Penal brasileiro, o qual prevê que provocar aborto em si mesma ou consentir que outrem provoque é penalizado com pena de reclusão, de três a seis anos.

De igual sorte os artigos 125 e 126 do Código Penal preveem penalidades para as práticas de aborto sem ou com consentimento da gestante, sendo o primeiro caso penalizado com reclusão de 3 a 10 anos e o segundo de 1 a 4 anos[4].

Em outras palavras, a mulher segue sem qualquer autonomia sobre o próprio corpo, nada obstante recaia, exclusivamente sobre ela, o dever de evitar a gravidez indesejada, enquanto os homens seguem livremente exercendo com irresponsabilidade, negligência e omissão o exercício de suas respectivas sexualidades, alheios às consequências advindas de seus atos sexuais.

Como bem pondera Gabrielle Blair, "Uma gravidez indesejada não acontece porque duas pessoas fazem sexo. Uma gravidez indesejada só acontece se um homem ejacular de forma irresponsável, ou seja, se ele depositar seu esperma na vagina de uma mulher mesmo que ele e sua parceira não desejem engravidar. Não é pedir muito querer que os homens parem de fazer isso. Colocamos o fardo da prevenção da gravidez sobre as pessoas que são férteis durante apenas 24 horas por mês, em vez de colocá-lo nas pessoas que são férteis 24 horas por dia, todos os dias"[5].

Dito isso, pela legislação atual as únicas hipóteses autorizadoras para realização do aborto e assim consideradas como aborto legal são aquelas previstas no artigo 128 do Código Penal, que menciona o aborto para salvar a vida da gestante e aquele quando a gravidez adveio de estupro, bem como quando se verifica que o feto em gestação é anencéfalo, por força do julgamento da Arguição de Descumprimento de Preceito Fundamental (ADPF) n. 54 pelo Supremo Tribunal Federal, no ano de 2012.

ACESSO A MÉTODOS CONTRACEPTIVOS

Superada a diferenciação entre as situações em que o aborto é proibido e aquelas em que ele é permitido, cabe avançar para a discussão dos métodos contraceptivos mais invasivos previstos na legislação brasileira, para mulheres e homens, tais como a laqueadura e a vasectomia.

A Lei n. 9.263/1996 estabelecia em seu artigo 10º a permissão da esterilização voluntária em homens e mulheres com idade superior a 25 anos, com ao menos 2 filhos vivos, a depender da autorização do cônjuge, na hipótese de ocorrência da esterilização na vigência da sociedade conjugal[3].

Entretanto, a Lei n. 14.443/2022, que entrou em vigor em março de 2023, alterou em especial o artigo 10º da Lei n. 9.263/1996, a fim de determinar a permissão da esterilização voluntária em homens e mulheres, com idade superior a 21, com ao menos 2 filhos vivos, ficando revogado o parágrafo 5º do referido artigo, o qual exigia a autorização de ambos os cônjuges para o procedimento[6].

Em outras palavras, a nova legislação alcançou certo avanço ao reduzir a idade mínima para ambos os procedimentos de 25 para 21 anos, assim como afastar a absurda exigência de autorização de ambos os cônjuges, para qualquer um dos procedimentos, o que feria a autonomia privada do indivíduo.

O parágrafo 2º do artigo 10 também passou a ter nova redação, determinando que a esterilização cirúrgica em mulher durante o período de parto será garantida à solicitante se observados o prazo mínimo de 60 (sessenta) dias entre a manifestação da vontade e o parto e as devidas condições médicas.

Entretanto, embora ambos os procedimentos sejam atualmente permitidos em igualdade de condições e sem a necessidade de anuência do cônjuge, segue recaindo sobre a mulher a responsabilidade e o fardo de buscar o método contraceptivo da laqueadura, no lugar de o homem procurar realizar a vasectomia. É uma lógica insana, fruto do machismo estrutural que segue transferindo toda a responsabilidade de evitar uma gravidez indesejada à mulher. Verdadeiro absurdo quando comparamos os dois procedimentos, o formato de sua realização, seus efeitos colaterais e recuperação.

Por qualquer ótica que se compare os procedimentos, a vasectomia segue como o procedimento mais simples, de menos efeitos colaterais, de maior rapidez de recuperação e de maior probabilidade de reversão. É necessário que os homens assumam seu real papel de responsabilidade dentro das relações, como bem pontuado pelo centro de pesquisas Spermcheck, citado por Gabrielle Blair:

"Ao analisarmos os prós e contras, a balança pesa em favor da vasectomia. No entanto, a laqueadura permanece sendo o método mais popular, talvez porque o controle de natalidade e a esterilização sejam considerados responsabilidade da mulher. Porém, como muitas mulheres afirmam – e muitos homens concordam –, o corpo feminino passa por muitos traumas durante o parto, de modo que na hora de se fazer a esterilização é a vez dos rapazes colaborarem"[5].

PARENTALIDADES EM FAMÍLIAS HETERONORMATIVAS

Adentrando na temática da parentalidade em famílias heteronormativas temos as relações de parentescos definidas entre os artigos 1591 a 1594 do Código Civil e as relações de filiação previstas nos artigos 1596 a 1606, também do Código Civil.

Pois bem, analisando a legislação em vigor se extrai que as parentalidades podem ser naturais ou afins, nas linhas retas ou colaterais e as filiações podem ser da ordem da biologia ou de outra origem.

Como outra origem podemos entender as parentalidades afetivas, socioafetivas e presumidas. As parentalidades afetivas, conceito que venho utilizando em reiteradas situações, são entendidas como aquelas advindas de um projeto parental comum, existindo ou não um vínculo de conjugalidade entre aqueles que exercerão o papel de pai e mãe, também estendido o conceito da filiação por adoção, em que a parentalidade se constitui mesmo antes da consolidação do afeto pela convivência. Já a socioafetividade é o vínculo de filiação e até mesmo de parentalidade, que nasce com a convivência e se estabelece e consolida com o tempo a posse de estado de filho, o reconhecimento mútuo e também com o reconhecimento social.

Por último, podemos mencionar as filiações presumidas, como aquelas que decorrem das concepções ocorridas no curso do casamento ou da união estável, por fecundação heteróloga (material genético de terceiro para além do casal), conquanto que haja a ciência e concordância do outro parceiro, pouco importando se realizadas em clínicas de reprodução humana assistida (RHA) ou inseminação caseira, sendo a presunção aplicada também em sede de inseminação caseira. A respeito do tema, embora o reconhecimento de tal presunção ainda seja tratado com certa carga de julgamento moral e tendências ao seu não reconhecimento, tão somente por advir de concepções não realizadas em clínicas de RHA, o STJ em 16/10/2024, por força do julgamento do Recurso Especial n. 2.137.415 – SP pronunciou-se pela primeira vez sobre a temática, reconhecendo a presunção de filiação a favor de um casal de duas mulheres que realizaram seu projeto parental por meio da inseminação caseira, autorizando assim o registro contemplando a dupla maternidade.

FAMÍLIAS LGBTQIAPN+ E DIREITO A FILIAÇÃO

Embora nas famílias LGBTQIAPN+ possamos identificar as mesmas modalidades de parentesco e filiação citadas acima, vale destacar que tal parcela da população só passou a ter suas relações reconhecidas enquanto entidade familiar a partir de 05/05/2011, data emblemática em que o STF julgou a Ação Direta de Inconstitucionalidade (ADI) 4277 e a ADPF 132.

É por força de tal julgamento que as uniões homoafetivas foram alçadas ao status de família e em igualdade de direitos e deveres para com as uniões estáveis e com efeito *erga omnes* (vale para todos) em todo o território nacional.

A partir desta data, pessoas do mesmo gênero passaram a livremente declarar e reconhecer suas uniões homoafetivas por escritura pública, em todo o território nacional e, mais de 2 anos depois, por força da Resolução n. 175 do Conselho Nacional de Justiça de 14/05/2013, a ter igual permissão para celebrar o casamento civil[7].

Por assim ser, temos um antes e depois de 05/05/2011, sendo que antes de tal data as famílias LGBTQIAPN+ não detinham a possibilidade jurídica de ter suas relações oficialmente reconhecidas e protegidas pelo Direito, enquanto posteriormente a tal data passaram a ter o direito a união homoafetiva e ao casamento civil e, por consequência, o direito de ampliar a família por meio do exercício do livre planejamento familiar e realização do sonho da filiação.

É certo que mesmo antes de 05/05/2011 muitas famílias LGBTQIAPN+ já exercem a filiação. Entretanto, no mais das vezes, sempre por meio de adoções individuais, filiação socioafetiva de fato, ou seja, sempre tendo um dos pais ou uma das mães à margem do registro de filiação de seu próprio filho, a exceção de um outro caso, cujo direito foi assegurado de forma isolada e após longo processo judicial.

REPRODUÇÃO HUMANA ASSISTIDA

A RHA é permitida no Brasil desde o ano de 1992, por força da Resolução n. 1358 do Conselho Federal de Medicina (CFM). Neste primeiro momento restrita às pessoas que apresentassem problemas gestacionais, tendo como regras básicas o anonimato do doador, proibição de redução embrionária, impossibilidade de escolha de sexo e permissão de utilização de útero de substituição para o caso de problemas gestacionais, desde que existente o vínculo consanguíneo com a cedente, ficando vedada a comercialização[8].

Com o passar dos anos, outras 6 resoluções a respeito da temática foram publicadas pelo Conselho Federal de Medicina, cabendo especial destaque para a Resolução n. 2.013/2013, a primeira publicada após o reconhecimento da família LGBTQIAPN+ e que mencionou, já em seu preâmbulo, a possibilidade de utilização das técnicas de RHA por casais homoafetivos, previsão que se repetiu nas resoluções subsequentes[9].

Valem igual destaque as duas últimas resoluções publicadas, as de n. 2.294/2021[10] e a n. 2320/2022[11], que trouxeram como inovações a flexibilização da regra do anonimato do doador, nas doações praticadas por pessoas com vínculo de parentesco, desde que não impliquem consanguinidade, e utilização das técnicas de RHA também por pessoas transexuais.

Embora tenha ocorrido certo avanço nas previsões, com o devido acatamento aos redatores da última resolução, ainda há muito a se caminhar e discutir, para que as técnicas de RHA de fato abracem todas as famílias em suas diversas formações e múltiplos formatos parentais, como também se adequem aos regramentos e princípios constitucionais vigentes, não cabendo CFM, ainda que haja omissão legislativa específica sobre a matéria, legislar sobre a temática.

Para finalizar, cito ainda algumas questões que merecem nova reflexão:

- A exigência de ao menos um filho vivo para que uma mulher possa ser cedente do útero.
- Afastamento da necessidade de autorização judicial para descarte de embrião.
- Flexibilização da regra do anonimato do doador tão somente quando da existência do vínculo de parentesco.
- Proibição da implantação de embriões de origem genética distinta.
- Ausência de regramento de critérios médicos que tragam um olhar mais cauteloso para a crescente prática da ovodoação e possibilidade de utilização das técnicas para formações parentais além dos relacionamentos heteronormativos e homoafetivos contemplando também a poliafetividade e a coparentalidade de forma expressa, afastando as preocupações morais externalizadas, na falta de transparência dos contratos elaborados por tais clínicas.

 REFERÊNCIAS

1. Tiburi M. Feminismo em comum, Rio de Janeiro: Rosa dos Tempos, 2023.
2. Vade Mecum RT, 19ª ed. São Paulo: RT; 2021.
3. Brasil. Presidência da República. Lei n. 9.263, de 12 de janeiro de 1996. Regula o § 7º do art. 226 da Constituição Federal, que trata do planejamento familiar, estabelece penalidades e dá outras pro-

vidências. [Internet]. Brasília: Presidência da República; 1996. [citado em 2023 set. 28]. Disponível em: https://www.planalto.gov.br/ccivil_03/leis/l9263.htm.
4. Brasil. Decreto Lei n. 2.848, de 7 de dezembro de 1940. Dispõe sobre o Código Penal [Internet]. Brasília: Presidência da República; 1940. [citado em 2023 set. 28]. Disponível em: https://www.planalto.gov.br/ccivil_03/decreto-lei/del2848compilado.htm.
5. Blair G. Ejaculação responsável. Rio de Janeiro: Sextante; 2023.
6. Brasil. Presidência da República. Lei n. 14.443, de 2 de setembro de 2022. Altera a Lei n. 9.263, de 12 de janeiro de 1996, para determinar prazo para oferecimento de métodos e técnicas contraceptivas e disciplinar condições para esterilização no âmbito do planejamento familiar. Brasília: Presidência da República; 2022. [citado em 2023 set. 28]. Disponível em: https://www.planalto.gov.br/ccivil_03/_ato2019-2022/2022/lei/L14443.htm.
7. Brasil. Conselho Nacional de Justiça (CNJ). Resolução n. 175, de 14 de maio de 2013. Dispõe sobre a habilitação, celebração de casamento civil, ou de conversão de união estável em casamento, entre pessoas de mesmo sexo. [Internet]. Brasília: Conselho Nacional de Justiça; 2013. [citado em 2023 set. 28]. Disponível em: https://atos.cnj.jus.br/atos/detalhar/1754.
8. Brasil. Conselho Federal de Medicina (CFM). Resolução n. 1.358, de 19 de novembro de 1992. Adota as Normas Éticas para a Utilização das Técnicas de Reprodução Assistida, anexas à presente Resolução como dispositivo deontológico a ser seguido pelos médicos. [Internet]. São Paulo: CFM; 1992. [citado em 2023 set. 29]. Disponível em: https://sistemas.cfm.org.br/normas/arquivos/resolucoes/BR/1992/1358_1992.pdf.
9. Brasil. Conselho Federal de Medicina (CFM). Resolução n. 2.013, de 9 de maio de 2013. Adota as normas éticas para a utilização das técnicas de reprodução assistida, anexas à presente resolução, como dispositivo deontológico a ser seguido pelos médicos e revoga a Resolução CFM n. 1.957/10. Brasília: CFM; 2013. [citado em 2023 set. 29]. Disponível em: https://sistemas.cfm.org.br/normas/visualizar/resolucoes/BR/2013/2013.
10. Brasil. Conselho Federal de Medicina (CFM). Resolução n. 2.294, de 15 de junho de 2021. Adota as normas éticas para a utilização das técnicas de reprodução assistida – sempre em defesa do aperfeiçoamento das práticas e da observância aos princípios éticos e bioéticos que ajudam a trazer maior segurança e eficácia a tratamentos e procedimentos médicos, tornando-se o dispositivo deontológico a ser seguido pelos médicos brasileiros e revogando a Resolução CFM n. 2.168, publicada no D.O.U. de 10 de novembro de 2017, Seção I, p. 73. Brasília: CFM; 2021. [citado em 2023 set. 29]. Disponível em: https://sistemas.cfm.org.br/normas/arquivos/resolucoes/BR/2021/2294_2021.pdf.
11. Brasil. Conselho Federal de Medicina (CFM). Resolução n. 2.320, de 20 de setembro de 2022. Adota normas éticas para a utilização de técnicas de reprodução assistida – sempre em defesa do aperfeiçoamento das práticas e da observância aos princípios éticos e bioéticos que ajudam a trazer maior segurança e eficácia a tratamentos e procedimentos médicos, tornando-se o dispositivo deontológico a ser seguido pelos médicos brasileiros e revogando a Resolução CFM n. 2.294, publicada no Diário Oficial da União de 15 de junho de 2021, Seção I, p. 60. Brasília: CFM; 2022. [citado em 2023 set. 29]. Disponível em: https://sistemas.cfm.org.br/normas/visualizar/resolucoes/BR/2022/2320.

6
O desejo de ter filhos em famílias LGBTQIA+

Daniel Augusto Mori Gagliotti
Thaís Muriel Marin

INTRODUÇÃO

"Deputados divergem sobre proposta que proíbe união de pessoas do mesmo sexo..." foi a pauta de reportagem de setembro de 2023 na página oficial da Câmara dos Deputados do Brasil na internet. Tratava-se de reunião da Comissão de Previdência, Assistência Social, Infância, Adolescência e Família com a finalidade de prosseguir com projeto de lei que proíbe casamentos homoafetivos no país[1].

Discutir o casamento, constituição de núcleo familiar e filhos ou acesso a direitos humanos básicos não é algo recente ou desconhecido quando se pensa em população LGBTQIA+. O Supremo Tribunal Federal reconheceu a união homoafetiva como núcleo familiar desde 2011. Muito antes disso, as solicitações para que isso ocorresse em caráter de lei, ou para que qualquer membro da sigla tivesse direito a constituir família, se dão desde as primeiras sessões de discussão da assembleia constituinte em 1988, quando grupos militantes lutavam por direitos básicos.

LGBTQIA+ é uma sigla que contempla diferentes orientações afetivo-sexuais e identidades de gênero e pode ser lida como as iniciais de **L**ésbicas, **G**ays, **B**issexuais, **T**ravestis, **T**ransexuais, **T**ransgêneros, *Queer*, **I**ntersexuais, **A**ssexuais e o sinal + simbolizando aliados à causa ou outras siglas que venham a surgir a partir dos conceitos básicos ligados à diversidade sexual humana. Os significados de cada termo são encontrados na Tabela 1.

Por identidade de gênero compreende-se a identificação profunda e subjetiva de pertencimento a um determinado gênero em determinada sociedade. Assim, pessoas cisgêneras são aquelas cuja identidade de gênero coincide com o sexo reconhecido ao nascimento (geralmente por meio do reconhecimento

Tabela 1

Termo	Classificação	Significado
Lésbica	Orientação afetivo-sexual	Pessoa que se identifica como mulher e possui desejo ou atração sexual, afetiva, romântica por pessoas do gênero feminino
Gay	Orientação afetivo-sexual	Pessoa que se identifica como homem e possui desejo ou atração sexual, afetiva, romântica por pessoas do gênero masculino
Bissexual	Orientação afetivo-sexual	Mulheres ou homens que possuem desejo ou atração sexual, afetiva, romântica por pessoas tanto do gênero masculino quanto do feminino
Travesti	Identidade de gênero	Pessoa que foi reconhecida homem ao nascimento, mas passou a se reconhecer em uma identidade travesti com vivências de gênero feminino, incluindo pronomes femininos
Transexual	Identidade de gênero	Pessoa que foi reconhecida como de gênero masculino ou feminino e que, em algum momento da vida, não identifica-se como pertencente a esse gênero e pode buscar transicionar para outro gênero
Transgênero	Identidade de gênero	Termo mais abrangente para se referir a todas as identidades transmasculinas e transfemininas
Queer	Identidade de gênero	Identidade mais comumente conhecida na América do Norte. Que quebra os padrões binários masculinos ou femininos de vivência ou expressão de gênero
Intersexo	Desenvolvimento sexual	Pessoas que nascem com características sexuais (genitais, cromossomos ou hormonais) que não se encaixam nas noções binárias típicas de corpos masculinos ou femininos
Assexual	Orientação afetivo-sexual	Espectro de possibilidades em que mulheres ou homens não apresentam desejo e/ou atração sexual e/ou afetiva e/ou romântica direcionada a nenhum dos gêneros

Fonte: elaboração dos autores.

de características sexuais fenotípicas e genitais). Pessoas trans são aquelas cuja identidade de gênero em algum momento da vida passa a não mais coincidir com o sexo reconhecido ao nascimento.

Por orientação afetivo-sexual compreende-se para qual gênero está direcionado o desejo sexual e/ou romântico do indivíduo.

Uma pesquisa recente, desenvolvida por uma organização norte-americana entre 2018 e 2019, demonstrou que 63% das pessoas LGBTQIA+ entre 18 e 35 anos consideravam expandir suas famílias, tendo seus primeiros filhos ou tendo mais que um filho. Dessa população, 48% já estavam em planejamento ativo de expansão familiar contra 55% da população não LGBTQIA+, ou seja, uma diminuição considerável da distância entre esses grupos quando comparamos a gerações mais velhas. Além disso, 63% das pessoas LGBTQIA+ em planejamento familiar esperam utilizar tecnologias de reprodução assistida, acolhimento familiar ou adoção para se tornarem pais ou mães, uma mudança considerável quando olhamos para gerações anteriores de pessoas LGBTQIA+ que apresentavam apenas o intercurso sexual como possibilidade de se ter um filho[2].

Este capítulo visa aprofundar esta temática para esta população específica, ainda tão debatida em diversos âmbitos científicos, sociais, morais, políticos, religiosos e éticos.

LEGALIDADE

É importante ressaltar que exercer a parentalidade é um direito humano fundamental reconhecido pela ONU, independentemente da orientação sexual ou identidade de gênero.

A garantia da parentalidade está dentro do desenvolvimento do direito reprodutivo, iniciado pela luta das mulheres por uma vida sexual segura e satisfatória, com liberdade de decisão sobre a reprodução e direito à informação. Tal tema consolidou-se em 1995, momento da inclusão dos Direitos Sexuais e Reprodutivos nos Direitos Humanos, após a IV Conferência Mundial para a Mulher da ONU, em Pequim[3].

O contínuo desenvolvimento do direito internacional no que tange à população LGBTQIA+ tornou possível o acréscimo de princípios jurídicos voltados diretamente a esta população, pactuados em 2006 na Indonésia, conhecidos como Princípios de Yogyakarta, visando assegurar o direito de constituir família, reconhecimento da diversidade de formas de família, proteção contra discriminação com base na orientação sexual ou identidade de gênero, entre outros pontos[4].

Apesar de ser signatário dos Princípios de Yogyakarta, o direito sexual e reprodutivo das pessoas LGBTQIA+ ainda não é uma realidade no Brasil.

A constituição de 1988 apresentou uma reestruturação importante ao incluir famílias monoparentais, anaparentais, nucleares etc., porém manteve-se omissa a respeito da diversidade sexual e de gênero. As decisões sobre o tema são realizadas pelos tribunais superiores, garantindo direitos através de jurisprudências ao invés de leis. Ou seja: as decisões que regem as normas sobre família LGBTQIA+

são frágeis, pois são baseadas no entendimento atual do judiciário, que está sujeito a mudanças a partir de sua composição, ao passo que as leis são garantias estáveis, uma vez que precisam de um grande debate para serem modificadas.

A insegurança jurídica é um entrave ao desejo parental, já que impede a assertividade quanto a situações imprevistas como garantia de isonomia durante o processo de adoção, guarda no caso de morte do genitor e direitos sucessórios.

PRECONCEITO

Atualmente não é possível avaliar com precisão a quantidade de famílias LGBTQIA+ ou mesmo a quantidade dessa população dentro de famílias cisgêneras e heterossexuais. Mesmo no último censo realizado pelo IBGE no Brasil, em 2022, não foram incluídas questões relacionadas a identidade de gênero e orientação sexual, ficando ocultos dados importantes como famílias homoafetivas, famílias transcentradas e homoparentalidades, por exemplo.

A invisibilidade decorrente do estigma e preconceito também ocorre dentro dos consultórios nos diversos sistemas de saúde. São comuns, na prática clínica com essa população, os relatos de que, por serem pessoas LGBTQIA+, não se sentirem à vontade para tirar dúvidas sobre saúde reprodutiva/sexual ou não sentiram abertura para falar algo, pois o profissional de saúde inferiu uma cisgeneridade e/ou heterossexualidade . Tais relatos deixam claro uma das maiores barreiras de acesso à saúde por parte da população LGBTQIA+: a desinformação por parte dos profissionais de saúde e a necessidade urgente de um olhar específico a essa saúde.

Somam-se às vulnerabilidades de acesso à saúde dessa população o conceito de estresse de minorias. Ele pode ser compreendido a partir de três dimensões de preconceito: percebido, antecipado e internalizado. O preconceito percebido caracteriza o estresse explícito, as vivências estressoras do indivíduo pelo preconceito por sua condição de pertencer a um grupo minoritário. O preconceito antecipado é entendido como a antecipação de evento estressor no futuro, e o estresse é vivenciado através da expectativa de rejeição e recriminação, do estado de vigilância e das ações para esconder-se e proteger-se. O preconceito internalizado é o componente mais subjetivo, ocorre quando as atitudes e o preconceito do ambiente social são internalizados pela própria pessoa pertencente ao grupo minoritário, podendo ter efeitos negativos para o enfrentamento dos eventos estressores[9].

O conceito de estresse de minorias se aplica atualmente, não apenas aos indivíduos LGBTQIA+, mas tambem a famílias cisheteronormativas que apresentam filhos LGBTQIA+, levando a maiores índices de adoecimento em saúde física, mental e maiores taxas de suicídio, principalmente em adolescentes e adultos jovens[10].

Combater o preconceito levando informação às mais diversas camadas sociais, estimular o acesso a direitos humanos básicos e cuidar da saúde física e mental são questões essenciais para que todos os membros da sigla possam aspirar à construção de seus ideais nos temas básicos ligados a relacionamento, família e parentalidade.

SAÚDE REPRODUTIVA LGBTQIA+

Para o pleno exercício do direito parental, é necessário acesso à informação e a métodos de planejamento familiar, além de serviços apropriados para gestação e parto. Tais tópicos são comumente ignorados durante o aconselhamento de pessoas LGBTQIA+, uma vez que boa parte dos profissionais envolvidos no processo (médicos, enfermeiros, assistentes sociais, psicólogos etc.) assumem que a parentalidade não é um desejo dessa população. Questionar ativamente sobre o desejo de ter ou não filhos é essencial para o desenvolvimento da saúde reprodutiva LGBTQIA+[5].

Para as famílias nas quais o desejo de ter filhos não está presente, é importante oferecer métodos contraceptivos e contracepção de emergência, respeitando as particularidades de cada indivíduo e suas práticas sexuais. De outro modo, para as famílias que têm o desejo de ter filhos é necessário informar sobre as opções presentes e as normas que regem cada uma delas.

Apesar de não haver dados precisos, a adoção e a reprodução assistida figuram entre as formas mais procuradas entre as pessoas LGBTQIA+ que querem ter filhos no Brasil.

A adoção é normalizada pelo Estatuto da Criança e do Adolescente (ECA) e pela Lei n. 12.010/2009 – ambas não tratam diretamente do direito LGBTQIA+.

A adoção por casais homossexuais foi, em conjunto com outros temas como previdência e sucessão de bens, motivador de diversos questionamentos jurídicos ao longo dos anos, culminando no reconhecimento da união homoafetiva como entidade familiar pelo Supremo Tribunal Federal, em 2011[6,7].

A reprodução assistida é normatizada pelo Conselho Federal de Medicina e desde 2013 respeita a decisão do Supremo Tribunal Federal que qualificou a união homoafetiva como família. A partir de então, as normas éticas que regem a reprodução assistida estenderam-se para famílias homoafetivas. Entretanto, as normas não versam especificamente sobre pessoas trans, devendo a equipe de assistência atentar para as particularidades da reprodução assistida de homens trans e pessoas não binárias que podem gestar, tais como respeito do gênero durante todo o processo e uso de hormônios que possam interferir na fertilidade e no desenvolvimento do bebê[8].

As mulheres trans e pessoas não binárias que não podem gestar devem ser aconselhadas quanto à possibilidade da reprodução assistida por substituição, na qual ocorre a cessão temporária do útero para fins reprodutivos, sendo a cessão permitida a familiares de até quarto grau diretamente nos centros de fertilização ou – quando na impossibilidade de parentesco – autorizada mediante abertura de processo e avaliações multidisciplinares do Conselho Regional de Medicina.

É comum também que uma parcela dessa população com mais recursos financeiros procure serviços de reprodução assistida no exterior, em países onde a legislação acerca desse tema é mais concreta, como os Estados Unidos, México e Ucrânia. Atualmente, algumas empresas de reprodução assistida que possuem sede nesses países estão abrindo filiais no Brasil, visando atingir a demanda dessa população.

A carência de referências específicas à população LGBTGIA+ torna as normas suscetíveis a pré-julgamentos e interpretações, dificultando o treinamento de profissionais na aplicação delas e por vezes impedindo o acesso à saúde reprodutiva.

CONSIDERAÇÕES FINAIS

O desejo de ter filhos em qualquer estrutura familiar perpassa por diferentes tópicos: desejo pessoal, realidade financeira, crença religiosa, entre tantos outros.

Para as famílias LGBTQIA+, o desejo parental defronta-se ainda com a insegurança acerca do direito de ter filhos e com a dificuldade de adentrar nos espaços de cuidado, nascida do preconceito contra essas famílias, vistas como desviantes por uma parcela considerável da população brasileira.

A exclusão jurídica e social das famílias LGBTQIA+ associa-se ao estresse de minorias ao reforçar a percepção de inadequação, provocar comportamentos evitativos e expor a situações vexatórias, podendo levar ao sofrimento mental inclusive durante a fase de planejamento familiar.

Ainda assim, a ampliação da família por meio da parentalidade é uma aspiração crescente dentro da comunidade LGBTQIA+. Para tanto, faz-se necessário implementar políticas públicas em diversas esferas (legislativa, educacional, de saúde) que visem assegurar e reconhecer a diversidade de formas de famílias, permitindo o acesso à informação e a plena integração dessas famílias na sociedade.

REFERÊNCIAS

1. Deputados divergem sobre proposta que proíbe união de pessoas do mesmo sexo; assista – Notícias [Internet]. Portal da Câmara dos Deputados. Disponível em: https://www.camara.leg.br/noticias/1002158-deputados-divergem-sobre-proposta-que-proibe-uniao-de-pessoas-do-mesmo-sexo-assista/. Acesso em: 1 out. 2023.
2. Family equality. LGBTQ family building survey [internet]. Family equality. Disponível em: https://www.familyequality.org/fbs. Acesso em: 1 out. 2023.
3. ONU – Declaração e plataforma de ação da IV Conferência Mundial sobre a mulher, 1995. Disponível em: https://www.onumulheres.org.br/wp-content/uploads/2013/03/declaracao_beijing.pdf
4. Princípios de Yogyakarta. Disponível em: http://www.dhnet.org.br/direitos/sos/gays/principios_de_yogyakarta.pdf
5. Oliveira DO, et al. Saúde reprodutiva e contracepção; Saúde LGBTQIA+ – Práticas de Cuidado Transdisciplinar; 2021.
6. Contornos da decisão do STF sobre as uniões homoafetivas e a possibilidade de conversão das citadas uniões em casamento; Leite, Emanuela. Disponível em: https://www.defensoria.ce.def.br/wp-content/uploads/2015/02/Contornos-da-Decis--o-do-STF-Sobre-as-Uni--es-Homoafetivas-e-a--Possibilidade-de-Convers--o-das-Citadas-Uni--es-em-Casamento.pdf
7. Lei 12.010/2009. Disponível em: http://planalto.gov.br/ccivil_03/_Ato2007-2010/2009/Lei/L12010.htm
8. Conselho Federal de Medicina. Resolução CFM 2.320/2022. Disponível em: https://sistemas.cfm.org.br/normas/arquivos/resolucoes/BR/2022/2320_2022.pdf
9. Chinazzo IR, Lobato MIR, Nardi HC, Koller SH, Saadeh A, Costa AB. Impacto do estresse de minoria em sintomas depressivos, ideação suicida e tentativa de suicídio em pessoas trans. Cien Saude Colet. 2020.
10. de Lange J, Baams L, van Bergen DD, Bos HMW, Bosker RJ. Minority stress and suicidal ideation and suicide attempts among LGBT adolescents and young adults: a meta-analysis. LGBT Health. 2022;9(4):222-37.

SEÇÃO II

Concepção e gestação

7
Perda gestacional, aborto e aspectos emocionais

Gláucia Guerra Benute

INTRODUÇÃO

Discutir a temática do aborto e suas repercussões emocionais envolve questões de ordem multifatorial, não linear, como fatores pessoais, políticos, sociais, religiosos, culturais, dentre outros, que estarão diretamente interligados ao processo emocional.

Ao falar de aborto e seus impactos emocionais, é preciso considerar, necessariamente, a vivência do período gestacional. Em qualquer situação de perda, quer seja espontânea ou provocada, a mulher se deparou com uma gravidez e, inevitavelmente, entrou em contato com a ideia de um filho. Alegrou-se ou desesperou-se, mas entrou em contato com aquela gestação. Este contato, consciente ou inconscientemente, por si só, traz transformações na vida e em seu sentido.

Embora os estudos[1-4] não sejam conclusivos nem consigam estabelecer com precisão as relações de causa e efeito entre aborto e aspectos psíquicos, há que se considerar que todo processo de perda, independentemente de como tenha acontecido, despertará emoções próprias para cada mulher. As reverberações emocionais estarão diretamente relacionadas ao contato com a gestação, à estrutura de personalidade, às crenças e valores sociais e religiosos e, ainda, à história de vida pregressa e o momento atual de cada mulher.

Desejada ou não a gravidez, a perda de um filho, seja pela ocorrência ou prática do aborto, desencadeia uma experiência delicada e complexa do ponto de vista emocional, provocando reações emocionais intensas, porém, não necessariamente patológicas[1], sendo relevante compreender os aspectos envolvidos nas perdas gestacionais e nos abortos. Neste capítulo, utilizamos o termo "perda gestacional" para nos referirmos à interrupção espontânea da gestação e "aborto" para o que antes era nomeado como aborto provocado, acompanhando a tendência atual de adotar uma linguagem menos estigmatizante e culpabilizadora.

ASPECTOS EMOCIONAIS

Considerações acerca da perda gestacional

Entende-se aqui como perda gestacional as interrupções espontâneas da gestação ocorridas devido a fatores de ordem natural, com etiologia ampla. Embora frequente e de etiologia controversa, encontram-se poucos estudos sobre perda gestacional espontânea em comparação àqueles sobre aborto.

Desde as sociedades mais antigas, quando se faz referência à perda gestacional espontânea, com maior ou menor ênfase, a entonação é de um contexto de perda e fracasso, que escapa às regras e códigos que norteiam a vida em sociedade, e que se referem à incapacidade de efetivação da maternidade.

A maternidade ainda está enraizada e idealizada na cultura, gerando uma cobrança social, em que se considera que ser mãe faz parte da essência do feminino. A maternidade é exigida e esperada como um momento sublime e perfeito na vida da mulher. O estigma associado à falha e à incapacidade de gerar um filho evidencia o caráter marginal enraizado na perda gestacional espontânea e refletido sobre as mulheres que a vivenciam.

Quando uma gestação conscientemente desejada é perdida, frequentemente se observa sentimento de culpa e uma sensação de fracasso pessoal. Esses sentimentos se relacionam à dificuldade em corresponder às expectativas sociais e pessoais relacionadas à fertilidade e a reprodução[5].

A perda gestacional espontânea é uma interrupção brusca, produzindo uma perda tanto física quanto emocional, em que ocorre uma retirada inesperada de expectativas (boas ou más) depositadas na gestação, no filho e nas perspectivas do futuro. Como significar uma história de vida que não pode ser dita, que não pode ser contada? Afinal, o filho gestado é contado pelo período da gravidez e por tudo aquilo que se imaginou que poderia ser construído, realizado em conjunto.

Espera-se que com o rompimento abrupto do ciclo gravídico-puerperal por meio da perda gestacional inicie-se um processo de luto pela perda do filho imaginado. Neste processo, misturam-se sentimentos de culpa, frustração, raiva e desespero.

Mesmo nas situações em que a gestação não foi desejada, os estudos apontam que as mulheres podem ser tocadas por sentimentos ambivalentes quanto ao fenômeno ocorrido, dada a vivência de perda, morte e luto.

CONSIDERAÇÕES ACERCA DO ABORTO

Legislação e aborto

A legalidade do aborto varia amplamente ao redor do mundo. Em alguns países, como Canadá e França, o aborto é legalizado (até um determinado momento da gestação), independentemente da motivação. Em muitos países, o aborto é permitido em circunstâncias específicas, como em casos de estupro, para salvar a vida da mulher, ou em casos de má formação fetal. Em outros países, como El Salvador, o aborto é totalmente proibido, não sendo permitido em nenhuma circunstância.

A atual legislação brasileira, datada de 1940, admite o aborto em duas situações: quando a gravidez é resultado de um estupro e quando representa risco à vida da mulher[6].

Uma terceira possibilidade, quando o feto apresenta o diagnóstico de anencefalia, foi admitida em abril de 2012, quando o Plenário do Supremo Tribunal Federal decidiu que a gestante teria liberdade para decidir se interromperia a gestação nesta condição. A decisão foi tomada, por maioria de votos, no julgamento da Arguição de Descumprimento de Preceito Fundamental (ADPF) 54, ajuizada pela Confederação Nacional dos Trabalhadores na Saúde (CNTS).

Aborto e mortalidade materna

A Organização Mundial da Saúde (OMS), em uma publicação denominada "*Trends in maternal mortality 2000 to 2020*"[7], destaca que a maioria das mortes maternas poderiam ser evitadas, pois o conhecimento do quadro clínico associado à tecnologia necessária para prevenção existe há muito tempo. Dentre outras condições de saúde, destacam o aborto inseguro como uma das principais causas de morte materna.

De acordo com a OMS, 25 milhões de abortos inseguros são realizados anualmente no mundo, o que resulta em uma taxa de mortalidade de 4,17% a 13,8%. Nos países em que a prática é legalizada, a taxa de procedimentos inseguros é de apenas 10%, enquanto naqueles em que o aborto é proibido, esse índice sobe para 25%. Ainda de acordo com a OMS, o aborto inseguro está entre as cinco principais causas de morte materna no mundo.

No Brasil, entre 2016 e 2020, foram notificados 300 casos de morte tendo o aborto como causa primária. No entanto, estes números certamente são inferiores aos dados reais, uma vez que, por ser criminalizado no Brasil, com pena de reclusão, muitas mulheres procuram clínicas clandestinas para realização do aborto. Além de apresentarem condições ambientais precárias, frequentemente os abortos são realizados por pessoas sem a qualificação profissional necessária para conduzir o procedimento. Não existem informações oficiais sobre o número de mulheres que recorrem ao aborto inseguro nestas condições.

Aborto: dimensão cultural, sociopolítica e emocional

O aborto, julgado socialmente em muitas culturas, olhado sob o prisma de um ato contra a vida, transforma a perspectiva cultural sobre as mulheres, antes santificadas na gestação, para criminosas ao efetivar o aborto. Assim, confere-se à recusa à maternidade o status de desvio do padrão social e do ideal feminino. Ao provocar o aborto, a mulher caminha na contramão da expectativa cultural que lhe foi depositada enquanto mulher. O julgamento social intensifica os conflitos vivenciados pela mulher desde a descoberta da gestação até o aborto, reforçando sentimentos de culpa e angústia[5].

Para compreensão do impacto emocional de um aborto é preciso considerar que ao se interromper uma gravidez perde-se o feto, o filho, o status social, muitas vezes a referência moral e religiosa e a possibilidade de maternidade, de futuro, advinda com o feto gerado.

O aborto, embora decorrente de uma ação para a interrupção do processo gestacional, não significa, necessariamente, o não desejo por ter filhos. Diversos são os motivos que levam à decisão do aborto: questões sociais, econômicas, emocionais, por vezes permeada por violência doméstica ou sexual, bem como fatores relacionados a um diagnóstico e/ou prognóstico fetal. Ainda, alguns estudos destacam a influência do apoio do parceiro na decisão pela continuidade ou não de uma gestação. Pesam na escolha as expectativas subjetivas quanto à atitude do parceiro em relação ao reconhecimento do filho, apoio emocional e financeiro[8].

Nesse contexto, no qual se opta pela interrupção da gestação mesmo havendo o desejo pela maternidade, sentimentos de angústia poderão ser ainda mais intensos. Assim, é possível considerar que as vivências emocionais estarão relacionadas aos diferentes significados atribuídos à gravidez[7], ao feto, ligadas às dimensões íntima, subjetiva, familiar e relacional e às questões socioculturais, políticas, religiosas, públicas.

A gravidez indesejada, principalmente em países cuja legislação é restritiva, lança a mulher em um processo solitário, sem contar com o apoio do parceiro, sem se sentir livre para compartilhar sobre a gestação, suas reflexões, emoções e decisões com a família ou amigos, dificultando todo o processo. A falta da aprovação social nas situações de aborto aponta para índices elevados de ansiedade e depressão no período pós-abortamento[9].

Não há consenso na literatura sobre o impacto emocional do aborto. Alguns estudos apontam para sentimentos de culpa, arrependimento, remorso, medo e solidão, bem como o desconforto diante da sensação de ter transgredido normas sociais e morais. Ademais, no pós-aborto as mulheres enfrentam ansiedade, medo e desespero frente aos riscos de vida e à fantasia de castigo de não poder ter mais filhos.

Alguns autores destacam que as posições teórico-políticas e a compreensão de que o aborto é um "mal social" apontam para experiências e implicações emocionais negativas, evidenciando danos causados à saúde mental das mulheres que optam pela interrupção da gestação[10]. Por outro lado, autores que criticam tais perspectivas relatam sobre a presunção de danos emocionais e a construção da feminilidade normativa, centrada nos direitos das mulheres e na autonomia na tomada de decisões.

Nesse sentido, estudos sugerem a prevalência de emoções positivas, especialmente alívio, e conferem menor risco aos sentimentos desencadeados de tristeza e luto, além do arrependimento, diante do impacto da gravidez indesejada, do manejo do silêncio e do medo do estigma[11].

No Brasil, a antecipação terapêutica do parto é uma possibilidade legal de interrupção da gravidez, a partir de um diagnóstico de malformação fetal incompatível com a vida. Mesmo na condição de um diagnóstico/prognóstico desfavorável e diretamente ligado à incompatibilidade com a vida, a decisão sobre a interrupção passará necessariamente pela revisão de crenças e valores morais, religiosos e sociais[12].

Nestas condições, as razões alegadas pelas mulheres para realizarem a interrupção da gestação envolvem: redução do sofrimento desencadeado com o conhecimento do diagnóstico e da letalidade, e as alegações para a manutenção gestacional se pautam na culpa que seria desencadeada caso interrompessem a gestação.

Revisões realizadas pela American Psychological Association (APA) destacam que algumas mulheres experimentam sentimentos de culpa, fracasso, solidão e angústia enquanto outras apresentam sentimentos de alívio após o aborto, por não ter que enfrentar os estigmas sociais e descréditos diante de uma gestação indesejada e inoportuna. Além disso, destacam que o aborto legalizado, realizado no primeiro trimestre da gravidez, não traz consequências para a saúde mental[13,14].

Para ilustrar esta afirmação, Major et al.[15] desenvolveram estudo criterioso em termos metodológicos, buscando controlar o maior número de variáveis possíveis. Foram incluídas 442 mulheres em quatro momentos distintos – uma hora antes de provocar o aborto, uma hora após o procedimento, um mês e dois anos depois do evento – e avaliaram as emoções das mulheres e a saúde mental após o aborto, assim como a mudança ocorrida com o passar do tempo. Verificaram que 72% das mulheres após dois anos do procedimento estavam satisfeitas com sua decisão, 69% fariam o aborto novamente, 72% acreditavam que tiveram mais benefícios do que se tivessem continuado com a gestação; 80% das mulheres avaliadas após dois anos não apresentavam depressão. Os autores concluem que a grande maioria das mulheres não apresenta problemas psicológicos após o aborto. A taxa encontrada para o transtorno de estresse pós-traumático, de 1%, foi inferior à esperada para a população em geral, de 10,75%.

Assim, pode-se dizer que as repercussões emocionais do aborto são diversas, incluindo reações emocionais positivas e negativas, e dependem do contexto pessoal, cultural, social, da subjetividade e das vivências pessoais de cada mulher.

 REFERÊNCIAS

1. Danet DA. Experiencias emocionales en la interrupción voluntaria del embarazo. Gac Sanit. 2020.
2. Kelly L. Reckoning with narratives of innocent suffering in transnational abor-tion litigation. En: Cook R, Erdman J, Dickens B, editores. Abortion law intransnational perspective: cases and controversies. Philadelphia: University of Philadelphia Press; 2014. p. 303-26
3. Baird B, Millar E. More than stigma: interrogating counter narratives of abortion. Sexualities. 2019;22:1110-26.20.
4. Broen AN, Moum T, Bödtker AS, et al. Psychological impact on women ofmiscarriage versus induced abortion: a 2-year follow-up study. Psychosom Medicine. 2004;66:265-71.
5. Benute GRG, Nomura RMY, Pereira PP, Lucia MCS de, Zugaib M. Abortamento espontâneo c provocado: ansiedade, depressão e culpa. Revista da Associação Médica Brasileira. 2009;55:322-7.
6. Brasil. Código penal e legislação complementar. Org. Delmanto, C. São Paulo, Saraiva, 1981.
7. Trends in maternal mortality 2000 to 2020: estimates by WHO, UNICEF, UNFPA, World Bank Group and UNDESA/Population Division. Geneva: World Health Organization; 2023.
8. Ferrer L. Logiques socials i decisions individuals de la interrupció voluntariade l'embaras: Espanya a traves d'una perspectiva comparada. [Tesis doctoral]. Barcelona: Universitat Autònoma de Barcelona, 2012.
9. Borsari CG, Nomura RM, Benute GRG, Lucia MCS de, Francisco RPV. O aborto inseguro é um problema de saúde pública. Femina (Rio de Janeiro). 2012;40:63-68.
10. Benute GRG, Nomura RMY, Kasai KE, Lucia MCS de, Zugaib M. O aborto por anomalia fetal letal: do diagnóstico à decisão entre solicitar ou não o alvará judicial para interrupção da gravidez. Revista dos Tribunais. 2007;859:485-509.
11. Kelly L. Reckoning with narratives of innocent suffering in transnational abortion litigation. In: Cook R, Erdman J, Dickens B, editores. Abortion law in transnational perspective: cases and controversies. Philadelphia: University of Philadelphia Press, 2014. p. 303-26.
12. Hanschmidt F, Linde K, Hilbert A, et al. Abortion stigma: a systematic review. Perspect Sex Reprod Health. 2016;48:169-77.
13. Benute GRG, Nomura RMY, Kasai KE, Lucia MCS de, Zugaib M. O aborto por anomalia fetal letal: do diagnóstico à decisão entre solicitar ou não o alvará judicial para interrupção da gravidez. Revista dos Tribunais. 2007;859:485-509.
14. Adler NE, David HP, Major BN, Roth SH, Russo NF, Wyatt G. Psychological responses after abortion. Science. 1990;248:41-3.
15. Major B, Cozzarelli C, Cooper ML, Zubeck J, Richards C, Wilhite M, et al. Psychological responses of women after first-trimester abortion. Arch Gen Psychiatry. 2000;57:777-84.

8
Psicodinâmica da gravidez

Marco Aurélio Knippel Galletta

INTRODUÇÃO

O atendimento médico à mulher durante a gravidez, parto e puerpério envolve vários aspectos, com diversos saberes a serem integrados. Sem dúvida, importa reconhecer as mudanças físicas e hormonais desse período, mas também se deve levar em consideração as diversas alterações emocionais que a mulher enfrenta. Afinal, se o corpo e seu funcionamento se modificam, como não esperar mudanças também no aspecto emocional?

Sem o reconhecimento dessas alterações, a assistência fica deficiente, focada só em aspectos biológicos, e poderá considerar como patológicos comportamentos e sentimentos comuns à gravidez, comportamentos esses infelizmente pouco conhecidos pelo profissional de saúde envolvido com a assistência.

Como professor e orientador de jovens médicos, tenho percebido o quanto é importante este conhecimento, na mesma medida em que noto o desconhecimento na prática cotidiana destas alterações emocionais. Certamente, cada indivíduo é único e vive de forma única sua gravidez, maternidade e parto. Mas há uma série de alterações psicológicas bastante frequentes e conhecê-las pode sem dúvida otimizar a qualidade da assistência prestada. Embora tais características possam ser bem conhecidas pelos psicólogos, é importante que sejam mais bem descritas num espaço aberto para médicos também. Quanto maior a experiência clínica deste profissional, mais fará sentido as características emocionais da grávida aqui descritas, consolidando, portanto, o seu profissionalismo.

Desta forma, passaremos a descrever a seguir as principais características da psicodinâmica da gravidez, apontando como na prática assistencial elas costumam estar presentes.

A GRAVIDEZ COMO CRISE PSÍQUICA E EXISTENCIAL

Penso ser útil descrever a gravidez como uma crise existencial, pois realmente ela advém como um marco importante na vida da mulher, principalmente na primeira gravidez, como também nas demais. A gravidez traz mudanças de paradigmas comportamentais e de identidade. A mulher que era filha torna-se mãe. E, numa segunda gravidez, a mulher que era mãe de uma criança que ela conhecia e amava agora será mãe de uma segunda criatura, totalmente desconhecida, cujas inter-relações com os demais membros da família são uma verdadeira incógnita.

Se uma mudança de emprego já é considerada por muitos como um momento de crise vital, quanto mais o será a mudança de papel social que acompanha a gravidez. Além disso, ao observarmos as mudanças corporais intensas pelas quais a mulher passa durante uma gravidez normal de 9 meses, não há como não reconhecer o forte impacto que isso pode ter na vivência psíquica. São em média dez quilos a mais até o final da gravidez. É como se a mulher passasse todo mês no supermercado e levasse consigo um saco de arroz a mais. Principalmente o abdome e as mamas aumentam de tamanho e, por isso, o centro de gravidade se desloca para a frente, sempre mais e mais, levando a desequilíbrio postural quase constante, além de sobrecarregar a coluna e a musculatura paravertebral. Quando coloco uma barriga artificial nos meus alunos de graduação e peço a eles que deem alguns passos, logo se surpreendem: "Como elas conseguem levar isso todos os dias?"

Sarason et al.[1], ao construírem uma escala para os eventos de vida possivelmente estressantes, apontaram a gravidez como um dos itens, assim como mudança de sono, apetite, peso, e mudança conjugal, todos esses que muitas vezes também se alteram no ciclo gravídico-puerperal. E, de fato, outros autores, tais como Geller[2] concordam em indicar o quanto a gravidez por si só pode ser estressante para a vida da mulher.

Certamente, há uma mudança de papéis, a exigir novas posturas, em novo patamar de maturidade emocional. E é possível entender que, nesse trajeto emocional, muita coisa possa desestabilizar emocionalmente a mulher. Há um esforço adaptativo diante desse momento de crise vital, que pode se complicar com enfrentamentos menos exitosos. Ademais, podem interferir ainda na dinâmica psicológica da gravidez eventos vitais estressantes atuais, personalidade prévia da mulher e diversas condições sociodemográficas. Por exemplo, perda de ente querido, preocupações financeiras, atritos familiares e conjugais, separação, acidentes, e perda de emprego, seriam eventos vitais estressantes possíveis; assim como nível educacional, estado civil, condições familiares e ambientais, paridade e idade são fatores sociodemográficos reconhecidos. Por outro lado, maior maturidade emocional prévia associa-se com gravidez mais tranquila[3].

Entretanto, em que pese a consideração de tais condições intervenientes, há o reconhecimento de uma série de adaptações emocionais comuns a muitas das gestantes.

O conhecimento pelo profissional de saúde dessas modificações próprias da gravidez é talvez tão importante no acompanhamento do processo gestacional quanto seja o entendimento das modificações gravídicas gerais, sejam fisiológicas, hormonais ou anatômicas. Principalmente em relação ao obstetra e à obstetriz, não só se espera um profissionalismo com humanismo e empatia, que aborde integralmente o bem-estar da mulher gestante, mas também se espera que possa conhecer o quanto as questões emocionais podem estar relacionadas com diversas complicações obstétricas, tais como trabalho de parto prematuro, pré-eclâmpsia, abortamento de repetição, restrição de crescimento fetal e hiperêmese. Isso tudo sem considerar que a inadequação dessas adaptações emocionais possa levar a estados ansiosos e depressivos clinicamente relevantes, com impacto não só na gravidez e parto, como também na vida futura da paciente e de sua prole[4-6].

O HISTÓRICO DO ESTUDO SOBRE PSICODINÂMICA DA GRAVIDEZ

A teoria psicanalítica de Sigmund Freud (1856-1939) lançou as bases para a compreensão dos processos inconscientes, mecanismos de defesa e estágios de desenvolvimento, que podem ser aplicados às mudanças psicodinâmicas vivenciadas durante a gravidez. Seus conceitos de identificação, regressão e mecanismos de defesa são particularmente relevantes e têm sido aplicados até hoje[7].

Por outro lado, o trabalho de Donald Woods Winnicott (1896-1971) sobre o vínculo mãe-bebê, os objetos transicionais e o conceito de mãe "suficientemente boa" fornece ricos *insights* sobre os processos psicodinâmicos envolvidos na adaptação materna durante a gravidez e a paternidade precoce[8].

Também Melanie Klein (1882-1960), com sua teoria de relações objetais, desenvolveu vários estudos sobre a díade mãe-filho, estabelecendo que esta conexão já se estabeleceria precocemente, o que tem permitido reflexões mais atuais de intervenção ainda durante a gravidez[9].

John Bowlby (1907-1990), em sua teoria do apego, destaca a importância do vínculo precoce entre mãe e filho como um dado de relevância evolutiva, permitindo um desenvolvimento emocional saudável da criança. Sua pesquisa ajudou na compreensão do impacto das mudanças psicodinâmicas maternas no apego mãe-bebê e no bem-estar emocional. A inter-relação de seu pensamento com perspectivas de pesquisas atuais continua a ser debatida[10].

Por outro lado, um dos primeiros artigos a fazer menção a aspectos psicodinâmicos da gravidez foi o do médico psiquiatra inglês radicado em Toronto, Daniel Cappon[11] que, baseado na análise de nove casos por ele atendidos, já fazia uma referência especial ao "princípio da bipolaridade", que poderia se aproximar ao que se convencionou tratar de ambivalência da gravidez, descrito por ele como uma "*spes gravida*", ou seja, uma especificidade esperada da gravidez, ao invés de uma patologia. Além disso, ele salientava a importância de se observar atentamente o desenvolvimento psicossexual, especialmente da relação mãe-filha, já no período pré-natal, assim como de sua relação com o marido e com o futuro bebê, pois eram todos aspectos que surgiam no acompanhamento psicoterapêutico de casos psiquiátricos e psicossomáticos em obstetrícia.

Mas, a partir da década de 1960 do século XX, outros autores internacionais trazem dados interessantes de pesquisa sobre a psicodinâmica da gravidez, principalmente a partir do estudo com testes projetivos que pretendiam acessar aspectos inconscientes da mulher gestante. Os testes projetivos mais conhecidos, como o Teste de Mancha de Tinta de Rorschach ou o Teste de Apercepção Temática (TAT), começaram a ser utilizados para avaliar alterações psicodinâmicas na gravidez. Esses testes apresentam estímulos ambíguos ao indivíduo, permitindo que pensamentos, sentimentos e conflitos inconscientes se manifestem em suas interpretações. Por exemplo, as respostas de uma mulher grávida às imagens ou histórias apresentadas no TAT podem revelar preocupações subjacentes sobre a maternidade, medos de inadequação ou fantasias relacionadas com o parto.

Desta forma, Davids e De Vault[12] estudaram através dos testes projetivos TAT e Desenho da Figura Humana (DFH) 53 gestantes, anotando a posterior evolução da gravidez, que foi classificada como sendo normal ou anormal, de acordo com as variadas complicações obstétricas. Das que evoluíram normalmente, 84% desenharam figuras femininas no DFH, contra 57% do grupo com evolução anormal. E, no teste TAT, as pacientes com evolução normal apresentaram mais comumente o tema da gravidez do que as mulheres com evolução anormal. Ou seja, as que estavam lidando com a questão da gravidez e do feminino tiveram melhor prognóstico, possivelmente por melhor processo adaptativo na psicodinâmica própria da gravidez.

Klatskin & Eron[13], em outro estudo clássico, na década de 1970, investigaram 30 primigestas por meio dos testes projetivos de Rorschach e TAT. Ao avaliar as mesmas pacientes 6 semanas pós-parto, notaram que 14 estavam bem ajustadas e 16 delas mal ajustadas à maternidade. Analisando seus testes feitos durante a gravidez, puderam observar que as mulheres bem ajustadas apresentavam maior percepção da figura feminina no Rorschach e temas que demonstravam maior aceitação do papel materno ou feminino no TAT, reproduzindo assim os achados anteriores de Davids & Devalt[12].

Já no final da década de 1970, outros dois autores trouxeram dados semelhantes. Tolor e Digrazia[14] avaliaram por meio do DFH, com ênfase na autoimagem, um grupo de cerca de 50 gestantes, em todos os três trimestres da gravidez, além de 55 puérperas e 76 mulheres não grávidas do serviço de ginecologia. Entre as gestantes, descreveu-se um perfil psicológico que envolvia: preocupação demasiada com o corpo, diminuição da autoestima, aumento de insegurança emocional, além de dificuldades na sexualidade.

ESTUDOS BRASILEIROS SOBRE O TEMA

No Brasil, dois pesquisadores investigaram o perfil psicológico de gestantes de terceiro trimestre, sem patologias. Bertelli[15], em sua dissertação de mestrado, analisou 40 mulheres com o teste projetivo de Rorschach, 25 submetidas a parto cesárea e 15 a parto normal, encontrando algumas características comuns a ambas: egocentrismo, infantilismo, impulsividade, sentimentos de medo, relacionados a conflitos internos, com adaptação insegura ao ambiente. Também foram observados aspectos de impulsividade, ansiedade e mesmo depressão.

Na década de 1990, Herzeberg[16], em sua tese de doutorado, pode comparar 32 mulheres não gestantes e 34 gestantes por meio dos testes TAT e DFH, não encontrando diferença no TAT, mas notando a presença mais frequente de características gravídicas entre as gestantes nos desenhos do DFH, tais como abdome e quadril aumentados.

Já mais recentemente, Faisal-Cury e Tedesco[17] estudaram 150 primigestas e 55 pacientes ginecológicas pelo teste projetivo de Wartegg, notando características adaptativas comuns, com presença de angústia, regressão e conflitos relacionados à sexualidade e de identidade sexual, assim como certo egocentrismo, com acentuação do narcisismo e investimento libidinal do ego, além de maior uso da imaginação e fantasia. Possivelmente, o narcisismo e a maior capacidade de fantasiar possam estar relacionados com a regressão, assim como a ansiedade poderia se relacionar com os conflitos psicossociais e com a crise de identidade.

OS PRINCIPAIS ASPECTOS DA PSICODINÂMICA DA GRAVIDEZ

Assim, considerando os estudos supracitados, podemos perceber uma série de alterações emocionais típicas da gravidez. De comum acordo entre os estudiosos, três aspectos psicoemocionais parecem predominar na gravidez: a regressão psicoafetiva, a ambivalência e a crise de identidade[18]. Essa última é mais facilmente identificável e reconhecida, pois remete à mudança de papéis, seja de filha para mãe, de esposa amante para esposa cuidadora, de mãe com um filho para mãe com dois filhos.

Por outro lado, poderíamos entender a ambivalência como a presença de sentimentos mistos de alegria, ansiedade e incerteza sobre as próximas mudanças na vida e as responsabilidades associadas à maternidade. Infelizmente, a ambivalência é pouco reconhecida pelos médicos, a não ser em situações limites, em que claramente a mãe vive o conflito da maternidade, como no abortamento de repetição e na hiperêmese. Mas o reconhecimento dessa condição emocional é muito importante, acolhendo a angústia da mulher que se divide em sentimentos antagônicos, de gostar e aceitar a gravidez *versus* rejeitar e odiar a gravidez. Afinal, sempre há perdas e ganhos na maternidade, e reconhecer isso no geral ajuda a paciente a lidar melhor com a situação, adaptando-se emocional e paulatinamente a ela.

Em relação à regressão psicoafetiva, podemos entendê-la como sendo um retorno temporário a estágios anteriores de desenvolvimento, como buscar conforto dos cuidadores ou vivenciar necessidades crescentes de dependência. Tal regressão parece ser essencial para a proximidade da mãe com a criança, quando do nascimento. No geral, traduz-se por aumento das fantasias conscientes e inconscientes da gestante. Mesmo admitindo que é um mecanismo comum e quase fisiológico, sua percepção pelo obstetra é fundamental, para poder acolher a paciente de forma adequada, o que não é tão simples no dia a dia. Regredida, a paciente pode ter posturas mais infantilizadas, deixando para o médico a responsabilidade de suas decisões e facilmente se descontrolando no trabalho de parto e parto. É importante que o médico perceba tal condição, mas que não responda de forma também infantilizada ou nem mesmo paternalista, sendo interessante que ele possa auxiliá-la a ter enfrentamentos adequados.

Por outro lado, é possível que essa regressão gestacional se correlacione com uma ansiedade cada vez maior, em decorrência não só das intensas modificações corporais, mas também dos diversos conflitos sociais e familiares, que deixam a gestante insegura e fragilizada, buscando inconscientemente por maior atenção e apoio. Essa insegurança exacerbada, quando associada a tal estrutura emocional mais regredida e com menores recursos psíquicos, pode redundar em angústia desorganizadora e até ataques de pânico.

Assim, percebe-se que a crise vital do ciclo gravídico-puerperal pode tanto favorecer um novo patamar de adaptação emocional, como também desencadear ou agravar processos psicopatológicos[18].

De qualquer forma, além da tríade crise de identidade, regressão psíquica e ambivalência, há outros aspectos comuns nessa busca adaptativa de soluções, com os recursos psicoemocionais disponíveis. Podemos entender que, durante a gravidez, as mulheres podem vivenciar diversas alterações psicodinâmicas, entendidas como processos e mecanismos psicológicos relacionados na busca de melhor funcionamento emocional e cognitivo. Poderíamos ainda elencar as seguintes mudanças psicodinâmicas também comuns na gravidez:

- Introspecção: relacionada com o investimento libidinal do ego, talvez patrocinada em alguma medida pelas ações centrais da progesterona, é um ensimesmamento, um olhar para suas questões pessoais, com um certo distanciamento das questões externas da vida.
- Identificação: maior identificação com o papel materno e apego ao feto, levando ao vínculo emocional e aos instintos nutridores. É a contrapartida de organização psíquica diante da crise de identidade já discutida anteriormente.
- Projeção: atribuição inconsciente de sentimentos, medos ou desejos ao feto ou a fatores externos, como preocupações com a saúde ou o futuro do bebê.
- Negação e repressão: mecanismos de defesa utilizados para lidar com ansiedades e medos relacionados à gravidez e ao parto, levando à supressão de emoções ou pensamentos negativos.
- Mudanças na imagem corporal: respostas emocionais às mudanças físicas no corpo, como ganho de peso, alterações na aparência e desconforto associado aos sintomas da gravidez.
- Completude: sentimento de autossuficiência, de que não falta mais nada, com sensação de poder. Mais comum nas gestações gemelares e naquelas advindas de planejamento e desejo pela maternidade. Representa em certa medida a teoria freudiana da introjeção do falo.
- Aumento da sensibilidade: associado à variabilidade de humor, de sentimentos já descrita anteriormente, é observado no choro fácil, na maior irritabilidade e na maior expressão de sentimentos a outras pessoas. Sem dúvida, associa-se também ao quadro regressivo, com certa infantilidade emocional.
- Insegurança: sentimentos que surgem na incerteza de que seja realmente competente para dar conta de todas as novas demandas, no enfrentamento de novas tarefas e de novos papéis sociais, advindo sensação de sobrecarga e de angústia. Sentimentos bastante relacionados com a crise de identidade e a busca de identificação com o papel materno.
- Fantasias: aumento da criatividade e da imaginação, associados a certa idealização sobre a gravidez e o bebê, na busca de uma identidade materna adequada. Representam também um fruto do processo de introspecção e da regressão psicoafetiva. Há mais sonhos e os sonhos são mais cheios de detalhes, como o comprovam os testes projetivos. É interessante pensar que a gravidez seja criativa, por ser um momento de criação de algo novo, que apenas se imagina num primeiro momento.

CONSIDERAÇÕES FINAIS

No bojo de tantas modificações emocionais, não é de se admirar que haja aumento da percepção de estresse, assim como da ansiedade. Quando há espaço psíquico e de acolhida para a expressão de tais sentimentos, o processo psicodinâmico pode ser exitoso, com desenvolvimento de outro nível de maturidade emocional. No entanto, muitas vezes, não é isso o que ocorre, e tais conflitos emocionais não resolvidos ou estresse excessivo podem impactar negativamente o bem-estar materno, levando potencialmente a complicações como parto prematuro, baixo peso ao nascer ou depressão pós-parto.

Por outro lado, mudanças psicodinâmicas inadequadas podem resultar em estratégias de enfrentamento desadaptativas, como abuso de substâncias ou cuidados pré-natais inadequados, aumentando o risco de complicações na gravidez e resultados adversos no parto.

Além disso, dificuldades na adaptação emocional materna à gravidez ou conflitos psicodinâmicos não resolvidos podem interferir no estabelecimento de um vínculo de apego seguro entre a mãe e o bebê, impactando o desenvolvimento emocional do bebê e os relacionamentos futuros, como já estabelecido por Winnicott, Melanie Klein e John Bowlby.

Aumento do risco de intervenções obstétricas: Tal panorama de sofrimento psicológico, com conflitos emocionais não resolvidos durante a gravidez, pode contribuir para o aumento de intervenções obstétricas, como a cesariana ou a indução do parto, assim como maior tempo de trabalho de parto e maior uso de anestesia, que podem acarretar riscos para a saúde materna e fetal.

Levando em consideração todas essas questões, conclui-se pela importância de abordar as mudanças psicodinâmicas durante a gravidez através de intervenções de apoio, psicoterapia e cuidados pré-natais adequados, para assim poder ajudar a promover o bem-estar materno, reduzindo o estresse e mitigando o risco de complicações obstétricas. Sem dúvida, a identificação e intervenção precoces em questões psicossociais são essenciais para otimizar os resultados maternos e infantis durante a gravidez e o parto.

REFERÊNCIAS

1. Sarason IG, Johnson JH, Siegel JM. Assessing the impact of life changes: development of the life experiences survey. J Consulting Clin Psychol. 1978;46(5):932-46.
2. Geller PA. Pregnancy as a stressful life event. CNS Spectr. 2004;9(3):188-97.
3. Cury AF. Psicodinâmica da gravidez. In: Zugaib M, Tedesco JJ, Quayle J. Obstetrícia psicossomática. São Paulo: Atheneu; 1997. p. 77-84.

4. Alder J, Fink N, Bitzer J, Hösli I, Holzgreve W. Depression and anxiety during pregnancy: A risk factor for obstetric, fetal and neonatal outcome? A critical review of the literature. J Maternal-Fetal Neonatal Med. 2007;20(3):189-209.
5. Glover V. Maternal depression, anxiety and stress during pregnancy and child outcome; what needs to be done. Best Practice Res Clin Obstetr Gynaecol. 2014;28(1):25-35.
6. Misgana T, Gebremichael B, Weldesenbet AB, Tesfaye D, Tamiru D, Tariku M, et al. Association between antenatal common mental disorders symptoms, and adverse obstetric and perinatal outcomes: a community-based prospective cohort study in Eastern Ethiopia. J. Affect Dis. 2024;355:31-39.
7. Costa RML da, Silva Macla AB de O. Desejo e regressão na gravidez: uma perspectiva psicanalítica. Analytica: Rev Psicanálise. 2020;9(17):1-24.
8. Xie Z, Yan Y, Peng K. Pragmatism or idealism: a systematic review and visual analysis of Winnicott's psychoanalytical treatment views. Front Psychiatry. 2023;14:1237005.
9. Bergner S, Monk C, Werner EA. Dyadic intervention during pregnancy? Treating pregnant women and possibly reaching the future baby. Infant Ment Health J. 2008;29(5):399-419.
10. Kirsch M, Buchholz MB. On the nature of the mother-infant tie and its interaction with freudian drives. Front Psychol. 2020;11:317.
11. Cappon D. Some psychodynamic aspects of pregnancy. Can MAJ. 1954;70:147-57.
12. Davids A, De Vault S. Use of TAT and human figure drawings in research on personality, pregnancy and perception. J Proj Tech. 1960;24:362-5.
13. Klatskin E, Eron L. Projective test content during pregnancy and postpartum adjustment. Psychosomatic Med. 1970;32(5):487-94.
14. Tolor A, Disgrazia PV. The body image of pregnant women as reflect in their symptoms during pregnancy and time in labour. J Pychosom Res. 1976;20:575-81.
15. Bertelli SMRB. Estudo das características afetivo-emocional e psicossociais de gestantes de partos normais e cesarianas: estudo com o Teste de Rorschach. Dissertação de Mestrado, Faculdade de Psicologia, Instituto Metodista de Ensino Superior, São Bernardo. 1987. 225 p.
16. Herzberg E. Estudos normativos do Desenho da Figura Humana (DFH) e do Teste de Apercepção Temática (TAT) em mulheres: implicações para o atendimento a gestantes. Tese de Doutorado. São Paulo: Instituto de Psicologia da Universidade de São Paulo, 1993. 224 p.
17. Faisal-Cury A, Tedesco JJA. Características psicológicas da primigestação. Psicologia em Estudo, Maringá. 2005;10(3):383-391.
18. Della Nina M. Estresse e ansiedade na gestação In: Zugaib, M; Tedesco, JJ; Quayle, J. Obstetrícia psicossomática. São Paulo: Atheneu, 1997. p. 94-96.

9
Gestação de risco e saúde mental da gestante

Wagner Rodrigues Hernandez

INTRODUÇÃO

A gestação é um momento natural de grande importância e complexidade na vida de uma mulher, caracterizado por mudanças físicas e emocionais. Embora seja, geralmente, um momento de felicidade e expectativa, algumas gestações apresentam riscos e complicações que podem afetar tanto a saúde física quanto a mental da gestante[1,2].

Para contextualizar, a gestação de risco refere-se a uma condição em que a saúde materna ou fetal é comprometida de alguma forma durante sua evolução, podendo interferir na evolução natural da gravidez e do parto. Estes riscos podem surgir de diversas maneiras, como condições médicas preexistentes, histórico prévio de problemas de saúde mental, complicações durante a gravidez, experiências de gestações anteriores complicadas e fatores socioeconômicos. Exemplos comuns de gestações de risco incluem abortos recorrentes, idade materna avançada, diabetes gestacional, hipertensão, gravidez múltipla e pré-eclâmpsia. A prevalência de depressão pré-natal em gestações de alto risco varia entre 12,5 e 44,2%, podendo diferir entre os estudos por aspectos sociodemográficos nas populações estudadas[2].

Além de todas as questões clínicas, uma gestação de alto risco pode trazer uma série de impactos significativos na vida da gestante e em toda a família, principalmente no âmbito emocional, como ansiedade, estresse, depressão, culpa, medo, isolamento social, pressão no relacionamento e problemas financeiros, entre outros.

Este capítulo aprofunda a relação da gravidez de risco com o complexo impacto emocional gerado por ela. Além disso, trata do fato de se tornar fundamental, em uma gravidez de risco, o apoio e acompanhamento humanizado, que possa gerar melhoria durante o pré-natal e minimizar as consequências emocionais negativas, promovendo o bem-estar emocional durante este período desafiador.

IMPACTO EMOCIONAL NA GESTANTE

A vivência de uma gestação de risco frequentemente resulta em um impacto significativo na saúde mental da gestante, pois exige um grande investimento e trabalho de processamento psíquico.

A incerteza e a preocupação, associadas a uma gravidez complicada, podem desencadear uma variada gama de emoções negativas, como ansiedade, insegurança, estresse e medo, causando um impacto emocional negativo no bem-estar das gestantes.

A experiência materna em uma gestação de risco se torna ainda mais desafiadora por existir a necessidade de cuidados médicos adicionais, restrições de atividades, dietas específicas e a possibilidade de complicações durante o parto. Além disso, as flutuações hormonais que podem alterar o humor e que ocorrem naturalmente em uma gravidez são, neste caso, intensificadas. Adicionalmente ao risco das condições clínicas, ocorre um quadro de potencialização da fragilidade emocional da gestante.

Durante a gestação, uma mulher pode passar por uma ampla variação e alteração de sentimentos. Ela pode se sentir feliz e esperançosa em um momento e, no seguinte, preocupada e triste. As preocupações e incertezas em relação à saúde da mãe e do bebê podem desencadear uma série de emoções e sentimentos intensos. Não é incomum que uma gestante de risco sinta temor pela própria vida e pela vida do bebê, o que pode ter um impacto significativo no bem-estar dela e do filho. A preocupação constante com a saúde e o bem-estar do bebê, bem como a possibilidade de complicações durante a gestação, pode levar a um aumento de ansiedade[2].

O estresse e a ansiedade são respostas naturais às situações desafiadoras. Em uma gestação de risco a complexidade e intensidade de sentimentos é ainda maior[3]. Fatores como visitas frequentes ao médico, exames adicionais, restrições de atividades e necessidade de repouso, adicionados às próprias condições clínicas da gestante ou do feto, contribuem e agravam este quadro[4]. É comum que uma gestante de risco se sinta triste ou preocupada com a situação. Ela pode se preocupar e vivenciar a dúvida e o medo pelo que pode ocorrer no desfecho da gravidez, com a saúde do bebê ou com as implicações que a gestação de risco pode ter em sua vida e na vida da família. Algumas mulheres podem até mesmo experimentar o sentimento de culpa em relação à gravidez de risco, mesmo quando não têm nenhum controle sobre a situação.

Em estudo realizado por Ribeiro et al. em pré-natal de alto risco em um hospital universitário do interior de São Paulo, observou-se que o estado civil (casada/com companheiro) e o número de gestações (primigesta) constituíram-se como fatores de proteção para o risco de depressão na gravidez[5]. Cabe ressaltar que a primigesta vivencia a gravidez pela primeira vez, e, embora esteja associada a complicações preexistentes de um contexto de alto risco, esta não ocorre sob a influência de experiências negativas de gestações anteriores que poderiam contribuir para o desenvolvimento e/ou aumento do risco de depressão[6].

Já a presença de um companheiro confere apoio social à mulher durante a gravidez, acarretando maior capacidade da dupla para lidar com a gravidez e com as responsabilidades domésticas. Em oposição, mulheres com condições conjugais desfavoráveis, como estar solteira ou ter passado por um processo de divórcio, podem viver sozinhas, sentirem-se solitárias e com baixa autoconfiança, que pode predispor à depressão. A residência em moradia não própria também esteve associada ao maior risco de depressão na gravidez, o que demonstra o impacto dos determinantes sociais na saúde mental da mulher, especialmente em ambientes marcados por desigualdades socioeconômicas e de vida[7].

Em outro estudo realizado com mulheres que precisaram ser internadas durante a gravidez por alguma condição de risco, 28,3% apresentaram critérios para depressão e nessas mulheres o risco de prematuridade foi 3,32 vezes maior do que entre as mulheres que não apresentaram depressão durante a internação[8].

O trabalho de parto prematuro, por exemplo, é a principal causa de internação durante a gestação. Em um estudo realizado na Grécia entre as mulheres nessa situação mostrou-se que a prevalência de depressão foi de 24,3%[9].

Todos esses estudos demonstram mais uma vez a importância de reconhecer e tratar os transtornos psiquiátricos. O cuidado adequado destas patologias beneficia não somente a saúde mental da gestante, mas também sua saúde física e o desfecho obstétrico.

APOIO E PLANEJAMENTO PRÉ-CONCEPCIONAL

É fundamental destacar que cada mulher vivencia sua gravidez de maneira única. Portanto, é essencial que a gestante receba apoio emocional adequado e individualizado durante esse período, seja por meio do suporte do parceiro, da família, de amigos ou de profissionais de saúde especializados, como médicos obstetras e psicólogos.

Com o objetivo de promover uma gravidez mais saudável e com menos riscos, toda mulher com intenção de engravidar deveria passar por uma consulta pré-concepcional. Essa consulta é especialmente importante para mulheres que tenham condições médicas preexistentes.

O principal objetivo é avaliar a saúde geral da mulher, identificar e tratar potenciais fatores de risco que possam afetar a gravidez e o desenvolvimento do bebê, além de educar a futura mãe sobre como cuidar de sua saúde durante a gravidez. Isto, certamente, contribui para uma gestação saudável, com menor risco, e, consequentemente, maior estabilidade na saúde mental da gestante. Essa consulta pode ser conduzida por um médico de família, ginecologista ou obstetra.

"Gravidez" – *podcast* de Wagner Hernandez.

O impacto emocional causado por uma gestação de risco pode variar amplamente em seu efeito e intensidade. No entanto, existem várias estratégias que podem ser implementadas com o objetivo de cuidar e promover a saúde mental destas gestantes.

Durante as consultas médicas, é fundamental avaliar o histórico completo da saúde da mulher e da família, em busca de doenças hereditárias, condições médicas crônicas e problemas obstétricos prévios. A gestante deve receber informações claras e precisas sobre sua condição médica e sobre os cuidados necessários durante a gravidez. A segurança de que esta gravidez está sendo cuidada com apoio e respeito resulta em uma redução da incerteza, ansiedade e auxilia as gestantes a lidarem de forma mais saudável com emoções e sentimentos[4].

Mulheres que já tenham alguma doença de base precisam de uma avaliação cuidadosa de sua condição atual, com possível encaminhamento para especialistas ou obstetras, a fim de esclarecer quaisquer desdobramentos potenciais de sua patologia durante a gravidez. Isso deve ser feito com o objetivo de tranquilizá-las, mantendo a transparência e a realidade do quadro.

A revisão cuidadosa de medicamentos, suplementos e substâncias de que a mulher faça uso também é fundamental para identificar e evitar substâncias prejudiciais à gravidez. Os profissionais de saúde devem tranquilizar a gestante em relação à segurança dos medicamentos e, quando necessário, modificá-los ou suspendê-los, minimizando os riscos.

A dieta e a ingestão de vitaminas também são pontos importantes a serem considerados. A prescrição de ácido fólico, por exemplo, é essencial para prevenir defeitos do tubo neural no feto. Além disso, o acompanhamento cuidadoso do peso é necessário, pois tanto mulheres acima quanto abaixo do peso apresentam riscos específicos durante a gravidez. Mulheres com histórico de distúrbios alimentares apresentam mais riscos de bebês de baixo peso ao nascer e prematuridade e maior incidência de depressão e ansiedade, sendo um grupo que precisa de uma atenção ainda maior. A dieta e a nutrição desempenham um papel crucial no equilíbrio emocional, e isso é especialmente relevante durante a gestação.

O autocuidado, um estilo de vida saudável, incluindo uma dieta equilibrada, livre de consumo de álcool, tabagismo e outras substâncias prejudiciais à saúde, além de prática de exercícios regulares, é fundamental para a vivência de uma gestação com menor risco.

É necessário que o médico não apenas enfatize todos estes aspectos com a gestante, mas que ofereça apoio profissional, propondo estratégias para mudanças de estilo de vida e ainda realizar intervenções, quando necessário.

SUPORTE PSICOLÓGICO E INTERVENÇÃO PRECOCE

Durante o primeiro trimestre, o risco de abortamento já é motivo de preocupação para muitas gestantes, especialmente para aquelas que possuam histórico de abortos recorrentes ou outras condições de risco. Devido ao impacto significativo da gestação de risco na saúde mental da gestante, é crucial fornecer suporte psicológico adequado. A intervenção precoce e contínua pode ajudar a reduzir os níveis de estresse, ansiedade e depressão, melhorando a qualidade de vida da gestante. Isso pode incluir terapia individual, participação em grupos de apoio, aconselhamento pré-natal e educação sobre a condição de risco.

Os profissionais de saúde desempenham um papel fundamental na promoção da saúde mental nas gestações de risco. Eles devem fornecer um atendimento afetuoso, individualizado e empático, reconhecendo as preocupações e os desafios emocionais enfrentados pelas gestantes. Todo este cuidado é essencial para ajudar a gestante a lidar de forma mais saudável com as emoções e sentimentos. Deve-se ainda incentivar a conscientização e a expressão emocional para que esta gestante compreenda que não está sozinha e que pode receber todo o apoio necessário nesta intensa jornada emocional, fazendo que as emoções afetem positivamente seu comportamento e bem-estar.

Além disso, os profissionais de saúde devem se manter atentos, ao longo do processo, aos sinais alarmantes de problemas na saúde mental. Em alguns casos, o impacto emocional pode ser tão intenso que será necessário encaminhar as gestantes para serviços especializados, como psiquiatras ou psicólogos, para que possam contar com a ajuda profissional especializada que pode fornecer um ambiente mais seguro para explorar e trabalhar com todo este impacto e gerenciamento emocional.

 REFERÊNCIAS

1. Austin M-P. Antenatal screening and early intervention for "perinatal" distress, depression and anxiety: where to from here? Archives of women's mental health. 2004;7(1):1-6.
2. Tsakiridis I, Bousi V, Dagklis T, Sardeli C, Nikolopoulou V, Papazisis G. Epidemiology of antenatal depression among women with high-risk pregnancies due to obstetric complications: a scoping review. Arch Gynecol Obstet. 2019;300(4):849-59
3. Dunkel Schetter C, Tanner L. Anxiety, depression and stress in pregnancy: implications for mothers, children, research, and practice. Curr Opinion Psychiatry. 2012;25(2):141-8.
4. Lancaster CA, Gold KJ, Flynn HA, Yoo H, Marcus SM, Davis MM. Risk factors for depressive symptoms during pregnancy: a systematic review. Am J Obstetrics Gynecol. 2010;202(1):5-14.
5. Ribeiro GM, Cieto JF, Silva MMJ. Risk of depression in pregnancy among pregnant women undergoing high-risk prenatal care. Rev Esc Enferm USP. 2022;56:e20210470.
6. NICE Clinical Guidelines. Antenatal and postnatal mental health: Clinical management and service guidance. National Institute for Health and Clinical Excellence. 2014.
7. Staneva A, Bogossian F, Pritchard M, Wittkowski A. The effects of maternal depression, anxiety, and perceived stress during pregnancy on preterm birth: A systematic review. Women and birth. 2015;28(3):179-193.
8. Hermon N, Wainstock T, Sheiner E. et al. Impact of maternal depression on perinatal outcomes in hospitalized women – a prospective study. Arch Womens Ment Health. 2019;22:85-91.
9. Dagklis T, Tsakiridis I, Chouliara F, Mamopoulos A, Rousso D, Athanasiadis A, et al. Antenatal depression among women hospitalized due to threatened preterm labor in a high-risk pregnancy unit in Greece. J Matern Fetal Neonatal Med. 2018;31(7):919-25.

10
O luto na assistência perinatal

Heloisa de Oliveira Salgado

INTRODUÇÃO

Quando falamos sobre "luto perinatal"*, é preciso se compreender que estamos nos referindo a um contexto em que fenômenos estão acontecendo em sequência e, não raro, simultaneamente na vida de uma pessoa†: gestação, parto/nascimento/expulsão do feto ou embrião‡, puerpério e luto. Este fato torna a assistência mais complexa e é sobre suas especificidades que este capítulo irá tratar.

De maneira geral, os profissionais da saúde são preparados para lidar com uma parte da questão. Profissionais que atuam na perinatalidade possuem um maior conhecimento no ciclo gravídico puerperal (CGP) e um menor conhecimento quanto às questões relativas ao luto. Já profissionais da saúde mental tendem a ter um conhecimento maior acerca das questões relativas ao luto e um menor acerca do CGP. No entanto, quando estes dois fenômenos se encontram e ocorrem próximos ou simultaneamente, torna-se necessário um diálogo franco entre estas duas áreas a fim de que a assistência, os profissionais e pessoas

---

* Neste capítulo, será feito o uso do termo "perinatal" de forma ampliada. Para informações adicionais, consultar: Brasil. Manual de vigilância do óbito infantil e fetal e do comitê de prevenção do óbito infantil e fetal. Ministério da Saúde; 2009. Disponível em: [https://bvsms.saude.gov.br/bvs/publicacoes/vigilancia_obito_infantil_fetal.pdf]. Acesso em: 30, abril 2024.

† A respeito da terminologia usada neste capítulo, é importante mencionar que buscou-se evitar o uso da palavra mulheres, dando preferência para o uso de pessoa: pessoa com útero, pessoa gestante e pessoa puérpera, com o intuito de incluir pessoas trans ou pessoas não binárias e que passam pela perda de uma gestação ou o óbito de um bebê.

‡ Aqui refere-se ao fenômeno de nascimento de um bebê, ou da expulsão/retirada de um feto, independentemente se este se deu naturalmente, de forma induzida ou cirúrgica.

enlutadas possam viver este momento que envolve a chegada e a despedida de uma vida de forma plena, justa e digna como todos os nascimentos e despedidas deveriam ser.

Para começo de conversa, precisamos compreender que, quando se trata de luto perinatal, é imprescindível levarmos em consideração diferentes aspectos que impactam esse fenômeno. Em primeiro lugar, temos os fenômenos fisiológicos, algo que promove um grande impacto neste luto em especial. Não é possível se falar sobre a perda de uma gestação, um nascimento prematuro cursando com óbito ou a morte de um bebê no período neonatal sem se levar em consideração os fatores fisiológicos envolvidos neste momento: sejam aqueles relacionados a uma gestação, ao parto ou puerpério, ou até mesmo a produção de leite.

Mas não são somente as questões fisiológicas que impactam e são impactadas pelo luto. Neste sentido, temos aspectos culturais e que são específicos do CGP, como a valorização de marcos de desenvolvimento do bebê; eventos comemorativos específicos do período gestacional (os conhecidos "chás de..."), datas comemorativas (dia das mães, dos pais, Natal etc.); direitos adquiridos como licenças (maternidade, paternidade), dentre outros.

No entanto, há também questões sociais específicas do fenômeno da morte e do luto e que impactam nesse momento: "falar de morte é mau agouro", reforçando o medo de se falar sobre possíveis desfechos negativos para uma pessoa gestante; a crença de que é melhor ficar com a lembrança de uma pessoa viva do que morta (levando a atitudes de proibir ou dificultar os pais a verem filhos mortos por ser algo traumático) e o conceito de "virar a página" ou "retomar a vida" como um sinal de "luto saudável".

Aqui, foram relacionadas algumas questões específicas de uma parte de nossa cultura e que impactam diretamente o luto, uma vez que reduzem as chances de se processá-lo adequadamente e, no que diz respeito ao luto perinatal, reduz oportunidades de se criar memórias e se despedir da gestação interrompida ou do bebê que morreu.

Estes são só alguns dos aspectos que impactam o luto na assistência perinatal. A seguir, vamos abordar o tema a partir da realidade brasileira e das já conhecidas e reconhecidas boas práticas propostas por protocolos de luto perinatal existentes em outros países. Assim, será possível refletir acerca de uma diretriz de acolhimento para as famílias enlutadas pela perda de uma gestação ou pela morte de um bebê no contexto brasileiro.

PERDAS E LUTOS NO CONTEXTO DA SAÚDE REPRODUTIVA

Quando se fala a respeito de perdas e lutos no contexto da saúde reprodutiva, existem diversos fenômenos que impactam a vida de uma pessoa. Dentre estes, temos lutos relacionados a vários aspectos e que tangenciam toda a vida destas pessoas.

Da menarca, passando ao climatério e a menopausa. Da dificuldade em engravidar, passando pelo diagnóstico de infertilidade e diversos tipos possíveis de tratamentos. Das possibilidades diversas de se tornar mãe ou pai ou da sua impossibilidade. Dos abortos espontâneos ou provocados. Do diagnóstico de doenças, síndromes ou más-formações. Complicações no parto, violências ocorridas durante a assistência, lesões ou perdas de órgãos, dentre outros. Todos esses são fenômenos relacionados ao contexto da saúde reprodutiva e podem cursar com o luto. No entanto, pessoas vivem a experiência da perda e, consequentemente, de luto de maneiras diferentes. Da mesma forma que uma única pessoa vive de maneiras diversas, há lutos diferentes em diferentes momentos da vida. Mas não são somente estes fenômenos que impactam o luto na saúde reprodutiva.

Questões econômicas e sociais devem sempre ser levadas em consideração: a cor da pele, os anos de estudo, renda, religião, identidade sexual e de gênero, todos esses aspectos impactam a assistência que é recebida e, consequentemente, terão impacto na vivência do luto e nos enlutados. Uma assistência de baixa qualidade, ou até mesmo violenta, acrescenta camadas adicionais de sofrimento ao já existente sofrimento que é consequência da perda de uma gestação ou da morte de um bebê.

O luto no contexto da maternidade tem intersecção com os lutos possíveis no contexto da saúde reprodutiva. As mudanças que acontecem são interpretadas como perdas e são decorrentes de mudanças nos papéis sociais, nos relacionamentos, na imagem corporal e se complexificam com a privação de sono, privação de liberdade, escassez de tempo e estilo de vida. Um agravante importante é o não reconhecimento de tais perdas como luto, tornando invisível a dor de quem experimenta o processo. A invisibilidade do luto no universo da vida reprodutiva – o que engloba o luto perinatal – agrava os efeitos psíquicos e orgânicos das pessoas enlutadas. No entanto, por mais que esses lutos sejam minimizados socialmente, são reais e precisam ser validados.

DIRETRIZES DE ACOLHIMENTO NO LUTO PERINATAL

Para se abordar famílias enlutadas pela perda de uma gestação ou a morte de um bebê, é fundamental contar com diretrizes específicas que orientam para esse cuidado. Deste modo, irei tratar aqui daquelas propostas tanto no livro *Como lidar com o luto perinatal*[1] como no estudo conduzido por Salgado et al.[2] e dos protocolos disponíveis no Reino Unido[3].

Tais diretrizes podem ser compreendidas como uma proposta de protocolo a ser adaptado para as diversas realidades: locais e institucionais. Quando se fala em uma diretriz de acolhimento voltada ao luto perinatal, é fundamental se considerar duas dimensões: a assistência voltada aos pais enlutados e família e o suporte à equipe. Essas duas dimensões se inter-relacionam; porém, o suporte à equipe deve ser o ponto de partida, uma vez que profissionais e equipes devem estar capacitados e amparados para prover assistência às famílias enlutadas.

O cuidado junto à equipe, profissionais e funcionários

Partindo-se da pergunta "quem cuida do cuidador", nestas diretrizes específicas, o cuidado surge a partir do momento em que se é estabelecida (e garantida) uma rotina de formação profissional, alinhamento de conduta, além de escuta, acolhimento e encaminhamento das necessidades individuais dos profissionais e das equipes.

Não são muitos os países que possuem protocolos estabelecidos para o cuidado às famílias enlutadas pela perda de uma gestação ou de um bebê. Austrália, Canadá, França e Reino Unido são alguns deles[2]. E as boas práticas já aplicadas nestes países têm demonstrado que a experiência, tanto para a família como para os profissionais, é mais respeitosa e menos traumática.

No suporte à equipe, é importante se considerar a capacitação de todos aqueles que têm contato direto com os pacientes e/ou famílias: profissionais da saúde e funcionários. Todos, sem exceção. Médico, enfermeiro e auxiliares, nutricionistas, psicólogo, assistente social até recepcionista, auxiliar de limpeza, copeira etc. Todos devem conhecer as diretrizes de acolhimento às famílias enlutadas delineadas para aquela instituição. Mas o suporte à equipe não se resume a formações, capacitações e/ou treinamentos.

Propor um suporte à equipe é também acolher necessidades específicas desta equipe, ou de seus indivíduos, com relação ao sofrimento que pode surgir, por exemplo, como consequência de uma assistência específica a uma família que passou pela perda de uma gestação ou a morte de um bebê, ou o sofrimento amplificado por prestar assistência em contextos que envolvem o luto. Deste modo, é fundamental o cuidado – o que envolve escuta e acolhimento – com a saúde mental da própria equipe e/ou profissionais/funcionários de uma instituição. Lembrar que antes de profissionais da saúde ou funcionários da instituição, trata-se de seres humanos e que, eles próprios, podem estar passando por algum processo de luto ou de sofrimento, ou sentirem-se altamente tocados pela assistência a algumas situações (especialmente aquelas em que o óbito acontece sem aviso prévio), o que pode gerar ou amplificar o sofrimento ou gerar estresse.

Neste sentido, partindo-se como referência dos *guidelines* do Reino Unido, sugere-se ter um profissional capacitado para exercer essas duas funções – formação e acolhimento da equipe: o "profissional do luto" §[4], uma pessoa que lida com as questões de luto junto com as famílias, com a equipe e os profissionais. No Brasil, não existe oficialmente esse profissional. Deste modo, sugere-se destacar, dentre os profissionais da saúde que compõem a instituição, pessoas que receberão uma formação adicional e específica para desempenhar esta função. Dentre suas atribuições estaria a capacitação de antigos e novos profissionais e funcionários, bem como uma escuta diferenciada e sensível, e o acolhimento, bem como o encaminhamento de pessoas para serviços específicos nos casos em que há esta necessidade. Esta é uma das maneiras de garantir que esses profissionais sejam bem cuidados dentro da própria instituição, encontrando-se aptos para prestar um cuidado de excelência aos pacientes e respectivos familiares.

O cuidado junto às famílias

O protocolo de apoio ao luto perinatal tem início quando se tem o diagnóstico, com a "comunicação de más notícias"[5] e segue por todo o período que envolverá a internação, o nascimento do bebê ou os procedimentos cirúrgicos pós-aborto (quando é o caso) e segue até a alta, o período pós-alta e, em casos em que há uma nova gestação, durante todo o pré-natal, parto e pós-parto (independentemente de quantas novas gestações houver). Deve-se compreender que essa família enlutada pode sofrer impactos da perda e trauma nas futuras gestações. Por isso, as instituições e equipes devem ser preparadas para o cuidado com famílias enlutadas ao longo de sua vida reprodutiva.

As diretrizes de acolhimento sugeridas para a assistência à pessoa gestante e sua família envolve desde o diagnóstico e a comunicação da má notícia, até o nascimento do bebê, a coleta de memórias do bebê, orientações acerca de exames que podem/devem ser feitos ainda na internação (autópsia do bebê e seus anexos), informações sobre o registro do bebê, funeral, direitos e legislação, bem como orientações sobre a alta e os cuidados pós-alta (incluindo aqui orientações específicas sobre as várias possibilidades para manejo da apojadura). Após a alta, o protocolo deve dar seguimento ao suporte emocional, exames investigativos complementares, a consulta de retorno e, quando for o caso, exames preparatórios para uma nova gestação e a assistência a uma nova gestação, parto, pós-parto e o acompanhamento do novo puerpério.

---

§ No Reino Unido, o profissional que desenvolve esta função chama-se *bereavement midwife*[4].

Quando se aborda a assistência junto a famílias enlutadas pela perda de uma gestação ou óbito de um bebê, especialmente após a notícia ou no período que compreende o nascimento ou a morte de um bebê, há um tripé que não pode ser esquecido, "o tripé do luto perinatal": privacidade, tempo e oportunidade. Com esses três pilares, aumenta-se a chance de se oferecer uma assistência digna e respeitosa, ou seja, um atendimento humanizado.

Apesar de serem aspectos diferentes, ao se oferecer privacidade e tempo, cria-se espaço para que a família "ganhe oportunidade", ou seja, amplie as possibilidades de conhecer o seu bebê, criar vínculo, se despedir e preparar-se para o funeral. Neste período, é fundamental permitir que a família veja e permaneça com o seu bebê, tire fotos, receba visitas, realize rituais (batismos, p.ex.), dê banho, troque roupinha, colete lembranças etc. Em outras palavras, crie memórias com o seu bebê. Uma revisão sistemática[6] mostrou que famílias que puderam ver e segurar o bebê referem maior bem-estar nos meses que se seguiram à morte do seu filho e no processo de luto. No Reino Unido, recomenda-se o uso de recursos ou dispositivos que permitam um "berço refrigerado"[4], possibilitando a conservação mais prolongada do corpo do bebê.

É fundamental que os profissionais da assistência nunca presumam que sabem o que é melhor para aquela família. Destaca-se a importância de sempre perguntar à família sobre suas necessidades em vez de presumir o que é melhor; oferecer informações e discutir conjuntamente e, sempre que possível, preparar um "plano de cuidado" que será um guia para toda a assistência a ser ofertada e recebida ao longo do período de internação. O planejamento dos cuidados, considerando os desejos da família, a coleta de memórias físicas em uma caixa, o apoio no pós-alta e em gestações subsequentes também são pontos importantes e que devem constar nas várias etapas dos protocolos.

Em resumo, como forma de se garantir memórias de qualidade, sugere-se:

- Comunicar adequadamente a má notícia: não privar a família de informações.
- Garantir a privacidade: escolher e preparar um espaço preservado do contato com outras famílias e bebês.
- Oferecer tempo.
- Preparar os planos de cuidados:
    - De nascimento.
    - Intensivos ou paliativos.
    - Da despedida e luto.
- Encorajar a família a ver, segurar e passar um tempo com o seu bebê: é comum haver recusa no primeiro instante; portanto, é preciso oferecer tempo para que a família possa elaborar melhor essa ideia.

- Preparar a família para o encontro (quando for o caso): descrever e explicar sobre uma má-formação existente ou sobre características físicas apresentadas pelo bebê (coloração ou maceração da pele etc.).
- Preparar o bebê para o encontro (quando for o caso): limpar o bebê (não dar banho), verificar se a família deseja escolher a roupa para vestir o bebê, vesti-lo por completo (fralda, gorro, meias e manta), chamar o bebê pelo nome (quando houver). O intuito é garantir uma experiência o mais próxima possível da "normalidade", ou seja, dar a possibilidade de viver com o seu bebê aquilo que pais costumam viver com o seu bebê que acabou de nascer.
- Providenciar a "caixa de memórias" do bebê: mecha de cabelo, digital do pé e da mão, fotos do bebê, carimbo da placenta, uma das roupas usadas, pulseiras do recém-nascido, cartas/cartões de condolências escritos pela equipe, folhetos que contenham orientações e que devem ser oferecidos por escrito:
  - O manejo, supressão ou doação de leite.
  - Luto *vs.* puerpério.
  - O que se esperar em pais enlutados pela perda de seu bebê.
  - Procedimentos junto ao cartório.
  - Procedimentos junto à funerária.
  - Datas de futuras consultas e exames.
  - Onde buscar por apoio psicológico.
  - Onde encontrar grupos de apoio.
  - Onde buscar por assistência médica.
  - Sinais de risco que necessitam de avaliação médica ou psicológica.

Considerando-se a assistência a famílias enlutadas que temos ainda hoje no Brasil, é urgente se modificar situações que podem ocasionar mais sofrimento e dor em uma pessoa que está passando pela perda de uma gestação ou o óbito de um bebê: ser internada em quarto com outras pessoas gestantes ou puérperas; a demora ou o atraso com tratamentos e prescrições; culpabilizar a gestante/puérpera pela perda ou óbito (mesmo naqueles casos em que houve alguma negligência por parte da pessoa); não garantir uma comunicação institucional rápida e eficaz entre pares de que trata-se de uma família enlutada (em que não há um bebê para mamar, por exemplo), dentre outros inúmeros relatos de invisibilidade do luto e do enlutado ou violências na assistência recebida.

CONSIDERAÇÕES FINAIS

Dispor de um protocolo de assistência humanizada e centrado na família para situações de perda gestacional ou neonatal permite oferecer um atendimento mais respeitoso e menos traumático neste momento tão delicado na vida das pessoas.

 REFERÊNCIAS

1. Salgado HO, Polido CA. Como lidar: luto perinatal: acolhimento em situações de perda gestacional e neonatal.1ed. São Paulo: Ema Livros; 2018.
2. Salgado HO, Andreucci CB, Gomes ACR, Souza JP. The perinatal bereavement project: development and evaluation of supportive guidelines for families experiencing stillbirth and neonatal death in Southeast Brazil – a quasi-experimental before-and-after study. Reprod Health. 2021;18:5. https://doi.org/10.1186/s12978-020-01040-4.Xx
3. NBCP pathways material. National Bereavement Care Pathway, 2024. Disponível em: https://nbcpathway.org.uk/professionals/nbcp-pathways-material. Acesso em: 30 abr. 2024.
4. Schott J, Henley A, Kohner N. Pregnancy loss and the death of a baby: guidelines for professionals. 4th ed. London: Tantamount on behalf of Sands, the stillbirth & neonatal death charity; 2016.
5. Pereira CR, Calônego MAM, Lemonica L, Barros GAM. The P-A-C-I-E-NT-E Protocol: an instrument for breaking bad news adapted to the Brazilian medical reality. Rev Assoc Med Bras. 2017;63(1):43-49.
6. Kingdon C, Givens JL, O'Donnell E, Turner M. Seeing and holding baby: systematic review of clinical management and parental outcomes after stillbirth. Birth. 2015;42(3):206-18.

11
Cuidados paliativos perinatais

Renata Bolibio
Joelma Queiroz Andrade

INTRODUÇÃO

A gestação se constitui como um período de grande expectativa para todos os envolvidos, em especial para a mulher que vivencia esta experiência pela via do corpo.

As fantasias relacionadas à gravidez e ao bebê são construídas no mundo interno da mulher, sendo fruto de suas relações, necessidades conscientes e inconscientes. É durante a gestação, momento em que o corpo está em transformação para sustentar uma nova vida, que o envolvimento afetivo entre mãe e bebê se desenvolve. A mulher constrói simbolicamente o seu bebê imaginário, projetando quem ele será e como ele será, atribuindo a ele características familiares e do seu desejo. Dentre todas as expectativas relativas ao gestar, a mais comum é a de ter um filho ou uma filha saudável[1,2].

A PRESENÇA DE MALFORMAÇÕES FETAIS E SEU IMPACTO NA SAÚDE MENTAL PARENTAL

Houve, nas últimas décadas, avanços tecnológicos importantes nos aparelhos de ultrassonografia e no conhecimento relativo ao desenvolvimento fetal. A detecção de malformações fetais durante o pré-natal se tornou possível com imagens de melhor qualidade, estudos científicos e profissionais especializados[3]. Cerca de 3% das gestações são acometidas por malformação fetal e destas, 1,2% são malformações maiores, ou seja, que irão causar sérias complicações ao recém-nascido e à criança[4,5].

Considerando que o período perinatal tem início na 22ª semana de gestação e termina no 7º dia após o parto, o desenvolvimento fetal deve ser acompanhado durante toda a gestação com os exames de ultrassonografia morfológica, possibilitando o diagnóstico, a avaliação das características da malformação fetal, avaliação do prognóstico e o planejamento da gestação, parto e pós-parto[6,7].

As representações do bebê imaginário e o vínculo afetivo entre mãe e bebê são intensificados com a evolução da gestação, a percepção do movimento fetal e informações específicas sobre seu desenvolvimento[8].

O diagnóstico de uma malformação fetal atravessa de forma violenta a experiência da gestação, podendo ter um efeito devastador na gestante e em seus familiares. Se antes o bebê era imaginado com traços familiares e como uma continuidade do ser da mulher, ele passa a ocupar o lugar do desconhecido. São identificados sentimentos de tristeza, preocupação intensa, culpa e medo do sofrimento[9,10].

O modo como a gestante vai enfrentar este momento vai depender de diversos fatores, como a sua estrutura emocional, a dinâmica do casal e de seus familiares, sua rede de apoio, a gravidade das malformações fetais, o acesso à profissionais especializados, a disponibilidade de informações e o planejamento do seu cuidado[11].

CUIDADOS PALIATIVOS PERINATAIS

A Organização Mundial da Saúde publicou a última atualização do conceito de cuidado paliativo, em 2018, como uma "abordagem que promove a qualidade de vida de pacientes e seus familiares, que enfrentam doenças que ameacem a continuidade da vida, por meio da prevenção e do alívio do sofrimento". Para tal, é necessária a identificação precoce, avaliação especializada, tratamento de dor e de outros problemas físicos, sociais, psicológicos e espirituais[12]. Neste contexto, está indicada a abordagem de uma equipe de cuidados paliativos durante o pré-natal de gestantes de fetos com malformações graves[9].

A utilização da abordagem de cuidados paliativos no período gestacional teve início nos anos 1990, nos Estados Unidos, tendo os primeiros modelos de assistência publicados nos anos 2000. As gestantes incluídas na assistência eram aquelas cujos fetos também tinham indicação à realização do aborto terapêutico. O acompanhamento da gestação passou a ser dado como uma opção à gestante, incluindo a discussão e tomada de decisão em conjunto com a família, possibilitando a construção e o desenvolvimento do vínculo afetivo com o filho[13].

As gestantes elegíveis para o acompanhamento com equipe de cuidados paliativos perinatal são aquelas cujos fetos têm doenças que ameacem a continuidade da vida, incluindo a maioria das malformações fetais maiores que necessitam de cirurgia ou que acarretem restrição no tempo ou qualidade de vida[6,7,9].

No Brasil, a primeira descrição de modelo de acompanhamento em cuidados paliativos de gestantes de fetos com malformações de alta mortalidade foi publicada em 2017, sendo utilizada até hoje pelo Grupo de Assistência Integral em Perinatologia (GAIP) da Divisão de Clínica Obstétrica do Hospital das Clínicas da Faculdade de Medicina da Universidade de São Paulo[9].

Este grupo é composto por profissionais da área médica (obstetras e neonatologistas), enfermagem, psicologia e serviço social. O objetivo é oferecer o acompanhamento integral no âmbito físico, psíquico, social e espiritual da gestante e seus familiares, facilitando o planejamento da gestação, parto e pós-parto com base nos valores da família. São realizadas discussões sobre os objetivos de cuidado do recém-nascido, planejamento de memórias, intervenções com o objetivo de promover o vínculo materno-fetal, auxílio no luto antecipatório e cuidado no processo de luto[4].

O luto é um processo natural que requer a elaboração psíquica de vivências de perdas significativas e implica a transformação e ressignificação da relação com o que foi perdido. Quando há a compreensão de que há risco de óbito fetal durante a gestação, risco de óbito intraparto ou após o nascimento, as gestantes vivenciam o processo de luto antecipatório[14,15].

É fundamental refletirmos sobre o fato de que a gravidez se anuncia publicamente pelas modificações do corpo da mulher e é considerada, socialmente, como um momento de plenitude. Por outro lado, vivenciar a gestação de um feto malformado grave traz maior complexidade a essa experiência.

É possível observar que muitas gestantes apresentam sintomas de ansiedade e depressão após a descoberta da malformação fetal. Podem surgir sentimentos de tristeza profunda, desesperança, desânimo, pensamentos de morte, isolamento social, agitação psicomotora, cansaço físico e mental, irritabilidade, inapetência e insônia[16,17].

O risco de depressão durante a gestação e pós-parto é maior para estas mulheres. É fundamental que o profissional de saúde esteja atento, encaminhando as pacientes em risco para avaliação específica e tratamento especializado[18].

CASO CLÍNICO

Mariana (nome fictício) é uma mulher de 31 anos com ensino médio completo, atividade ocupacional, evangélica praticante, casada e tinha uma filha de 12 anos. Planejou sua gravidez junto com seu esposo e logo que se descobriu grávida deu início ao pré-natal. Os nomes já estavam escolhidos: se fosse um menino se chamaria Davi (nome fictício) e se fosse uma menina, Rafaela (nome fictício).

Com idade gestacional de 17 semanas, realizou exame de ultrassonografia morfológica e foi informada de que o feto estava com múltiplas malformações, sendo uma delas cerebral. Mariana foi encaminhada para um Hospital de referência em Medicina Fetal para avaliação especializada. Após refazer o exame recebeu o diagnóstico fetal de acrania, anencefalia e defeito da parede abdominal do tipo onfalocele, com exteriorização de alças intestinais.

A acrania é uma malformação congênita rara, caracterizada pela ausência parcial ou total do crânio. Frequentemente está associada à anencefalia, uma malformação do sistema nervoso central. Ambas são consideradas patologias com prognóstico letal, e no Brasil o aborto de fetos anencéfalos foi discriminalizado em 2012[19,20].

Após ser orientada pela equipe médica sobre as malformações fetais e as condutas possíveis, acompanhamento da gestação ou aborto, Mariana decidiu seguir com a gravidez com base na sua crença e nos seus valores. O aborto jamais seria uma opção para ela, pois considerava tal ato um pecado. Foram realizados os seguintes encaminhamentos: por apresentar-se em profundo sofrimento psíquico, foi encaminhada para avaliação psicológica, pelo antecedente de transtorno depressivo foi encaminhada para avaliação psiquiátrica e pelo diagnóstico de doença fetal que ameaçava a continuidade da vida seu acompanhamento foi agendado com a equipe de cuidados paliativos perinatais.

Na primeira entrevista psicológica, estava calada, apenas respondia o que lhe era questionado e fazia pouco contato visual. Foi considerado importante explicar a Mariana qual era a função de uma psicóloga no pré-natal e em pré-natais em que há alguma alteração no desenvolvimento fetal. Além da proposta de cuidar de Mariana para além do corpo físico, a psicóloga estava lá para ouvi-la.

Com muita emoção, Mariana contou sobre o planejamento da gestação, o desejo de ter outro filho e a felicidade que compartilhava com a família nos últimos meses, sendo o centro das atenções. A gravidez teve um efeito muito positivo na sua vida, havia "curado" uma depressão que se arrastava por anos de tratamento, sem sucesso. Ao se descobrir grávida, interrompeu o uso das medicações.

Quando começou o pré-natal, comparecia às consultas sozinha, pois seu esposo trabalhava e, ao término, ela retornava ao trabalho. Não houve nenhuma intercorrência no primeiro trimestre da gestação.

O exame de ultrassonografia foi muito aguardado por ela, era o momento de descobrir o sexo do bebê, informação que considerava importante para começar a planejar o quarto e montar o enxoval. Neste exame recebeu a notícia de que estava grávida de um menino e também foi informada sobre as alterações em seu desenvolvimento.

Mariana lembrou que, após receber a má notícia, ficou em estado de choque e teve uma crise de choro, precisando de um tempo para se reorganizar emocionalmente e voltar para casa. Explicou ao esposo e à filha o que havia entendido do quadro de Davi e ouviu de ambos que deveria ser um erro médico.

Quando compareceu à consulta com a equipe especializada, recebeu informações mais detalhadas do desenvolvimento de Davi e suas alterações, sendo matriculada no pré-natal de alto risco. Definia a experiência do pré-natal como "uma tortura": embora tivesse esperança de que o quadro de Davi pudesse melhorar, a cada exame era informada sobre a piora de seu filho, o que tornava difícil acreditar no "erro médico".

A partir daquele momento, passou a apresentar humor deprimido e oscilava entre momentos de esperança e desesperança. Sentia cansaço físico e mental, a ponto de ter dificuldade de sair da cama e se alimentar. Não conseguia se concentrar no trabalho, tinha pensamentos de morte e muita dificuldade para dormir. Após a avaliação psiquiátrica, sua medicação foi reintroduzida, gerando efeito positivo apenas no sono e autocuidado de Mariana.

Durante o segundo trimestre, não apresentou nenhuma intercorrência obstétrica, mas se queixava de dores no corpo e a movimentação fetal era percebida com muita angústia, pois marcava a existência de Davi. Era significada por ela como a prova de que em seu ventre ele estava seguro, mas não poderia mantê-lo lá para sempre.

Emocionalmente, Mariana estava muito fragilizada e em extremo sofrimento. Havia momentos em que buscava formas de não se vincular ao seu bebê por receio de perdê-lo, mas havia desejado tanto esse filho que se sentia culpada por não aceitá-lo como ele era.

No último trimestre passou a ter dificuldade de sair de casa, evitando ser abordada por desconhecidos e questionada sobre sua gravidez.

Mariana foi se vinculando aos profissionais da equipe conforme percebia que era acolhida e não havia nenhuma tentativa de calar sua angústia, mas dar voz a ela. Optou por se afastar de familiares que assumiam um discurso contrário ao da equipe de saúde e afirmavam que ela deveria ter fé para levar seu filho para casa.

Durante os atendimentos com a equipe de cuidados paliativos foram discutidos todos os desfechos possíveis e os objetivos de cuidado de Davi após o parto. Foi decidido, em conjunto com a paciente, que não seria feito suporte artificial de vida porque não traria nenhum benefício a ele.

Mariana estava decidida de que era o melhor que tinha a oferecer ao filho, porém apresentava-se apreensiva com o questionamento da equipe sobre o contato que ela e seu esposo gostariam de ter com Davi após o parto.

Tinha dúvidas se teria forças para conseguir ver o filho e segurá-lo no colo devido às malformações, mas com o tempo assumiu o medo de se impressionar porque havia visto fotos na internet de crianças com as mesmas alterações que ele. É função da equipe possibilitar o encontro entre a mãe e o bebê, respeitando seus limites e expectativas.

Conforme se aproximava o parto, Mariana demonstrava ainda mais angústia e medo. Embora quisesse conhecer o filho, sabia que ela o mantinha seguro no seu corpo e sentia muita impotência por pensar que não tinha o que fazer por ele. Desde o diagnóstico, vivenciou o processo de luto antecipatório, que é aquele que ocorre antes da perda real, mas que mantém as características e sintomas do processo de luto[21].

Mariana entrou em trabalho de parto prematuro com 33 semanas de gestação e se dirigiu ao Hospital mais próximo de sua casa, sendo internada. Conversou com a equipe que a assistiria sobre a condição de saúde de Davi, demonstrando desejo em pegá-lo no colo após o parto.

Davi nasceu e permaneceu vivo por 56 minutos, no colo de Mariana, que estava acompanhada do esposo. Ela solicitou à equipe que tivesse privacidade nesse momento com o filho e foi olhando "pedacinho por pedacinho" do seu corpo, conforme se sentia confortável. Percebeu que o pezinho de Davi era parecido com o dela, a mãozinha era igual à do esposo e ele tinha traços parecidos com a irmã.

Os 56 minutos de vida de Davi foram emocionantes para Mariana. Ela teve a oportunidade de cantar, acariciar o filho e estar ao lado dele "pelo tempo que foi possível". Foi interrompida pela equipe médica que avaliava Davi periodicamente e foi avisada quando ele faleceu. Recebeu da equipe de enfermagem um papel com a marca dos pezinhos de Davi e guardou a lembrança para fazer um quadro em homenagem a ele.

Mariana deu continuidade no seu tratamento psiquiátrico e psicológico porque concluiu que precisava de um espaço para falar de si e se responsabilizar pelo seu cuidado.

Este caso clínico foi escolhido por ilustrar a repercussão emocional de uma gestação de alto risco por malformação fetal grave, além de reforçar a importância da avaliação especializada em saúde mental para essas mulheres.

REFERÊNCIAS

1. Piccinini CA, Gomes AG, Moreira LE, Lopes RS. Expectativas e sentimentos da gestante em relação ao seu bebê. Psic: Teor e Pesq. 2004; 20(3):223-32.
2. Souza GF, Souza AS, Praciano GA, França ES, Carvalho CF, Paiva Júnior SS, et al. Apego materno-fetal e transtornos psiquiátricos em gestantes com fetos malformados. J Bras Psiquiatr. 2022; 71(1):40-9.
3. Farraposo S, Montenegro N, Matias A. Evaluation of the role of first-trimester obstetric ultrasound in the detection of major anomalies: a systematic review. J Perinat Med. 2014;42(2): 141-9.
4. Andrade JQ, Nascimento NB, Barbosa TV, Bolibio R, Oliveira FF, Gibelli MA. Cuidados paliativos em medicina fetal. In: Zugaib M, Francisco RP. Protocolos assistenciais: Clínica Obstétrica FMUSP. Rio de Janeiro: Atheneu; 2021. p. 195-198.
5. EUROCAT – European Surveillance of Congenital Anomalies. EUROCAT Guide 1.4: Instruction for the registration of congenital anomalies. EUROCAT Central Registry, University of Ulster, 2013.
6. Bolibio R, Jesus RC, Oliveira FF, Gibelli MA, Benute GR, Gomes AL, et al. Cuidados paliativos em medicina fetal. Rev Med (São Paulo). 2018;97(2):208-15.
7. Oliveira FF, Nascimento NB, Benute GR, Barbosa TV, Bolibio R, Gomes AL, et al. Cuidados paliativos no período pré-natal. In: Rubio AV, Souza JL. Cuidado paliativo pediátrico e perinatal. Rio de Janeiro: Atheneu. 2019. p. 289-99.
8. Medeiros AC, Vitorino BL, Spoladori IC, Maroco JC, Silva VL, Salles MJ. Sentimento materno ao receber um diagnóstico de malformação congênita. Psicol Estud. 2021;26(e45012).
9. Andrade LS. Grupo de apoio integral às gestantes e familiares de fetos com malformação: utilização de conceitos de cuidados paliativos no atendimento em medicina fetal [Tese de Livre Docência]. São Paulo: Faculdade de Medicina da Universidade de São Paulo; 2017. 273 p.
10. Cunha AC, Guimarães ES, Albuquerque KA, Monteiro LF. Impacto da microcefalia no vínculo mãe-bebê e suas repercussões para o desenvolvimento infantil. Psicol USP. 2022;33(e190098).
11. Setúbal MS, Barini R, Zaccaria R, Silva, JL. Reações psicológicas diante da gravidez complicada por uma malformação fetal. 2004. Disponível em: https://static1.squarespace.com/static/5c3094151137a-6b0ee0f40a3/t/5cbdf49aeef1a1dcc70425b4/1555952795490/2956333.pdf
12. World Health Organization (WHO). Palliative care. 2020. Disponível e: https://www.who.int/news-room/fact-sheets/detail/palliative-care
13. Calhoun BC, Reitman JS, Hoeldtke NJ. Perinatal hospice: a response to partial birth abortion for infants with congenital defects. Issues Law Med. 1997;13(2):125-43.
14. Bennett J, Dutcher J, Snyders M. Embrace: addressing anticipatory grief and bereavement in the perinatal population: a palliative care case study. J Perinat Neonatal Nurs. 2011;25(1):72-6.
15. Ondere Neto J, Lisboa CS Doenças associadas ao luto antecipatório: uma revisão da literatura. Psicologia, Saúde e Doenças. 2017;18(2):308-321.
16. Antunes MS, Patrocínio C. A malformação do bebê: vivências psicológicas do casal. Psicologia, Saúde & Doenças. 2007;8(2), 239-52.
17. Borges MM, Petean EB. Malformação fetal: enfrentamento materno, apego e indicadores de ansiedade e depressão. Rev. SPAGESP. 2018;19(2):137-48.
18. Tess V, Prado KS, Dias RS. Transtornos mentais na gestação e no puerpério. In: Miguel EC, Lafer B, Elkis H, Forlenza, OV. Clínica psiquiátrica: as grandes síndromes psiquiátricas. Barueri: Manole; 2021. p. 585-95.
19. Maranha, LA, Augusto, LP, Zanine, SC, Araújo, JC. Acrania e outras falhas na formação dos ossos do crânio: uma revisão da literatura. J Bras Neurocirurg. 2021;23(3):217-21.
20. Brasil. 2012. Supremo Tribunal Federal. Acórdão Inteiro Teor da Arguição de Descumprimento de Preceito Fundamental (ADPF) 54.
21. Worden JW. Terapia do luto: um manual para o profissional da saúde mental. Porto Alegre: Artes Médicas. 1998.

12
Maternidade solo

Patrícia Cristine Piper

INTRODUÇÃO

As mães solo são uma numerosa parcela das mães brasileiras que não estão inseridas numa relação conjugal por questões socioculturais, como o abandono paterno, ou, em menor número, por escolha de uma maternidade voluntária e planejada, como a adoção unilateral ou uso de tecnologias reprodutivas. Assim, entende-se por "mãe solo" a mãe que assume sozinha as responsabilidades financeiras ou afetivas dos filhos[1].

O termo mais comumente utilizado, o "mãe solteira", associa diretamente a maternidade à necessidade de casamento, para então se garantir o reconhecimento da instituição familiar. Historicamente, os direitos civis, reprodutivos e sexuais das mulheres estavam submetidos à vontade do marido e a maternidade só era reconhecida socialmente a partir do lugar de esposa[2-5].

Além disso, o imaginário de sucesso e felicidade do arranjo familiar composto por pai-mãe-filhos biológicos foi sendo reforçado em diversos discursos e narrativas (inclusive narrativas técnicas na área da saúde) como o lugar ideal para o desenvolvimento das crianças, enquanto às "mães solteiras" recaíam preconceitos e julgamentos, como a mulher que fracassou ao não se casar, sendo, portanto, incapaz de oferecer um bom ambiente de desenvolvimento às crianças[4,6].

A reflexão de que ser mãe não é estado civil traz à tona a problemática da fusão do papel matrimonial ao papel materno; e, à medida que novas conformações familiares ganham reconhecimento social e amparo jurídico, o casamento não é mais necessário nem para garantir os direitos da criança em relação a outra figura parental, especialmente quando há abandono[3,4].

Assim, o termo "mãe solo" designa um contingente expressivo de mães que não contam com outra figura parental para exercer os cuidados da prole e estão suscetíveis a um conjunto de experiências desiguais e discriminatórias, que as interpelam e funcionam como determinantes de saúde. São mulheres que vivenciam desafios e dificuldades específicas no exercício da maternidade e, portanto, precisam ser assistidas na complexidade dos fatores que implicam, inclusive, a saúde mental, levando em consideração a interseccionalidade de classe, raça e gênero[2,7].

MATERNIDADE SOLO E RAÇA

Dentro de uma cultura de origens patriarcal* e escravagista† que, como a brasileira, a maternidade é concebida como um projeto idealizado de realização para a mulher, a partir do casamento, que se concretiza na instituição familiar[1,4,7,8].

Esse é um projeto social profundamente atravessado pela raça, pois às mulheres negras não se designam as mesmas possibilidades do projeto familiar como às mulheres brancas. A romantização da maternidade, que confunde instinto materno com papel social construído historicamente, é dotada de um padrão racial branco e não se estende às mulheres negras, pois o lugar social reservado a elas é o desempenho de funções "menores", como amas, babá, domésticas e serviçais. As mulheres negras são submetidas às hierarquias reprodutivas, as quais definem as maternidades mais legítimas e aceitas socialmente[1,8].

As mulheres brancas de classes sociais mais elevadas possuem benefícios históricos que expandem suas possibilidades de vivenciar a maternidade solo

---

* Entende-se por *origem patriarcal* sociedades que se ordenam na jurisdição de patriarcas, garantindo aos homens poderes e privilégios no campo doméstico-familiar, que se estendem ao público no que tange a política, economia e sistema jurídico. Nesse modelo de ordenamento social, os papéis atribuídos ao gênero estão engessados, esperando-se um desempenho dos homens no âmbito público e das mulheres no âmbito privado (trabalho doméstico, de cuidado e reprodutivo). Ainda, o controle sexual feminino é constitutivo da garantia da paternidade; e a autoridade paterna sobre os filhos e esposa é autorizada e endossada, mesmo que por uso de violência. A estrutura da sociedade patriarcal se dá na família, composta por pai-mãe-filhos biológicos, aos quais se destinam os recursos financeiros e investimentos de qualquer ordem. Outros modelos familiares não são considerados de igual valor à família tradicional, assim como quaisquer dissidências que se distanciem das normativas patriarcais de expressão de gênero, expressão de identidades e expressão de papéis. Para maiores discussões, sugiro a leitura do livro de Lerda Gerner, A criação do Patriarcado: história da opressão das mulheres pelos homens.
† O patriarcado está intimamente ligado à escravidão, pois, segundo Lerda Gerner, a opressão das mulheres dentro do próprio grupo social serviu de modelo para a escravidão de homens e posteriormente de outros grupos. A escravidão determinou a categorização de pessoas e a mobilidade ou imobilidade social, e seus efeitos perduram até os dias atuais.

como uma experiência escolhida, enquanto a realidade da maternidade solo entre as mulheres negras vem do resultado do abandono ou morte paterna, circunstâncias naturalizadas diante das estruturas de poder e aspectos históricos que afetam a população negra[1].

As consequências desses atravessamentos raciais perduram, são determinantes sociais de adoecimento e se evidenciam em números, como veremos a seguir.

VULNERABILIDADES DE MÃES SOLO EM NÚMEROS

Segundo a Fundação Getúlio Vargas[9], entre 2012 e 2022, o número de domicílios chefiados por mães solo cresceu 17,8%, passando de 9,6 milhões para 11,3 milhões. Deste contingente, o número de mães solo negras cresceu de 5,4 milhões para 6,9 milhões, enquanto o número de mães solo autodeclaradas brancas ou pardas manteve-se estável.

Em 2022, dos 75,3 milhões de domicílios brasileiros, 14,9% tinham como pessoa de referência mães solo. Dessas, 72,4% vivem em domicílios monoparentais, compostos apenas por elas e seus filhos, ou seja, sem outros parentes ou agregados que possam auxiliar nos cuidados com as crianças.

Mais da metade dessas mães, 54,3%, têm no máximo ensino fundamental completo e apenas 14%, ensino superior. Entre as mães solo negras, 58,7% têm nível educacional mais baixo, sendo apenas 8,9% ensino superior, enquanto entre brancas a proporção é menos desigual.

A maternidade solo durante a fase de escolarização da mulher impacta negativamente a escolaridade, uma vez que a dedicação quase que exclusiva das mães nos primeiros anos de vida da criança torna muito difícil conciliar os estudos. A maternidade antes de concluir a escolaridade desencadeia desdobramentos na vida profissional e pessoal, como a perda de capital humano decorrente da interrupção dos estudos, a depreciação do conhecimento e a falta de capacitação. Os impactos são demonstrados em inúmeros estudos, nos quais se constata que a idade de ser mãe pela primeira vez está diretamente associada a baixa escolaridade, dificuldade em acessar o mercado de trabalho e salários.

A análise do mercado de trabalho revela desafios para as mães solo. Em 2022, 29,4% delas estavam fora da força de trabalho, 7,2% desempregadas e 63,3% ocupadas. Se a análise focar em mães de crianças com menos de 5 anos, as chances de estarem fora da força de trabalho sobem para 32,4% e de desemprego para 10%. Entre as negras, esses números sobem para 34,6% e 11,6%, respectivamente.

Devido à ausência de apoio no cuidado com as crianças, as mães solo preferem trabalhos que tenham maior flexibilidade, recorrendo à informalidade. Em 2022, 45% delas ocupavam postos informais de trabalho.

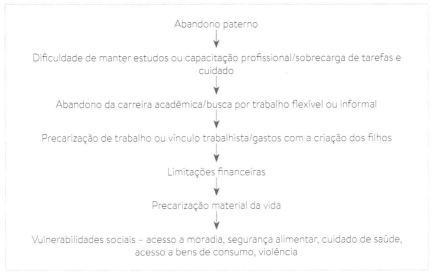

Figura 1   Cascata de efeitos do abandono paterno na maternidade.

Esses números escancaram que, além de ser uma realidade concreta no Brasil, a maternidade solo é uma experiência diferente para mães brancas e negras, sendo esse o grupo mais vulnerabilizado em todas as análises.

A precariedade de laços sociais afeta integralmente a vida das mães solo, culminando em graves vulnerabilidades financeira, laboral, acadêmica e emocional, além de situações de desigualdade, humilhação e abandono social.

ABANDONO PATERNO, UM PROBLEMA NATURALIZADO NO BRASIL

Estima-se que o Brasil tenha 5,5 milhões de crianças sem o registro do pai na certidão de nascimento e que 1 em cada 5 crianças sofram algum tipo de abandono paterno, embora esse número não possa ser concretamente mensurado[10,11].

As possibilidades de divórcio e constituição de novas configurações familiares representam grandes avanços na liberdade sexual e afetiva e escancaram as situações de negligências[3].

Por um lado, a figura masculina segue agindo na lógica do modelo patriarcal, desresponsabilizando-se dos cuidados das crianças quando há um rompimento do laço amoroso com a mãe. Por outro, a violência, o encarceramento e a morte ainda vitimizam uma parcela imensa das mulheres-mães, especialmente as negras, que se tornam mães solo por contingências da precarização da vida[3].

Ainda, condições de saúde dos filhos, como deficiências e neurodivergências, são relatadas pelas mães solo como os motivadores do abandono paterno, em contextos complexos de assistência médica e demandas que sobrecarregam a mulher pelo cuidado[12].

Há diferentes formas de abandono paterno além do não reconhecimento da paternidade: abandono material, quando o genitor deixa de prover a subsistência do filho menor de 18 anos a partir da não garantia de recursos, de pensão alimentícia ou perante negligência em prestar socorro em caso de enfermidade grave; o abandono intelectual, quando o responsável deixa de garantir a educação primária do seu filho, dos 4 aos 17 anos e o abandono afetivo, caracterizado por negação, renúncia, rejeição ou indiferença afetiva ao filho[3,13].

Nos filhos, o abandono paterno está associado a inúmeros efeitos, como apego evitativo, baixa autoestima, ansiedade, depressão, evasão escolar e criminalidade. Porém, os efeitos do abandono não são únicos às crianças e ocorrem em cascata, impactando as mães[14].

A sobrecarga materna é um dos efeitos comumente presentes nessa dinâmica e se caracteriza pelo acúmulo de tarefas que envolvem o cuidado da criança na alimentação, higiene, segurança, deslocamentos, logística, organização, cuidados de saúde e educacionais. Executar toda a dimensão do cuidado sozinha é um desafio que leva muitas mães solo à exaustão, a transtornos ansiosos e depressivos[1,15-17].

Nesse contexto, as mães são unicamente responsabilizadas pelos cuidados das crianças, mas não só. Precisam muitas vezes garantir o sustento material e a dignidade da relação parental, pois a elas recai todo o sucesso ou fracasso de seus filhos[4].

O contexto jurídico, embora já avance em muitos aspectos a garantir direitos à criança, ainda é moroso e tende a penalizar as mães solo. A regulamentação de pensão alimentícia, o recorrente medo da alienação parental‡ e a violência patrimonial são temas que afligem as mães solo e, não raro, as mantêm reféns de uma dinâmica disfuncional com o genitor[3].

O abandono parental se dá quando os pais ou genitores da criança não cumprem com a sua devida obrigação legal de garantir o lazer, o direito à vida,

---

‡ A Lei da Alienação Parental tem sido debatida entre juristas (inclusive com propostas para sua revogação, veja site da Câmara dos Deputados) como sendo um instrumento de manutenção de poder do genitor sobre a mulher ou crianças após a separação. Nesse entendimento, a lei é utilizada como argumento para inibir a mãe de impor limites na relação abusiva ou até mesmo como facilitadora para a manutenção de abusos e violências sexuais contra as crianças, no momento em que as denúncias da mãe se voltam contra ela na forma de falsas acusações de alienação e afastamento das crianças.

à saúde, à alimentação, à educação, ao lazer, à profissionalização, à cultura, à dignidade, ao respeito, à liberdade e à convivência familiar e comunitária, segundo o artigo 227 da Constituição Federal:

Art. 227. É dever da família, da sociedade e do Estado assegurar à criança, ao adolescente e ao jovem, com absoluta prioridade, o direito à vida, à saúde, à alimentação, à educação, ao lazer, à profissionalização, à cultura, à dignidade, ao respeito, à liberdade e à convivência familiar e comunitária, além de colocá-los a salvo de toda forma de negligência, discriminação, exploração, violência, crueldade e opressão.

Tabela 1   Abandono paterno

Abandono material	Abandono intelectual	Abandono afetivo
Quando o genitor deixa de prover recursos básicos para a subsistência do menor	Acontece quando o genitor deixa de prover educação primária do menor, compreendida dos 4 aos 17 anos	Quando o genitor manifesta negação ou renúncia da paternidade ou indiferença, ou rejeição afetiva

MATERNIDADE SOLO COMO PROJETO DE PARENTALIDADE: MONOPARENTALIDADE ELETIVA

A emancipação feminina decorrente da luta feminista tem possibilitado que mulheres construam seus projetos de vida de forma autônoma e independente. O avanço das tecnologias reprodutivas possibilita que mulheres planejem a maternidade e concebam seu projeto de parentalidade na ausência de uma relação de conjugalidade, acessível para classes de maior poder econômico e parcela branca da sociedade[18].

A monoparentalidade eletiva não envolve estruturalmente o desamparo da rede de apoio ou o abandono, embora possa acontecer, pois sendo concebida como um projeto solo é construída a partir de outros pilares[18].

Os desafios da monoparentalidade eletiva estão circunscritos ao acesso financeiro às tecnologias reprodutivas, que, por seu alto custo, não estão disponíveis a todos, e aos preconceitos ainda presentes no imaginário de que o bom desenvolvimento infantil depende da presença de uma figura feminina e masculina[4,18].

MATERNIDADE SOLO E ADOECIMENTO MENTAL

A transição para a parentalidade é especialmente difícil para indivíduos predispostos, sendo importante reconhecer os fatores de risco que podem potencializar vulnerabilidades emocionais, relacionais e sociais, além de propiciar adoecimentos[19].

A saúde mental na parentalidade solo tem sido foco de estudos e a literatura aponta, de forma bastante consistente, que os riscos de adoecimento mental são elevados nessa população quando comparados à parentalidade não solo[15-17].

Embora muitos estudos reconheçam o estado civil como um fator de risco isolado para vários problemas de saúde, outros concentram foco de atenção em fatores sociodemográficos como idade, migração e número de crianças dependentes para verificar as diferenças entre pais casados ou solteiros. Outros estudos relacionam fatores socioestruturais aos transtornos mentais, como tensão financeira, dependência, bem-estar, rede de apoio e cuidado, exposição a adversidades ou violência doméstica. Esses fatores parecem explicar melhor a maior proporção entre sintomas depressivos em mães solo do que fatores sociodemográficos[15-17,20].

Mães solo de crianças pequenas são duas vezes mais propensas a relatar sintomas depressivos e de ansiedade do que mães em relacionamento conjugal; a história de maus-tratos e apoio social inadequado aumentam significativamente a probabilidade de estresse geral e parental. Mulheres migrantes, jovens e filhos em idade pré-escolar são fatores que contribuem para os sintomas depressivos, ansiosos e de estresse geral. Os fatores de risco psicossociais para estresse correspondem aos de depressão e ansiedade, chamando atenção para a necessidade de contingência a partir de políticas públicas e intervenções[15-17,20].

Maus-tratos na infância e comportamento abusivo do parceiro estão consistentemente associados aos sintomas depressivos e ansiosos, chegando a um risco aumentado em até três vezes para a associação entre parceiros abusadores e depressão/ansiedade entre mães solo, particularmente se elas sofreram violência doméstica antes ou durante a gravidez[15-17,20].

Embora a ansiedade e a depressão estejam mais relacionadas às consequências do estresse na maternidade solo, mães com transtornos mentais prévios podem vivenciar grandes desafios, pois a desestabilização de quadros, como o transtorno bipolar, pode provocar profunda desorganização. Num contexto de baixo suporte social, o cuidado está precarizado, piorando a condição de saúde mental. Muitas mães solo priorizam o cuidado com as crianças em detrimento ao próprio cuidado, mantendo um ciclo de abandono que exige atuação do profissional para além de prescrições farmacológicas[15-17,20].

Dessa forma, entende-se que a maternidade solo é um risco à saúde mental por potencializar vulnerabilidades de ordem social, relacional e afetiva que, por sua vez, agravam os transtornos mentais existentes ou favorecem o aparecimento do primeiro quadro de transtornos[15-17,20].

Tabela 2   *Highlights*: adoecimento mental na maternidade solo

Mães solo de crianças pequenas são duas vezes mais propensas a relatar sintomas depressivos e sintomas de ansiedade do que mães em relacionamento conjugal.

História de maus-tratos e apoio social inadequado aumentam significativamente a probabilidade de estresse geral e parental.

Violência de gênero, especialmente comportamento abusivo do genitor, aumenta o risco de adoecimento mental nessa população.

Migrantes, idade materna jovem e uma criança em idade pré-escolar contribuem aos sintomas depressivos, ansiosos e de estresse geral.

O estresse parental é elevado entre mães solo com crianças em idade pré-escolar.

Os fatores de risco psicossociais para estresse correspondem aos de depressão e ansiedade.

ESTRATÉGIAS DE ACOLHIMENTO E PROMOÇÃO À SAÚDE DA MATERNIDADE SOLO

É na trama social que adoecemos; igualmente, é nela que nos curamos. Essa premissa nos aponta para a necessidade urgente de coletivizar os temas da maternidade para que, então, possam ser uma a uma colocadas em outra perspectiva menos adoecedora[2].

Os espaços coletivos tendem a criar ambientes acolhedores e reparadores para mães em sofrimento, além de possibilitar a criação de redes de cuidado e apoio que sejam efetivos, por aproximar mães com realidades parecidas[21].

Ao ouvir histórias como a sua, a mãe sente pertencimento e lugar, potencializando as chances de lutar por melhores condições de vida, seja ela qual for. Também encontram mais possibilidades de saídas diante de conflitos, inclusive o suporte jurídico, engajando-se em narrativas mais potentes sobre seus dilemas, dores e angústias[21].

Muitas vezes são esses coletivos que promovem ações a nível público, o que mobiliza projetos de lei e novas políticas públicas[21,22].

PROJETOS DE LEI DE AMPARO À MATERNIDADE SOLO

No Brasil, o tema da maternidade solo tem ganhado espaços importantes de debate na esfera pública.

Alguns avanços indiretos, como a Lei Maria da Penha, protegem mães solo ao tipificar os crimes de violência doméstica e familiar contra a mulher. A revogação da Lei da Alienação Parental, denunciada por muitas mães solo como instrumento de intimidação e manutenção de poder do genitor sobre elas e as crianças, está em votação. Há outros avanços.

O Projeto de Lei 3.717/2021 – Lei dos Direitos das Mães Solo –, em tramitação, assegura, por 20 anos, uma série de garantias para as mães solo. Entre elas, estão o pagamento em dobro de benefícios, a prioridade em creches, cotas de contratação em grandes empresas, licença-maternidade de 180 dias e subsídio no transporte urbano[22].

As medidas propostas beneficiam mulheres provedoras de família monoparental registradas no Cadastro Único para Programas Sociais (CadÚnico) e com dependentes de até 18 anos de idade, sendo que entre as mães com crianças e jovens com deficiência não há esse limite de idade[22].

O projeto também determina atendimento prioritário para essas mães em políticas públicas de intermediação de mão de obra e de qualificação profissional. Prevê que a mãe solo tenha direito a regime de tempo especial, maior flexibilidade para redução da jornada e uso do banco de horas. A proposta determina que as grandes empresas serão obrigadas a preencher um percentual mínimo de cargos com mães solo e prevê ainda medidas para facilitar o acesso ao crédito às mães solo e prioridade em programas habitacionais[22].

CONSIDERAÇÕES FINAIS

A maternidade solo corresponde a um grande contingente de mulheres-mães brasileiras e está fortemente associada a fatores de precarização da vida, sendo pior para mulheres negras.

O abandono paterno enquanto causa de uma parcela das maternidades solo aponta para a necessidade da construção de novas masculinidades que sejam mais responsáveis pelo cuidado e por suas relações.

O adoecimento mental dessas mulheres exige da equipe de assistência um olhar amplo para os determinantes sociais e a coordenação de equipes transdisciplinares que sejam capazes de manejar vulnerabilidades, construindo e fortalecendo a rede de apoio.

Ainda, a identificação de mulheres em risco de adoecimento mental e mulheres sintomáticas pode ser decisiva para elas e suas crianças, especialmente quando elas recebem o tratamento adequado e em tempo oportuno.

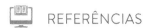

REFERÊNCIAS

1. Borges L. Mãe solteira não. Mãe solo! Considerações sobre maternidade, conjugalidade e sobrecarga feminina. Revista Direito e Sexualidade. 2020;1(1).
2. Martins AMVS, Bonfim DMB, Bernardo KJC. Maternidade solo e interseccionalidades: práticas de cuidado no contexto da atenção básica. Revista Psicologia, Diversidade e Saúde. 2022;11:e4393.
3. Moreira LE, Toneli MJ. Abandono afetivo: afeto e paternidade em instâncias jurídicas. Psicol Ciênc Prof (impr). 2020;35(4).
4. Iaconelli V. O manifesto antimaternalista: psicanálise e políticas de reprodução, 1. ed. São Paulo: Zahar; 2023.
5. Badinter E. Um amor conquistado: o mito do amor materno, 2. ed. Rio de Janeiro: Nova Fronteira; 1980.
6. Lerner G. A criação do patriarcado: história de opressão das mulheres pelos homens, 1. ed. São Paulo: Cultrix, 2019.
7. Akotirene C. Interseccionalidades, 1. ed. São Paulo: Pólen Livros, 2019.
8. Segato RL. O édipo brasileiro, a dupla negação de gênero e raça. Série Antropologia; 2006.
9. Fundação Getúlio. Mães solo no mercado de trabalho; 2023. Disponível em: https://blogdoibre.fgv.br/posts/maes-solo-no-mercado-de-trabalho. Acesso em: 1 ago. 2023.
10. Silva K. Causas e consequências do abandono afetivo paterno; 2022. Disponível em: https://www.jusbrasil.com.br/artigos/causas-e-consequencias-do-abandono-afetivo-paterno/1533961570. Acesso em: 8 out. 2023.
11. Barros W, Arcoverde L. Brasil registrou mais de 100 mil crianças sem o nome do pai só neste ano, são quase 500 crianças por dia; 2023. Disponível em: https://g1.globo.com/df/distrito-federal/noticia/2023/08/13/brasil-registrou-mais-de-100-mil-criancas-sem-o-nome-do-pai-so-neste-ano-sao-quase-500-por-dia.ghtml. Acesso em: 5 set. 2023.
12. Lourenço T. Luta de mães de crianças autistas é marcada pela dor do abandono; 2021. Disponível em: https://jornal.usp.br/atualidades/luta-de-maes-de-criancas-autistas-e-marcada-pela-dor-do-abandono. Acesso em: 10 set. 2023.
13. Aragaki C. O abandono afetivo paterno além das estatísticas; 2019. Disponível em: https://www.ip.usp.br/site/noticia/o-abandono-afetivo-paterno-alem-das-estatisticas/. Acesso em: 1 out. 2023.
14. Marici M, Clipa O, Runcan R, Pîrghie L. Is rejection, parental abandonment or neglect a trigger for higher perceived shame and guilt in adolescents? Healthcare. 2023;11(12):1724.
15. Agnafors S, Bladh M, Svedin CG, Sydsjö G. Mental health in young mothers, single mothers and their children. BMC Psychiatry. 2019;19(1):112.
16. Cairney J, Pevalin DJ, Wade TJ, Veldhuizen S, Arboleda-Florez J. Twelvemonth psychiatric disorder among single and married mothers: the role of marital history. Can J Psychiatry. 2006;51:671-6.
17. Targosz S, Bebbington P, Lewis G, Brugha T, Jenkins R, Farrell M, et al. Lone mothers, social exclusion and depression. Psychol Med. 2003;33:715-22.
18. Watari FL. Maternidade monoparental eletiva: a construção de projetos de filiação por meio de tecnologias reprodutivas. [master's thesis]. São Paulo: Faculdade de Medicina da Universidade de São Paulo. São Paulo; 2021.
19. World Mental Health Organization. Guide for integration of perinatal mental health in maternal and child health services; 2022.
20. Liang LA, Berger U, Brand C. Psychosocial factors associated with symptoms of depression, anxiety and stress among single mothers with young children: A population-based study, J Affect Disord. 2019;242:255-64.
21. Portal Lunetas. Lista traz 11 coletivos que prestam auxílio para mães solo; 2022. Disponível em: https://lunetas.com.br/auxilio-para-maes-solo/. Acesso em: 2 out. 2023.
22. Portal da Câmara dos Deputados. Projeto institui lei para assegurar direitos sociais e trabalhistas a mães solo; 2023. Disponível em: https://www.camara.leg.br/noticias/858657-projeto-institui-lei-para-assegurar-direitos-sociais-e-trabalhistas-a-maes-solo/. Acesso em: 3 set. 2023.

13
Preparação psicoprofilática para o parto: plano de parto

Mariana Vieira

INTRODUÇÃO

O plano de parto é um documento elaborado pela gestante durante o pré-natal e visa compartilhar desejos e particularidades de sua assistência obstétrica e dos cuidados do neonato com a equipe de saúde que irá acompanhá-la no parto. Entretanto, a elaboração deste documento exige diversos cuidados para que se atinja por completo seu potencial em auxiliar numa experiência de parto positiva. Para isso, é válido compreender desde o motivo de sua criação há mais de 50 anos até as adaptações factíveis a cada serviço de saúde[1].

Antes, em geral, sem assistência médica hospitalar, o nascimento passou por grandes transformações que envolveram sua crescente medicalização, a partir da década de 1970[2]. Deste modo, o plano de parto surgiu também como contraponto ao sentimento da mulher de perda do controle do processo de nascer. Cabe, porém, ressaltar que tal movimento foi, por muitas vezes, antagônico a qualquer tipo de intervenção obstétrica, gerando conflitos de caráter anticientífico devido à dificuldade em se atingir equilíbrio que beneficiasse a parturiente em detrimento de diferentes visões a respeito do tema[3]. Em vista de tais controvérsias e dificuldades para implantação do plano de parto nos serviços de assistência obstétrica, buscou-se nas últimas décadas entender seus verdadeiros benefícios, bem como compreender por vezes a dificuldade do profissional que trabalha com gestantes em oferecer ou incentivar a confecção do documento.

Em uma metanálise recente, Shareef[4] descreveu como ponto de atenção comum a muitos estudos a flexibilidade relacionada às mudanças de situação durante o trabalho de parto. Segundo conclui o autor, profissionais de saúde e gestante acreditam que a confecção isolada do plano de parto pode levar a inflexibilidade e rigidez por parte da gestante em situações inesperadas, bem como resultados maternos e neonatais negativos. A metanálise expõe também que, de acordo com diversos artigos, a mulher vivencia a falta de ser ouvida e a falta de continuidade do cuidado obstétrico, gerando barreiras para seu bem-estar e uma experiência positiva de parto quando os desejos escritos em seu plano não são atendidos.

Sendo assim, é razoável reconhecer que o plano de parto se torna ferramenta de grande importância para a mulher que busca bons resultados materno e neonatal e experiência de parto que gere impacto positivo em seu âmbito biopsicossocial. Entretanto, é imprescindível que seja associado à educação perinatal. Observada essa associação, é possível atingir, em geral, o resultado de experiência de parto positiva, além de maior sensação de controle pela gestante no processo de escolhas do parto e maior segurança para mãe e concepto, independentemente da via de parto[5].

BENEFÍCIOS DO PLANO DE PARTO

Desde 1996, a Organização Mundial da Saúde (OMS) classifica a realização do plano de parto como boa prática durante a assistência obstétrica e incentiva seu uso como instrumento para humanização baseada no princípio bioético da autonomia em virtude da maior participação da mulher nas decisões compartilhadas com a equipe de saúde, fruto de diálogo e informações adequadas no pré-natal que possibilitem reduzir o medo e a ansiedade, próprios deste evento[6].

A descontinuidade entre assistência pré-natal e assistência ao parto, queixa comum a muitas gestantes, pode ser corrigida pela elaboração do documento, permitindo assim auxiliar sobremaneira a comunicação entre equipe assistencial e a gestante e acompanhante, além de possibilitar melhor entendimento de meio psicossocial da mulher por parte da equipe que irá assisti-la no momento, o que pode transformar conflito em compreensão[1,2,4].

Ponto fundamental a ser exposto é a oportunidade criada pelo momento da confecção do plano de parto para que se crie um meio de discussão que permita a inserção da educação perinatal no pré-natal. Neste momento, a equipe de saúde deve abordar com a mulher assuntos relevantes à fisiologia do parto, como reconhecer sinais e sintomas de alerta que necessitem procurar o pronto-socorro, medidas para controle da dor, papel do(a) acompanhante no trabalho de parto, possíveis mudanças de programação intraparto a depender de intercorrências obstétricas, cuidados com o recém-nascido e com o pós-parto imediato. A discussão de tais temas permite criar um plano de parto que não tenha objetivos irreais ou demasiadamente rígidos, além de fortalecer o diálogo da gestante com o estafe, dada a maior familiaridade com termos médicos e menor sensação de desconhecimento na ocasião[1,4,5,7].

Sob a ansiedade e medos presentes no momento do parto, frequentemente associados também a dor e cansaço, a gestante deve ser preservada de situações de questionamento. O trabalho de parto não é o momento para tomada de decisões: para a parturiente é extremamente difícil deliberar de maneira informada durante a evolução do trabalho de parto. Quando previamente elaborado e associado à educação perinatal, o plano de parto facilita a tomada de decisões já discutidas durante o pré-natal de maneira clara e consciente, levando em consideração informações de fontes seguras[8].

Não há evidência robusta na literatura científica de que a elaboração do plano de parto tenha relação direta com maior taxa de parto vaginal; entretanto, há evidências positivas de que, ao propiciar situações de diálogo e esclarecimento de dúvidas, a confecção do documento, quando associada à educação perinatal, tem relação direta com menor incidência de depressão e ansiedade no pós-parto[9,10]. Outra evidência positiva descrita é a maior taxa de contato pele a pele entre mãe e bebê logo após o nascimento e início mais precoce da amamentação[10].

O plano de parto deve ser adequado às possibilidades oferecidas pelo serviço de saúde que atenderá a parturiente. Assim, evitam-se conflitos impossíveis de serem solucionados naquele momento, caso façam parte de uma rotina hospitalar que não possa ser modificada ou individualizada por motivos institucionais. Equilibrar as expectativas da paciente com relação ao cumprimento de seus desejos, diante das possibilidades do serviço que a atenderá, minimiza a chance de divergências que gerem tensão ou até mesmo frustração de desejos prévios[1,11].

O objetivo final do plano de parto deve ser o incentivo ao parto respeitoso e seguro no qual a abordagem dos tópicos relevantes possibilite que, ao final do processo, a gestante classifique a experiência como positiva, independentemente da via de parto específica.[11,12]

O documento pode ser elaborado com base em modelos previamente oferecidos pela equipe de assistência obstétrica, pode utilizar exemplos retirados da internet, modelos oferecidos por instituições de saúde como o Ministério da Saúde (Anexo) ou ser escrito de próprio punho. Idealmente, deve ser assinado pela gestante e pela equipe que a assistirá, o que mostra que ambas as partes têm compreensão do que é ou não possível dentre as condições descritas[1].

É interessante oferecer à mulher e acompanhante de sua preferência meios para realização da educação perinatal a partir do segundo trimestre da gestação, culminando com a confecção do plano de parto que, sempre que possível, deverá ser concluído antes das 37 semanas, idade gestacional em que aumenta progressivamente a chance de trabalho de parto, assim como de resolução da gravidez por possíveis complicações.

CONSIDERAÇÕES FINAIS

O plano de parto é uma ferramenta poderosa, uma vez que que abre um canal de comunicação com a equipe assistencial, canal este que é fortalecido ao encorajar a gestante a buscar conhecimento sobre o parto e sua fisiologia, permitindo assim um ambiente de menos medo e preocupação com expectativas não atendidas. Tal ambiente favorece o cuidado obstétrico individualizado no qual, sempre que possível, as escolhas da mulher são respeitadas, sem que haja riscos à sua saúde e de seu recém-nascido. Sua realização não deve ser vista como barreira entre a gestante e sua equipe, mas como parceria construída com base em discussões e questionamentos advindos de fontes confiáveis. O plano de parto ideal encoraja a flexibilidade e sempre ensina mais do que limita.

 REFERÊNCIAS

1. Zugaib M. Protocolos assistenciais: Clínica Obstétrica FMUSP, 6ª edição, 2021.
2. Bailey JM, Crane P, Nugent CE. Childbirth education and birth plans. Obstet Gynecol Clin North Am. 2008;35(3):497-509.
3. DeBaets AM. From birth plan to birth partnership: enhancing communication in childbirth. Am J Obstet Gynecol. 2017;216(1):31.
4. Shareef N, Scholten N, Nieuwenhuijze M, et al. The role of birth plans for shared decision-making around birth choices of pregnant women in maternity care: A scoping review. Women Birth. 2023;36(4):327-33.
5. Mohaghegh Z, Javadnoori M, Najafian M, Montazeri S, Abedi P, et al. Implementation of birth plans integrated into childbirth preparation classes for vaginal birth: a qualitative study of women, their husbands and clinicians' perspectives in Iran. BMC Pregnancy Childbirth. 2022;22(1):969.
6. Saúde Reprodutiva e da Família. Saúde Materna e neonatal. Unidade de Maternidade Segura. Assistência ao parto normal: um guia prático: relatório de um grupo técnico. Genebra: OMS; 1996.
7. Whitford HM, Entwistle VA, van Teijlingen E, Aitchison PE, Davidson T, et al. Use of a birth plan within woman-held maternity records: a qualitative study with women and staff in northeast Scotland. Birth. 2014;41(3):283-9.
8. Divall B, Spiby H, Nolan M, Slade P. Plans, preferences or going with the flow: An online exploration of women's views and experiences of birth plans. Midwifery. 2017;54:29-34.
9. Afshar Y, Mei J, Fahey J, Gregory KD. Birth plans and childbirth education: what are provider attitudes, beliefs, and practices? J Perinat Educ. 2019;28(1):10-18.
10. López-Gimeno E, Falguera-Puig G, Vicente-Hernández MM, Angelet M, Garreta GV. Birth plan presentation to hospitals and its relation to obstetric outcomes and selected pain relief methods during childbirth. BMC Pregnancy Childbirth. 2021;21(1):274.
11. Kaufman T. Evolution of the birth plan. J Perinat Educ. 2007;16(3):47-52.
12. Aragon M, Chhoa E, Dayan R, Kluftinger A, Lohn Z. Perspectives of expectant women and health care providers on birth plans. J Obstet Gynaecol Can. 2013;35(11):979-985.

ANEXO

Meu plano de parto

Dados iniciais

Meu nome é: _____
Nome do meu bebê: _____
Data provável do parto (40 semanas): _____

Meu parto será acompanhado por:
( ) Meu médico obstetra contratado: _____
( ) Enfermeira obstetra/obstetriz contratada: _____
( ) Pediatra contratado: _____
( ) Equipe plantonista da maternidade: _____
Hospital de escolha: _____
Terei o apoio das seguintes pessoas:
Meu acompanhante de escolha no parto (garantido pela Lei Federal 11.108) será: _____
Minha doula será: _____

Gostaríamos de ter a visita dos nossos outros filhos:
( ) Durante o trabalho de parto
( ) Depois do nascimento do bebê
( ) Em nenhum momento

Estamos frequentando ou pretendemos frequentar os seguintes cursos:
( ) Curso de pré-natal da maternidade
( ) Curso de pré-natal oferecido por _____
( ) Grupo de gestantes/grupos de apoio ao parto _____
( ) Yoga pré-natal ou preparação corporal
( ) Visita ao hospital

Estou informada com base nos seguintes estudos (livros/artigos/sites):
_____
_____
_____

Existe algo que gostaria que soubessem de nós (colocar aqui, se preciso, questões importantes, medos específicos ou preocupações):
_____
_____
_____

Condução no parto e pós-parto

Estamos cientes de que o parto pode tomar diferentes rumos. Abaixo listamos nossas preferências em relação ao parto e nascimento do nosso filho, caso tudo transcorra bem. Sempre que os planos não puderem ser seguidos, gostaríamos de ser previamente avisados e consultados a respeito das alternativas.

Trabalho de parto (fase latente e ativa)

- Não quero tricotomia (raspagem dos pelos pubianos) e enema (lavagem intestinal).
- Gostaria de usar minhas próprias roupas e não avental do hospital.
- Sem perfusão de soro com ocitocina ou outros hormônios.
- Liberdade de alimentar-me e beber líquidos.
- Sem rompimento artificial da bolsa amniótica.
- Gostaria de ter o menor número de exames de toque possível.
- Gostaria que a monitoração dos batimentos cardíacos do bebê fosse feita com frequência adequada e preferencialmente na posição em que eu estiver, pois sei que deitar de barriga para cima para ser avaliada não será uma posição muito confortável para mim.

Para alívio da dor

As medidas abaixo são comprovadamente eficazes para o alívio da dor; portanto, gostaria de:

- Usar medidas de apoio e de conforto dadas pela pessoa de apoio (doula, enfermeira, acompanhante), entre elas:
- Uso do chuveiro
- Liberdade para movimentar-me
- Caminhar
- Massagem
- Bolsa de água quente na lombar ou baixo ventre
- Ouvir a minha própria música
- Uso da banheira (banho de imersão)
- Escolher posição que quero ficar

- Usar a bola de parto
- Usar analgesia farmacológica adicionalmente às medidas de apoio e de conforto.
- Preferencialmente não usar analgesia farmacológica. Pedirei se sentir necessidade.
- Outras medidas: _____

Parto (fase expulsiva e nascimento do bebê)
- Não gostaria de mudar de sala (ir para o centro cirúrgico) para o bebê nascer.
- Prefiro a posição vertical: ficar de cócoras, na banqueta de parto ou semissentada (costas apoiadas), tendo a possibilidade de escolher a posição que me sentir melhor no momento.
- Se deitada, não colocar minhas pernas nas perneiras.
- Prefiro fazer força só durante as contrações, quando eu sentir vontade, em vez de ser guiada.
- Gostaria de um ambiente especialmente calmo nesta hora.
- Não permito que minha barriga seja empurrada para baixo.
- Episiotomia: só se for realmente necessário. Não gostaria que fosse uma intervenção de rotina.
- Gostaria que as luzes fossem apagadas (penumbra) e o ar-condicionado desligado na hora do nascimento.
- Gostaria que meu bebê nascesse em ambiente calmo e silencioso.
- Gostaria de ter meu bebê colocado imediatamente no meu colo após o parto, no contato pele a pele, com liberdade para amamentar.
- Quero que se espere que o cordão pare de pulsar para só depois ser cortado.
- Gostaria que o pai cortasse o cordão.

Após o parto

Cuidados comigo
- Aguardar a expulsão espontânea da placenta ou ter o manejo ativo, se necessário; se possível, com o auxílio da amamentação.
- Não receber sedação após o parto.
- Liberação para o apartamento o quanto antes, com o bebê junto comigo. Quero estar ao seu lado nas primeiras horas de vida.
- Alta hospitalar o quanto antes.

Cuidados com o bebê
- Não quero que meu bebê receba aspiração das vias aéreas, apenas se estiver com dificuldade de estabelecer a respiração.

- Não quero que meu bebê receba aspiração gástrica, apenas se realmente for necessário depois das primeiras horas de vida.
- CREDÊ (colírio de nitrato de prata): como meus exames foram negativos para gonorreia e clamídia, não gostaria que meu bebê recebesse o colírio. Caso necessário, somente após algumas horas de contato comigo.
- Administração de vitamina K injetável (eficaz para evitar doença hemorrágica do recém-nascido) preferencialmente no meu colo.
- Administração da vacina da hepatite B preferencialmente no meu colo.
- Ter o bebê comigo o tempo todo enquanto eu estiver na sala de parto, mesmo para exames e avaliação.
- Caso o bebê precise de atendimento e seja levado, o pai deverá acompanhá-lo o tempo todo.

Primeiro banho do bebê

Obs.: hoje se sabe que é importante o bebê ser contaminado pela flora bacteriana da mãe e do pai. O banho feito no berçário traz outras bactérias que não serão familiares ao meio em que o bebê irá ficar, por isso mesmo a própria OMS recomenda não dar o banho no hospital ou, se o fizer, que seja após no mínimo 6 horas de vida após contato prioritário com os pais. O bebê nasce apenas com secreções do parto, que geralmente são facilmente limpas com um pano macio e seco.

( ) Não gostaria que meu bebê tomasse banho no hospital; darei-o em casa.
( ) Eu darei o banho no quarto; conto com o apoio de uma enfermeira.
( ) Prefiro que a enfermagem dê o banho no berçário.
( ) Gostaria de fazer as trocas (ou eu ou meu marido/acompanhante).

Amamentação e alojamento conjunto

- Quero fazer a amamentação sob livre demanda.
- Em hipótese alguma, oferecer água glicosada, bicos ou qualquer outra coisa ao bebê.
- Alojamento conjunto o tempo todo. Pedirei para levar o bebê caso esteja muito cansada ou necessite de ajuda.

Caso a cesárea seja necessária:
- Quero o início do trabalho de parto antes de se resolver pela cesárea.
- Quero a presença da doula e de meu marido na sala de parto.
- Gostaria que as luzes e ruídos fossem reduzidas e o ar-condicionado desligado.
- Na hora do nascimento gostaria que o campo fosse abaixado para que eu possa vê-lo nascer; se possível, passar o bebê por debaixo do campo.

- Após o nascimento, gostaria que colocassem o bebê sobre meu peito no contato pele a pele e que minhas mãos estejam livres para segurá-lo.
- Gostaria de permanecer com o bebê no contato pele a pele enquanto estiver na sala de cirurgia sendo costurada.
- Também gostaria de tentar amamentar o bebê com a ajuda de um profissional neste momento.
- Não quero ser sedada após a cesárea.
- Gostaria que meu bebê e meu acompanhante (ou doula) estivessem comigo na recuperação cirúrgica.
- Não ter meu bebê levado para o berçário.
- Ter alojamento conjunto o quanto antes.

Plano de Parto inspirado no guia *Assistência ao parto normal: um guia prático* (Organização Mundial da Saúde, 2000) e no livro *Parto normal ou cesárea: tudo o que as mulheres deveriam saber*, de Ana Cris Duarte e Simone Grilo Diniz (Editora Unesp, 2000).

14
Assistência obstétrica (pré-natal, pré-parto, parto e pós-parto) no acompanhamento de gestantes com sofrimento psíquico e transtornos mentais

Marco Aurélio Knippel Galletta

INTRODUÇÃO

Praticamente todo este livro tem descrito os detalhes do sofrimento psíquico, expresso nos diversos transtornos mentais intercorrentes durante a gravidez.

No geral, apesar de termos vários bons profissionais cuidando da saúde da gestante com psicopatologia na gravidez, sejam obstetras, obstetrizes, psiquiatras ou psicólogos, o que geralmente falta é um entendimento maior da interface entre os diversos saberes, uma maior integração interprofissional.

Com base em minha experiência como obstetra, em convívio cotidiano com tais pacientes, chefiando no Hospital das Clínicas da Faculdade de Medicina da Universidade de São Paulo (HCFMUSP) um grupo de assistência multiprofissional há mais de dez anos, gostaria de estabelecer no presente capítulo algumas diretrizes de atendimento obstétrico nessa condição. Penso ser uma experiência relevante, com aprendizado contínuo, não só com os casos em si, mas também pela intensa troca de saberes com outros profissionais, de áreas afins, que sempre dialogam sobre a melhor conduta. Tentarei dar um enfoque mais prático e ligado realmente ao dia a dia, salientando os aspectos obstétricos que talvez nem todo profissional de saúde mental esteja afeito.

Nessa perspectiva, gostaria de salientar dois aspectos: 1) reforçar os aspectos de atendimento obstétrico de boa prática, humana, respeitosa e adaptada à demanda específica das pacientes com psicopatologia e sofrimento psíquico; 2) esclarecer para os profissionais não obstetras como o atendimento obstétrico se faz hoje em dia, para que todos estejamos sintonizados, com informações adequadas, para um cuidado centrado na paciente.

Essas questões são apontadas como primordiais, porque no dia a dia a falta de entendimento do que cada profissional faz e como faz acaba por criar muito ruído na comunicação interprofissional, prejudicando o acompanhamento da paciente, que fica ainda mais ansiosa com o desencontro de informações, e com mais angústia diante do desconhecido do parto, algo que poderia ser contornado com uma boa comunicação entre os profissionais.

Dito isso, gostaria de apontar que tipo de paciente trataremos neste capítulo. Há aquelas que já possuem psicopatologia diagnosticada previamente à gravidez, tais como os transtornos depressivos, os transtornos ansiosos e a bipolaridade, que perfazem juntos a maioria dos distúrbios psiquiátricos diagnosticados e intervenientes na gravidez. Mas há também aquelas pacientes que possuem transtornos psíquicos prévios, mas que não têm o diagnóstico. Esta é infelizmente uma situação bastante comum, que incluiria ainda a história de depressão cronificada, com diversos episódios anteriores, não valorizados ou maltratados. Nessa situação, vemos muitas pacientes com primeira manifestação depressiva na adolescência ou no pós-parto, com sintomatologia frequentemente negligenciada pelos familiares e pelos profissionais de saúde.

Mas haveria ainda um terceiro grupo, que seria o das pacientes com sofrimento psíquico importante, com grande risco de transtornos mentais durante o período gravídico-puerperal. Desse grupo surgiria a maioria das pacientes com psicopatologia diagnosticada durante a gravidez. Ou seja, estar atento a esse grupo específico auxiliaria bastante no reconhecimento e tratamento precoces das principais psicopatologias que assomam na gravidez. Isso sem dizer o grande benefício de uma abordagem mais compreensiva e acolhedora, que muitas vezes ajuda a paciente a encontrar os recursos psicoemocionais necessários para enfrentar e superar o momento de crise surgido junto da gravidez, sem que se desenvolva uma psicopatologia específica, com seu impacto negativo no resultado perinatal. Aqui nesse grupo, poderíamos trazer alguns exemplos mais comuns: gravidez indesejada, atritos no relacionamento com o parceiro, separação conjugal, atritos interpessoais, assédio moral no trabalho, além do diagnóstico de intercorrências obstétricas durante o pré-natal, tais como: malformação fetal, diabetes gestacional, pré-eclâmpsia, insuficiência placentária, dentre outros..

Passemos, portanto, à consideração mais pormenorizada do tipo de assistência obstétrica a cada uma dessas situações, examinando os vários momentos do período gravídico-puerperal.

DIAGNÓSTICO DA GRAVIDEZ E INÍCIO DO PRÉ-NATAL

Acho relevante iniciar fazendo algumas considerações sobre o diagnóstico de gravidez. Atualmente, mais da metade das gestações no Brasil não são planejadas, e em taxas superiores à média mundial, que tem sido relatada como sendo por volta de 48%[1]. O impacto de uma gravidez não planejada e, muitas vezes, não desejada, é bastante relevante para a saúde emocional da mulher. Significa frequentemente mudanças trabalhistas e financeiras importantes; não raro, a mulher tem de levar a gravidez sozinha, sem apoio do pai da criança. Isso redunda, por um lado, em risco adicional para o desenvolvimento de psicopatologia durante a gravidez e, por outro, em piora da psicopatologia prévia.

Assim, a confirmação da gravidez deve se revestir de um cuidado especial, no sentido de entender em que contexto essa possível gravidez se insere na vida dessa mulher. Se isso já é importante para uma gravidez de risco habitual, torna-se ainda mais relevante para a mulher com doença psiquiátrica prévia. Para essas últimas, mesmo que a gravidez seja programada e desejada, a descoberta da gestação costuma trazer preocupações adicionais, podendo significar uma carga emocional desproporcional na mulher com poucos recursos psíquicos.

Uma preocupação concreta e pertinente nesse início de gravidez é no tocante ao uso de medicações psiquiátricas, pois muitas possuem um risco teratogênico considerável. Há uma regra de ouro em Obstetrícia que pode também ser aplicada nesse contexto: melhor nenhuma medicação no primeiro trimestre e, se for mesmo necessária (pesando riscos e benefícios), que a prescrição se faça com a droga com mais tempo de uso no mercado e com maior segurança. Entretanto, adequar-se a essa regra não é tão simples assim e tomar a melhor conduta nem sempre é fácil.

Das medicações psiquiátricas mais comumente utilizadas, algumas têm risco teratogênico bem conhecido, tais como o valproato de sódio, o carbonato de lítio e os benzodiazepínicos. Dessa forma, seria prudente suspender tais medicações assim que se confirmar o diagnóstico de gravidez. Mas, por outro lado, algumas vezes o risco associado a uma descompensação da doença psiquiátrica de base é alto, indicando ser necessária a manutenção da prescrição, em que pese o seu risco embriotóxico. Um bom exemplo dessa situação é o da paciente com transtorno afetivo bipolar, com histórico de recaídas importantes, e que obteve estabilidade do quadro com o uso de lítio. Colocando na balança, talvez seja realmente prudente manter a medicação, pois o risco de recaída maníaca (por volta dos 25%)[2] é bem superior ao risco de malformação cardíaca, na população geral (por volta de 0,5 e 0,8%)[3,4] e até mesmo entre as usuárias de lítio (por volta de 1,2%)[5]. Em todo caso, é importante que a decisão seja tomada em conjunto entre o psiquiatra e o obstetra. E é fundamental que essa discussão conjunta seja realizada, pois o que vemos no dia a dia é que o obstetra não tem noção dos riscos de recaída e da capacidade única do lítio de equilibrar grande parte dos casos, assim como o psiquiatra também não tem noção da magnitude do risco teratogênico. Dessa forma, o que geralmente ocorre é uma conduta niilista do obstetra, que força a suspensão da medicação, com piora do quadro psiquiátrico, aumentando assim o risco de exposição a situações de risco, tais como abuso de substâncias, relações sexuais desprotegidas (com risco de doenças sexualmente transmissíveis), além de possibilidade de hetero e autoagressividade, com consequências até piores para o binômio materno-fetal[6]. Por outro lado, por desconhecimento e até por comodismo, o psiquiatra concorda com o obstetra e deixa a paciente sem medicação, sem ponderar o risco do quadro psiquiátrico com o colega.

Outro aspecto importante é a suplementação de ácido fólico, com o intuito de prevenir a ocorrência de defeitos abertos do tubo neural, que incluem malformações tais como meningomielocele e espinha bífida. O ideal é que a suplementação se inicie três meses antes da concepção e que se prolongue até a 12ª semana da gravidez[7]. Pacientes com psicopatologia muitas vezes se ressentem de um acompanhamento pré-natal precoce, em decorrência dos sintomas psiquiátricos, e deixam de tomar o ácido fólico como deveriam. Com isso, incorrem em maior risco não só de defeitos abertos do tubo neural, mas também os riscos relacionados a possíveis exposições físicas, químicas e biológicas no primeiro trimestre, que poderiam ser minimizados diante de um cuidado médico mais precoce, com orientação adequada.

Outra perspectiva relevante que devemos levar em consideração no início do pré-natal é a realização do ultrassom obstétrico o mais precoce possível, para uma adequada datação da gravidez, que levaria a melhora dos resultados obstétricos, principalmente ao se considerar que a prematuridade e o baixo peso ao nascer são duas complicações frequentes entre as pacientes com psicopatologia. Afinal, sem uma datação adequada, o diagnóstico de restrição de crescimento fetal fica bem mais difícil, podendo ocorrer erro diagnóstico, ou até pior, sem a presunção do diagnóstico, porque um peso estimado pelo ultrassom pode ser considerado normal ou não na dependência da idade gestacional considerada.

Sabe-se bem que há forte relação entre a qualidade da assistência pré-natal e a ocorrência de complicações obstétricas, com aumento dos riscos diante do menor número de consultas de pré-natal, assim como a não adesão às orientações pré-natais, incluindo a não realização de exames e não acompanhamento de orientações, com visitas inadequadas aos serviços de urgência obstétrica[8]. Assim, a sintomatologia psiquiátrica pode comprometer a adesão da paciente ao pré-natal e, com isso, prejudicar o resultado materno e fetal. Essa é provavelmente a origem de grande parte das complicações obstétricas relacionadas com as doenças psiquiátricas.

ACOMPANHAMENTO PRÉ-NATAL

Não só o início do pré-natal é importante, mas todo o acompanhamento. Certamente, o início precoce, no primeiro trimestre, já é um passo e tanto para se alcançar bons resultados, mas a continuidade é tão importante quanto, pois há diversas medidas que podem contribuir para a prevenção das principais intercorrências.

Faz parte da rotina pré-natal a realização de diversos exames laboratoriais, incluindo hemograma, sorologias (HIV, sífilis, toxoplasmose, hepatites B e C, rubéola), sedimento urinário e urocultura, além dos exames para diagnóstico de diabetes gestacional e a ultrassonografia[9]. Tais exames favorecem a prevenção não só de infecções e alterações congênitas, como também apontam para condições maternas de risco, tais como anemia e infecção urinária. Pacientes com psicopatologia, em decorrência da sua sintomatologia, e por diversos fatores, comumente deixam de realizar estes exames, incorrendo em adicional risco materno-fetal.

As gestantes com depressão deixam de fazer os exames em razão da anedonia, mas também por conta da desorganização mental que costuma acompanhar o quadro. Não é raro a gestante deprimida esquecer a data dos exames, assim como das orientações para realizá-los, chegando a faltar nas consultas. Várias vezes no ambulatório no HCFMUSP esses pacientes vêm para o ultrassom e se esquecem das consultas, ou vice-versa. Também é comum que elas confundam as datas das consultas, indo no dia errado ou achando que é num local quando é no outro. Similarmente, elas podem não entender de forma correta a administração das medicações, trocando o esquema posológico de uma medicação com outra. Esses fatos costumam irritar o médico pré-natalista, que considera erroneamente que a paciente está de má vontade, ou que esteja desrespeitando a conduta médica, o que complica o relacionamento médico-paciente, justamente para uma mulher que já está fragilizada e cheia de culpas, piorando consequentemente o equilíbrio emocional dela, que já era precário. A situação é mais bem compreendida pelo obstetra quando já existe o diagnóstico de depressão, mas quando o quadro abre na gravidez, muitas vezes não há a percepção diagnóstica, e a incompreensão por parte do pré-natalista é muito mais comum. Frequentemente, atrás de uma paciente "difícil" ou "chata" se esconde uma mulher com depressão não diagnosticada, que não consegue manifestar seus sintomas espontaneamente. Por isso, é importante a atitude de acolhida, isenta de julgamentos. A pergunta aberta sobre a razão da falta ou da não realização dos exames pode trazer informações relevantes.

Por sua vez, a paciente com transtorno ansioso tem sua adesão ao pré-natal comprometida por outros motivos. O primeiro é a possível presença de crises de pânico e/ou ansiedade, que a façam não chegar à consulta, por mal-estar logo ao sair de casa, ou no caminho, no uso dos transportes coletivos. Ou mesmo fobia de locais fechados, de elevador, da sala de espera cheia, com outras pacientes. Frequentemente, as pacientes podem vir até o ambulatório, sem conseguirem esperar alguns minutos a mais na sala de espera por conta do mal-estar enquanto aguardavam a consulta.

As pacientes com risco de principiar o quadro de psicopatologia durante a gravidez boicotam o acompanhamento por outros motivos. Conflitos familiares, no trabalho ou consigo mesma, em decorrência de uma gravidez indesejada, podem minar a vontade de se submeter à rotina pré-natal. Assim, de qualquer forma, o não comparecer a uma consulta ou não realizar um exame podem ser mais ilustrativos de problemas psicoemocionais do que até mesmo a própria consulta poderia revelar.

Mas há também situações em que o acompanhamento pré-natal pode levar indiretamente a comprometimento da saúde mental. Diagnósticos inesperados durante a gravidez podem ser fonte importante de estresse. Embora a maior parte desses diagnósticos desestruturantes seja de Medicina Fetal, referente a malformações congênitas, também podem se considerar diagnósticos como diabetes gestacional (diagnosticado por curva glicêmica com 24-28 semanas de gravidez), insuficiência placentária, restrição de crescimento fetal, colo curto ou insuficiente, pré-eclâmpsia e hipotireoidismo subclínico.

Em relação a esse último diagnóstico, cabem algumas considerações adicionais. Embora o Ministério da Saúde não preconize a realização rotineira de hormônios tireoidianos e de TSH durante a gravidez, grande parte dos serviços universitários, incluindo o HCFMUSP, indicam tais exames para suas pacientes[10]. A justificativa se baseia em dois aspectos. O primeiro é que a frequência de pacientes com risco para tais distúrbios, tais como obesidade, idade > 35 anos e doenças autoimunes, é maior no nível terciário que os hospitais universitários atendem. O segundo aspecto é que há diversos estudos que apontam que a administração de levotiroxina, preferencialmente até a 16ª semana de gravidez, em mulheres com elevação dos níveis de TSH, mesmo com hormônios tireoidianos em taxas normais, melhora o resultado neonatal, com aumento do peso ao nascimento e da idade gestacional do parto, além de maiores índices de QI na infância[11-13]. Tal condição tem sido denominada como hipotireoidismo subclínico e tem sido investigada não no sentido de melhora das taxas de prematuridade, mas sim na melhoria dentro da faixa de normalidade. Seria talvez um "algo a mais" quando outros problemas de saúde obstétrica já tenham sido superados.

No entanto, tal controvérsia e desencontro de condutas costuma confundir as pacientes e gerar um estresse a mais, aumentando a ansiedade e propiciando indiretamente piora do estado mental.

Nesse sentido, também há três outras condições que comumente trazem estresse adicional às gestantes, podendo comprometer, principalmente em mulheres com personalidade mais ansiosa, o funcionamento psíquico. São algumas alterações ultrassonográficas que perfazem uma situação de risco e não indicam exatamente um diagnóstico patológico. São elas: a translucência nucal aumentada, o colo curto e a resistência aumentada das artérias umbilicais e uterinas.

A translucência nucal (TN) aumentada, conjuntamente com a ausência do osso nasal, são marcadores ultrassonográficos da trissomia do cromossomo 21, podendo se relacionar também com outras cromossomopatias. De fato, se lembrarmos das características fenotípicas da síndrome de Down, temos mesmo um nariz mais achatado, hipoplásico e um pescoço mais curto e grosso. Mas essas características só ficam proeminentes mais tardiamente e o encontro de alterações ultrassonográficas no primeiro trimestre só pode indicar uma possibilidade ainda remota. Tais peculiaridades são buscadas no ultrassom morfológico de primeiro trimestre, entre 11 semanas e 13 semanas e 6 dias de amenorreia. Há curvas específicas da medida da TN de acordo com a idade gestacional considerada, afirmando-se haver alteração significativa quando a medida for > 95º percentil da curva, algo geralmente acima dos 2,5 mm. Há treinamento específico dos ultrassonografistas para a mensuração da TN, devendo-se procurar um corte ultrassonográfico sagital específico, sem que o embrião esteja acolado à membrana amniótica. Por outro lado, a visualização de um pequeno osso nasal também requer certo treinamento. Tais detalhes infelizmente comprometem a reprodutibilidade do exame e podem levar a resultados falsos-positivos e falsos-negativos[14].

O colo curto não é muito diferente. A idade gestacional para realizá-lo é entre 24 e 28 semanas e deve ser feito por via vaginal, com a bexiga vazia, com o transdutor na parede vaginal anterior. Há várias curvas de normalidade e pontos de corte, mas geralmente se aceita que um colo longitudinalmente menor do que 25 mm indicaria risco para parto prematuro, sendo indicada a administração de progesterona[15].

Outra situação semelhante é a da restrição de crescimento fetal ou da insuficiência placentária, essa última percebida pela dopplervelocimetria. Há curvas de normalidade, tanto para o peso estimado fetal (obtido através de medidas do diâmetro biparietal, da circunferência abdominal e do comprimento do fêmur), como para o fluxo sanguíneo através das artérias uterinas e umbilicais. Quando o peso estimado fetal for menor do que o 10º percentil para aquela determinada idade gestacional, considera-se a presença de restrição de crescimento fetal, que demanda vigilância do bem-estar fetal semanalmente, que inclui a realização da dopplervelometria[16]. Esse último exame estima o fluxo sanguíneo pelos vasos fetais (artérias uterinas, umbilicais e cerebral média) através da velocidade observada pelo efeito Doppler, com índices de resistência e de pulsatilidade calculados por programas anexos ao ultrassom. Aqui também há diversas curvas de normalidade, aceitando-se a presença de alteração quando o índice de pulsatilidade ou de resistência for maior do que o 95% percentil de uma determinada curva utilizada. Quando a resistência nas artérias umbilicais for aumentada e o fluxo diminuído, tem-se uma situação mais grave, de insuficiência placentária, que indica a necessidade de maior vigilância e até de antecipação do parto. No extremo dessa situação temos a diástole zero, ou seja, ausência de fluxo durante a diástole. Ou, pior ainda, diástole reversa, em que a resistência placentária é tão alta que o fluxo inverte durante a diástole. Nessas últimas duas situações, a gravidade do caso impõe a internação da gestante, com realização dos exames diariamente, sendo o caso decidido a cada exame[17]. Uma situação de grande angústia, em que geralmente se propõe o acompanhamento psicológico.

No tocante ao Doppler das artérias uterinas, quando alterado, não se define o quadro de insuficiência placentária, mas se deduz que o processo de placentação possa estar inadequado, com invasão trofoblástica insuficiente, principalmente quando, além do aumento dos índices de pulsatilidade e de resistência, ainda se observa no sonograma do vaso uma incisura protodiastólica. Quando há essa incisura, por volta de 26-28 semanas de gravidez, aumenta o risco de pré-eclâmpsia e de restrição de crescimento fetal, podendo-se indicar o uso de aspirina de baixa dose[17].

Percebe-se que, em muitas dessas condições, a notícia ou a possibilidade do diagnóstico traz preocupação adicional para o casal, podendo aumentar exageradamente a ansiedade para a gestante, fazendo surgir ou piorando um quadro psiquiátrico prévio. Portanto, é importante que o pré-natalista oriente bem cada paciente antes de qualquer exame que ela venha a fazer durante o pré-natal, salientando sempre para ela não se preocupar desnecessariamente, buscando informações na internet ou em outras fontes, que só fariam aumentar sua preocupação.

Porém, de todos os exames solicitados na gravidez, ganha relevância especial a ultrassonografia morfológica de 2º trimestre (com 20 a 24 semanas), pois vem a determinar se há ou não uma possível malformação fetal, preocupação primordial de toda mãe, que teme o impacto de um defeito congênito na vida familiar. Porém, deve-se salientar que a ultrassonografia não consegue ter uma sensibilidade absoluta, pois estabelece o diagnóstico em apenas 85% das malformações, mesmo com bons aparelhos e bons profissionais por detrás da máquina. Por outro lado, há às vezes alterações nos exames, que não se confirmam posteriormente, como, por exemplo, dilatações pielocaliciais e ventriculares leves; assim como a imagem do *golf ball*, que é uma área hiperecogênica no ventrículo esquerdo, sendo um marcador ultrassonográfico de malformações cardíacas, mas que frequentemente não significa nada de mais sério, constituindo uma variação da normalidade.

De qualquer forma, a ultrassonografia morfológica de 2º trimestre costuma ser um divisor de águas, principalmente para a mulher que já tenha tido uma malformação fetal em gravidez anterior. Essa gestante geralmente apresenta uma ansiedade crescente durante toda a primeira metade da gravidez, temendo que a experiência negativa anterior possa se repetir. Algumas malformações podem ser descartadas já no primeiro trimestre, sendo o maior exemplo a anencefalia. Mas a maioria delas é diagnosticada no 2º trimestre, embora algumas outras só possam se confirmar no terceiro trimestre, tais como as hidrocefalias. Dito isso, compreende-se que um ultrassom de segundo trimestre normal dê mais segurança e alívio emocional a tais mulheres. De fato, é bastante comum que os sintomas psiquiátricos diminuam depois de um ultrassom morfológico normal, em mulheres com história de malformação fetal prévia. É importante que se diga isso, pois em tais situações pode-se esperar um pouco mais para se decidir introduzir ou aumentar a dosagem de uma medicação psiquiátrica. Assim, é possível que o ultrassom possa vir a ser um tanto "terapêutico", no sentido de diminuir a insegurança e a ansiedade da paciente. Da mesma forma, o exame de ecocardiografia fetal, realizado um pouco depois, por volta de 28-30 semanas, pode ser igualmente "terapêutico" em mulheres cuja história obstétrica possua o antecedente de uma malformação cardíaca fetal anterior. Infelizmente, em tais casos, o ultrassom morfológico não consegue dar a definição necessária para a completa tranquilização da paciente.

Por outro lado, mesmo mulheres sem antecedente de malformações fetais vivem o momento da ultrassonografia obstétrica com muita expectativa e angústia. Principalmente aquelas com um perfil mais depressivo e olhar mais negativo sobre a realidade consideram como alta a possibilidade de malformação fetal e podem se beneficiar do contraponto factual do ultrassom, no sentido de dirimir suas angústias mais fantasiosas, podendo redundar em melhora do quadro psiquiátrico como um todo.

Há ainda uma outra possibilidade que no dia a dia vejo bastante. A da gravidez indesejada e ainda pouco aceita, em meio a várias dificuldades socioeconômicas e familiares, em que a mulher decidiu não abortar, mas está vivendo com grande ambiguidade o momento atual da gravidez. Nessas situações, o ultrassom de segundo trimestre pode ser também um divisor de águas, pois a visualização da criança, perfeita e com movimentação, pode contribuir para estabelecer um vínculo afetivo maior entre mãe e bebê. Nesse sentido, saber também o sexo da criança, geralmente revelado nesse ultrassom, pode ajudar no processo de identificação do outro (o feto) como uma pessoa, superando a visão inicial de algo desconhecido e distante. A identificação do sexo traz sempre a possibilidade de dar um nome para o concepto, contribuindo na configuração de alguém, de uma pessoa, de um ser humano, com quem se pode relacionar afetivamente. Na minha prática, dar nome ao bebê simboliza a aceitação dessa gravidez como sendo de alguém que realmente existe. E isso costuma mudar drasticamente o relacionamento da gestante com seu bebê.

Nem falamos dos exames de terceiro trimestre, como as sorologias, a curva glicêmica, a pesquisa de estreptococco do grupo B e o ultrassom de terceiro trimestre. Mas creio que podemos entender que, a cada exame, renova-se a possibilidade de algo dar errado e de frustrar a paciente. Por isso, a importância da melhor comunicação possível entre todos os profissionais envolvidos. Por diversas vezes, na prática do cotidiano, os psiquiatras me trazem questões do pré-natal. Uma paciente que fica preocupada com um ultrassom, outra que não entende por que prescreveram medicação para evitar a transmissão vertical da toxoplasmose, ou então a levotiroxina por conta de um hipotireoidismo subclínico; uma outra que teve a positivação do exame de hepatite B ou C, ou mesmo da sífilis. Não poderia ser diferente e é bom que essa comunicação entre os profissionais possa existir. Afinal, questões práticas do pré-natal muitas vezes impactam o emocional da grávida e vice-versa. Em pacientes já vulneráveis por questões psicoemocionais, com um pensamento e um raciocínio comprometidos mentalmente, toda e qualquer orientação é bem-vinda e deve ser estimulada, devendo ser compartilhada e acordada entre os diversos profissionais que prestam assistência à gestante com psicopatologia.

O PRÉ-PARTO

O momento final da gravidez e os momentos que antecedem o parto talvez sejam os mais estressantes para a gestante. O parto, certamente, é um momento importante e repleto de significados, mas também um momento cheio de riscos. E, pior, totalmente imprevisível. Para qualquer mulher, não saber ao certo quando será seu parto já é bastante estressante. Para uma mulher ansiosa, ainda mais.

E como viver a ansiedade antecipatória sem saber em que dia ocorrerá o momento tão esperado?

Não há como negar a imprevisibilidade do parto. Como fenômeno biológico, há alguma variação entre as datas prováveis, a considerar a gravidez humana se estendendo por 280 dias. Mas não há como estabelecer concretamente qual gravidez terminará na data provável, com 280 dias, ou antes ou depois. Diante desse panorama, cabe ao obstetra dar as informações cabíveis, que possam indicar a proximidade ou não do parto. E cabe aos profissionais da saúde mental lidarem com a angústia do momento, pontuando o fato biológico por detrás da condição humana. Como lidar com isso? Reconhecendo recursos emocionais prévios e estimulando o desenvolvimento de novos recursos. Um dia por vez, sabendo que há pontos seguros e de apoio.

Apesar da incerteza do momento, há muito o que informar, o que pode trazer mais segurança. Primeiro, que a taxa geral de prematuridade, assim como a taxa de pós-datismo, são similarmente por volta de 10%, cada uma. Embora os distúrbios psiquiátricos tragam risco aumentado de prematuridade, aumentando as taxas em até duas vezes[18], ainda temos que cerca de 80% dessas mulheres terão seus filhos no momento oportuno. Essa é uma informação reconfortante. Assim como também será animador saber que, ao superar o limite das 36 a 37 semanas, a taxa de complicações neonatais cai drasticamente. O que significa dizer que a paciente pode ficar mais tranquila ao passar por esse limiar, pois a situação demonstra ser de risco habitual, com bons resultados. É a velha técnica de salientar a superação de metas e de reconhecer os aspectos positivos da situação em que se vive. O reforço positivo traz segurança e maior tranquilidade, mesmo no panorama geral de imprevisibilidade que o final da gravidez sempre traz.

Poderíamos pensar que o excesso de informações sobre o parto poderia aumentar a ansiedade das pacientes psiquiátricas. Mas nossa experiência tem apontado no sentido contrário. Recentemente, temos encaminhado nossas gestantes para um ambulatório de "Plano de Parto", em que elas recebem orientações gerais e decidem quais são os procedimentos de que gostariam ou não durante seu parto[19]. A experiência tem sido bastante positiva, e praticamente todas as pacientes gostam de receber as informações, ficando mais tranquilas depois. No retorno ambulatorial, esclarecem mais uma ou outra questão sobre o parto, quando discutimos a possibilidade do parto normal, fechando então sua decisão sobre o "Plano de Parto".

Tal situação ilustra que informações bem dadas, no momento certo, ajudam a diminuir a ansiedade. Por outro lado, deixar a paciente sem informações fornece terreno para todo tipo de especulação e fantasia, via de regra aumentando a ansiedade. Gosto de pensar o trabalho de parto como uma estrada. É insano sair com o carro e pegar uma estrada sem saber o destino. Quanto mais soubermos do caminho, de onde sai, aonde chega, quantos quilômetros e quanto vai durar, melhor será. Mesmo que surjam intercorrências, saber o itinerário inicialmente previsto ajuda bastante para não nos desestabilizarmos. Assim, tomando esse exemplo, é importante saber como começa a viagem. Ou seja, quando se inicia o trabalho de parto, e quais são as razões para procurar a maternidade. Isso significa contrações regulares, a cada 5 minutos, com intervalo cada vez menor, e intensidade cada vez maior, acompanhadas de dilatação cervical de pelo menos 3 cm. Embora a paciente não tenha como saber sua dilatação do colo, ela pode saber que, antes de se iniciar a dilatação, a dor ou o incômodo se dispõem apenas no abdome, ou mesmo em baixo ventre. No entanto, quando começa a dilatação do colo, a dor passa a se localizar também nas costas, com uma sensação de peso, ou mesmo de algo estar esticando ou abrindo nas costas. Essa sensação, apesar de desagradável, traz a certeza de estar mesmo em trabalho de parto.

Mas, antes mesmo do trabalho de parto iniciado, é interessante conhecer as etapas anteriores. O primeiro sinal de que o parto se aproxima é a queda do ventre, fenômeno mais comum nas primigestas (primeira gestação), que geralmente ocorre 1 a 2 semanas antes do parto, com a insinuação da cabeça fetal no estreito superior da bacia. A forma da barriga se modifica (o que é muitas vezes notado por outras mulheres da família), diminui a falta de ar e a azia, assim como retorna a queixa de polaciúria (aumento da frequência miccional) que estava presente no primeiro trimestre. As contrações paulatinamente aumentam, tanto em frequência quanto em intensidade, e a gestante passa a querer ficar mais em casa, com deambulação prejudicada, além da vontade de se isolar, como a esperar que algo grande vá acontecer. A saída do muco cervical é um fenômeno bastante variável, mas costuma ocorrer um dia ou dois antes do trabalho de parto, podendo vir acompanhado com alguns laivos de sangue. É um evento conhecido entre as mulheres da família como "o sinal", simbolizando que o trabalho de parto pode ter começado e, por isso, frequentemente se associa com estresse, podendo trazer angústia, quando o trabalho de parto não se concretiza.

Porém, talvez a orientação mais importante de todo o processo de parturição seja a informação do tempo médio de trabalho de parto, que costuma ser entre 12 e 24 horas nas primigestas. Isso não significa um dia inteiro de dor, mas sim a presença de contrações, às vezes dolorosas, às vezes não, por pelo menos parte desse período. Certamente, se o trabalho de parto não for espontâneo, mas sim induzido, o tempo do processo seria maior. De qualquer forma, a paciente deve estar preparada para todo esse tempo. E orientar sobre isso é muito importante. São vários os relatos, presentes até na mídia, de mulheres traumatizadas com trabalho de parto de evolução dentro do esperado e que imputam essa espera até como violência obstétrica, quando na verdade é fisiológico; mas infelizmente não informado de forma adequada.

Um professor meu da graduação nos dizia: "A gravidez humana consiste em nove meses e mais nove", como a exemplificar a vivência subjetiva das mulheres no decorrer da gravidez. Parece que o último mês não passa, e os últimos dias da gravidez então parecem intermináveis! A angústia aumenta cada vez mais, por não se ter qualquer controle sobre isso, somando-se ainda toda a preocupação do que pode dar errado. Diante desse fenômeno bastante comum, restam duas condutas médicas: potencializar a orientação e intensificar o tratamento, seja psicoterapêutico ou medicamentoso.

É verdade que os quadros ansiosos costumam muitas vezes melhorar durante a gravidez e, baseados nessa premissa, muitos dos psiquiatras deixam a gestante sem medicação ou com doses subterapêuticas ou limítrofes. É importante que no final da gravidez, no último mês, o psiquiatra possa ver sua paciente e ponderar sobre o aumento da dose da medicação, sabendo já de antemão que a maior parte das gestantes ansiosas tem incremento importante da preocupação e na sintomatologia de ansiedade. Do ponto de vista psicoterapêutico, é importante discutir sobre como lidar com a noção de impotência diante dos fatos da vida, sendo o parto um deles. Seria proveitosa a reflexão sobre outros desafios semelhantes na vida e de como foi o enfrentamento naquele momento. Muitas vezes, é a oportunidade de tentar uma nova forma de enfrentamento.

Do ponto de vista obstétrico, além da orientação, cabe uma preocupação adicional quando o aumento de ansiedade se reflete no surgimento ou na intensificação das crises de ansiedade ou de pânico. Nessas situações, há uma descarga adrenérgica, com diminuição no fluxo útero-placentário, podendo levar ao sofrimento fetal agudo. Recomenda-se nessa eventualidade a monitorização do bem-estar fetal, com a realização mais amiúde de exames de vitalidade fetal, principalmente a cardiotocografia, que poderá ser semanal, adicionada de mais exames quando do momento da crise.

O PARTO

Aqui importa estabelecer, desde o início, a diferença entre parto induzido e parto espontâneo. A indução do parto é um procedimento utilizado para antecipar o parto, em situações de risco materno e/ou fetal.

Entretanto, simular um evento da natureza não é fácil. Principalmente quando se considera que o processo da parturição é complexo e que já se inicia do ponto de vista bioquímico e inflamatório vários dias antes do início do trabalho de parto. Tais alterações bioquímicas se fazem principalmente no colo uterino, onde a degranulação dos lisossomos lança no interstício diversas enzimas e substâncias autacoides que levam à lise da matriz extracelular e do colágeno, além de patrocinar um processo inflamatório local, às custas de prostaglandinas; processos esses simultâneos que levarão a mudanças significativas no colo uterino, que se torna paulatinamente mais amolecido e com menor espessura. Ademais, com a senescência placentária no final da gravidez e consequente diminuição dos hormônios placentários, principalmente da progesterona, as fibras uterinas passam a ficar cada vez mais responsivas à ocitocina circulante, aumentando aos poucos a contratilidade uterina, em preparação para o parto.

Assim, quando se pretende induzir o parto antes do momento fisiológico previsto, precisa-se estimular toda essa cascada de fenômenos bioquímicos. Em um primeiro momento, faz-se a maturação do colo com a aplicação intravaginal de prostaglandina. Em um segundo momento, faz-se a administração endovenosa de ocitocina.

A resposta à prostaglandina E_2 ou E_1 (misoprostol) depende do quanto este colo uterino já está modificado, da quantidade de receptores específicos para a PGE_2 e das características da paciente. No geral, um ou dois comprimidos de misoprostol 25 mcg são suficientes para modificar o colo, preparando-o para a indução do trabalho de parto, que se fará posteriormente com ocitocina. Eventualmente, o misoprostol pode ocupar alguns receptores de PGF2α, mais frequentes no corpo uterino, o que explica a ocorrência colateral de contrações uterinas. Por conta dessa atividade, algumas vezes a colocação de misoprostol pode desencadear o trabalho de parto, induzindo algumas contrações. Por isso, as contrações e a frequência cardíaca fetal devem ser monitorizadas através do exame de cardiotocografia, na primeira hora após a aplicação de misoprostol.

Na rotina do HCFMUSP[20] e da maior parte dos serviços, começa-se a indução do parto com a inserção de um comprimido de misoprostol logo após a internação, com a possibilidade de repetir a ação mais duas vezes, em intervalos de 4 horas, totalizando três doses. Outras possibilidades seriam o gel de PGE_2, ou o pessário de dinoprostona (similar à PGE_2) ou ainda a laminária, que age mecanicamente no colo. Embora a dinoprostona seja a melhor medicação, por não apresentar efeito de contratilidade uterina, sua disponibilidade nos diversos serviços brasileiros é baixa, principalmente por conta da necessidade do armazenamento em freezer. De qualquer forma, o primeiro dia fica destinado à maturação do colo, sendo introduzida a ocitocina geralmente só no dia seguinte. Seriam, portanto, dois dias de preparo para o parto.

Tal sequência de ações visa a um trabalho de parto o mais fisiológico possível. Mas devemos entender que é um processo demorado que, na dependência do estado emocional da paciente, pode ser muito desgastante. Enquanto no trabalho de parto espontâneo a paciente fica em casa, quase não percebendo as modificações do colo e as primeiras contrações; no trabalho de parto induzido, essa paciente fica internada por pelo menos dois dias antes do parto, sendo exposta ao estresse de qualquer internação hospitalar.

E quando chega o momento de indução das contrações do trabalho de parto, o processo também será demorado e um tanto intrincado. A ocitocina começa com doses baixas (2 mUI/minuto), progredindo aos poucos, de 15 em 15 minutos, até a dose necessária para se estabelecer uma dinâmica uterina compatível com trabalho de parto, ou seja, 2 contrações moderadas em dez minutos. Às vezes, chega-se rápido a essa dose, mas frequentemente demora algumas horas para se chegar à dose desejada, não podendo ultrapassar as 32 mUI/minuto, considerada a dose máxima segura. Uma vez se alcançando a dose adequada, com contrações satisfatórias, inicia-se então a contagem propriamente dita do tempo de trabalho de parto, que estará em sua fase de latência pelas próximas 8 horas. Só então se espera que o colo uterino possa começar a ter seu processo de dilatação. Quando começa a dilatar, se a parturiente for primigesta, espera-se uma dilatação de 0,8 a 1,0 cm/hora. Se for multípara, 1,0 a 1,2 cm/hora. Ou seja, se tudo der certo, serão mais 8 a 10 horas de trabalho de parto, como se fosse um trabalho de parto espontâneo e eutócico (de boa evolução). E pode acontecer também que mesmo chegando na dose máxima a paciente não apresente contrações efetivas de trabalho de parto. Nesse caso se indica a cesárea por falha de indução. Outra possibilidade ainda é que se consiga um padrão contrátil adequado, mas que não modifique o colo uterino, sem que haja dilatação. Nessa circunstância, indica-se a cesárea após 8 horas de observação (seriam as 8 horas da fase de latência), sendo o motivo descrito como distocia funcional, durante a fase de latência. Uma última possibilidade é que o trabalho de parto seja alcançado, com contrações efetivas e dilatação progressiva, mas que a dilatação permaneça aquém do que se espera pela curva presumida de progressão cervical. Aqui também se indica a cesárea por distocia funcional, mas durante a fase ativa do trabalho de parto. Ou seja, mais uma vez, apesar de todo o investimento medicamentoso, continuamos a ter de conviver com a imprevisibilidade do trabalho de parto, que pode variar bastante em termos de tempo.

Por outro lado, devemos lembrar que a resposta à ocitocina exógena costuma ser um pouco diferente da endógena, com contrações um pouco mais dolorosas e intensas do que as naturais. Isso é motivo de reclamação e desagravo por parte das gestantes, entretanto é o que pode ser feito na busca do parto normal. Por isso, mais uma vez, vemos a importância da orientação prévia.

Certamente, há sempre a possibilidade de analgesia, seja com medidas não farmacológicas – tais como o uso da banheira aquecida, da bola suíça, do banquinho e de várias outras técnicas de fisioterapia[21] – seja com medidas farmacológicas – tais como uma série grande de analgésicos endovenosos e até mesmo alguns opioides. Além, é claro, do próprio bloqueio de neuroeixo, seja com a técnica combinada (peridural + raquidiana), ou com as técnicas simples (raqui ou peridural). Porém, nas últimas técnicas, a deambulação da paciente fica mais restrita, o que, além de desagradável, posterga ainda mais o término do parto, aumentando o tempo decorrido de trabalho de parto.

O que se pode dizer é que conseguimos controlar razoavelmente bem a dor relacionada com o trabalho de parto e parto. Mas não conseguimos prescindir da necessária paciência que a paciente deve ter para suportar tamanha espera em relação ao tempo de trabalho de parto. É uma angústia real, na espera pelo parto. Algo a ser vivido da melhor forma possível, mas que demandará resiliência e preparo emocional.

Tudo isso deverá ser considerado pela equipe assistente quando se decide pela intervenção da indução do parto. Penso que esta decisão seja bastante sensível quando se conversa sobre o pós-datismo. Embora a grande maioria das pacientes com ansiedade e outras formas de sofrimento emocional lidem muito mal com a possibilidade de se passar da data provável do parto, há de ser ponderado com cada uma delas o que realmente seria melhor. Costumo colocar a questão da seguinte forma: "Qual das duas opções te deixará mais tranquila ou mais angustiada: esperar alguns dias a mais (máximo de 14 dias), fazendo exames de vitalidade da criança a cada dois dias? Ou internar para a indução e saber que o processo vai demorar cerca de dois dias, com internação hospitalar?" Acho importante dividir essa decisão com a paciente, esclarecendo todos os detalhes do que consiste a indução de trabalho de parto, sendo útil que se considerem as duas opções através da imaginação de se colocar naquele lugar, naquelas condições, em um futuro próximo. Digo que a maioria das gestantes opta pela indução, sendo mais estressante a espera por mais uma ou duas semanas. Mas há sim outro tipo de paciente, que prefere a espera do pós-datismo, e que se sente respeitada e acolhida quando as opções são sinceramente colocadas.

Acabamos de explicar a via induzida – não espontânea – do trabalho de parto e, com isso, já adiantamos bastante do que seria a via espontânea desse mesmo trabalho de parto. O tempo acaba sendo menor, porque a paciente no geral já chega para a internação no trabalho de parto ativo, com 3 a 4 cm de dilatação, já tendo passado a fase de latência do trabalho de parto em casa, tomando Buscopan® e banho quente, sem que a dor a incomodasse. Logicamente, isso ocorre quando há boa orientação e a paciente não se encontra muito sintomática. Pois, quando falta a orientação e quando os sintomas se intensificam, a paciente comparecerá várias vezes ao pronto atendimento, achando que era o momento certo para internar por conta de um eventual trabalho de parto; e, na negativa disso, voltará cada vez mais frustrada e aborrecida para casa. Cada ida infrutífera ao pronto-socorro golpeia a confiança e a segurança da paciente, que passa a acreditar que ela realmente não sabe e não controla nada do processo de parturição, gerando um ciclo de insegurança e angústia que se autoalimenta da frustração. Nesse contexto, é comum que a ansiedade cresça, incrementando também o risco para o concepto. Por isso, a orientação por um médico seguro e acolhedor pode ser considerada não só útil, mas também terapêutica.

Outra coisa que pode aumentar a ansiedade e gerar estresse durante o trabalho de parto são os procedimentos, quando não são devidamente explicados para a paciente. E aqui podemos elencar o toque vaginal, a administração de ocitocina, a amnioscopia (visualização do líquido amniótico através de um cilindro de acrílico introduzido no colo uterino), a amniotomia (rompimento da membrana amniótica mediante introdução pelo colo de instrumento pontiagudo numa das extremidades, desenhado especificamente para isso, através da dilatação do colo uterino). Embora sejam procedimentos simples e geralmente indolores, podem ser incômodos para a paciente, a qual pode se sentir invadida em sua intimidade. O correto é haver explicação da razão do procedimento, que deverá ser feito somente após o consentimento da paciente. Certamente, há também o que a paciente imagina acerca do procedimento, com informações advindas de outras pacientes, familiares ou mídia social.

Lembro-me de uma paciente com transtorno de ansiedade cujo trabalho de parto estava evoluindo tranquilamente, até o momento em que a médica assistente realizou a amniotomia, sem explicar o que estava fazendo e sem solicitar autorização para o procedimento. De fato, a médica estava distraída, falando de outro caso com um dos residentes, e estava tão acostumada com a situação – corriqueira para ela – que nem se deu conta do olhar assustado da paciente. Logo depois, a paciente começou a passar mal, hiperventilando e se agitando. Entrou numa crise de pânico, com taquicardia e aumento da pressão arterial. Provavelmente, houve vasoespasmo junto às artérias uterinas, diminuindo o fluxo sanguíneo para a criança, que entrou em sofrimento fetal. Foi necessária uma cesárea de urgência e a criança nasceu deprimida, com Apgar baixo, sendo encaminhada para a UTI neonatal. Ao conversar posteriormente com a paciente, ela nos revelou que foi tomada pelo pânico, pois associava a amniotomia com um desfecho sombrio para ela e para a criança, porque uma de suas tias tinha descrito que perdeu o bebê após ter sido submetida a esse mesmo procedimento, muitos anos antes. É útil esclarecer que não há *a priori* qualquer associação entre tais eventos. Mas não importa!... Para aquela familiar havia conexão, e isso foi passado para a sobrinha como fato inquestionável, criando uma crença que deveria ter sido abordada de outra forma pelos profissionais de saúde. Certamente, não há como o obstetra imaginar as fantasias que cercam cada um dos procedimentos, mas o hábito de explicar e obter o consentimento para cada um deles há de proteger a paciente de tais mitos sem sentido.

Lembro-me também de um outro caso, no começo da minha carreira, quando eu era um jovem plantonista de uma maternidade de São Paulo. Uma paciente apresentava contrações fracas, com parada da dilatação cervical. Diante do diagnóstico de distocia funcional, era preciso administrar ocitocina exógena, como forma de corrigir a contratilidade. Naquele tempo, usava-se o equipo de soro com dosador manual, no qual era medida a quantidade de gotas por minuto. Curiosamente, toda vez que se voltava ao leito daquela paciente o equipo era encontrado fechado, com a infusão interrompida. Depois de perceber isso pela terceira vez, a equipe se deu conta de que era a paciente que sabotava o procedimento, fechando ela mesma o equipo. Um de nós ficou então ao lado dela, para não permitir que ela interferisse com a infusão de ocitocina. Ela, ao notar que não conseguiria mexer no soro, começou a ter uma crise histérica, agitando-se e gritando com a equipe, exigindo a retirada do soro ou a cesariana. Acabamos por acatar a vontade dela e realizamos a cesárea. Depois do parto, ela nos contou a razão da descompensação emocional: sua mãe tinha dito que quase morrera por conta da administração do soro com ocitocina e a paciente passou a acreditar que ela realmente morreria por causa daquela infusão.

Esses são procedimentos rotineiros, feitos a todo momento em qualquer maternidade. Mas há também os cuidados a serem tomados de forma excepcional, para pacientes com necessidades especiais, que devem ser entendidas e acolhidas em sua globalidade. Lembro-me de diversas pacientes com fobias específicas, as quais, uma vez entendidas, desencadearam procedimentos diferenciados de cuidado. Por exemplo, uma paciente com pavor de entrar em um elevador. Ela foi levada ao centro obstétrico por rampa, em cadeira de rodas. Outra paciente com mal-estar, ao perceber-se cercada de pessoas, em ambiente fechado. Foi notificada a equipe e só conversavam com ela no centro obstétrico um ou dois profissionais por vez. Por fim, pacientes com história de abuso pelo companheiro ou mesmo de violência doméstica: restrição da entrada do pai da criança no centro obstétrico e na enfermaria de Obstetrícia. Esses são apenas alguns exemplos, que talvez possam ser úteis.

Por outro lado, ter um companheiro adequado junto da paciente no trabalho de parto e parto, além de ser altamente recomendado, é direito da parturiente protegido por lei. De fato, temos observado que a presença de um acompanhante para as gestantes com psicopatologia no geral é bastante benéfica, contribuindo para o bem-estar emocional dela. Entretanto, deve-se enfatizar a importância de conversar previamente com a paciente, buscando entender a dinâmica do relacionamento e se realmente a presença do companheiro vai mesmo tranquilizá-la ou se, ao contrário, vai aumentar a sua angústia e insegurança. Algumas vezes, é melhor que seja a mãe como acompanhante, no lugar do parceiro. Seja como for, deve ser alguém que esteja bem orientado para ajudar emocionalmente. Nesse aspecto, também queria salientar a importância de ter alguém junto com a paciente mesmo no momento da cesárea. Para muitas pacientes, é bastante difícil vivenciar aquele momento em que ela está anestesiada, com os braços estendidos e com uma "tenda" de panos cirúrgicos sobre o seu rosto, ocasião em que ela não vê nada, mas escuta o barulho dos instrumentos e a conversa dos médicos. Oportunidade em que a ansiedade pode aumentar bastante, incorrendo até em crise de pânico, já observado por nós diversas vezes. Minha vivência nesses casos é que a presença nesse instante de alguém da equipe, seja médico ou enfermeira, ou mesmo uma psicóloga, do "lado de lá" da tenda, pode ajudar bastante a paciente a relaxar e a não ficar tentando imaginar o que está acontecendo atrás dos ruídos que escuta. Alguns médicos anestesistas são ótimos nesse aspecto e ajudam bastante. Mas penso que seja interessante a equipe sensibilizar-se com tais casos e separar alguém para estar sentado num banquinho do lado da paciente, principalmente quando não houver nenhum acompanhante. De um jeito ou de outro, nunca deixá-la sozinha.

Sendo um momento naturalmente estressante para a paciente, é importante a equipe estar preparada para possíveis quadros de descompensação emocional da parturiente, sobretudo naquelas com quadro de ansiedade generalizada ou pânico, com piora dos sintomas perto do parto. Não é incomum que a equipe assistencial obstétrica tenha de enfrentar o preocupante panorama de uma crise de pânico justamente no período pré-parto. Em tais eventos, tenho testemunhado não poucas vezes uma série de complicações que vão se avolumando como uma cascata. Somos inclinados a reconhecer três fatores envolvidos com esse fenômeno.

O primeiro é a ausência de protocolos assistenciais para tais circunstâncias. Recentemente, depois de vários casos inquietantes, reunimo-nos com anestesistas e psiquiatras e estipulamos um protocolo mínimo para a presença de crises de ansiedade ou pânico durante o trabalho de parto e parto[22]. No aumento da ansiedade, com início da crise, preconizamos as seguintes possibilidades, em sequência do mais simples e disponível ao mais complicado e preocupante na passagem para o feto, considerando também a meia-vida:

- Medidas não farmacológicas (respiração orientada e relaxamento).
- Prometazina 25-50 mg via oral ou intramuscular.
- Bromazepam 3 mg via oral.
- Lorazepam 1 mg via oral.
- Alprazolam 0,5 mg via oral.

Quando a paciente já estiver numa crise de pânico bem estabelecida, propomos outras possibilidades terapêuticas, em ordem de preferência: 1) midazolam 3-5 mg por via intramuscular; 2) midazolam 0,5-2 mg por via endovenosa; 3) propofol 10-20 mg, com administração pelo anestesista, por via endovenosa. Salienta-se a relativa contraindicação do clonazepam, por ter uma meia-vida mais longa, com maior passagem transplacentária para o feto, comprometendo seus reflexos ao nascimento. As medicações mencionadas nem sempre estão facilmente disponíveis em nossos centros obstétricos, mas o estabelecimento desse protocolo tem nos ajudado nos últimos anos, orientando a equipe com a sequência lógica de um protocolo.

O segundo fator relacionado com desfechos trágicos na condução de pacientes em crise de pânico vem a ser o que denomino de contaminação emocional da equipe obstétrica. Tal percepção vem da observação de vários casos em que o *staff*, não acostumado com tais casos de forte componente emocional – muitas vezes com a verbalização da sensação de morte iminente – acaba por perder o equilíbrio emocional necessário para a condução de tais casos. Já presenciei cirurgiões com nítido comprometimento psicomotor, ofegantes, com tremor de mão e sudorese, tentando superar tecnicamente o grande estresse emocional do momento. Sobressaem-se, então, manobras intempestivas, ligaduras inadequadas e hemostasia deficiente. Certamente, os obstetras estão acostumados com situações de grande estresse, no enfrentamento, por exemplo, de hemorragia materna e sofrimento fetal, em que as ações precisam ser rápidas e efetivas. Mas no geral os obstetras não estão acostumados com mulheres em crise de pânico, gritando que vão morrer.

O terceiro fator é o mais óbvio. Em uma crise de pânico, há uma grande descarga adrenérgica, com vasoconstrição generalizada e hiperventilação. Esse quadro associa-se com diminuição no fluxo uteroplacentário e na oxigenação fetal, resultando em sofrimento fetal agudo. No entanto, diferentemente de outros quadros de sofrimento fetal, a velocidade de instalação de hipóxia fetal na crise de pânico costuma ser mais rápida do que em outras circunstâncias de assistência ao parto, justamente numa paciente em que não se espera tal acometimento abrupto.

Seja como for, a conjunção desses três fatores pode ser catastrófica e demanda conhecimento, preparo e coordenação do cuidado. O melhor é prevenir, com tratamentos adequados antes e durante o trabalho de parto. Esperamos que a reflexão aqui realizada possa ajudar na condução dos casos individuais que possam surgir na prática de quem nos lê, alertando os psiquiatras que não vivem o dia a dia do centro obstétrico a que considerem tais aspectos na sua decisão sobre os medicamentos a serem prescritos no final da gravidez.

Temos falado insistentemente sobre as particularidades e os perigos dos transtornos ansiosos durante o trabalho de parto e parto. Alguém poderia perguntar: Mas, e os outros distúrbios psiquiátricos? Não devemos nos preocupar?

Em relação aos distúrbios depressivos, penso que o maior desafio seja diagnosticá-los e tratá-los de forma adequada e no momento certo. Quando o diagnóstico é feito e o tratamento instituído, observamos uma boa evolução do caso, com partos mais eutócicos, com boa progressão. Entretanto, infelizmente, em nossa realidade, a maioria dos casos de depressão passa despercebida no pré-natal, sem diagnóstico e sem tratamento; e, então, temos maiores taxas de prematuridade, de baixo peso, de cesáreas, de sofrimento fetal e Apgar baixo. Eu compreendo, em minha atuação, que os quadros depressivos se apresentam como uma espécie de sofrimento fetal crônico, com comprometimento lento e persistente da nutrição e da oxigenação do feto. Desta forma, não haveria uma alteração aguda a ser percebida durante o trabalho de parto, demandando intervenção. Frequentemente, vemos no centro obstétrico uma paciente pouco colaborativa, quieta e angustiada, sofrendo sozinha as dores e inquietações do parto. E a atuação da equipe pouco muda esta situação, pois não há incentivo ou orientação que possa combater este estado anímico, restando apenas acolher com respeito e humanismo. Entretanto, a observação de uma parturiente triste, pouco colaborativa e pouco interessada no desfecho do parto e no bem-estar da criança pode nos alertar sobre o possível diagnóstico de depressão antenatal, sendo mandatória uma boa avaliação no pós-parto, se possível com um profissional de saúde mental. Pois muitas vezes o quadro piora no puerpério, com sintomas mais graves, podendo evoluir para ideação suicida, tentativa de suicídio ou até infanticídio. Aliás, não é incomum que uma depressão puerperal seja na verdade uma depressão perinatal não diagnosticada durante a gravidez, e que piorou no pós-parto.

PUERPÉRIO

O puerpério compreende o período pós-parto situado nas primeiras seis semanas após o nascimento, ou então, os primeiros 40 ou 42 dias. Poderíamos defini-lo como o período em que ocorre o retorno do organismo materno às condições pré-gravídicas, o que não é exatamente correto, uma vez que algumas modificações não voltam ao que eram, como, por exemplo, as alterações mamárias.

Tal período divide-se classicamente em puerpério imediato, do parto até a segunda hora; puerpério mediato, da segunda hora até o décimo dia; e puerpério tardio, do décimo dia até o 42º dia.

Os primeiros momentos logo depois do parto são bastante significativos e merecem atenção especial. A primeira hora pós-parto teve sua importância salientada na década de 1950, quando o pesquisador Greenberg[23], baseado na observação de maior número de mortes por hemorragia nesse momento, propôs um período de observação adicional ao outros períodos clínicos do trabalho de parto (dilatação, expulsão e dequitação), em que a equipe deveria prestar mais atenção à parturiente, só permitindo a transferência para a enfermaria uma hora depois. Essa medida bastante simples salvou a vida de muitas mulheres, diminuindo consubstancialmente a mortalidade materna.

Já no nosso século, o termo "*golden hour*"[24] passou a ser cada vez mais usado para descrever a singularidade desta primeira hora pós-parto, considerando aqui não mais a questão da prevenção da mortalidade, mas sim a construção de um vínculo maior entre a mãe e o bebê, favorecendo não só a amamentação, mas também as questões relacionais afetivas entre os dois, estimulando o contato pele a pele, sob supervisão da enfermagem.

Nesse momento primordial, da primeira aproximação entre mãe e bebê, podemos perceber a interação dos dois, sendo um sinal sensível de psicopatologia materna a ausência de interesse e de conexão visual. Na minha experiência, praticamente todos os casos observados de falta de vínculo na "*golden hour*" se traduziram depois por quadros psiquiátricos, sendo o mais comum a depressão grave. Há sim a ausência de vínculo em casos de gestação indesejada e não aceita. Mas na maioria desses casos a paciente já tinha expressado antes que não queria ver a criança e que estava pensando em entregá-la para adoção. Portanto, é um sinal a ser valorizado não só pela equipe de obstetrícia, mas também e principalmente pela equipe de neonatologia.

Por outro lado, a "*golden hour*" pode ser um momento único no sentido de estimular o vínculo entre a mãe deprimida ou ansiosa com o seu bebê. Uma vez havendo um bom contato pele a pele nos primeiros minutos, isso tranquiliza a criança e reassegura a paciente de que o início foi positivo e que ela pode dar conta da situação. Destarte, a própria amamentação, já na enfermaria, também deve receber um cuidado especial por parte da equipe assistencial.

O aleitamento natural do recém-nascido pode ser um momento prazeroso, que traga satisfação e sentimentos de realização e alegria. Mas também pode ser um momento estressante, vivido com ansiedade e angústia, pelo excesso de expectativas em relação à efetividade e sucesso no processo. A criança no começo é um ser desconhecido, com demandas a serem supridas, imprimindo um excesso de responsabilidades à mãe. Longe de ser um processo natural e intuitivo, a amamentação exige paciência, disponibilidade e resiliência aos desafios e pequenas "derrotas" iniciais. Principalmente nas primigestas, que nunca amamentaram, é importante haver uma atenção maior da enfermagem, com orientação adequada e assertiva, tranquilizando e estimulando a paciente a ser persistente no processo. Nesse sentido, é pertinente que a paciente com distúrbio psiquiátrico não receba a alta hospitalar enquanto não se perceber uma amamentação tranquila e efetiva. Para a decisão sobre a alta, é imprescindível que a equipe defina o procedimento de liberação conjuntamente, com partilha de opiniões sobre o quanto a paciente está tranquila ou estressada com a amamentação. A decisão de deixar a paciente um dia a mais geralmente é benéfica, trazendo mais segurança e menos tribulações no cuidado do recém-nascido, uma vez estando em casa.

Há outras questões relacionadas à amamentação que trazem preocupação adicional, principalmente no tocante às medicações. Drogas ansiolíticas, hipnóticas ou sedativas deverão ser usadas com parcimônia ou preferencialmente descontinuadas durante a amamentação, pelo risco de efeito farmacológico indireto no recém-nascido, comprometendo a vigília da criança e sua alimentação. Por outro lado, de forma geral, os antidepressivos deverão ser mantidos, em suas doses anteriores.

Um aspecto especial é aquele relacionado ao uso do carbonato de lítio, essencialmente associado ao tratamento do transtorno afetivo bipolar. Seu possível efeito tóxico no recém-nascido contraindica a utilização na amamentação. No entanto, por outro prisma, é bastante preocupante deixar uma paciente com bipolaridade sem estabilizador do humor nesse período, por conta do risco considerável de recaída, seja com surto de mania, seja com episódio depressivo. A opção que mais temos usado, na discussão conjunta com psiquiatras e neonatologistas, tem sido a troca do lítio pelo ácido valproico, o qual, embora contraindicado durante a gravidez, pode ser usado de forma tranquila durante a amamentação. Outra conduta possível seria a manutenção do uso do lítio, com a suspensão do aleitamento materno, incluindo a inibição da lactação com enfaixamento mamário e administração de cabergolina. Se for no primeiro dia de puerpério, é possível utilizar-se de dois comprimidos de 0,5 mg cada, em dose única, ou então 1 comprimido a cada 12 horas, em duas doses. Em lactação já estabelecida, a dose recomendada de cabergolina é de 0,25 mg, duas vezes por dia, por dois dias. Ambos os esquemas são bastante efetivos[25]. Uma última opção, já menos frequente, por ser mais perigosa e de difícil manejo, é a de manter tanto a amamentação como o uso do lítio. Porém, nessa eventualidade, os níveis séricos deverão ser monitorizados no recém-nascido, assim como a função renal e tireoidiana. O maior receio é a intoxicação diante de fenômenos relativamente comuns na criança, como vômitos e quadros diarreicos. Lembro-me de um único caso cuja conduta adotada foi a da dupla manutenção, com bons resultados, apesar da apreensão geral da equipe. O melhor, sem dúvida alguma, é abordar esse assunto ainda durante o pré-natal, numa discussão conjunta da paciente com o obstetra, o psiquiatra e o neonatologista. Mas, se isso já é difícil num hospital terciário como o HCFMUSP, muito mais complexo será no panorama mais cotidiano de nosso sistema de saúde. Via de regra, sem condutas previamente discutidas, e num cenário de maternidade sem apoio local do psiquiatra, parece-nos que o melhor seria manter o lítio e inibir a lactação[22].

Após a alta hospitalar, a paciente voltará à sua rotina, que há de incluir as mudanças relativas a um novo elemento no meio familiar, uma criança recém-nascida com demandas específicas, gerando uma nova situação de estresse, com necessidade de adaptação. Frequentemente, há uma sobrecarga não só emocional, como também de afazeres domésticos. Tal panorama, associado às variáveis hormonais, predispõe a mudanças psicoemocionais intensas. Não por acaso esse é um período de piora do quadro ansioso, podendo haver aumento das crises de ansiedade e/ou pânico. Mesmo as mulheres sem psicopatologia prévia podem sucumbir ao cansaço e à sobrecarga, e manifestar labilidade emocional, com sintomas ansiosos e depressivos. É o *blues* puerperal, ou *baby blues*, com pico de sintomas entre o 5º e o 7º dias pós-parto, quando a mulher já se encontra em casa, longe da assistência médica habitual. São sintomas que podem ser expressos pela paciente no momento do retorno para retirada dos pontos, ou na visita domiciliar da estratégia de saúde da família. Quando tal situação é percebida, é muito útil buscar saídas de apoio familiar, no sentido de diminuir a sobrecarga inicial de tarefas, para que a mulher possa descansar um pouco e reaver sua estabilidade emocional.

Por outro lado, no retorno de puerpério, com cerca de 30 a 40 dias pós-parto, mais relevante ainda se torna a verificação dos sintomas emocionais, sejam pacientes com psicopatologia prévia ou não. Temos insistido para a introdução, na anamnese obstétrica própria desse momento, de duas perguntas fundamentais, relativas à presença de tristeza e à falta de ânimo. Com respostas negativas para quais questionamentos, a investigação de sintomas depressivos terminaria por aí. Mas, na eventualidade de respostas positivas, surge a necessidade de novas perguntas, buscando mais sintomas depressivos. Preenchendo pelo menos cinco sintomas compatíveis com depressão, por pelo menos um mês, o obstetra deveria instituir o tratamento medicamentoso com antidepressivos, ou então encaminhar para um serviço de saúde mental. Quando restassem dúvidas sobre o quadro, poderia pedir um retorno em 2 a 4 semanas, para confirmar o diagnóstico.

Infelizmente, essa rotina assistencial ainda é bastante deficiente em nosso meio, e o diagnóstico de depressão pós-parto acaba sendo realizado muito mais por pediatras, médicos e enfermeiros da ESF do que por obstetras. Talvez seja pelo receio de não saber como proceder adequadamente nos quadros psiquiátricos, talvez seja pela falta de tempo nas consultas, mas esse tipo de diagnóstico continua sendo um grande desafio de saúde pública, com participação negativa relevante dos obstetras.

Por outro ângulo, um temor do médico obstetra na prescrição que pode ser plenamente justificado é relativo à possibilidade de se tratar de um caso de bipolaridade, em que a administração de antidepressivos poderia eventualmente propiciar a viragem para um episódio de mania. Por conseguinte, a anamnese deveria ser estendida no sentido de levantar antecedentes familiares de bipolaridade, assim como de possíveis episódios de hipomania na história pregressa da paciente. Na dúvida, certamente seria melhor o encaminhamento para o especialista em saúde mental.

Outro aspecto importante na consulta de puerpério é relativo à assistência de mulheres com psicopatologia prévia. Quando elas se encontram medicadas, é incomum uma piora do quadro. Mas, infelizmente, é bastante comum que haja uma descontinuidade do tratamento, seja por orientação do médico de plantão na maternidade, seja por motivo ainda mais banal: falta de receita ou quantidade insuficiente do medicamento até o dia do retorno. Certamente, pode ocorrer também a interrupção voluntária pela própria paciente, preocupada com algum possível efeito deletério da medicação na passagem pelo leite.

Nas pacientes apenas com psicoterapia, sem tratamento medicamentoso, a atenção em relação à piora do quadro deverá ser redobrada. Até porque é comum que junto ao parto e nos primeiros dias pós-parto a assiduidade da paciente às consultas e às sessões seja comprometida em detrimento dos cuidados dispensados ao bebê. Nos últimos anos, pós-pandemia, temos visto aumento nas consultas *on-line*, com melhora expressiva da continuidade do processo psicoterapêutico. Mas, de qualquer forma, pelo impacto emocional do período pós-parto, a psicoterapia pode se tornar insuficiente.

Não raramente, é necessário acertar a dose do medicamento utilizado, principalmente no caso dos distúrbios ansiosos, que exigem mesmo doses habitualmente mais altas. No caso do lítio, seria interessante nova dosagem sérica de monitorização dos níveis plasmáticos ao final do puerpério. Seja como for, deve-se ressaltar a relevância de se garantir para tais pacientes um retorno breve com o psiquiatra, para nova avaliação do caso nos primeiros dois meses pós-parto.

Um último aspecto diz respeito à anticoncepção e ao planejamento familiar dessas mulheres. Sem dúvida, uma nova gravidez em vigência de algum transtorno psiquiátrico configura-se em sobrecarga emocional importante, com chances concretas de piora significativa dos sintomas. Assim sendo, é essencial que se faça uma boa orientação anticoncepcional, favorecendo o uso de métodos mais seguros e que dependam menos de variáveis comportamentais, as quais podem estar comprometidas nos casos mais sintomáticos. A inserção de dispositivos intrauterinos, de cobre ou medicados com progesterona, seja no momento do parto ou 40 dias depois, é altamente recomendável. A prescrição de injetáveis trimestrais ou mesmo mensais também surge como boa possibilidade.

 REFERÊNCIAS

1. Nilson TV, Amato AA, Resende CN, Primo WQSP, Nomura RMY, Costa ML, et al. Gravidez não planejada no Brasil: estudo nacional em oito hospitais universitários. Rev Saúde Pública. 2023;57:35-44.
2. Hett D, Morales-Muñoz I, Durdurak BB, Carlish M, Marwaha S. Rates and associations of relapse over 5 years of 2649 people with bipolar disorder: a retrospective UK cohort study. Int J Bipolar Disord. 2023;11:23-34.
3. Egbe A, Lee S, Ho D, Uppu S, Srivastava S. Prevalence of congenital anomalies in newborns with congenital heart disease diagnosis. Ann Pediatr Cardiol. 2014;7(2):86-91.
4. Shrestha S, Shrestha A. Prevalence of congenital malformations among babies delivered at a tertiary care hospital. JNMA J Nepal Med Assoc. 2020;58(225):310-3.

5. Fornaro M, Maritan E, Ferranti R, Zaninotto L, Miola A, Anastasia A, et al. Lithium exposure during pregnancy and the postpartum period: a systematic review and meta-analysis of safety and efficacy outcomes. Am J Psychiatry 2020;177:76-92.
6. Obo CS, Sori LM, Abegaz TM, Molla BT. Risky sexual behavior and associated factors among patients with bipolar disorders in Ethiopia. BMC Psychiatry. 2019;19:313-320.
7. Bunduki V. Rastreamento e diagnóstico dos defeitos do tubo neural. In: Zugaib M, Francisco RPV. Protocolos assistenciais: Clínica Obstétrica FMUSP, 6ª edição. Rio de Janeiro: Atheneu, 2022. p. 139.
8. Ferreira FM, Venâncio KCMP, Narchi NZ. Network care: relationship between prenatal care adequacy and hospital obstetric care in a cross-sectional study. Rev Esc Enferm USP. 2022;56:e20220011.
9. Mikami FCF, Baptista FS, Zaccara TA. Assistência pré-natal. In: Zugaib M, Francisco RPV. Protocolos assistenciais: Clínica Obstétrica FMUSP, 6ª edição. Rio de Janeiro: Atheneu; 2022. p. 65.
10. Mikami FCF, Francisco RPV. Disfunções tireoidianas. In: Zugaib M, Francisco RPV. Protocolos assistenciais: Clínica Obstétrica FMUSP, 6ª edição. Rio de Janeiro: Atheneu; 2022. p. 343.
11. Behrooz HG, Tohidi M, Mehrabi Y, Behrooz EG, Tehranidoost M, Azizi F. Subclinical hypothyroidism in pregnancy: intellectual development of offspring. Thyroid. 2011;21(10):1143-7.
12. Batistuzzo A, Ribeiro MO. Clinical and subclinical maternal hypothyroidism and their effects on neurodevelopment, behavior and cognition. Arch Endocrinol Metab. 2020;64(1):89-96.
13. Abuhadba-Cayao KA, Talavera JE, Vera-Ponce VJ, De La Cruz-Vargas JA. Medical treatment in pregnant women with subclinical hypothyroidism: systematic review and meta-analysis. Rev. Bras. Saúde Mater. Infant. 2022;22(2):227-35.
14. Osmundo Júnior GS, Brizot ML. Rastreamento das anomalias cromossômicas no primeiro trimestre. In: Zugaib M, Francisco RPV. Protocolos assistenciais: Clínica Obstétrica FMUSP, 6ª edição. Rio de Janeiro: Atheneu; 2022. p. 121.
15. Carvalho MHB, Amorim Filho AG. Prevenção da prematuridade. In: Zugaib M, Francisco RPV. Protocolos assistenciais: Clínica Obstétrica FMUSP, 6ª edição. Rio de Janeiro: Atheneu; 2022. p. 627.
16. Martinelli S. Restrição de crescimento fetal. In: Zugaib M, Francisco RPV. Protocolos Assistenciais: Clínica Obstétrica FMUSP, 6ª edição. Rio de Janeiro: Atheneu; 2022. p. 613.
17. Miyadahira S. Vitalidade fetal. In: Zugaib M, Francisco RPV. Protocolos Assistenciais: Clínica Obstétrica FMUSP, 6ª edição. Rio de Janeiro: Atheneu; 2022. p. 173.
18. Jahan N, Went T R, Sultan W, et al. Untreated depression during pregnancy and its effect on pregnancy outcomes: a systematic review. Cureus 2021;13(8):e17251.
19. Francisco RPV, Barbosa MV, Bortolotto MRFL, Baptista FS, Sousa MAS, Testa CB. Plano de Parto. In: Zugaib M, Francisco RPV. Protocolos Assistenciais: Clínica Obstétrica FMUSP. 6ª edição. Rio de Janeiro: Atheneu; 2022. p. 761.
20. Francisco RPV, Bortolotto MRFL. Maturação cervical e indução do parto. In: Zugaib M, Francisco RPV. Protocolos Assistenciais: Clínica Obstétrica FMUSP. 6ª edição. Rio de Janeiro: Atheneu; 2022. p. 771-7.
21. Borba EO, Amarante MV, Lisboa DDAJ. Assistência fisioterapêutica no trabalho de parto. Fisioter Pesqui. 2021;28(3):324-30.
22. Galletta MAK. Distúrbios psiquiátricos durante a gravidez. In: Zugaib M, Francisco RPV. Protocolos Assistenciais: Clínica Obstétrica FMUSP, 6ª edição. Rio de Janeiro: Atheneu; 2022. p. 503.
23. Greenberg, Emanuel M. The fourth stage of labor. Am J Obstetrics Gynecol. 1954;52(5):746-55.
24. Widström AM, Brimdyr K, Svensson K, Cadwell K, Nissen E. Skin-to-skin contact the first hour after birth, underlying implications and clinical practice. Acta Paediatr. 2019;108(7):1192-204.
25. Barros MF. Estímulo e inibição da lactação. In: Zugaib M, Francisco RPV. Protocolos Assistenciais: Clínica Obstétrica FMUSP, 6ª edição. Rio de Janeiro: Atheneu; 2022. p. 879.

15

Assistência pré-natal e preparação ao parto e lactação em famílias LGBTQIAPN+

Kely Carvalho
Ana Thais Vargas

INTRODUÇÃO

A Organização Mundial da Saúde definiu, em 1974, o conceito de saúde como "um estado de completo bem-estar físico, mental e social e não apenas a ausência de doença"[1]. A saúde reprodutiva e sexual amplia esse conceito incluindo que os indivíduos têm direito a ter uma vida sexual prazerosa e segura, tendo acesso a informações de qualidade sobre sexualidade e prevenção de infecções sexualmente transmissíveis (IST). Devem ter a liberdade para decidirem se querem ter filhos, quando e com que frequência irão tê-los, direito de ter acesso a métodos de planejamento familiar de qualidade para evitar gestações indesejadas e acesso ao abortamento seguro, quando legal. Faz ainda parte do escopo da saúde sexual e reprodutiva a garantia de atendimento ao pré-natal em vigência de gestação, atendimento humanizado ao parto e no período do puerpério com apoio e incentivo à amamentação.

A população LGBTQIAPN+ também deve ser incluída em todos os níveis dessa atenção, porém a realidade não se apresenta dessa forma. É uma população preterida e sistematicamente excluída desses níveis de cuidado, tendo apenas a abordagem das infecções sexualmente transmissíveis (IST) como principal foco de atenção à saúde, o que não deixa de ser importante, mas estigmatiza e nega aspectos fundamentais da experiência humana a essas pessoas. Como profissionais de saúde, é nosso dever ampliar a discussão para tornar possível a completude da experiência sexual e reprodutiva da população LGBTQIAPN+, incluindo-se também o direito à amamentação.

A sigla LGBTQIAPN+ é uma maneira simplificada de se dirigir ao público em questão. Ela é dividida em duas partes: LGB, que se refere à orientação sexual e significa Lésbicas, Gays e Bissexuais; e TQI, refere-se à identidade de gênero: transexuais, travestis, queer e intersexo, existindo ainda o A, que engloba as pessoas assexuais, arromânticas e agêneras; o P se refere às pessoas pansexuais e o N aos não binários[2].

SAÚDE SEXUAL E REPRODUTIVA DA POPULAÇÃO LGBTQIAPN+

A saúde sexual e reprodutiva se caracteriza pela "constelação de métodos, técnicas e serviços que contribuem para o bem-estar reprodutivo, prevenindo e resolvendo problemas de saúde reprodutiva"[3]. A satisfação nas relações interpessoais também deve estar incluída nesse tópico, não somente ações em direção às ISTs e à anticoncepção. O exercício da parentalidade faz parte desse cuidado e ele deve ser livre de discriminação, constrangimentos e coerção. Isso inclui a formação e formatação dessa família, gestação, se for a escolha, parto e amamentação.

Em 2010, havia no Brasil uma estimativa de 60 mil casais autodeclarados homoafetivos[4] e esse número vem crescendo a cada ano após a Resolução n. 175 do Conselho Nacional de Justiça (CNJ), em maio de 2014, que proíbe todos os cartórios do Brasil de negarem a habilitação e a celebração de casamentos e uniões de pessoas do mesmo sexo. Ainda não possuímos dados atualizados do número de famílias nem do número delas que agora têm filhos, porém em 2021 foram mais de 9 mil novos casamentos homoafetivos registrados[5], e essas famílias se consolidam cada vez mais como existentes e numerosas.

Muitas vezes, quando em contato com profissionais de saúde, a população LGBTQIAPN+ tem suas necessidades de planejamento reprodutivo ignoradas por causa de uma crença infundada de que as práticas sexuais dessa população não têm fins de procriação. De uma forma simplificada, se temos uma pessoa com possibilidade de gestação com útero e ovários, que mantém relações de penetração com um indivíduo com pênis que produz sêmen, temos concretamente nas mãos uma clara possibilidade de gestação, não importando a identidade de gênero, a expressão dessa identidade e a orientação sexual dessas pessoas. Mesmo quando não temos esse cenário, a possibilidade de gestação da população LGBTQIAPN+ tem ficado cada vez mais concreta com a tecnologia de manipulação de gametas.

REPRODUÇÃO ASSISTIDA E OUTRAS POSSIBILIDADES

No Brasil, hoje temos disponíveis várias técnicas de reprodução assistida (RA) que podem ser a opção de gestação para um casal em que ambos possuem útero e também para casais em que nenhum deles pode gestar em seus corpos. A resolução do Conselho Federal de Medicina (CFM), n. 2320/2022, normatiza essas práticas:[6]

- Inseminação artificial: essa técnica consiste na introdução de uma amostra de sêmen, adquirida em bancos ou de parente até quarto grau, e injetada na cavidade uterina da(o) candidata(o) a gestar, seguindo o ciclo menstrual e o momento ideal para aumentar as chances de gestação.
- Fertilização *in vitro* (FIV): essa técnica consiste em promover a fecundação dos gametas em laboratório e implantar no útero da(o) candidata(o) a gestar um embrião em processo de formação. O oócito fecundado pode ser de uma das pessoas do casal, mas também pode ser de uma ovodoação, de um banco de sêmen ou de um parente de até quarto grau.

No caso de um casal com duas pessoas com útero, essa implantação pode se dar no útero de uma delas, mas no caso em que o casal não possui um útero, podemos lançar mão do útero de substituição ou útero solidário.

No Brasil, a pessoa que vai "emprestar" o útero e carregar o bebê deve ser um familiar consanguíneo de um dos componentes do casal, sendo: mãe/filha (primeiro grau), irmã/avó (segundo grau), sobrinha/tia (terceiro grau) ou primas (quarto grau) as possibilidades. Quando nenhuma delas é possível, faz-se necessária uma autorização do Conselho Federal de Medicina para prosseguir.

Todos esses processos de RA devem ser feitos em clínicas especializadas e com toda a documentação necessária para que o registro dessas crianças seja possível, registro esse garantido desde 2017. Porém, essa não é a realidade do nosso país, pois todos esses processos são feitos majoritariamente por vias particulares. Em 2005, o Ministério da Saúde instituiu centros de RA no SUS. Em 2012, eram 8 centros de reprodução humana no país inteiro para manipulação da gestação quando necessária, porém com filas de espera muito longas. E mais uma dificuldade se apresenta para os casais homoafetivos, pois são entendidos como não tendo um real problema de infertilidade e são sempre preteridos na eleição para RA nos centros atendidos pelo SUS.

Diante dessa realidade, a "inseminação caseira" ou "autoinseminação" é uma prática muito comum, que consiste na injeção do sêmen de um doador anônimo ou não na vagina da pessoa eleita para gestar, de acordo com a fase do ciclo menstrual, para aumentar as chances de sucesso. Essa prática apresenta alguns problemas, como a segurança biológica do uso de um sêmen sem triagem para ISTs e a falta de segurança jurídica em relação ao correto registro dessa criança ao nascimento,[7] dada a ausência dos documentos emitidos pelas clínicas de RA. Esse registro se encaixa na modalidade parentalidade socioafetiva e os cartórios só podem realizar o registro se a criança tiver mais de 12 anos de idade. Antes dessa idade é necessário recorrer à justiça para obter o registro.

Outra via possível de parentalidade é a adoção, assegurada pelo Estatuto da Criança e do Adolescente (ECA) e pela lei n. 12.010/2009. Preenchendo os requisitos, famílias LGBTQIAPN+ podem recorrer a esse método de parentalidade.

Como dito anteriormente, os métodos ditos "naturais" de gestação também se aplicam à população LGBTQIAPN+, podendo esses filhos serem biologicamente de ambos progenitores e ter sido gerado e gestado no corpo de um deles. Para homens trans e pessoas transmasculinas, em processo de hormonização para afirmação de gênero, a maioria dos protocolos orienta a interrupção do uso contínuo da testosterona para aumentar as chances de ovulação e para que a gestação seja possível e viável. Para as mulheres trans e travestis que desejarem fecundar seus parceiros/parceiras naturalmente, também é indicada a interrupção do uso de estrogênios e bloqueadores de testosterona, para que a contagem e a mobilidade espermática seja compatível com a fecundação.

PRÉ-NATAL E ATENDIMENTO DA POPULAÇÃO LGBTQIAPN+

Após a gestação estabelecida, por métodos de reprodução humana assistida ou naturais, o pré-natal deve ser iniciado o mais precocemente possível. Os protocolos de acompanhamento pré-natal de risco habitual ou alto risco devem seguir as diretrizes do Ministério da Saúde,[8] com exames, suplementações, número de consultas e imunizações, como em qualquer outra gestação. A real diferença do pré-natal da população LGBTQIAPN+ é o respeito pelas pessoas envolvidas. Nome social e pronomes de tratamento devem ser respeitados, sem exceções. As fichas de atendimento devem ser o mais inclusivas possível, evitando campos como "mãe", "pai" e "marido", sendo preferível palavras como "filiação", "responsável" e "cônjuge". Ainda assim, os títulos de "mãe" e "pai" devem ser respeitados se for da vontade dos envolvidos. A inclusão da(o) parceiro(a) da pessoa gestante no pré-natal e parto é fundamental, permitindo a participação nas consultas e a participação no parto.

VIA DE PARTO E PARTO

A via de parto para gestações dentro da população LGBTQIAPN+ deve seguir as mesmas diretrizes do Ministério da Saúde para gestações de risco habitual e de alto risco. Porém, é amplamente sabido que a população LGBTQIAPN+ é afastada dos serviços de saúde de forma sistemática, devido ao histórico de desrespeito, preconceito e violências vivido e experimentado por essas pessoas quando em contato com profissionais de atenção à saúde[9]. A proporção de homens trans e mesmo mulheres lésbicas e bissexuais que preferem ter seus filhos fora do ambiente hospitalar, com o auxilio de enfermeiras obstetras e obstetrizes, é maior quando comparado com mulheres cis heterossexuais[10]. Essa informação é um reflexo direto de como os serviços e os profissionais de saúde devem se atualizar e modificar suas práticas para transformar os ambientes em locais acolhedores e respeitosos para todos os indivíduos, respeitando as particularidades de cada população.

PREPARAÇÃO DA LACTAÇÃO

Reconhecendo a importância universal da amamentação e abordando as particularidades da lactação induzida, podemos contribuir para uma prática de saúde mais inclusiva e centrada na pessoa LGBTQIAPN+. A amamentação é um componente vital do início da vida, fornecendo uma base sólida para o desenvolvimento físico e emocional dos bebês. Estudos têm consistentemente destacado os inúmeros benefícios do leite humano, desde sua capacidade de fortalecer o sistema imunológico até sua influência positiva no desenvolvimento cognitivo, bem como no desenvolvimento craniofacial da criança[11]. A promoção da amamentação é, portanto, uma peça-chave na promoção da saúde infantil e familiar[12].

Famílias que não podiam ter filhos devido à sua identidade de gênero e/ou identidade sexual têm agora a oportunidade de se tornarem pais. Isto deve-se em grande parte às políticas de adoção, juntamente com os avanços na gestão da fertilidade, da possibilidade de gestação por substituição (conhecida em alguns países como barriga de aluguel) e os cuidados de saúde relacionados com a transição para indivíduos transgêneros. As pessoas gestantes e as famílias que se identificam como LGBTQIAPN+, portanto, precisam de acesso e apoios de lactação não tradicionais que podem não ser comuns aos profissionais de saúde[13] e nem mesmo às consultoras de lactação.

Em relação ao apoio na lactação, precisamos separar as orientações específicas segundo duas possibilidades: as pessoas LGBTQIAPN+ que gestam e as que não gestam, mas que desejam amamentar. A partir deste critério, o profissional de saúde poderá escolher os melhores protocolos para cada situação.

Pessoas LGBTQIAPN+ que gestam e a preparação para a amamentação

A maneira habitual de se produzir leite humano é passando pela gestação e pelo parto. Os hormônios presentes nessa etapa são os responsáveis pela construção da fábrica de leite e, após o nascimento do bebê, a manutenção da produção de leite vai depender de fatores que envolvem a dupla e da remoção de leite frequente e eficaz[14]. Por este motivo, é importante que o profissional de saúde conheça a psicofisiologia da amamentação e o que pode interferir na manutenção esperada de produção de leite.

No pré-natal das pessoas cisgênero LGBQIAPN+ gestantes, o profissional precisa identificar os fatores de risco primários para a produção de leite, tais como distúrbios hormonais[15] (hipotireoidismo, síndrome do ovário policístico), cirurgias nas mamas[16], experiência negativa anterior de amamentação, uso de medicações incompatíveis com o aleitamento[17], características anatômicas das mamas que podem ser identificadas como um subdesenvolvimento das glândulas mamárias[18] e, consequentemente, podem afetar a capacidade de produção de leite. A partir desta anamnese serão realizadas orientações específicas sobre o que esperar da amamentação após o nascimento do bebê.

No caso dos homens trans e pessoas transmasculinas gestantes, a terapia hormonal e as cirurgias de modificações corporais podem impactar a produção de leite. Tratamentos e práticas para fins de modificações corporais masculinizantes envolvem, em sua maioria, terapia com testosterona que suprime a produção endógena de estrogênio[19]. Essa condição pode resultar em atrofia do tecido mamário, comprometendo a produção de leite. Além disso, algumas pessoas transmasculinas podem utilizar binder, que é projetado para comprimir o tecido mamário, proporcionando uma aparência mais plana ao tórax, podendo resultar em atrofia por compressão, agravamento do ingurgitamento mamário pós-parto ou diminuição da produção de leite[20].

Profissionais de saúde devem estar cientes dessas circunstâncias, adaptando abordagens de suporte e fornecendo informações específicas sobre as opções disponíveis. Durante o acompanhamento pré-natal, é essencial criar um ambiente de cuidado que respeite a identidade de gênero do indivíduo e forneça suporte integral, considerando tanto os aspectos físicos quanto emocionais dessa jornada.

Transmasculinos que gestam podem ter sua capacidade de produzir leite e amamentar preservados, especialmente quando suprimem a testosterona[21] e têm a anatomia das mamas preservadas. Ainda assim, a experiência da amamentação para homens transgêneros envolve considerações únicas relacionadas à disforia de gênero. Os profissionais de saúde envolvidos no acompanhamento pré-natal precisam abordar esse tema e ouvir as angústias deste público. Porém, apenas após o nascimento do bebê é que esses sentimentos ficarão mais claros, podendo ou não impactar a decisão de amamentar. Falaremos a respeito disso no capítulo sobre acompanhamento pós-parto de famílias LGBTQIAPN+.

Pessoas LGBTQIAPN+ que não gestam e os protocolos de lactação induzida

A amamentação não é a única maneira de se vincular ao bebê, mas pode ser a escolha parental, inclusive de quem não passou pela gestação. Jack Newman, pediatra canadense, costuma dizer que "há mais na amamentação do que leite humano". E isso é verdade! Mas Leonore Goldfarb[23], consultora internacional de lactação, reflete que, já que podemos produzir também leite humano, por que não? Os benefícios orgânicos e emocionais comprovados da amamentação aumentaram relativamente o interesse pela lactação induzida. As novas configurações familiares e a possibilidade de amamentar um filho não gestado no próprio corpo, como, por exemplo, filhos via adoção ou via gravidez substitutiva, também favoreceram o interesse pelo assunto. A indução da lactação refere-se ao processo fisiológico pelo qual a lactação é iniciada em um momento não relacionado ao pós-parto imediato, em que ocorre a estimulação da produção de leite em pessoas que não engravidaram ou que já desmamaram, mas desejam voltar a amamentar[22-25].

Há diversos protocolos para induzir a lactação descritos na literatura e, em nenhum deles, é possível mensurar a quantidade de leite que será produzido. Por este motivo, faz-se necessário alinhar as expectativas de quem passará pelo processo e ter em mente que amamentar é um processo biopsicossocial, sendo importante não só para alimentar o bebê, mas também como um meio de relacionamento e comunicação. Costumamos dizer em consulta que "Amamentação é comida, diversão e arte"; e para pessoas LGBTQIAPN+ não gestantes, a lactação induzida é uma opção que permite uma participação mais equitativa no ato da amamentação.

Mulheres cisgênero LGBQIAPN+ que não gestam e os protocolos de lactação induzida

A indução da lactação é comumente realizada por pessoas que adotam bebês ou que são mães via gravidez substitutiva. Nesses casos, geralmente, a produção de leite é desencadeada por meio de estímulos hormonais, galactogogos e estimulação mamilar. Na nossa prática clínica, quem mais nos procura para induzir a lactação são mulheres cisgênero que irão compartilhar a amamentação dos seus filhos, o que chamaremos aqui de dupla amamentação.

Não há clínica padronizada para a escolha dos protocolos de lactação induzida. Os protocolos são diversos e adaptáveis; e o objetivo é otimizar o desenvolvimento do tecido mamário simulando gravidez, parto e a "saída" da placenta, o que não ocorre em quem não gesta. Os protocolos são divididos em farmacológicos e não farmacológicos. O mais conhecido na literatura foi desenvolvido por Jack Newman e Lenore Goldfarb[23], e inclui terapias hormonais, galactogogos alopáticos e fitoterápicos, além da estimulação frequente dos mamilos com uso de bombas de extração de leite. É importante destacar que o protocolo tem contraindicações e efeitos colaterais, sendo de extrema importância o acompanhamento de um médico e de uma consultora de lactação. Isso inclui avaliação da resposta física, monitoramento de hormônios e ajuste contínuo de estratégias para garantir eficácia e segurança. Profissionais de saúde desempenham um papel vital na orientação desses processos.

Apesar de sua relevância e de muitas descrições na literatura, é importante ressaltar que este protocolo não leva em consideração os aspectos específicos da dupla amamentação e a indução da lactação em pessoas transfemininas.

Lactação induzida em pessoas transgênero

A amamentação para pessoas transfemininas é um tópico complexo e muitas vezes mal compreendido. Embora a amamentação tradicionalmente esteja associada à maternidade biológica, avanços na compreensão dos processos hormonais e técnicas inovadoras abriram caminho para que pessoas transfemininas vivenciem essa experiência. Estudos, como os conduzidos por Wierckx et al.[26], demonstram que, por meio da terapia hormonal feminizante, essas pessoas podem experimentar mudanças fisiológicas, incluindo o desenvolvimento mamário e a produção de leite. No entanto, é crucial que profissionais de saúde adotem uma abordagem sensível, fornecendo suporte individualizado e reconhecendo os desafios únicos enfrentados por pessoas trans durante o processo de amamentação.

A terapia hormonal para mulheres trans e pessoas transfemininas normalmente inclui um estrogênio e um antiandrogênio (como a espironolactona ou a ciproterona) e também pode incluir uma progesterona. A terapia com estrogênio induzirá o desenvolvimento do tecido mamário[26-28]. Alguns autores relataram a seguinte estrutura básica para a lactação induzida não puerperal: (1) aumento da dosagem de estradiol e progesterona para imitar os níveis elevados observados durante a gravidez; (2) uso de um galactogogo para aumentar os níveis de prolactina; (3) uso de uma bomba tira leite que aumentaria os níveis de prolactina e ocitocina; e (4) subsequente redução nos níveis de estradiol e progesterona, com a intenção de mimetizar o parto[29,30].

Embora a amamentação para pessoas transfemininas represente uma área de pesquisa em evolução, a compreensão crescente dos fatores envolvidos destaca a importância de um ambiente de cuidado inclusivo e respeitoso. O respeito à autonomia e às escolhas individuais é fundamental, enquanto os profissionais de saúde desempenham um papel essencial ao oferecer informações baseadas em evidências e apoio emocional durante esse processo significativo.

> ### CONSIDERAÇÕES FINAIS
>
> Os direitos sexuais e reprodutivos da população LGBTQIAPN+ não se limitam somente aos cuidados e prevenção de ISTs, mas também versam sobre terem a liberdade de se relacionar com seus afetos, sobre constituir suas famílias, gestar, parir e amamentar seus filhos. As possibilidades de gestação em casais do mesmo gênero e em casais transcentrados são múltiplas hoje, graças à tecnologia da reprodução assistida, e vemos que a cada dia cresce o número de famílias LGBTQIAPN+. Com esse crescimento, a demanda por conhecimentos nessa área não para de avançar e é dever do profissional de saúde estar atualizado e recepcionar essas pessoas e famílias com a dignidade e o acolhimento que lhes é de direito.
>
> Uma vez diante de uma gestação em família LGBTQIAPN+, o pré-natal deve seguir as diretrizes do Ministério da Saúde, como qualquer outra gestação, mas o respeito ao nome social, pronomes, títulos em relação à criança a nascer, respeito e inclusão do segundo parental são fundamentais para garantir uma boa experiência dessas pessoas quando em contato com os serviços de atenção à saúde.
>
> Discuta, no pré-natal, expectativas e objetivos da lactação induzida se essa for a maneira escolhida de alimentar o bebê. É no pré-natal que deve se discutir quem irá fazer contato pele a pele no momento do nascimento, quem vai alimentar o bebê e quando e como serão divididas as tarefas. Incentivar a realização de um plano de alimentação, que será dividido entre família e profissionais de saúde, pode ser interessante.
>
> Geralmente, a produção de leite de quem induz a lactação se inicia antes mesmo do nascimento do bebê. Sugerimos o incentivo à prática de doação de leite para banco de leite humano, se a produção permitir; inclusive, já acompanhamos vários casos em que isso foi possível.
>
> O protocolo n. 33 da ABM[20] traz ainda importantes considerações quando o assunto é amamentação de pessoas LGBTQIAPN+:
> - Não presumir que uma pessoa com seios saberá que induzir a lactação é uma opção ou que vai desejar amamentar.[31]
> - Fazer perguntas abertas: como você deseja alimentar o bebê?
> - Informar que induzir a lactação pode ser estressante, exige tempo, esforço e não existe garantia de que o processo vai funcionar.

Desta maneira, a preparação para a amamentação destinada a pessoas LGBTQIAPN+ requer abordagens distintas devido às suas experiências e necessidades específicas. Essas necessidades incluem superar barreiras no acesso a cuidados de saúde, como preconceito, discriminação e falta de sensibilidade cultural por parte dos profissionais de saúde. Além disso, considerações individuais sobre gravidez e parto, questões relacionadas à saúde mental, planejamento familiar, e a demanda por protocolos específicos para indução da lactação são cruciais.

É imperativo respeitar a identidade de gênero e a identidade sexual dessas pessoas durante todo o processo, incorporando o uso adequado de pronomes, aceitando diferentes estruturas familiares e promovendo a autonomia nas escolhas no que diz respeito à gestação, ao parto e à amamentação. A competência cultural dos profissionais de saúde é essencial, exigindo uma compreensão abrangente das diversas identidades e experiências presentes dentro da comunidade LGBTQIAPN+. Desta forma, é importante que o profissional da saúde reconheça a possibilidade de lactação nas diversas configurações familiares, oferecendo informações claras e concretas sobre o aleitamento humano, riscos e benefícios associados, para que haja uma verdadeira escolha informada por parte destas famílias.

 REFERÊNCIAS

1. Organização das Nações Unidas. Relatório da Conferência Internacional sobre População e Desenvolvimento (CIPD), Cairo, Egito. Disponível em: www.unfpa.org.br/Arquivos/relatorio-cairo.pdf. Acesso em: 5 out. 2024.
2. Vargas AT, Vaz FB. Cuidados com pessoas e famílias LGBTQIA+. In: Rezende obstetrícia/Jorge Rezende Filho, 14. ed Rio de Janeiro: Guanabara Koogan, 2022. Capítulo 115, p. 90-95.
3. Oliveira D, Camargo D, Rodrigues V. Saúde Reprodutiva e contracepção. In: Ciasca S, Hercowitz A, Lopes Junior A. Saúde LGBTQIA+: práticas de cuidado transdisciplinar. Barueri: Manole; 2021.
4. Scorsolini-Comin F. O Brasil homeossexual em retrato: articulações entre direitos humanos, literatura e arte. Paidéia (Ribeirão Preto). 2011;21(50):437-9.
5. Instituto Brasileiro de Geografia e Estatística. Sistema de Estatísticas Vitais. Disponível em: www.ibge.com.br/estatisticas/sociais/populacao/9110-estatisticas-do-registro-civil. Acesso em: 5 out. 2024.
6. Conselho Federal de Medicina. Resolução CFM n. 2.320/2022. Disponível em: https://sistemas.cfm.org.br/normas/visualizar/resolucoes/BR/2022/2320. Acesso em: 5 out. 2024.
7. Brasil. Ministério da Saúde. Secretaria de Atenção à Saúde. Departamento de atenção Básica. Atenção ao pré-natal de baixo risco. Brasília: Editora do Ministério da Saúde, 2012.
8. Moutinho L, Monteiro S, Pinho O, Carrara S. Raça, sexualidade e saúde. Revista Estudos Feministas. 2006;14(1):11-14.
9. Brandt JS, Patel AJ, Marshall I, Bachmann GA. Transgender men, pregnancy and the "new" advanced paternal age: a review of the literature. Maturitas. 2019;128:17-21.
10. American Academy of Pediatrics. Breastfeeding and the use of human milk. Pediatrics. 2012;129(3):e827-e841.

11. Victora CG, Bahl R, Barros AJ, França GV, Horton S, Krasevec J. Lancet Breastfeeding Series Group. Breastfeeding in the 21st century: epidemiology, mechanisms, and lifelong effect. Lancet. 2016;387(10017):475-90.
12. Makadon HJ, Mayer KH, Potter J, Goldhammer H, eds. The Fenway guide to lesbian, gay, bisexual, and transgender health, 2nd edition. Philadelphia: American College of Physicians, 2015.
13. Lawrence RA, Lawrence RM. Breastfeeding: a guide for the medical profession. Elsevier Health Sciences, 2010.
14. Lawrence RA, Lawrence RM. Breastfeeding: a guide for the medical profession. Elsevier Health Sciences, 2015.
15. Pusic AL, Klassen AF, Scott AM, Klok J. A. Development of a new patient-reported outcome measure for breast surgery: the BREAST-Q. Plastic and Reconstructive Surgery, 2007;120(1):253-65.
16. Hale T W, Rowe HE. Medications and mothers' milk: a manual of lactational pharmacology. Philadelphia: Springer; 2017.
17. Cassar-Uhl D. Finding sufficiency: breastfeeding with insufficient glandular tissue, 2014.
18. T'Sjoen G, Arcelus J, Gooren L, et al. Endocrinology of transgender medicine. Endocr Rev. 2019;40:97-117.
19. ABM Clinical Protocol #33: Lactation care for lesbian, gay, bisexual, transgender, queer, questioning, plus patients. Breastfeeding Medicine. 2020;15(5).
20. Radix A, Davis A, Matson M, Brinson D. Transgender and nonbinary reproductive health. Obstetrics & Gynecology. 2019;133(4):803-11.
21. Douglas H. The Breastfeeding Atlas. Lactation Resources, 2013.
22. Goldfarb L, Newman J. The Newman Goldfarb protocols for induced lactation. www.asklenore.info.
23. Riordan J, Wambach K. Breastfeeding and human lactation. Jones & Bartlett Learning, 2019.
24. Newman J, Pitman T. Dr. Jack Newman's guide to breastfeeding. HarperCollins, 2014.
25. Wierckx K, Gooren L, T'Sjoen G. Clinical review: breast development in trans women receiving cross-sex hormones. J Sex Med. 2014;11:1240-7.
26. Abramowitz J, Tangpricha V. Hormonal management for transfeminine individuals. Clin Plast Surg. 2018;45:313-7.
27. Ellis SA, Dalke L. Midwifery care for transfeminine individuals. J Midwifery Womens Health. 2019;64:298-311.
28. Farhadi R, Roy KP. Induction of lactation in the biological mother after gestational surrogacy of twins: a novel approach and review of literature. Breastfeed Med. 2017;12:373-6.
29. Wilson E, Perrin MT, Fogleman A, Chetwynd E. The intricacies of induced lactation for same-sex mothers of an adopted child. J Hum Lact. 2014;31:64-7.
30. Chetwynd EM, Facelli V. Lactation support for LGBTQ+ families. J Hum Lact 2019;35: 244-7.

SEÇÃO III

Parto e nascimento

16
Saúde mental durante a gestação, parto e pós-parto: o trabalho da doula, da obstetriz e da enfermeira obstetra

Fabíola Cassab
Francine Even de Sousa Cavalieri
Fernanda Kottwitz

A gestação consiste em um momento complexo, que envolve muitas mudanças físicas, emocionais e no papel social de quem gesta. Essas alterações também estão relacionadas às emoções, e vivenciar esse momento pode aumentar o risco de desenvolvimento de agravos mentais, a depender das condições vividas e dos cuidados recebidos durante essa fase[1].

Muita atenção é dedicada às mudanças fisiológicas que acontecem com a gestante e o feto durante a gestação, enquanto outros aspectos (sociais, culturais e emocionais) parecem ocupar pouco espaço no cuidado durante o pré-natal. Da mesma forma, acontece no parto, que apesar de ser um evento de menor tempo de duração, envolve grande intensidade e maior estresse físico e mental ocasionados pelo trabalho de parto e parto. No entanto, a condição de saúde mental perinatal não é frequentemente avaliada, e muitas gestantes e puérperas que apresentam sinais e sintomas mentais não recebem acompanhamento específico na rede de atenção à saúde[2]. A saúde mental no período perinatal está relacionada a fatores sociais e econômicos, como conflitos conjugais e/ou familiares, falta de apoio social, vulnerabilidade social e exposição às diversas formas de violência, influenciando o aparecimento de agravos emocionais[2,3].

O cuidado à saúde mental durante a gravidez, parto e pós-parto não só beneficia a pessoa que gesta, mas também pode impactar significativamente toda a família e comunidade em que está inserida. Por essa razão, compreendendo a relevância de uma assistência ao pré-natal e pós-parto que considere todos os aspectos de saúde e estabeleça uma forma de cuidado sobre a complexidade que se apresentam as questões de saúde mental, acredita-se que uma assistência multiprofissional prestada ao longo do desenvolvimento da vida sexual e reprodutiva deve ser ampliada e, assim, conquiste o objetivo principal que é promoção e prevenção de saúde.

Neste capítulo, será dado um enfoque para a atuação das doulas, das obstetrizes e das enfermeiras obstetras, e a importância do seu trabalho para o fortalecimento das relações interpessoais e na construção de vínculo ao longo do cuidado oferecido por elas durante a gestação, parto e pós-parto.

PRÁTICAS DE CUIDADO DE OBSTETRIZES, ENFERMEIRAS OBSTETRAS E DOULAS

A humanização do parto e nascimento propõe garantir um cuidado integral que respeite os desejos e as especificidades, físicas e sociais, de cada pessoa grávida durante todo período gravídico-puerperal[4]. É importante observar que, assim como já abordado anteriormente, o período perinatal é cheio de transformações físicas e sociais; e considerar os desejos de cada gestante, garantindo que tome decisões informadas baseadas em evidências e que receba o acolhimento da equipe que presta o seu cuidado, pode promover um maior engajamento da gestante no seu autocuidado e na atenção de sua família[5].

O respeito à autonomia da mulher e sua capacidade de tomar decisões informadas sobre seu próprio cuidado são aspectos essenciais para uma assistência humanizada. Essa abordagem de cuidado abrange uma comunicação ampla e qualificada entre os profissionais e as usuárias, em que serão considerados o contexto da pessoa gestante, seus desejos, seus desafios, tanto de saúde quanto sociais. Implementar essas práticas está diretamente ligado a maior satisfação por parte das pacientes e promove aumento da confiança nos profissionais de saúde, adesão ao tratamento e utilização adequada dos serviços de saúde. Além disso, essas práticas contribuem para a redução de conflitos na tomada de decisões, para o aumento da satisfação com a experiência do parto e o cultivo de sentimentos positivos em relação ao recém-nascido, fortalecendo a percepção do vínculo familiar e reduzindo os sintomas depressivos.

Nesse contexto, as profissionais, como enfermeiras obstetras, obstetrizes, e doulas, desempenham um papel fundamental na prestação de cuidados de saúde centrados na mulher. Elas oferecem suporte emocional e físico, identificando fatores de risco, promovendo uma experiência de parto mais positiva e integralizada, alinhada às necessidades e aos desejos individuais das gestantes[6].

Precisamos aqui destacar as formações desses profissionais. A obstetriz é uma profissional formada pelo curso de entrada direta em Obstetrícia, oferecido pela Escola de Artes, Ciências e Humanidades da Universidade de São Paulo (EACH-USP), único curso de graduação nesta área oferecido no Brasil. Já a enfermeira obstetra é uma profissional graduada em Enfermagem, com especialização ou residência em obstetrícia. As duas formações possuem atuação e competências técnicas equivalentes e, conforme Diretriz Nacional de Assistência ao Parto Normal[4], podem atuar em todo o ciclo reprodutivo de forma abrangente, sobretudo na assistência ao parto normal de mulheres de baixo risco.

Cabe destacar que a formação de obstetrizes contempla o enfoque aos aspectos psicológicos, sociais e culturais. Esses conhecimentos amparam a prática das profissionais que estão em formação para a prática assistencial a partir de uma abordagem centrada na pessoa atendida. Desde os primeiros estágios, estudantes são formadas para construir uma relação com as mulheres atendidas, esclarecendo o processo, desenvolvendo um plano de parto, conversando tanto com a gestante como com seu acompanhante, na tentativa de estabelecer vínculos de confiança, já que muitas vezes as mulheres chegam ao hospital assustadas e receosas em função dos diversos mitos difundidos sobre o parto[7].

As doulas são profissionais especializadas, de formação não universitária, que fornecem suporte integral, emocional e educativo durante o período gravídico-puerperal. Alguns estudos correlacionam a atuação das doulas a desfechos maternos e infantis positivos, como redução da taxa de nascimentos prematuros, aumento do incentivo ao aleitamento materno e maior satisfação das pacientes. Estudos também sugerem que o apoio das doulas é uma estratégia promissora para diminuir as disparidades raciais e econômicas nos desfechos de saúde materna e infantil. Essa assistência abrangente contribui para uma experiência mais positiva e segura para as mulheres durante a gestação, parto e pós-parto, destacando o papel crucial das doulas na promoção da saúde materno-infantil e na redução das desigualdades de saúde. Além disso, o apoio emocional fornecido pelas doulas reduziu a ansiedade e o estresse[8].

A atuação dessas profissionais, de forma complementar, desempenha um papel crucial como defensoras da autonomia das mulheres, especialmente em grupos de risco afetados por estigmas raciais e socioeconômicos, ao atuarem como intermediárias entre mulheres grávidas e profissionais de saúde. Durante as fases pré-natal e pós-natal, as doulas atuam como visitantes domiciliares e educadoras perinatais, mas seu papel é ampliado durante o parto. Durante o trabalho de parto, as doulas oferecem suporte emocional e físico, incentivando e orientando as pacientes. Elas também fazem promoção a saúde, tanto a parturiente como núcleo familiar, e durante o processo do parto podem auxiliar na comunicação com os profissionais de saúde. O suporte físico inclui ajudar as mulheres a lidarem com a dor por meio de intervenções não farmacológicas, incluindo técnicas de respiração, mudança de posição durante o trabalho de parto e facilitação da comunicação entre a equipe médica e a parturiente. As doulas também promovem melhorias significativas no estado de saúde mental, reduzindo taxas de ansiedade, depressão e TEPT pós-parto, proporcionando benefícios sociais e emocionais substanciais[8].

A gestação é uma experiência profundamente transformadora. Os desafios emocionais durante a gestação, parto e pós-parto, como a depressão pré-natal e pós-parto, são significantes e influenciados por diversos fatores sociais e econômicos. Reconhecer a complexidade dos processos emocionais envolvidos é essencial para proporcionar uma experiência positiva para as mulheres e suas famílias. Uma assistência multiprofissional[9] ancorada nos direitos humanos promove um cuidado que valoriza a autonomia e a saúde mental das pessoas. A presença de doulas e obstetrizes/enfermeiras obstetras é fundamental para oferecer promover cuidados abrangentes, fornecendo suporte emocional e físico durante todo o processo.

 REFERÊNCIAS

1. O'Hara MW, Wisner KL. Perinatal mental illness: definition, description and aetiology. Best Pract Res Clin Obstet Gynaecol. 2014;28(1):3-12.
2. Arrais AR. As configurações subjetivas da depressão pós-parto: para além da padronização patologizante (Tese de doutorado). Instituto de Psicologia, Universidade de Brasília, Brasília/DF, 2005.
3. Lima M de OP, Tsunechiro MA, Bonadio IC, Murata M. Sintomas depressivos na gestação e fatores associados: estudo longitudinal. Acta Paul Enferm. 2017;30(1):39-46.
4. Manual de Humanização do Parto e Nascimento – Ministério da Saúde – Diretrizes Nacionais de Assistência ao Parto Normal. Gabinete do Ministro. Portaria n. 353, de 14 de fevereiro de 2017. Diário Oficial da União, ed. 36. Seção 1. p. 37. Brasil, 2017.
5. Souza JL de, Castro RBB de, Quintilio MSV. Parto humanizado o papel da doula e a visão do enfermeiro. Saúde Com. 2021;17(4).
6. Silva AC da, Santos KA dos, Passos SG de. Atuação do enfermeiro na assistência ao parto humanizado: revisão literária. Revista JRG de Estudos Acadêmicos, Brasil, São Paulo. 2022;5(10):113-23.
7. Gonçalves R, Brigagão JIM. As dimensões do cuidado e sua incorporação no ambiente do estágio curricular. Saúde Debate. 2014;38(100):181-9.
8. Sobczak A, Taylor L, Solomon S, Ho J, Kemper S, Phillips B, et al. O efeito das Doulas nos resultados maternos e de nascimento: uma revisão do escopo. Cureus. 2023;15.
9. Falcone VM, Mäder CVN, Nascimento CFL, Santos JMM, Nóbrega FJ. Atuação multiprofissional e a saúde mental de gestantes. Rev Saúde Pública. 2005;39(4):612-8.

17
Humanização do parto

Betina Maria Abs da Cruz
Lucas Abs da Cruz Bittar

INTRODUÇÃO

A humanização do parto é um movimento que tem como objetivo proporcionar uma experiência positiva de nascimento tanto para a pessoa que está parindo quanto para o bebê. O termo humanização não se refere à via de parto (vaginal ou cesárea), mas ao tipo de assistência proporcionada, em que as decisões são compartilhadas e as escolhas da mulher são ouvidas e respeitadas[1,2].

Trabalhar alinhado às recomendações do movimento da humanização do parto exige que a equipe de saúde se ajuste às particularidades de cada indivíduo, como os aspectos socioculturais e religiosos, e as expectativas e desejos das parturientes. A comunicação clara e efetiva entre profissionais e parturiente é peça fundamental nessa relação[3].

O movimento de humanização do parto surgiu em contrapartida ao modelo assistencial hospitalocêntrico, que tem o médico (e não a paciente) como figura central e em que o corpo feminino muitas vezes é tido como um objeto a ser manuseado, examinado, monitorado e aperfeiçoado[4].

Quando os nascimentos deixaram as casas para acontecerem nos hospitais, a medicina passou a interferir mecanicamente no processo instintivo e natural de parir e a enquadrar em um único formato as mulheres e seus partos[1]. Neste modelo, muitas práticas foram identificadas como violência obstétrica: hostilidade, violência sexual e física, desrespeito étnico e religioso, intervenções médicas realizadas sem evidências científicas[5].

INTERVENÇÕES

Até hoje as equipes de saúde, sobretudo os médicos, em sua formação universitária, são treinadas a lidar tecnicamente com as doenças, porém estão muito focadas em evitar desfechos desfavoráveis, já que aprendem que o corpo feminino muitas vezes é despreparado para parir. Essa visão de assistência pautada na intervenção leva a uma supermedicalização do parto e a práticas inadequadas, e desrespeitosas[2,6].

Embora essas intervenções sejam interpretadas como salvadoras, nem sempre melhoram o desfecho do parto. Pelo contrário, há cada vez mais evidências de que o excesso de procedimentos pode ser iatrogênico tanto do ponto de vista obstétrico quanto do psicológico[7].

Pesquisas da OMS apontam que não há evidências de redução de mortalidade materna ou neonatal em locais onde o índice de cesárea é superior a 10%. Por outro lado, à medida que as taxas de cesárea caem abaixo de 10%, observa-se um aumento progressivo da mortalidade materno-fetal. Diante desses dados, a OMS sugere uma taxa ao redor de 10 a 15% de partos via cesárea[3].

No Brasil, temos índices de cesárea muito maiores do que esta recomendação. Dados do Ministério da Saúde mostram que, em 2015, 85% dos partos no serviço privado de saúde foram cesáreas. No SUS, este índice ficou em 40%. Em 2022, a taxa de cesáreas no Brasil foi de 59,45%, incluindo SUS e sistema de saúde suplementar[8].

HUMANIZAÇÃO

Foi na década de 1980 que as reivindicações por mudanças na atenção ao parto ganharam força, em um processo denominado no Brasil como humanização do parto[7].

É preciso trazer à luz da consciência, tanto dos profissionais da saúde como da pessoa que vai parir, que a gestação e o parto são eventos fisiológicos e que, na grande maioria das vezes, ocorrem naturalmente, sem necessidade de cuidados especiais, cabendo à equipe de saúde apenas acompanhar o processo, sem interferir desnecessariamente[9]. A maioria dos 140 milhões de nascimentos que ocorrem ao redor do mundo são provenientes de gestações de baixo risco para complicações[3].

Para que o processo de nascimento ocorra, é preciso assistir, aceitar e permitir que o processo fisiológico do parto ocorra. Humanizar o parto é trazer de volta a simplicidade do nascimento por meio de atitudes respeitosas e acolhedoras.

As intervenções, quando necessárias e bem indicadas, devem se basear em evidências científicas atuais e ser discutidas com a(o) parturiente. É importante pontuar que uma intervenção pode ser tanto a indicação de uma cesárea quanto a prescrição de um medicamento. Até mesmo o pensamento do profissional de saúde atua como uma intervenção: não acreditar que a mulher será capaz de parir, por exemplo, induz o profissional a indicar procedimentos desnecessários.

O momento do nascimento deixa marcas definitivas na história de cada pessoa que gestou e pariu. Para além da assistência médica, é preciso também que o profissional de saúde que está acompanhando o parto se atente ao manejo técnico e psicológico[10]. Um parto traumático é um evento frequente e pode desencadear consequências psicológicas negativas e até transtorno de estresse pós-traumático.[11]

Para quem está parindo, o conforto e o apoio emocional neste momento podem gerar uma percepção positiva do parto. Além do que, sem o uso desnecessário de intervenções médicas, a parturiente tende a ter também uma recuperação mais rápida e sem complicações.

Há vantagens também para os bebês, que têm seu tempo de nascimento respeitado. E, ao irem direto para o colo da mãe, têm a oportunidade de estabelecer um vínculo profundo já nos primeiros momentos de vida.

PROTAGONISMO FEMININO

Entende-se por protagonismo a capacidade de tomar iniciativas e lidar com as consequências. De enfrentar desafios sem esperar que alguém o faça para si. Ser proativo em buscar oportunidades de melhorar sua vida. Ter habilidade de expressar suas necessidades e desejos. Ter autonomia para tomar decisões.

O parto humanizado tem como pilar central a mulher, e não a equipe médica, como protagonista desse momento. Isso significa que é a parturiente que escolhe o jeito que quer parir, de que forma prefere se movimentar, a posição em que sente mais conforto, qual é a forma de alívio das dores que ela prefere. Ou seja, a crença de que ela é capaz de conduzir seu próprio parto.

Um estudo baseado em relatos de mulheres que deram à luz no estado de São Paulo antes e depois dos anos 1960 mostra que sempre existiram insatisfações com o parto. Até a década de 1960, os partos ocorriam nos domicílios acompanhados por parteiras e o temor era precisar ir para o hospital, pois isto significava que existia algum problema. A partir dos anos 1960, os partos passaram a acontecer majoritariamente dentro de hospitais e a serem assistidos por médicos. Naquela época, o hospital se tornou um ícone de ascensão social, já que era onde se teria acesso à tecnologia e conforto[12].

A busca pelo hospital foi uma tentativa de viver um modelo de parto menos traumático e mais seguro, mas o resultado acabou sendo a perda da autonomia da parturiente, já que o cuidado com o corpo da mulher foi delegado aos médicos.

Esse processo culminou em um aumento enorme no número de cesarianas e no uso frequente de intervenções como episiotomia, lavagem intestinal, tricotomia, infusão rotineira de ocitócitos e cesarianas sem indicações claras[13].

Com o tempo, essa nova forma de parir gerou para a sociedade um entendimento de que o parto é um evento muito perigoso e que os corpos femininos necessitam de auxílio médico para poder parir[2].

O movimento da humanização traz uma visão completamente oposta: a de que o parto, na maioria das vezes, não é um acontecimento de grande perigo e que ele ocorre de modo espontâneo – raramente depende do profissional de saúde[13].

O nascimento deve ser cuidado, mas isso não significa que a mulher deva se submeter a procedimentos e intervenções sem nenhum questionamento. Como protagonista de seu próprio parto, ela precisa ter liberdade para tomar decisões conjuntamente com os profissionais de saúde sobre os cuidados com seu corpo.

PAPEL DA ENFERMEIRA E DA DOULA

Uma mudança importante trazida pelo movimento da humanização é a presença da enfermeira como a responsável pela assistência ao parto. O médico passa a ser acionado apenas em situações de má progressão do trabalho de parto[14].

Esta recomendação parte do pressuposto de que a enfermagem tem uma formação voltada para os cuidados humanísticos, enquanto a do médico é voltada para realização de intervenções quando existe falta de saúde. A maioria dos partos são saudáveis e a enfermagem é treinada para assisti-los e identificar possíveis complicações; portanto, não é necessária a presença de um médico, desde que o parto não se complique[15].

Outra personagem que ganha destaque neste contexto é a doula. Durante a gestação, a doula faz uma contextualização do cenário do nascimento no Brasil e alerta a gestante sobre as intervenções que vêm sendo utilizadas de forma desnecessária e sem evidências científicas com uma linguagem acessível.

Ela ajuda a gestante a escolher equipe, local do parto e apresenta possibilidades de escolhas durante o trabalho de parto. Também proporciona conforto afetivo e físico para a mulher durante a gestação e especialmente no parto, ajudando-a a tomar para si o papel de protagonista[16].

CUIDADOS COM O BEBÊ

Além dos cuidados com a pessoa que está parindo, a humanização também traz mudanças nos cuidados com o recém-nascido. Hoje, sabe-se que na primeira hora de vida – conhecida como a hora de ouro –, o recém-nascido deve ser mantido em contato pele a pele com a mãe. Estudos mostram que este contato favorece a amamentação, diminui as chances de hipotermia, favorece a colonização do recém-nascido com a microbiota materna, diminui a morbidade materno-fetal, facilita o descolamento da placenta após o parto e, o mais importante, fortalece o vínculo mãe-bebê[17].

Esse é um momento fundamental na passagem de gestante para mãe. O recebimento do bebê traz para a mãe a concretização do ser, até então, imaginário. Há o reconhecimento e a identificação de que ela agora é mãe e o bebê, seu filho. Não é mais uma simbiose – passa a existir uma independência física, mas que permanece simbolicamente conectada. O ato de amamentar é notado como uma forma da mãe reconectar o recém-nascido ao seu corpo. Ter o recém-nascido no colo traz para a mãe uma sensação de recompensa após atravessar o processo da parturição[18].

No modelo antigo de assistência ao parto, ao nascer, o bebê recebia uma série de intervenções que atualmente são consideradas desnecessárias e até prejudiciais:

- O cordão umbilical era clampeado imediatamente após o nascimento para que o bebê recebesse os cuidados da equipe de saúde. Atualmente, sabe-se que manter o cordão umbilical íntegro por pelo menos 3 minutos aumenta as reservas de ferro nos primeiros meses de vida. Isso pode favorecer melhores desfechos no desenvolvimento, além de reduzir a necessidade de transfusão sanguínea, assim como também reduz a incidência de algumas doenças[19].
- O recém-nascido era colocado em berço aquecido rotineiramente para manter a temperatura corporal. Atualmente, o contato pele a pele promove a manutenção da temperatura do bebê.
- A aspiração orotraqueal era realizada rotineiramente para retirar os líquidos das vias aéreas a fim de facilitar as trocas gasosas. Atualmente, o entendimento é de que não há esta necessidade, já que os líquidos são absorvidos naturalmente pelo organismo e este procedimento pode piorar o desfecho respiratório[20].
- Realizava-se um banho pós-parto imediato para retirada do vérnix do corpo do bebê. Hoje, sabe-se que manter o vérnix mantém a pele do recém-nascido protegida. Além disso, o banho pode levar a hipotermia e a desconforto respiratório.[21]

A EXPERIÊNCIA DA DOR

A perspectiva de viver um parto violento pode fazer a gestante optar por uma cesárea. Além disso, a falta de estrutura em muitos hospitais no Brasil faz que as mulheres não tenham acesso a formas de alívio de dor adequadas[13,22,23].

O parto traz sensações de grande intensidade que são interpretadas como dor. Algumas mulheres querem e conseguem, naturalmente, vivê-las sem sentimentos negativos de medo, desespero, desamparo, vitimização ou não aceitação do processo. São capazes de confiar e se entregar, sem necessidade de nenhuma ajuda, e permitem que as forças da natureza atravessem seus corpos sem julgamento.

Na maioria dos partos, medidas não farmacológicas como uso de massagens, respiração, palavras de encorajamento, banhos de imersão ou chuveiro, liberdade de movimentação, vocalização, presença de acompanhante e acolhimento são suficientes e fundamentais para ajudar a parturiente a vivenciar toda a potência do nascimento sem a necessidade de uso de métodos de alívio de dor mais invasivos[24,25].

Outras, no entanto, mesmo vivendo o parto em situação de acolhimento e respeito, não querem ou não conseguem lidar de maneira positiva com a intensidade das sensações. Existem também partos longos em que a parturiente necessita de um descanso. Nestes casos, elas deveriam ter a possibilidade de optar por um método efetivo de alívio da dor que não seja o parto cirúrgico.

Se a experiência da sensação das contrações se torna algo difícil de lidar emocionalmente, a analgesia de parto é um método eficaz e bastante seguro que possibilita a continuidade do trabalho de parto para aguardar a evolução de um parto normal[26].

MÉDICO PROTAGONISTA VS. MULHER PROTAGONISTA

A Tabela 1 traz uma comparação entre os dois modelos de assistência ao parto.

ANCESTRALIDADE

A experiência de dar à luz pode ser um dos eventos mais marcantes na vida de uma mulher, positiva ou negativamente. O parto é uma experiência compartilhada pela mãe e pelo bebê. Embora não existam lembranças conscientes do momento em que nascemos, os sentimentos vivenciados ficam incrustados de forma inconsciente na criança que está nascendo e de forma bastante consciente na pessoa que está parindo.

Tabela 1 Modelos de assistência ao parto

	Médico protagonista	Mulher protagonista
Comunicação	Figura de autoridade/não explicativa Mulher submissa	Informativa e clara Mulher protagonista
Dieta	Jejum	Geral/livre
Decisão	Médica	Compartilhada entre médico/parturiente
Mobilidade	Restrita no leito	Encorajar movimentação
Posição no parto	Ginecológica	Livre escolha
Alívio da dor	Cirúrgico (cesárea)	Farmacológico e não farmacológico
Toque vaginal	De 1 em 1 hora	De 4 em 4 horas
Lavagem intestinal	Rotineiramente	Desencorajada
Tricotomia	Rotineiramente	Somente em parto cesárea
Limpeza intravaginal	Rotineiramente	Desencorajada
Uso de ocitocina	Rotineiro	Em algumas situações especiais
Episiotomia	Rotineiro	Em raríssimas situações
Acompanhante	Proibido	Permitido e aconselhado
Evolução do parto	Intervir se não houver dilatação cervical igual ou superior a 1 cm/h	O trabalho de parto pode ter diferentes velocidades de evolução sem necessidade de intervenções
Amniotomia (romper bolsa)	Rotineira	Situações especiais
Puxos dirigidos	Rotineiro	Ocasiões especiais
Extração manual do ombro fetal	Sempre	Situações especiais
Acelerar o parto	Sempre	Situações especiais
Ambiente do parto	Hospitalar	Hospitalar, casa de parto, domiciliar
Presença de doula	Não permitido	Altamente aconselhado

Fonte: adaptada de World Health Organization, 2018[3].

Quando essa criança se torna adulta e engravida, as memórias dos sentimentos vividos em seu próprio nascimento podem aflorar. Por isso, a experiência do parto é repleta de ancestralidade: os sentimentos experimentados vêm passando de geração em geração.

Saber sobre a história do nascimento da gestante e os sentimentos da sua mãe durante a gestação e parto pode nortear o profissional de saúde nos cuidados psicoafetivos da gestante.

CONSIDERAÇÕES FINAIS

A humanização do parto traz a união entre uso adequado da tecnologia e o respeito à complexidade humana. Até o final do século XVIII, os partos eram acompanhados por mulheres no aconchego do lar.1 Apesar de poder haver respeito e acolhimento, não havia tecnologia para aliviar a dor e os maus desfechos obstétricos. Quando os partos passaram a ser assistidos por médicos dentro dos hospitais, a tecnologia se sobrepujou às necessidades da complexidade humana, dando mais importância ao aspecto biológico e deixando de lado o aspecto psicossocial. A ciência conseguiu reduzir as taxas de morbimortalidade; no entanto, não teve êxito em promover a satisfação da parturiente com o parto. A humanização busca vincular estes dois aspectos, as boas práticas médicas à humanidade da parturiente.

 REFERÊNCIAS

1. Zanardo GL de P, Uribe MC, Nadal AHRD, Habigzang LF. Violência obstétrica no Brasil: uma revisão narrativa. Psicol Soc. 2017;29:e155043.
2. Possati AB, Prates LA, Cremonese L, Scarton J, Alves CN, Ressel LB. Humanization of childbirth: meanings and perceptions of nurses. Esc Anna Nery. 2017;21(4):e20160366.
3. WHO recommendations: intrapartum care for a positive childbirth experience. Geneva: World Health Organization; 2018. Licence: CC BY-NC-SA 3.0 IGO.
4. Mauadie RA, Pereira AL de F, Prata JA, Mouta RJO. Práticas discursivas acerca do poder decisório da mulher no parto. Interface (Botucatu). 2022;26:e220103.
5. Lansky S, Souza KV de, Peixoto ER de M, Oliveira BJ, Diniz CSG, Vieira NF, et al. Violência obstétrica: influência da Exposição Sentidos do Nascer na vivência das gestantes. Ciênc Saúde Coletiva. 2019;24(8):2811-24.
6. Paula E de, Alves VH, Rodrigues DP, Felicio F de C, Araújo RCB de, Chamilco RA da SI, et al. Obstetric violence and the current obstetric model, in the perception of health managers. Texto contexto – Enferm. 2020;29:e20190248.
7. Nicida LR de A, Teixeira LA da S, Rodrigues AP, Bonan C. Medicalização do parto: os sentidos atribuídos pela literatura de assistência ao parto no Brasil. Ciência Coletiva. 2020;25(11):4531-46.
8. Secretaria de Estado da Saúde – SP. Sistema de Informações sobre Nascidos Vivos – SINASC/CCD/SESSP. Acesso em: 28 set. 2023. Disponível em: http://tabnet.saude.sp.gov.br/tabcgi.exe?tabnet/ind45a_matriz.def. Acesso em: 5 out. 2024.
9. Bourguignon AM, Grisotti M. A humanização do parto e nascimento no Brasil nas trajetórias de suas pesquisadoras. Hist Cienc Saude-Manguinhos. 2020Apr;27(2):485-502.
10. Diretrizes Nacionais de Assistência ao Parto Normal (versão resumida). Brasil: Ministério da Saúde; 2017. Disponível em: https://bvsms.saude.gov.br/bvs/publicacoes/diretrizes_nacionais_assistencia_parto_normal.pdf. Acesso em: 5 out. 2024.

11. Zambaldi CF, Cantilino A, Sougey EB. Parto traumático e transtorno de estresse pós-traumático: revisão da literatura. J Bras Psiquiatr. 2009;58(4):252-7.
12. Leister N, Riesco MLG. Childbirth care: the oral history of women who gave birth from the 1940s to 1980s. Texto Contexto – Enferm. 2013;22(1):166-74.
13. Pereira R da R, Franco SC, Baldin N. Representações sociais e decisões das gestantes sobre a parturição: protagonismo das mulheres. Saúde Soc. 2011;20(3):579-89.
14. Moura FM de JSP, Crizostomo CD, Nery IS, Mendonça R de CM, Araújo OD de, Rocha SS. A humanização e a assistência de enfermagem ao parto normal. Rev Bras Enferm. 2007;60(4):452-5.
15. Caus ECM, Santos EKA dos, Nassif AA, Monticelli M. O processo de parir assistido pela enfermeira obstétrica no contexto hospitalar: significados para as parturientes. Esc Anna Nery. 2012;16(1):34-40.
16. Barrera DC, Moretti-Pires RO. Da violência obstétrica ao empoderamento de pessoas gestantes no trabalho das doulas. Rev Estud Fem. 2021;29(1):e62136.
17. Neczypor J, Holley S. Providing evidence-based care during the golden hour. nursing for women's health. 2017;21:462-472.
18. Rosa R da, Martins FE, Gasperi BL, Monticelli M, Siebert ERC, Martins NM. Mãe e filho: os primeiros laços de aproximação. Esc Anna Nery. 2010;14(1):105-12.
19. Delayed umbilical cord clamping after birth. ACOG Committee Opinion n. 814. American College of Obstetricians and Gynecologists. Obstet Gynecol 2020;136:e100-6.
20. Brasil TB, Barbosa AL, Cardoso MVLML. Aspiração orotraqueal em bebês: implicações nos parâmetros fisiológicos e intervenções de enfermagem. Rev Bras Enferm. 2010;63(6):971-7.
21. Sociedade Brasileira de Pediatria. Atualização sobre Cuidados com a Pele do Recém-Nascido. Disponível em: https://www.sbp.com.br/fileadmin/user_upload/22978c-DocCient-Atualiz_sobre_Cuidados_Pele_do_RN.pdf. Acesso em: 26 set. 2023.
22. Monguilhott JJ da C, Brüggemann OM, Freitas PF, d'Orsi E. Nascer no Brasil: the presence of a companion favors the use of best practices in delivery care in the South region of Brazil. Rev Saúde Pública. 2018;52:1.
23. Rocha NFF da, Ferreira J. A escolha da via de parto e a autonomia das mulheres no Brasil: uma revisão integrativa. Saúde Debate. 2020;44(125):556-68.
24. Biana CB, Cecagno D, Porto AR, Cecagno S, Marques V de A, Soares MC. Non-pharmacological therapies applied in pregnancy and labor: an integrative review. Rev Esc Enferm USP. 2021;55:e03681.
25. Mascarenhas VHA, Lima TR, Silva FMD, Negreiros F dos S, Santos JDM, Moura MÁP, et al. Evidências científicas sobre métodos não farmacológicos para alívio da dor do parto. Acta Paul Enferm. 2019;32(3):350-7.
26. Joint Statement of the Society for Obstetric Anesthesia and Perinatology, American Society of Anesthesiologists, Society for Pediatric Anesthesia, American College of Obstetricians and Gynecologists, and the Society for Maternal-Fetal Medicine. Labor epidurals do not cause autism; safe for mothers and infants. 2020. Disponível em: https://www.asahq.org/about-asa/newsroom/news-releases/2020/10/labor-epidurals-and-autism-joint-statement. Acesso em: 5 out. 2024.

SEÇÃO IV

Puerpério e pós-parto

18

Fisiologia e mudanças hormonais no puerpério e seu impacto no sistema nervoso central

Alexandre Faisal Cury

INTRODUÇÃO

Ao longo da vida, a mulher pode passar por três grandes eventos vitais: a menarca/puberdade, a gravidez/parto/puerpério e a menopausa/climatério. São eventos críticos associados a mudanças hormonais, psicológicas e sociais que demandam múltiplas respostas adaptativas da mulher. A transição rumo à maternidade é provavelmente a mais intensa destas transformações, com potencial de resultar em novos níveis de crescimento pessoal/conjugal e bem-estar ou, por outro lado, em sofrimento psíquico e/ou físico, às vezes, de longa duração.

A depressão pós-parto é o transtorno do humor que tem recebido maior atenção por parte dos profissionais de saúde e de suas pacientes, possivelmente em função do seu impacto sobre a própria mãe, sua prole e seu núcleo familiar. Cabe ressaltar que uma porcentagem menor de mulheres apresenta depressão no período gestacional, com taxas ao redor de 10 a 15%. No entanto, muitas puérperas podem apresentar outros transtornos mentais e o próprio quadro da depressão é bastante heterogêneo, com distintas apresentações clínicas e intensidade de sintomas.

Consequentemente, há grande interesse em identificar as causas e eventos relacionados aos transtornos emocionais do puerpério, incluindo as mudanças biológicas/hormonais nesta passagem da gravidez para o pós-parto. E a hipótese biológica, baseada nas mudanças hormonais, é bastante atraente, ainda que os resultados das investigações sejam controversos. Parte da dificuldade na elucidação dos mecanismos causais dos transtornos do humor no puerpério é explicada por questões inerentes à investigação laboratorial, à pesquisa epidemiológica e a influência de fatores psicológicos e socioculturais. De fato, atualmente, almeja-se uma teoria unificadora que contemple diferentes mecanismos neuro-hormonais e bioquímicos em puérperas com quadro clínico e fatores de risco diversos, além de diferentes graus de suscetibilidade genética.

A FISIOLOGIA HORMONAL DA GRAVIDEZ E PUERPÉRIO

Na mulher adulta ocorrem mudanças nos níveis hormonais ao longo do ciclo menstrual. Após a menstruação há, inicialmente, aumento constante e, posteriormente, um pico nos níveis do estriol plasmático que resultam na liberação sincronizada de hormônio luteotrófico (LH) e hormônio folículo-estimulante (FSH), que desencadeiam a ovulação. Após a ovulação, os níveis de progesterona aumentam e depois caem rapidamente para iniciar a menstruação. Caso ocorra a concepção, o embrião em desenvolvimento produz um hormônio peptídico, a gonadotrofina coriônica humana (HCG). Ela tem ação similar ao do LH e será responsável pela manutenção da produção de progesterona.

Ao longo da gravidez, há crescente aumento dos níveis plasmáticos de progesterona e a placenta em desenvolvimento contribui com a produção de progesterona, estriol e alguns hormônios peptídicos, hormônio lactogênio placentário e betaendorfina. No último mês da gravidez, há aumento da secreção de prolactina pela hipófise anterior e dos corticosteroides (principalmente cortisol) pelo córtex adrenal. O aumento dos hormônios gonadais (estradiol, estriol, estrona, progesterona) e das substâncias bioativas (hormônio liberador de corticotropina placentária, cortisol, gonadotrofina coriônica humana, prolactina, betaendorfina e hormônio de ligação à tireoide) alcança um pico próximo do termo da gestação e declina após o parto. No puerpério, a concentração plasmática de estradiol e progesterona gradualmente retorna aos níveis pré-gravídicos.

No pós-parto, os níveis plasmáticos de progesterona declinam, possibilitando que a prolactina estimule a secreção de leite pelas células secretoras mamárias, um processo que é glicocorticoide e insulino-dependente. A sucção do bebê promoverá então a secreção de prolactina e da oxitocina, que é responsável pela ejeção do leite.

No final da gestação, as concentrações circulantes de betaendorfina aumentam, alcançando níveis bastante elevados durante o parto e diminuindo, rapidamente, poucas horas após a expulsão fetal. Acredita-se que ela desempenhe papel analgésico durante o trabalho de parto. Há dúvidas sobre os mecanismos neuroendócrinos existentes na amenorreia puerperal, mas aceita-se que diversos níveis de alterações do eixo hipotálamo-hipófise-ovário estejam envolvidos. Em particular, as concentrações baixas e não pulsáteis de FSH e LH resultam na ausência de liberação hipotalâmica do hormônio liberador de gonadotrofina (GnRH). A sensibilidade hipofisária ao GnRH é normalmente mantida pelo próprio GnRH. Os gonadotróficos hipofisários perdem seus receptores de GnRh quando privados da substância. Há evidências de que os peptídeos opioides contribuam para a secreção de GnRH no puerpério. Admite-se também que os altos níveis estrogênicos na gravidez aumentem a inibição da secreção e liberação, o que se estende para o período pós-natal.

Nas mulheres que não aleitam, as mudanças hormonais incluem um aumento progressivo do FSH a partir de 2 semanas e do estradiol, a partir de 3 semanas, o que sugere desenvolvimento folicular. Ao redor de 2 a 3 semanas do puerpério, observam-se mudanças nas concentrações de FSH e LH em resposta ao GnRH exógeno. O retorno da responsividade da hipófise ao GnRH é provavelmente provocado pelo aumento da secreção de GnRH e pela presença de receptores de GnRH nas células gonadotróficas da hipófise. Na ausência do aleitamento, ao redor de 5 semanas é possível identificar *feedback* positivo do estrogênio sobre a secreção de gonadotrofinas.

Nas mulheres que amamentam há retorno tardio dos ciclos menstruais. Nestas mulheres, apesar do aumento das concentrações de FSH, a secreção de estrogênio permanece reduzida. Isso pode ser explicado pelo fato de a hipófise ser mais sensível aos efeitos de *feedback* negativo do estrogênio, suprimindo assim a estimulação gonadotrófica do ovário. Além disso, o aumento nos níveis de prolactina pode interferir diretamente na resposta ovariana às gonadotrofinas. A prolactina, bem como o estímulo da sucção, pode interferir no controle hipotálamo-hipófise da secreção pulsátil de LH. A compreensão dos mecanismos fisiológicos e fisiopatológicos do ciclo menstrual, nas diferentes fases da vida da mulher[1-3], é fundamental para a investigação da relação entre produção hormonal e estado mental da mulher

EFEITOS DOS HORMÔNIOS GONADAIS SOBRE O SISTEMA NERVOSO CENTRAL

Hormônios podem ser divididos em dois grupos: esteroides – que são lipossolúveis e produzem seus efeitos principalmente por meio de interação com o aparato genético do núcleo celular – e peptídeos – que são hidrossolúveis e produzem seus efeitos por meio de ligação com receptores na superfície celular. Exemplos de hormônios esteroides são o estradiol, testosterona e cortisol. Insulina, prolactina e hormônio do crescimento são exemplos de peptídeos. Várias regiões cerebrais, como, por exemplo, o hipotálamo, são tecido-alvo para esteroides, em particular hormônios sexuais e corticosteroides.

Os hormônios gonadais periféricos exercem dois tipos principais de ações no sistema nervoso central (SNC): efeitos organizacionais/genômicos e ativacionais/não genômicos. Os efeitos organizacionais/genômicos são tróficos e ocorrem precocemente durante o desenvolvimento do cérebro. Eles têm impactos permanentes e modificam a arquitetura neural, potencialmente comprometendo futuras atividades.

Os efeitos ativadores/não genômicos dos hormônios gonadais ocorrem principalmente durante a vida pós-natal e durante todo o ciclo de vida. Eles são reversíveis, ainda que modifiquem as funções bioquímicas. Incluem muitas funções que estão envolvidas na regulação do comportamento e do humor, que podem estar alteradas em pessoas com transtornos mentais.

Os esteroides ovarianos são esteroides neuroativos e têm ampla gama de ações na regulação do humor, comportamento e cognição. Estas ações incluem modulação da barreira hematoencefálica, metabolismo da glicose, crescimento neuronal, atividade de neurotransmissores e expressão genética. Em função da sua lipossolubilidade, eles atravessam facilmente a barreira hematoencefálica, fazendo que as concentrações do estradiol no SNC sejam correlacionadas com os níveis plasmáticos.

Estrogênios possuem receptores alfa e beta próprios que atuam no SNC, no núcleo da célula e na membrana neuronal. Os receptores nucleares do estradiol têm a capacidade de ativar ou desativar genes e interagir com receptores de membrana neuronal e transportadores de neurotransmissores. Receptores de estradiol alpha são predominantes no hipotálamo e na amígdala, sugerindo atuação na modulação das células neuronais envolvidas nas funções neuroendócrinas autonômicas e reprodutivas, bem como no processamento das emoções. O predomínio dos receptores beta estradiol no hipocampo, córtex entorrinal e tálamo sugere participação na cognição, memória não emocional e funções motoras[4,5].

Dois fatos explicam a complexidade dos efeitos estrogênicos no SNC: a distribuição dos seus receptores em diferentes áreas cerebrais e os mecanismos positivos e negativos de regulação. Admite-se que existam dois mecanismos de ação dos esteroides gonadais: um efeito rápido e de curto prazo, não genômico, na membrana; e um efeito mais lento, de longo prazo, possivelmente genômico, nas funções dos neurotransmissores[6,7]. A produção da serotonina (5-HT), noradrenalina (NA) e dopamina e a influência na atividade da monoamino oxidase (MAO) são moduladas pelos hormônios gonadais, principalmente pelo estradiol.

O estradiol exerce um efeito agonista na atividade da 5-HT, aumentando o número de receptores serotoninérgicos, o transporte e a captação do neurotransmissor, bem como a síntese de 5-HT. O estradiol regula positivamente os receptores 5-HT 1 e regula negativamente os receptores 5-HT2, além de diminuir a ação da MAO sobre a densidade dos receptores 5-HT2 na atividade frontal anterior e no cíngulo[6,8]. A densidade dos receptores 5-HT2 na região frontal anterior, cíngulo, córtex e núcleo accumbens, áreas cerebrais associadas com humor, cognição e comportamento, é modificada pela ausência do estrógeno. O efeito cumulativo do estrogênio na função serotoninérgica é como um agonista do sistema[19].

De modo similar, o estrogênio atua como agonista colinérgico em regiões seletivas do cérebro. Aumenta a atividade da acetilcolina transferase na área pré-óptica, amígdala, núcleo diagonal horizontal, córtex frontal e hipocampo.[8] O aumento seletivo da atividade da NA no cérebro pelo estrógeno pode ser explicado pela diminuição da recaptação da NA e pela diminuição do metabolismo, devido à inibição da MAO[6,7]. O estrógeno também atua sobre o metabolismo da dopamina, modulando seus receptores e seu transporte, em várias regiões cerebrais[9]. Ele pode também inibir a atividade dopaminérgica, em diferentes etapas do processo de transmissão da dopamina[6,8,10].

A influência do estrogênio não se limita às monoaminas. Ele atua como um agonista adjuvante do ácido gama-aminobutírico (GABA), aumentando a ligação dos agonistas do GABA e regulando positivamente os receptores GABA. Também diminui a atividade da descarboxilase do ácido glutâmico, que converte o glutamato em GABA, no hipotálamo. A sinalização GABAérgica também é conhecida por regular a função do eixo hipotálamo-hipófise-adrenal (HHA) e as oscilações neuronais[11].

A Tabela 1 apresenta uma lista de efeitos dos estrogênios que podem ser relevantes para a fisiopatologia da depressão[8].

Em contraste com o estrogênio, a progesterona parece ter um efeito inibitório na maioria das atividades neuronais no cérebro. Ela pode aumentar a atividade da MAO[4,10]. No que diz respeito à função e à atividade dos neurotransmissores, a progesterona tem principalmente um efeito oposto ao estrogênio[6]. Os neuroesteroides são por definição metabólitos dos hormônios esteroides que exercem efeitos no cérebro. A alopregnanolona, metabólito neuroativo da progesterona, tem efeitos ansiolíticos e antidepressivos que podem estar relacionados à depressão pós-parto[12]. Sua ação está pelo menos parcialmente relacionada aos receptores GABA[13]. Foi demonstrado que níveis aumentados de alopregnanolona diminuem o risco de desenvolver depressão pós-parto[14].

MODELO BIOLÓGICO INTEGRATIVO NA DEPRESSÃO PÓS-PARTO

Há crescente interesse na busca de biomarcadores relevantes implicados na gênese dos transtornos mentais do ciclo gravídico-puerperal, em particular na depressão pós-parto (DPP). No entanto, visão mais integrativa da relação entre mudanças hormonais da gravidez e DPP considera que elas não ocorrem isoladamente, mas sim, na vigência de alterações em outros sistemas biológicos. É

Tabela 1   Efeitos estrogênicos relacionados à depressão

Função noradrenérgica

Efeito na atividade da tirosina hidroxilase

Aumenta o turnover de NA

Efeito nos níveis plasmáticos de MHPG I

Diminui a recaptação de NA

Diminui a atividade da MAO

Diminui a atividade COMT

Efeito na ligação dos adrenoceptores α2 (diminuição?)

Aumenta a ligação do receptor β-adrenérgico

Diminui o número de receptores de imidazolina

Função serotoninérgica

Aumenta a responsividade pós-sináptica da serotonina

Aumenta a síntese e transporte de serotonina

Regula positivamente os receptores 5-HT1 de serotonina

Regula negativamente os receptores 5-HT2

Diminui o número de receptores de imidazolina

Aumenta o número de locais de ligação da 3H-imipramina

Diminui a atividade da MAO

Função dopaminérgica

Diminui o número de receptores de dopamina D2

Sistemas HHA e HHG, CRH e corticosteroides

Atenua a resposta de glicocorticoides e catecolaminas ao estresse psicológico

A inibição do sistema HPG (p. ex., por estresse) pode estar associada à ativação do sistema HHA

Estimula secreção de CRH

COMT: catecol-O-metiltransferase; CRH: hormônio liberador de corticotropina; HHA: eixo hipotálamo-hipófise-adrenal; HHG: eixo hipotálamo-hipófise-gonadal; MAO: monoamina oxidase; MHPG: 3-metoxi-4-hidroxifenilglicol; NA: noradrenalina (norepinefrina).

possível que alterações específicas em qualquer um destes sistemas possa resultar em DPP, mesmo na ausência de mudança do ambiente hormonal.

Se confirmada esta hipótese, torna-se mais plausível a existência de diferentes fenótipos de DPP, com apresentações clínicas diversas e cada um com os seus próprios biomarcadores relevantes. Isso não exclui o fato de que perturbações de outros sistemas biológicos ocorram conjuntamente com as rápidas mudanças nos níveis hormonais, contribuindo assim para o desequilíbrio emocional da mulher[15]. A seguir são explorados, resumidamente, alguns dos hormônios e sistemas biológicos que são influenciados pelos hormônios reprodutivos e podem estar implicados na DPP[16].

A participação das alterações dos hormônios tireoidianos nos distúrbios do humor do puerpério e mesmo da psicose puerperal remonta à década de 1950, mas é reforçada pela constatação de que disfunção tireoidiana e depressão tem associação bidirecional. O estrogênio aumenta a globulina ligadora de tiroxina (TBG) e consequentemente aumenta os níveis circulantes de tiroxina (T4). Os resultados dos estudos sobre a associação entre disfunção tireoidiana e DPP são controversos[17,18].

Os hormônios lactogênicos oxitocina e prolactina têm sido implicados na DPP. A falha na lactação e a DPP comumente ocorrem simultaneamente, e os hormônios lactogênicos regulam não apenas a síntese e a secreção do leite materno, mas também o comportamento e o humor materno. A falha na lactação e a depressão perinatal são dois distúrbios comuns, com importantes consequências para a saúde da mulher.

Essas duas condições frequentemente ocorrem simultaneamente e podem ser resultantes de base fisiopatológica comum que inclui alterações nos hormônios gonadais, tireoidiano e lactogênicos, em particular a oxitocina[19], bem como reatividade ao estresse. Menores concentrações de oxitocina no final da gravidez e no pós-parto imediato[20] se associam com sintomas depressivos. Além disso, a expressão do mRNA da oxitocina em regiões cerebrais que estão relacionadas ao comportamento materno e à lactação é modulada pelo estrogênio e a progesterona[21], que apresentam níveis baixos no puerpério. É possível que a interrupção precoce do aleitamento contribua para o surgimento de sintomas depressivos, enquanto para algumas puérperas a depressão puerperal faça parte do caminho causal entre alterações neuro-hormonais e desmame precoce.

As alterações dos hormônios do estresse, com destaque para a hiperatividade do eixo HHA, têm sido associadas aos transtornos mentais, especialmente a depressão[22]. Dois mecanismos podem estar envolvidos: a resposta autonômica ao estresse, com produção de adrenalina, pelas glândulas adrenais e a ativação do eixo HHA, com secreção do fator de liberação de corticotropina (CRF), do núcleo paraventricular do hipotálamo para a circulação portal, com consequente síntese e liberação do hormônio adrenocorticotrópico (ACTH) pela hipófise.

Ao longo da gestação, as concentrações do hormônio liberador de corticotropina (CRH), ACTH e cortisol aumentam substancialmente e caem quatro dias após o parto. A função do eixo HHA normaliza aproximadamente 12 semanas após o parto[23]. O aumento do CRH decorre da sua produção não apenas pelo hipotálamo, mas também pela placenta (CRHp). Dado que o cortisol estimula a produção de CRH pela placenta, é estabelecido um ciclo de alimentação positivo. Assim, aumentos de cortisol (relacionados ao estresse), no início da gravidez, podem resultar em aumentos acelerados de CRH durante a gravidez.

A hipercortisolemia aumenta o risco de desenvolver sintomas depressivos e de DPP[24]. Alguns autores postulam que ocorra uma hiporesponsividade do eixo HHA em função desta elevação de CRHp[25]. No entanto, ainda não está claro se a desregulação do HHA contribui para o aparecimento da DPP ou ocorre como um epifenômeno. Revisão sistemática dos principais preditores biológicos de DPP mostra resultados contraditórios da associação entre diferentes hormônios do estresse e DPP. Os autores concluem que trajetórias aceleradas de CRH e níveis mais elevados de CRH, na gravidez, podem ser preditivos de sintomas de DPP durante os primeiros meses do pós-parto, mas que as evidências são menos robustas para os outros hormônios do eixo HHA.

Pesquisas sobre betaendorfina e reatividade do eixo HHA são também promissoras[26]. Outros biomarcadores associados a maior risco de DPP são a redução nos níveis de serotonina nas plaquetas[27], aumento da densidade da monoamina oxidase-A[28], baixos níveis de ômega-3[29] e níveis mais baixos de vitamina D[30]. Um aspecto importante é a avaliação integrada dos hormônios do estresse com diferentes sistemas biológicos, tais como metabolismo de diferentes neurotransmissores (GABA, glutamato, serotonina e dopamina), marcadores de inflamação celular (citocinas e fator de necrose tumoral α), em vários contextos clínicos e perfis de suscetibilidade genética.

O estado imunológico pode estar implicado na gênese da DPP, já que no puerpério há desequilíbrio em favor das citocinas pró-inflamatórias em oposição as citocinas anti-inflamatórias[31]. Estudos prévios confirmam a associação entre concentrações mais altas de fator de necrose tumoral (TNF) e interleucina[32], e sabe-se também que o estradiol modula diversos aspectos do sistema imune: a produção e expressão do receptor de citocinas, o número e a função das células dendríticas e das células apresentadoras de antígenos, e a atuação de monócitos e macrófagos[33]. No entanto, as evidências clínicas do papel da desregulação do sistema imune e DPP é ainda incerta[34,35]. Apesar da controvérsia, há grande interesse na identificação de marcadores imunológicos pré-natais de DPP[36].

Além desta interação entre hormônios e sistemas biológicos, aceita-se que alterações em circuitos ou redes cerebrais locais estão associadas à DPP. Estudos de imagem sugerem alteração na conectividade da substância branca e nas oscilações neuronais da rede local em mulheres com DPP[37], a exemplo do que ocorre em pessoas com transtorno depressivo maior. No entanto, é provável que a DPP represente um distúrbio "dependente do estado", em vez de distúrbio estrutural[11].

A vulnerabilidade genética à DPP também tem sido investigada, uma vez que estudos indicam maior ocorrência do problema em estudos com famílias e gêmeos[38-40]. Curiosamente, vários polimorfismos já associados à depressão não puerperal foram também observados na DPP, com destaque para os polimorfismos no gene do receptor de serotonina[41], no gene alfa do receptor de estrogênio (ESR1)[42] e no gene hemicentina 1 (*HMCN1*), que contém múltiplos locais de ligação ao estrogênio[43]. No entanto, os resultados dos estudos de genes candidatos à DPP não são conclusivos, sendo que as inconsistências nos polimorfismos já avaliados limitam sua aplicabilidade na prática clínica como biomarcadores confiáveis da DPP.

Além desses fatores genéticos, é provável que fatores epigenéticos também desempenhem um papel na DPP[11]. Alterações epigenéticas são alterações na expressão gênica não relacionadas a alterações nas sequências de DNA, mas sim a alterações na estrutura da cromatina (metilação ou modificações de histonas) que afetam a transcrição gênica. As mudanças epigenéticas na expressão genética decorrem das influências ambientais e da interação entre ambiente e a genética. Elas se associam com alterações neuroinflamatórias[44] e estudo prévio constatou alteração epigenética específica, no gene *HP1BP3*, em mulheres que vieram a apresentar DPP[45].

Portanto, a ocorrência destas relações bidirecionais entre alterações epigenéticas, neuroendócrinas e neuroinflamatórias pode ter um papel importante no humor no período puerperal. Revisão sistemática com 20 artigos mostrou resultados promissores, ainda que conflitantes, sobre a associação entre genes e polimorfismos envolvidos no metabolismo do triptofano, da serotonina, catecolamina e fator neurotrófico derivado do cérebro e triptofano e DPP, enfatizando a importância de alterações epigenéticas para explicar a ação de alguns deles[46].

CONSIDERAÇÕES FINAIS

Diversos mecanismos endócrinos têm sido implicados na gênese da DPP. No entanto, a DPP não é um quadro único, típico, comum a todas as puérperas, mas sim entidade com vários fatores de risco, diversas apresentações clínicas, intensidade, início e evolução dos sintomas. Sintomas depressivos podem ocorrer comorbidamente com sintomas de outros transtornos mentais, tais como transtorno obsessivo-compulsivo, transtorno de estresse pós-traumático e transtorno de ansiedade generalizada.

A heterogeneidade de pacientes com sintomas depressivos sugere a existência de múltiplos caminhos fisiopatológicos, não limitados aos aspectos hormonais, mas que incluem também fatores genéticos e epigenéticos, alterações bioquímicas e inflamatórias. É possível que os diversos mecanismos estejam interligados, em vez de atuarem isoladamente. No entanto, reconhece-se que as flutuações hormonais desta fase da vida da mulher desencadeiam sintomas em determinadas mulheres[47]. Mas mesmo nestas mulheres fenotipicamente sensíveis às variações hormonais, aceita-se a participação de modificações em outros sistemas biológicos, em particular o sistema imunológico, o eixo HHA e os hormônios lactogênicos[26].

A Figura 1 procura destacar a inter-relação entre estes mecanismos neurobiológicos já avaliados na DPP (alterações endócrinas, estresse e disfunção do eixo HHA, neuroinflamação, epigenética, transmissão sináptica e alterações em circuitos locais cerebrais). A compreensão da fisiopatologia da DPP representa oportunidade única para desenvolvimento de estratégias preventivas e terapêuticas para a DPP e, potencialmente, para outros transtornos mentais.

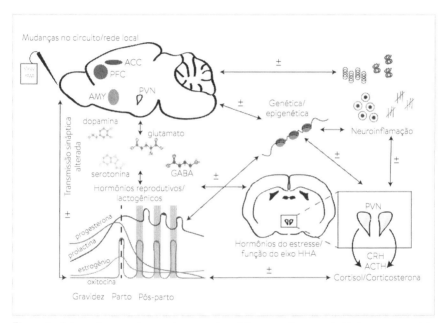

Figura 1 Interação complexa entre os potenciais mecanismos patológicos que contribuem para a depressão pós-parto. Diversos mecanismos patológicos potenciais associados à depressão pós-parto, incluindo perturbações nos hormônios reprodutivos/lactogênicos, estresse e disfunção do eixo HHA, neuroinflamação, epigenética, alteração da transmissão sináptica e alterações no nível do circuito na comunicação da rede em regiões cerebrais associadas ao humor.
ACC: Córtex cingulado anterior; ACTH: hormônio adrenocorticotrópico; AMY: amígdala; CRH: hormônio liberador de corticotropina; PVN: núcleo paraventricular do hipotálamo; PFC: córtex pré-frontal.

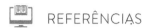
REFERÊNCIAS

1. Ahokas A, Kaukoranta J, Wahlbeck K, Aito M. Relevance of gonadal hormones to perinatal mood and anxiety disorders. In: Riecher-Rössler A, Karger SM. Perinatal stress, mood and anxiety disorders: from bench to bedside. Editors. 2005.
2. Deakin JFW. Relevance of hormone-CNS interactions to psychological changes in the puerperium. Chapter 5. Page 113. In: Kumar R, Wrigth Brockington IF. Motherhood and mental illness: causes and consequences; 1988.
3. George A, Sandler M. Endocrine and biochemical studies in purperal mental health. Chapter 4. In: Kumar R, Wrigth Brockington IF. Motherhood and mental illness: causes and consequences; 1988.
4. McEwen BS, Alves SE. Estrogen actions in the central nervous system. Endocr Rev. 1999;20(3):279-307.
5. Osterlund MK, Hurd YL. Estrogen receptors in the human forebrain and the relation to neuropsychiatric disorders. Prog Neurobiol. 2001;64(3):251-67.
6. McEwen BS. Clinical review 108: The molecular and neuroanatomical basis for estrogen effects in the central nervous system. J Clin Endocrinol Metab. 1999;84(6):1790-7.
7. Rupprecht R. Neuroactive steroids: mechanisms of action and neuropsychopharmacological properties. Psychoneuroendocrinology. 2003;28(2):139-68.
8. Halbreich U, Kahn LS. Role of estrogen in the aetiology and treatment of mood disorders. CNS Drugs. 2001;15(10):797-817.
9. Di Paolo T. Modulation of brain dopamine transmission by sex steroids. Rev Neurosci. 1994;5(1):27-41.
10. Wieck A, Kumar R, Hirst AD, Marks MN, Campbell IC, Checkley SA. Increased sensitivity of dopamine receptors and recurrence of affective psychosis after childbirth. BMJ. 1991;303(6803):613-6.
11. Payne JL, Maguire J. Pathophysiological mechanisms implicated in postpartum depression. Front Neuroendocrinol. 2019;52:165-80.
12. Schüle C, Nothdurfter C, Rupprecht R. The role of allopregnanolone in depression and anxiety. Prog Neurobiol. 2014;113:79-87.
13. Deligiannidis KM, Kroll-Desrosiers AR, Mo S, Nguyen HP, Svenson A, Jaitly N, et al. Peripartum neuroactive steroid and γ-aminobutyric acid profiles in women at-risk for postpartum depression. Psychoneuroendocrinology. 2016;70:98-107.
14. Osborne LM, Gispen F, Sanyal A, Yenokyan G, Meilman S, Payne JL. Lower allopregnanolone during pregnancy predicts postpartum depression: An exploratory study. Psychoneuroendocrinology. 2017;79:116-21.
15. Levin G, Ein-Dor T. A unified model of the biology of peripartum depression. Transl Psychiatry. 2023;13(1):138.
16. Schiller CE, Meltzer-Brody S, Rubinow DR. The role of reproductive hormones in postpartum depression. CNS Spectr. 2015;20(1):48-59.
17. Pedersen CA, Stern RA, Pate J, Senger MA, Bowes WA, Mason GA. Thyroid and adrenal measures during late pregnancy and the puerperium in women who have been major depressed or who become dysphoric postpartum. J Affect Disord. 1993;29(2-3):201-11.
18. Albacar G, Sans T, Martín-Santos R, García-Esteve L, Guillamat R, Sanjuan J, et al. Thyroid function 48h after delivery as a marker for subsequent postpartum depression. Psychoneuroendocrinology. 2010;35(5):738-42.
19. Stuebe AM, Grewen K, Pedersen CA, Propper C, Meltzer-Brody S. Failed lactation and perinatal depression: common problems with shared neuroendocrine mechanisms? J Womens Health (Larchmt). 2012;21(3):264-72.
20. Skrundz M, Bolten M, Nast I, Hellhammer DH, Meinlschmidt G. Plasma oxytocin concentration during pregnancy is associated with development of postpartum depression. Neuropsychopharmacology. 2011;36(9):1886-93.

21. Amico JA, Crowley RS, Insel TR, Thomas A, O'Keefe JA. Effect of gonadal steroids upon hypothalamic oxytocin expression. Adv Exp Med Biol. 1995;395:23-35.
22. Nestler EJ, Barrot M, DiLeone RJ, Eisch AJ, Gold SJ, Monteggia LM. Neurobiology of depression. Neuron. 2002;34(1):13-25.
23. Mastorakos G, Ilias I. Maternal and fetal hypothalamic-pituitary-adrenal axes during pregnancy and postpartum. Ann N Y Acad Sci. 2003;997:136-49.
24. Penninx BW, Milaneschi Y, Lamers F, Vogelzangs N. Understanding the somatic consequences of depression: biological mechanisms and the role of depression symptom profile. BMC Med. 2013;11:129.
25. Workman JL, Barha CK, Galea LA. Endocrine substrates of cognitive and affective changes during pregnancy and postpartum. Behav Neurosci. 2012;126(1):54-72.
26. Yim IS, Tanner Stapleton LR, Guardino CM, Hahn-Holbrook J, Dunkel Schetter C. Biological and psychosocial predictors of postpartum depression: systematic review and call for integration. Annu Rev Clin Psychol. 2015;11:99-137.
27. Maurer-Spurej E, Pittendreigh C, Misri S. Platelet serotonin levels support depression scores for women with postpartum depression. J Psychiatry Neurosci. 2007;32(1):23-9.
28. Sacher J, Rekkas PV, Wilson AA, Houle S, Romano L, Hamidi J, et al. Relationship of monoamine oxidase-A distribution volume to postpartum depression and postpartum crying. Neuropsychopharmacology. 2015;40(2):429-35.
29. Shapiro GD, Fraser WD, Séguin JR. Emerging risk factors for postpartum depression: serotonin transporter genotype and omega-3 fatty acid status. Can J Psychiatry. 2012;57(11):704-12.
30. Robinson M, Whitehouse AJ, Newnham JP, Gorman S, Jacoby P, Holt BJ, et al. Low maternal serum vitamin D during pregnancy and the risk for postpartum depression symptoms. Arch Womens Ment Health. 2014;17(3):213-9.
31. Corwin EJ, Pajer K. The psychoneuroimmunology of postpartum depression. J Womens Health (Larchmt). 2008;17(9):1529-34.
32. Raison CL, Capuron L, Miller AH. Cytokines sing the blues: inflammation and the pathogenesis of depression. Trends Immunol. 2006;27(1):24-31.
33. Cunningham M, Gilkeson G. Estrogen receptors in immunity and autoimmunity. Clin Rev Allergy Immunol. 2011;40(1):66-73.
34. Blackmore ER, Moynihan JA, Rubinow DR, Pressman EK, Gilchrist M, O'Connor TG. Psychiatric symptoms and proinflammatory cytokines in pregnancy. Psychosom Med. 2011;73(8):656-63.
35. Okun ML, Luther J, Prather AA, Perel JM, Wisniewski S, Wisner KL. Changes in sleep quality, but not hormones predict time to postpartum depression recurrence. J Affect Disord. 2011;130(3):378-84.
36. Krause D, Jobst A, Kirchberg F, Kieper S, Härtl K, Kästner R, et al. Prenatal immunologic predictors of postpartum depressive symptoms: a prospective study for potential diagnostic markers. Eur Arch Psychiatry Clin Neurosci. 2014;264(7):615-24.
37. Duan C, Cosgrove J, Deligiannidis KM. Understanding peripartum depression through neuroimaging: a review of structural and functional connectivity and molecular imaging research. Curr Psychiatry Rep. 2017;19(10):70.
38. Murphy-Eberenz K, Zandi PP, March D, Crowe RR, Scheftner WA, Alexander M, et al. Is perinatal depression familial? J Affect Disord. 2006;90(1):49-55.
39. Treloar SA, Martin NG, Bucholz KK, Madden PA, Heath AC. Genetic influences on post-natal depressive symptoms: findings from an Australian twin sample. Psychol Med. 1999;29(3):645-54.
40. Forty L, Jones L, Macgregor S, Caesar S, Cooper C, Hough A, et al. Familiality of postpartum depression in unipolar disorder: results of a family study. Am J Psychiatry. 2006;163(9):1549-53.
41. El-Ibiary SY, Hamilton SP, Abel R, Erdman CA, Robertson PA, Finley PR. A pilot study evaluating genetic and environmental factors for postpartum depression. Innov Clin Neurosci. 2013;10(9-10):15-22.

42. Pinsonneault JK, Sullivan D, Sadee W, Soares CN, Hampson E, Steiner M. Association study of the estrogen receptor gene ESR1 with postpartum depression--a pilot study. Arch Womens Ment Health. 2013;16(6):499-509.
43. Alvim-Soares AM, Miranda DM, Campos SB, Figueira P, Correa H, Romano-Silva MA. HMNC1 gene polymorphism associated with postpartum depression. Braz J Psychiatry. 2014;36(1):96-7.
44. Garden GA. Epigenetics and the modulation of neuroinflammation. Neurotherapeutics. 2013;10(4):782-8.
45. Kaminsky Z, Payne J. Seeing the future: epigenetic biomarkers of postpartum depression. Neuropsychopharmacology. 2014;39(1):233-4.
46. Couto TC, Brancaglion MY, Alvim-Soares A, Moreira L, Garcia FD, Nicolato R, et al. Postpartum depression: a systematic review of the genetics involved. World J Psychiatry. 2015;5(1):103-11.
47. Bloch M, Schmidt PJ, Danaceau M, Murphy J, Nieman L, Rubinow DR. Effects of gonadal steroids in women with a history of postpartum depression. Am J Psychiatry. 2000;157(6):924-30.

19
Aspectos biopsicossociais do puerpério

Juliana Vieira Tfauni

INTRODUÇÃO

O puerpério foi por muito tempo compreendido como um período exclusivamente relacionado ao pós-parto imediato e restrito às transformações físicas e hormonais decorrentes da fisiologia do parto e do nascimento, como dequitação da placenta, descida do leite, assim como o seu tempo de duração (45 dias) levava em consideração o tempo de recuperação do corpo às condições anteriores à gestação. Com os estudos sobre depressão pós-parto, e seu impacto na relação cuidador-bebê e na criança, além da identificação de alta prevalência de transtornos mentais nesse período, inaugura-se um novo olhar para o puerpério, atrelado ao processo de transição para a parentalidade, ao tempo de constituição dos papéis parentais e vinculação com o bebê. Para além da transformação biológica, começa a ser interesse de estudo o impacto social e emocional deste momento, que tem repercussões para a vida toda[1]. A detecção de contextos de risco para desfechos desfavoráveis para a saúde mental, assim como a entrada do profissional da saúde atento às transformações emocionais, inaugura um caminho para a construção de uma clínica preventiva em saúde mental perinatal.

Determinantes socioculturais corroboram para a criação de uma imagem essencialista da gestação e do puerpério. Nesta, imaginamos uma mulher cisgênero, gestante, branca, plena e feliz. Em um relacionamento heteronormativo, com um homem branco cisgênero, ela se realiza com a maternidade, e é tomada por um amor arrebatador, natural e instintivo, com a chegada do bebê. Este imaginário foi construído ao longo da história e carrega uma herança machista patriarcal na qual uma mulher é vista socialmente como a melhor pessoa para acolher um bebê. É ela quem "sabe" sobre seu filho, que "nasceu para ser mãe" e deve se responsabilizar pela gestão do ambiente doméstico e pelo cuidado das crianças. O homem, por sua vez, é visto como aquele que, quando muito, "ajuda a sua companheira no cuidado da prole"; sua responsabilidade é dar conta do público, do trabalho e da sustentação do lar.

A transformação desse panorama foi se dando ao longo dos anos, por meio das lutas das mulheres por direitos políticos, sexuais e reprodutivos. As mulheres, principalmente brancas, conquistaram espaço no mercado de trabalho, autonomia financeira, e hoje muitos lares são por elas chefiados. Essa conjuntura traz uma alta sobrecarga. Nesta conquista as mulheres tiveram que dar conta de uma dupla jornada: de um lado, o trabalho doméstico não remunerado, que envolve a gestão dos lares e a criação dos filhos, e de outro o trabalho remunerado em suas profissões[2,3].

A inequidade entre homens e mulheres e seus efeitos sobre a constituição da parentalidade e a economia de cuidado dos filhos vêm sendo discutidos pela sociologia, teorias psicológicas e de gênero, como também seus efeitos para a saúde mental.

Este contexto sócio-histórico deixa à margem as famílias que não se aproximam dessa composição. Mulheres pretas são vítimas de violência obstétrica, assim como são destinadas a uma maternidade solo compulsória, quando abandonadas pelo progenitor. As famílias LGBTQIAPN+, dissidentes da norma, lutam pelo direito de ter suas famílias reconhecidas legalmente, e por uma assistência em saúde continente e não violenta. As famílias que experimentam qualquer realidade que de alguma e qualquer maneira se distancia da idealização romântica heteronormativa têm seu sofrimento potencializado. Muito desse sofrimento acontece no puerpério, momento em que as figuras parentais se deparam com o bebê nos braços e precisam lidar com tudo aquilo que foi imaginado ao longo da gestação, bem como com os efeitos das expectativas sociais no processo da construção da parentalidade.

Aquilo que foi imaginado é composto por elementos individuais e coletivos, que estão na história familiar, mas também composto por elementos do caldo social. É no puerpério com um bebê no colo que aqueles que exercem as figuras parentais precisam lidar com a desconstrução do que foi imaginado, ao mesmo tempo que se tem que dar conta dos cuidados de um bebê[4].

A equipe de saúde que acompanha as famílias na transição para a parentalidade também está atravessada por essa cultura; precisa ser formada com conhecimento adequado para a identificação precoce de fatores associados aos sinais de sofrimento psíquico e necessita se desprender de pré-julgamentos para poder olhar e prestar assistência à experiência subjetiva de cada família, em sua singularidade e multiplicidade de arranjos e contextos de vulnerabilidade. Sabemos que as famílias possuem constituições diversas: com uma, duas ou mais figuras exercendo as funções parentais, podem ter figuras do mesmo gênero ou do gênero oposto, ou ainda figuras não identificadas com um gênero específico. Já sabemos que os exercícios das funções parentais independem da identidade e expressão de gênero, classe ou raça. As constituições familiares que estão à margem da norma social hegemônica estão mais vulneráveis a desfechos desfavoráveis para a saúde mental. Compreender como os determinantes sociais estão associados aos contextos de vulnerabilidade, ou ainda, como sexo, classe social, raça e gênero se entrelaçam como categorias de opressão, nos ajuda a identificar os contextos de risco para situações de violência na assistência perinatal e no entorno social para, a partir disso, produzir manejo, intervenções terapêuticas oportunas e criação de políticas públicas.

O puerpério, aqui pensado como esse momento de vinculação cuidador-bebê, atravessa de forma sem precedentes a experiência daquele que cuida, e do bebê que está a seu cargo. Independentemente da via de parentalidade: seja adoção, gestado pela mesma pessoa que agora o amamenta, gestado por uma pessoa e amamentado por outra, no caso de casais de mulheres cisgênero, por exemplo, seja ele de um pai que teve seu filho através de barriga solidária. Apesar de as configurações familiares serem hoje diferentes daquelas de quando as teorias psicológicas foram desenvolvidas, seguimos podendo pensar a função das relações familiares a partir daquilo que é indispensável para a constituição de uma criança saudável, independentemente da configuração de cada família em particular[5].

PERÍODO DE CRISE MATURATIVA E JANELA DE INTERVENÇÃO

É no puerpério, atravessada por um turbilhão de transformações hormonais, emocionais e sociais, que a pessoa puérpera se depara com a necessidade de dar conta dos cuidados de um bebê. Ao mesmo tempo, os cuidadores recém-nascidos precisam lidar com a desconstrução daquilo que foi idealizado, ou não, ao longo da gestação ou antes dela.

O ciclo gravídico puerperal é um período de intensidade emocional e foi nomeado por Dana Raphael, antropóloga estadunidense, como matrescência, período de crise maturativa, sem precedentes, que teria possível correlação com outros períodos muito disruptivos da vida, como a adolescência e o climatério.

Profundas mudanças ambientais, oscilações hormonais comuns à gestação, parto e aleitamento, somados a alterações neurobiológicas marcam a transição para a parentalidade como um importante evento biopsicossocial da vida, ao mesmo tempo que estudos apontam que este momento é caracterizado por uma janela de oportunidade única por conta da plasticidade neural, psíquica, cognitiva e epigenética. A carga mental do cuidador principal, característica deste momento, adicionada às intensas demandas que um bebê exige para se constituir e acrescida de um desamparo social das mães, por questões sociais e de gênero, traz à tona um momento de profunda vulnerabilidade que precisa ser cuidado com atenção pelos profissionais de saúde devido a seu impacto para a constituição de uma criança em desenvolvimento[6].

A puérpera ou puérpere (pensando em homens trans ou pessoas não binárias que gestaram e pariram) que teve um filho atravessa um processo de metamorfose em diversos campos:

- Reconhecimento da autoimagem corporal em transformação de um corpo não gestante em um corpo que ainda não tem, e talvez não recupere, as condições anteriores à gestação.
- Transformações hormonais e neurobiológicas.
- Alterações e oscilações emocionais.
- Alterações no ritmo de sono e na rotina com a chegada de um bebê.
- Transformações psíquicas profundas.
- Construção de novos papéis sociais e desconstrução de antigos.
- Mudanças na conjugalidade (pensando na vivência do puerpério quando se dá dentro de um relacionamento conjugal).
- Transformações na sexualidade.

Considerando tamanha transformação, impacto social e psíquico é esperado que esta fase seja permeada por uma grande sensação de estranhamento, principalmente em primíparas.

DETECÇÃO OPORTUNA DE CONTEXTOS DE RISCO PARA A SAÚDE MENTAL NO PUERPÉRIO

Reconhecer os fatores associados a um desfecho desfavorável em saúde mental se faz urgente para a construção de uma clínica preventiva, estratégias de enfrentamento, educação em saúde sexual e reprodutiva, e criação de políticas públicas. Contexto de riscos sociais, relacionais, psicológicos e clínicos, além de experiências ruins no parto, infelizmente não são identificados de forma oportuna e estão associados a desfechos desfavoráveis para a saúde mental, devido a seu subdiagnóstico e ausência de intervenção precoce[7,8].

Entre os contextos sociais podemos destacar:

- Baixo suporte social: associado a sintomatologia depressiva, estresse, ansiedade e dificuldades na constituição do vínculo cuidador-bebê, ao passo que

um bom suporte social se configura como um fator protetivo para desfechos desfavoráveis para a saúde mental.
- Vulnerabilidade socioeconômica: podendo estar relacionada a uma cascata de situações desfavoráveis como: baixa qualidade habitacional e nível de escolaridade, falta educação sexual e planejamento reprodutivo, desamparo econômico e socioemocional, além de violência de gênero.
- Parentalidade solo.
- Interseccionalidade: inter-relação das categorias de opressão: sexo, classe social, raça, gênero e religião, experiência de violência no planejamento reprodutivo, gestação, parto ou puerpério. As pessoas negras e a população LBTQIAPN+ são mais vítimas de violência e têm menos acesso a uma boa assistência em saúde e rede de apoio para o exercício da parentalidade, estando sujeitas a outras categorias de vulnerabilidade para desfechos desfavoráveis à saúde mental.
- Gestação não planejada ou indesejada: pode estar associada a maiores chances de desenvolvimento de depressão pós-parto, menor possibilidade de desenvolvimento de continência e menor tolerância às demandas de cuidado de um recém-nascido.
- Gestação na adolescência (< 20 anos): em geral as adolescentes podem apresentar maiores dificuldades para lidar com as transformações advindas da parentalidade, apresentam menos recursos psíquicos para acolher as demandas de um bebê, e muitas vezes precisarão de amparo do entorno familiar para fazê-lo. A gestação tem alto impacto nos ciclos sociais e nesses casos observa-se uma alta taxa de abandono escolar, com sentimentos ambivalentes em relação à gestação e ao filho, permeado por alta ansiedade.
- Gestação em idade avançada (> 35 anos): mais propensas a enquadrar-se em uma gestação de alto risco, têm maior probabilidade de ter complicações clínicas na gestação pelo fator da idade, além de maior incidência de cesarianas.
- Primíparas ("pessoas gestantes de primeira viagem"): a transição para a parentalidade reserva desafios sociais e conjugais importantes, assim como uma grande mudança nos papéis de ser cuidado para quem cuida de alguém. Apresentam maior risco de depressão pós-parto em comparação com multíparas.

Entre os contextos psicológicos, destacamos:

- Histórico de depressão anterior individual ou familiar.
- Depressão puerperal em gestação anterior.
- Ansiedade na gestação.
- Histórico de quadros psiquiátricos.
Entre os contextos relacionais:

- Dificuldade nas relações parentais primárias: talvez associada à falta de modelos para a construção da parentalidade e à imersão em dinâmicas relacionais disfuncionais.
- Idealização e romantização da maternidade e/ou parentalidade.
- Conflitos conjugais: a transição para a parentalidade geralmente vem associada a uma crise nas relações conjugais. É disruptiva do ponto de vista psíquico e traz desafios aos envolvidos nas funções parentais, que precisam desenvolver habilidades sociais e emocionais para lidar com as demandas e constituição de um bebê.
- A presença de eventos de vida estressantes: pandemia, lutos e crises laborais.
- Falta de apoio social, familiar e/ou assistencial.

Entre os contextos clínicos:

- Dificuldades no parto: um parto complicado, longo ou com dor, ou com excesso de intervenção com consequências negativas para a constituição da parentalidade.
- Cesariana.
- Violência obstétrica.
- Abortos, lutos, perdas gestacionais anteriores.
- Procedimento de reprodução humana assistida.
- Gestação de risco, gestação múltipla.
- Prematuridade.
- Maior sensibilidade às variações hormonais.

Dentre as transformações hormonais significativas deste período, o *blues* puerperal destaca-se como evento importante a ser levado em consideração e precisa ser distinguido de uma depressão puerperal.

BLUES PUERPERAL

Sabe-se que 50 a 80% das mulheres podem apresentar *blues* puerperal. Daquelas que o apresentam, aproximadamente 25% podem desenvolver depressão pós-parto[7]. Trata-se de um quadro de labilidade emocional, com choros imotivados, irritabilidade, é autolimitado, e tem melhora gradual a partir da segunda ou terceira semana após o parto. Do ponto de vista emocional, podemos pensar que esse rebaixamento das defesas psíquicas e o humor depressivo, característicos deste período, favorece que a pessoa puérpera faça um desinvestimento do mundo externo. Tal desinvestimento contribui para o desenvolvimento do interesse pelo cuidado de um bebê, que envolve uma rotina de demandas corporais repetitivas e intensas. Para a constituição de um bebê saudável, esse cuidado precisa ser feito de forma investida de interesse afetivo[9].

É importante distinguir o *blues* puerperal da depressão pós-parto, o que será aprofundado na seção de psicopatologia deste livro. Um aspecto importante a ser percebido para seu diagnóstico diferencial é o tempo de duração do quadro, o impacto na funcionalidade e na constituição do vínculo cuidador-bebê, assim como os contextos de risco associados já citados. O encaminhamento para profissional da saúde mental se faz necessário quando há suspeita de sofrimento psíquico ou contexto de risco, para diagnóstico e intervenção oportuna.

CONTRIBUIÇÕES DE ALGUMAS TEORIAS PSICOLÓGICAS PARA O PUERPÉRIO

Sigmund Freud, médico criador da psicanálise, em seu texto "Três ensaios sobre a teoria da sexualidade", sustenta que a mãe, por meio de seus cuidados, marca determinados pontos do corpo da criança através de um investimento afetivo libidinal. Segundo o autor, o contato inicial com a mãe se dá a partir da satisfação das necessidades do bebê. Nesta relação primordial, o bebê vai experimentando sensações de prazer e desprazer, na medida em que tem ou não suas necessidades básicas atendidas e satisfeitas, como sono, choro, fome, remissão de desconforto e acolhimento[10].

Jacob Levy Moreno, criador do psicodrama, em seu texto "Teoria da espontaneidade do desenvolvimento infantil"[11], traz o conceito de placenta social, ou matriz de identidade, como o lugar, a teia relacional, onde a criança se insere desde o nascimento, relacionando-se com outros objetos e pessoas dentro de um determinado clima. A mãe, ou cuidador principal, seria o primeiro ego auxiliar do bebê no mundo, aquele que vai nomear e atender às suas necessidades. Segundo Moreno, esse lugar psíquico e social, o *locus nascendi*, é construído muito antes de o bebê existir e é formado pelos sonhos e pelas expectativas pregressas das figuras parentais.

O profissional da saúde pode ser um ego auxiliar das figuras parentais e do bebê, favorecendo esse processo de constituição das relações primordiais, quando identifica algum contexto de risco para o sofrimento psíquico.

Donald Winnicott, por sua vez, traz contribuições importantes para a Psicologia do puerpério, através do conceito de preocupação materna primária (1986). Segundo o pediatra e psicanalista inglês, a mulher, no período puerperal, teria uma hipersensibilidade às necessidades do bebê. Este estado psíquico teria início ainda na gestação, estendendo-se pelas primeiras semanas após o parto. O humor depressivo, comum a esse período, favoreceria a conexão e vinculação entre cuidador e bebê. Segundo este paradigma, podemos pensar que o amor parental seria construído com o tempo através dessa dinâmica de cuidado[12,13].

Jacques Lacan, psicanalista francês, por sua vez, traz contribuições importantes que nos ajudam a pensar a constituição da parentalidade. Em "Duas notas sobre a criança", o autor insere o sujeito no campo da linguagem. Segundo ele, a constituição subjetiva é dada pelas funções materna e paterna. "Mais do que progenitores, os pais, cada um a seu modo, possuem funções constitutivas para as crianças."[14]

Função materna:

- Desejo da mãe, ou cuidador principal, pelo filho.
- Um interesse particularizado.
- Sonhar e nomear um lugar para este bebê.
- Ter a flexibilidade de frustrar este lugar.
- Nomear não rígido.
- Dar um lugar ao bebê para que seu aparato psíquico se estruture da melhor forma.
- Interpretar as necessidades do bebê.
- Sustentar a simbiose.
- Suspender a certeza em relação ao bebê: "eu sei o que ele sente." Será?

Função paterna:

- Corte ou separação nesta relação estreita que o bebê estabelece com a mãe.
- Entrada de um terceiro elemento na simbiose; quando se trata de uma constituição monoparental, um terceiro pode se referir a um interesse do cuidador principal por outra coisa fora da relação cuidador-bebê, como trabalho, amigos ou autocuidado.
- Instauração de um enigma para o bebê: "o que é isso que interessa a minha mãe, para além de mim?"
- Ferida narcísica: "eu não sou tudo para ela? Tem algo mais interessante do que eu? Eu não a completava?"
- Minha mãe não é tudo? Existe algo mais interessante que ela?
- Metáfora nome do pai. "Além de proibir a relação com a minha mãe, deve ter algo interessante nele, algo que também me interesse!"
- Resgatar a mulher, ou cuidador principal, que sustenta a simbiose desta relação e inserir o bebê no campo do desejo.
- Desejar outras coisas, apresentar outras coisas para além da relação materna, da relação a dois, abrir o interesse da mãe e do bebê para fora da simbiose.

As funções materna e paterna nos ajudam a pensar as constituições primordiais da criança. Atualmente, impulsionada pelas constituições familiares contemporâneas, a Psicanálise tem nos alertado para o entendimento do termo função não fixado em um sexo ou gênero específico, ampliado para múltiplos agentes que a desempenham. As funções parentais, materna ou paterna, podem ser exercidas por pessoas diversas, independentemente da quantidade de figuras parentais que constituem cada família (uma, duas ou mais). Pensar em agente da função materna ou paterna nos ajuda a pensar todas as constituições familiares e de cada sujeito na sua singularidade e diversidade[15].

Paul Preciado, filósofo e escritor feminista e transgênero, vai além. Em sua conferência "Eu sou o Monstro que vos fala: Relatório para uma academia de psicanalistas"[16], ele faz uma crítica à epistemologia da Psicanálise. Segundo o autor, a teoria do complexo de Édipo e a Psicanálise são fundamentados em uma lógica parental binária que exclui as identidades dissidentes que ficam à margem, ocupando um lugar psicopatológico. Ele nos convida a propor uma nova epistemologia para pensar as constituições subjetivas.

CONSIDERAÇÕES FINAIS

Afinal, como prestar uma assistência atenta às questões de saúde mental no puerpério?

É importante saber que no puerpério imediato certo humor depressivo é esperado e saudável. Nesse sentido, uma mãe ou aquele que exerce o cuidado principal do bebê, quando não permeado por tais sentimentos, pode ter dificuldades de perceber as demandas de um bebê.

Adoecimentos clínicos da mãe, cuidador principal ou do bebê precisam ser pensados dentro da dinâmica relacional cuidador-bebê. As somatizações podem nos dizer de um desconforto psíquico da díade.

O trabalho com a perspectiva da interseccionalidade nos ajuda a identificar os contextos de risco para propor uma intervenção clínica. Devemos estar atentos ao uso da nossa linguagem e nos certificar de que ela abarque todas as identidades, gênero e constituições familiares.

É fundamental estar atento aos sinais de depressão pós-parto ou outras psicopatologias perinatais para que seja feita uma intervenção oportuna que leve a um melhor prognóstico.

Diferentemente do que nos aponta nosso contexto sociocultural essencialista, não nasce um pai e/ou uma mãe imediatamente com o nascimento de um bebê. Tampouco para ter uma experiência de nascimento e constituição de um bebê saudável precisamos de um homem e uma mulher cisgênero para fazê-lo.

Esse processo vai se dando conforme as figuras parentais, independentemente do gênero e formato de família, vão conhecendo e interagindo com os seus filhos. Nesse sentido, o interesse do profissional de saúde perinatal não deve estar no determinismo biológico e sim na construção da lógica dos laços afetivos. A parentalidade não é algo dado a priori, instintiva ou inata, mas pode e deve ser construída na dança da relação entre cuidadores e bebê. Nesta dança, que é feita através dos cuidados primordiais, os filhos são adotados e os pais são enlaçados nesse cuidado. Isso pode ter início muito antes de se ter um filho nos braços, ainda no desejo ou sonho pregresso, e independe da via de parentalidade, de onde e por onde chega essa criança. Podemos pensar que cada trajetória traz suas particularidades; reprodução humana assistida, gestação por barriga solidária, ovodoação, adoção, gestação planejada, desejada ou não, gestação heteronormativa, homoafetiva ou identidades dissidentes da norma social. Independentemente disso, a constituição da parentalidade se dá na dinâmica de cuidados, na transmissão de valores, história e afetos para esse descendente.

O profissional da saúde perinatal precisa estar ciente de que o puerpério é período de risco para o psiquismo; para tanto, é fundamental a identificação precoce de contextos de risco associados a desfechos desfavoráveis para a saúde mental. Apostar na janela de intervenção, na plasticidade psíquica e epigenética, é fundamental para melhorar os resultados em saúde e mitigar os impactos para a saúde da pessoa puérpera e para a constituição do bebê. Atuar na perinatalidade é uma oportunidade única de reverter a lógica psicopatológica de formação dos sintomas e promover saúde mental. Investir em um pré-natal afetuoso, transdisciplinar e com manejo e inclusão de rede de apoio pode contribuir para melhores desfechos em saúde. Além disso, deve-se reforçar a formulação de políticas públicas, de educação sexual e direitos reprodutivos.

 REFERÊNCIAS

1. Howard LM, Piot P, Stein A. No health without perinatal mental health. 2014 [citado 24 de agosto de 2023]; Disponível em: https://www.nice.org.uk/guidance/
2. Badinter E. The myth of motherhood: an historical view of the maternal instinct. London: Souvenir Press (E&A); 1981.
3. Federici S. O ponto zero da revolução trabalho doméstico, reprodução e luta feminista. São Paulo: Elefante; 2019.
4. Moro MR. Os ingredientes da parentalidade. Revista Latinoamericana de Psicopatologia Fundamental. 2005;8(2):258-73.
5. Faria MR. Constituição do sujeito e estrutura familiar: o complexo de Édipo de Freud a Lacan. Taubaté: Cabral; 2003.
6. Orchard ER, Rutherford HJV, Holmes AJ, Jamadar SD. Matrescence: lifetime impact of motherhood on cognition and the brain. Trends in Cognitive Sciences. 2023;27(3).

7. Santos MC dos, Lira LCS, Nunes RB, Andrade ME. Fatores associados ao baby blues e depressão puerperal: uma revisão integrativa. Saúde Mental: interfaces, desafios e cuidados em pesquisa. 2023.
8. Smorti M, Ponti L, Pancetti F. A comprehensive analysis of post-partum depression risk factors: the role of socio-demographic, individual, relational, and delivery characteristics. Front Public Health. 2019;7.
9. Iaconelli V. Depressão pós-parto e tristeza materna. Rev Pediatria Moderna. 2005;41(4).
10. Freud S, De Souza PC. Obras completas. 6, Três ensaios sobre A teoria da sexualidade, análise fragmentária de uma histeria ("O caso Dora") e outros textos (1901-1905). Tradução Paulo César de Souza. São Paulo: Companhia das Letras; 2016.
11. Moreno JL. Psicodrama. São Paulo: Cultrix; 1993.
12. Winnicott DW, Safra G. Bebês e suas mães. São Paulo: Ubu; 2020.
13. Winnicott D. A preocupação materna primária. In: Da pediatria à psicanálise, Rio de Janeiro: Imago; 2000.
14. Faria MR. O lugar dos pais na psicanálise de crianças. Dissertação (Mestrado) – Universidade de São Paulo, São Paulo;1997.
15. Teperman D, Garrafa T, Iaconelli V. Parentalidade. São Paulo: Autêntica; 2020.
16. Preciado PB. Eu sou o monstro que vos fala. São Paulo: Schwarcz/Companhia das Letras; 2022.

20
A parceria no puerpério

Carlos Eduardo de Carvalho Corrêa
Denise de Castro

INTRODUÇÃO

Somos Carlos e Denise, um pediatra e uma terapeuta corporal. Nossa clínica é fundamentada na experiência, sendo ela o fio condutor dos nossos atendimentos, que fluem da prática para a teoria e que, claro, sofrem ajustes de acordo com a singularidade de cada corpo e situação.

Nosso trabalho está profundamente enraizado no acompanhamento de famílias que buscam ajuda em momentos de fragilidade e vulnerabilidade, com destaque para o período do puerpério, quando as interações atingem níveis de intensidade e desafio significativos. É nesse contexto que emerge um tema de extrema relevância para a saúde mental perinatal de todos os envolvidos: as parcerias.

O puerpério, que se inicia após o parto, e cuja duração varia – uma vez que não há consenso sobre a sua extensão –, é caracterizado por mudanças expressivas nas dimensões físicas, comportamentais, emocionais e cognitivas da mãe, do pai, do bebê e de toda a família. É fundamental compreender como a presença e o apoio do(a) parceiro(a) podem influenciar o bem-estar de todos nessa delicada época de transformação.

Aqui, vale ressaltar o crescente e importante reconhecimento da paternidade como parte das políticas públicas. Isso se traduz na promoção dos direitos das crianças e adolescentes, na busca pela equidade de gênero, na preservação da saúde dos homens e no fortalecimento dos laços familiares[1]. No entanto, apesar dos avanços, ainda enfrentamos desafios relevantes relacionados ao engajamento dos pais nos cuidados com os filhos justamente durante o puerpério.

Dados da pesquisa IMAGES[1] mostram que a maioria dos pais brasileiros relata brincar com as crianças (83%). Por outro lado, atividades como cozinhar (46%) e dar banho (55%) são menos citadas, o que demonstra uma falta de envolvimento com cuidados básicos e essenciais que não envolvam diversão. É lamentável, mas o cuidado com os filhos e o autocuidado ainda não são compreendidos pela maior parte dos homens.

Para avançar nessa transformação social da educação do menino e da consciência masculina sobre o "cuidar", tem-se pleiteado ações de mudança social que impactam os homens, promovendo saúde e participação igualitária nos cuidados com os filhos e nas tarefas domésticas. Identificam-se três barreiras principais para essa participação paterna: a falta de licença-paternidade remunerada, as normas de gênero, que atribuem a responsabilidade dos cuidados às mulheres, e a falta de apoio governamental.

Atualmente, as mulheres ainda realizam duas vezes e meia mais trabalhos domésticos não remunerados do que os homens[2]. Além dessas barreiras, as famílias modernas são diversas, incluindo casais do mesmo sexo e famílias-mosaico, o que demanda consideração nas discussões sobre parcerias parentais. Infelizmente, esses novos modelos ainda carecem de estudos e temos pouca informação sobre os novos formatos familiares.

O acompanhamento das famílias nos leva a constatar que, quando um dos membros enfrenta dificuldades, todos sentem o impacto da agitação. Uma vivência individual complexa e emocionalmente intensa influencia todo o ambiente familiar e desencadeia processos diversos nos membros que dele participam. O fato é que cada um, seja mãe, pai, bebê ou outros parentes, vivenciará essa situação de maneira única, ao mesmo tempo que todos são afetados.

Ao unir as perspectivas de um pediatra e uma terapeuta corporal, buscamos oferecer uma abordagem que considere tanto os aspectos clínicos relacionados à saúde física e emocional da mãe e do bebê quanto a importância do apoio emocional e da união parental. Nossa abordagem, que tem base na complexidade* das relações humanas, examina as vivências distintas de ambos os parceiros, levando em consideração diferentes modelos familiares e respeitando as singularidades que podem tanto estabilizar quanto desestabilizar nessa fase de transformação.

Reconhecemos que acontecimentos, como o nascimento de um bebê, ou os desafios da parentalidade, podem gerar estresse e impactar os relacionamentos. É

---

* Edgar Morin é amplamente reconhecido por sua contribuição ao campo do pensamento complexo. Em sua obra *Introdução ao pensamento complexo*[4], ele explora a noção de complexidade como um novo paradigma para entender o mundo. Morin argumenta que a realidade é caracterizada pela interconexão e interdependência de elementos diversos, e que uma abordagem simplista e fragmentada muitas vezes não consegue capturar a verdadeira natureza dos fenômenos.

nosso objetivo reconhecer as infinitas variáveis das relações humanas e enfatizar que a experiência de cada membro afeta a dinâmica entre todos, representando o que nomeamos de "complexidade" desse momento.

Neste capítulo, examinaremos como a experiência compartilhada entre o(a) parceiro(a) e a mãe durante o puerpério pode moldar as interações e influenciar a saúde física e mental dos envolvidos. Abordaremos a importância do apoio mútuo, da comunicação efetiva e da cooperação parental para promover um ambiente saudável e acolhedor nessa fase de amadurecimento da vida familiar.

Esperamos que este capítulo promova reflexões valiosas não apenas para profissionais da saúde perinatal, mas também para pais e cuidadores que desejam compreender a importância da parceria e do suporte emocional no puerpério, contribuindo para o bem-estar de toda a família. Nosso objetivo é fortalecer os laços parentais e criar um ambiente favorável ao desenvolvimento saudável da criança, enquanto enfatizamos a importância da família, nos seus vários modelos, e da comunidade nesse processo.

EXPERIÊNCIA

O que entendemos por "experiência"?

Antes de seguirmos com nossas reflexões, precisamos ponderar sobre qual entendimento de experiência estamos considerando. Walter Benjamin[3] contrapõe dois tipos: a *Erfahrung* (experiência profunda, vivida) e a *Erlebnis* (vivência mais superficial e instantânea). Benjamin não rejeita uma em favor da outra. Em vez disso, esforça-se para entender a complexidade do viver moderno e as possibilidades de resgatar formas capazes de significação e conexão em um mundo que sempre se renova.

Jorge Larrosa[5] oferece uma perspectiva complementar, afirmando que "Experiência é o que nos passa, o que nos acontece, o que nos toca. Não o que se passa, não o que acontece ou o que toca". Quando Larrosa afirma que a experiência é "o que nos passa", está enfatizando que ela não ocorre externamente, mas nos atravessa. Ou seja, ela não é um acontecimento apenas objetivo, mas algo que nos toca profundamente e que é internalizado por nossa subjetividade. É um processo ativo de envolvimento com o mundo, no qual as situações vividas nos afetam emocionalmente e nos transformam.

Podemos chamar de experiência o que ocorre entre, através e além dos envolvidos num determinado acontecimento.

Portanto, neste trabalho a experiência é entendida como estados transitórios encarnados, que são disparados durante acontecimentos e que ativam histórias já vividas ou imaginadas. Nesse sentido, a vivência do nascimento de um bebê cria um ambiente formado por tempo, espaço e forças diversas que atuam sobre os viventes†, alterando os estados corporais. Essas forças emergem em cada vivente, remontando histórias e fantasias de outros tempos e que podem provocar as ações de agora. Os desafios se instalam diante da expectativa versus a realidade de acontecimentos que se manifestam em um ambiente gerado por distintos "nascimentos" de cada um: bebê, mãe, pai e/ou parceria.

Podemos dizer que os modos de ser amado e educado pelos pais de cada parceiro entram em cena. Se assim for, qual é a verdade que move os pais atuais? Como as partes próprias interagem, por exemplo, entre a figura "filho do pai" com a figura "pai do filho", ou entre "filha da mãe" e "mãe da filha" (ou mesmo entre todas as partes)?

Diante do apontamento dessas complexidades, os questionamentos propõem reflexões, e não respostas prontas e fixas. A relação entre cenários concretos, a subjetividade de cada um, os eventos vividos historicamente e a compreensão da experiência humana são especialmente relevantes para o contexto da saúde física e mental perinatal. A sensibilidade à vivência única de cada parceiro, a interface com as subjetividades singulares e os modos de subjetivação coletivos são fundamentais para estar sensível à experiência compartilhada e oferecer apoio eficaz.

A interconexão entre sujeito, subjetividade e modos de subjetivação‡ desafia os aprendizados reais no coletivo, e tanto pode facilitar como dificultar a cooperação parental, interferindo nas formas como pais e mães interagem e colaboram nos cuidados com seus filhos. Por exemplo, uma parceria constituída por um pai que não teve pai e uma mãe que não quer repetir o caminho da própria mãe pode resultar em uma combinação que não foi fundada a partir de referências positivas de cuidado.

Para uma melhor compreensão da complexidade disparada na vida de um casal diante do nascimento de um bebê, contaremos a seguir alguns aconteci-

---

† O termo *vivente* é usado por Castro[6] para despertar a realidade de que somos um entre muitos, vivente entre outros viventes imersos em dinâmicas vivas, que pede cuidado com a vida. Com Derrida, em *O animal que Logo Sou*[7], o termo discute o antropocentrismo.

‡ As noções de sujeito, subjetividade e modos de subjetivação são distintas entre si, ao mesmo tempo que são indissociáveis e precisam se articular durante a dinâmica complexa da vida. De forma simples e resumida, o termo "sujeito" refere-se a cada indivíduo único, com sua própria identidade, pensamentos, sentimentos e ações. Já "subjetividade" refere-se ao mundo interior e singular de cada sujeito, incluindo suas emoções, pensamentos, desejos e experiências pessoais, que contribuem para a formação de sua visão de mundo. Por fim, "modos de subjetivação" refere-se às diferentes maneiras pelas quais fatores sociais e culturais influenciam a subjetividade humana, envolvendo os processos pelos quais as subjetividades coletivas são construídas e moldadas[8].

mentos ocorridos na clínica, buscando destacar a presença do(a) parceiro(a) da mãe.

A EXPERIÊNCIA COMPARTILHADA

Nesta seção, nossa narrativa encontra em Walter Benjamin e Jorge Larrosa os parceiros de travessia. Mas por que evocar esses autores? Nosso propósito é desenvolver exposições que cativem o leitor e o levem a despertar para a experiência compartilhada.

As histórias a seguir foram vividas pelo pediatra, e as análises e desdobramentos propostos são resultados do diálogo entre este e a terapeuta corporal.

A IMPORTÂNCIA DO SUJEITO

"A importância do sujeito" é uma narrativa que destaca o sujeito da ação na interface com a objetividade e subjetividade presentes em seus atos. Amamentar coloca o homem e a mulher em uma experiência oscilante de conflito de poder e impotência nos cuidados e que pode levar ao surgimento de atritos quando o diálogo não dá conta de estabelecer um combinado, resultando em confrontos desgastantes para todos os envolvidos, inclusive o bebê.

Durante um simpósio de aleitamento materno, a plateia foi questionada sobre como via a inclusão do pai durante o ato de amamentação. A discussão girava em torno de como os pais poderiam estar atentos e auxiliar as mães, consequentemente fortalecendo a parceria parental e conjugal e melhorando o vínculo "mãe-pai-bebê".

Uma mulher, que trabalha em uma Unidade Básica de Saúde (UBS), compartilhou sua experiência com casais e enfatizou o papel central da mãe durante o ato de amamentar. Ela também mencionou que a contribuição do pai era importante e destacou a relevância de, por exemplo, o pai buscar água durante a amamentação. No entanto, um homem na plateia, profissional de saúde e pai de dois filhos, ficou ofendido com o comentário. Ele acreditava que a participação do pai ia além de levar água e que essa tarefa era trivial, o que acabava por minimizar a relevância do papel paterno na nova dinâmica familiar.

Esse episódio suscita reflexões sobre as diferentes perspectivas e expectativas relacionadas à participação do pai no aleitamento materno. Além disso, a coincidência de uma publicação no Instagram que perguntava às mulheres sobre como gostariam que os companheiros ajudassem durante a amamentação (e muitas responderam que desejavam que eles buscassem água), destaca ainda mais a complexidade das expectativas e necessidades individuais, ou seja, da ideia de ajuda e da ajuda real. O que essas mães estão realmente expressando? O que pode parecer pouco para um, pode ser exatamente o que o outro precisa. Ações significativas estão embutidas nos atos de cuidado que envolvem uma escuta atenta para responder à pergunta: "O que eu acho que ela precisa que eu faça e como ela sente que a estou ajudando?" Essas ações de zelo, na interface com a importância de cada um, atravessam a objetividade e subjetividade humanas. A falta de diálogo sobre essas questões pode empobrecer o repertório de atitudes práticas de ajuda e apoio. No cuidado parental temos que supor a necessidade do bebê. Ao mesmo tempo, o diálogo entre os envolvidos no cuidado constrói melhores hipóteses sobre as necessidades da criança e de todos envolvidos.

ENTRE O IDEAL E O REAL

"Entre o ideal e o real" é uma narrativa que ilustra a tensão entre as expectativas idealizadas e as realidades desafiadoras da parceria parental. Pretendemos explorar como a ideia de um pai com a função de separar a mãe do bebê, presente em várias abordagens psicológicas, pode contribuir para justificar o afastamento desse pai dos cuidados do recém-nascido, especialmente quando ele percebe que a qualidade dos cuidados maternos é boa, levando-o a sentir que não há espaço para a sua participação. Uma sociedade que educa meninos para viverem a aventura de lutas corporais e confrontos diários, sem a necessidade de partilha emocional dessas experiências, favorece o desenvolvimento de adultos tiranos e/ou submissos e solitários, pouco preparados para trabalhos colaborativos, como cuidar de um novo ser.

Durante o encontro de um grupo de pais, foi possível observar a preocupação recorrente sobre o lugar paterno no cuidado do filho. Muitos se queixam que suas abordagens são monitoradas e avaliadas pelas mães, chegando ao ponto de terem suas formas de cuidado desqualificadas, como na troca de fraldas, por exemplo.

Em determinado momento, um pai compartilha sua experiência, revelando que decidiu assumir as tarefas domésticas como uma forma de contribuir para a parceria parental, dada a dificuldade nas interações entre ele e a bebê. Esse pai relata uma sensação de que a dupla "mãe-bebê" se fechou e que não resta mais espaço. Portanto, ele assume a casa enquanto a mãe assume a bebê. Por um tempo, esse arranjo funciona, mas ele logo é acusado pela mãe de não estar desenvolvendo uma conexão com a sua filha, uma vez que não está ativamente envolvido em seus cuidados. A reação é de raiva misturada a uma sensação de injustiça, já que era seu entendimento estar proporcionando um ambiente seguro para a família.

Ainda durante o encontro, a experiência compartilhada com o grupo leva o pai a perceber que, de fato, não estava tão próximo da filha como imaginava e como gostaria. Rever sua posição atualizou suas ações sem invalidar os atos que também cooperavam para a segurança de todos.

A complexidade de ser pai em uma dinâmica conjugal e parental em transformação exige a renovação das atitudes. Como é possível encontrar espaço e tempo para que as ações reais se alinhem com as ideais? Como seguir atualizando as necessidades individuais dos parceiros e a relação com o(a) bebê?

DURANTE A EXPERIÊNCIA

"Destacaremos os estados transitórios que emergem contemporaneamente às experiências, exigindo da cooperação parental as condições para o manejo dos acontecimentos em curso.

É verdadeiramente intrigante ouvir de diversos recém-pais o desejo de compartilhar a experiência da amamentação com suas parceiras. Uma sensação de impotência surge diante da relação íntima e corporal que a mulher estabelece ao gestar, dar à luz e alimentar seu filho. O pai, muitas vezes, se sente à margem dessa conexão única. A sensação mais desafiadora é a impotência em nutrir e acalmar o choro do bebê.

Recentemente, acompanhei como pediatra o processo de parto e os primeiros momentos do puerpério de um casal formado por duas mulheres. Ambas compartilhavam o desejo de amamentar e haviam se preparado para essa jornada. Após o nascimento, a amamentação teve início com ambas as mães participando ativamente. Entretanto, ao longo dos primeiros dias, começaram a surgir diferenças nas experiências de cada uma.

É comum encontrar dificuldades nos primeiros dias da amamentação, muitas vezes acompanhadas de dores devido a traumas na região dos seios. Durante uma das primeiras consultas com o bebê, diante do desconforto visível do recém-nascido, ambas as mães trocaram olhares e uma pergunta silenciosa surgiu entre elas: quem iria amamentar? Uma das mães estava lidando com menos dor, porém sua produção de leite ainda era limitada, levando a mamadas prolongadas. A outra mãe, por sua vez, tinha uma produção de leite abundante, mas enfrentava intensas dores causadas por uma ferida considerável nos mamilos.

Nessa hora, foi notável uma hesitação de ambas, que se sugeriram mutuamente: "Pode ser você". Enquanto uma etiqueta delicada se criava entre elas, com o objetivo de respeitar a vontade e as necessidades uma da outra, havia também uma ponta de incerteza pairando no ar. Naquele instante, brotavam questionamentos quanto à disponibilidade ou habilidade de amamentar.

As lembranças das conversas com pais que expressaram o desejo de participar da experiência da amamentação ecoaram em mim, pediatra, naquele momento. Ao mesmo tempo, foi possível refletir sobre as múltiplas questões que começam a surgir para as duas mães. Elas precisam aprender a compartilhar essa experiência única, baseada em um contexto extremamente particular do casal. O cuidado em alimentar o bebê oscila, às vezes regido por cooperação e outras regido pelo conflito vivido no encontro das necessidades individuais dos envolvidos.

Essa narrativa ressalta as complexidades da experiência compartilhada entre as mães e como a dinâmica da amamentação pode desencadear uma série de sentimentos, decisões e desafios, especialmente quando o arranjo familiar busca harmonizar os papéis parentais de maneira única e ultrapassada. A nova situação exige esforço para estabelecer uma parceria de respeito e participação atualizada, já que essa situação não está presente nas relações heteronormativas e, portanto, não tem modelos previamente estabelecidos.

CONSIDERAÇÕES FINAIS

Ao incluir essas histórias na seção "A experiência compartilhada", quisemos proporcionar exemplos concretos e emocionalmente ressonantes, que retratassem os desafios, as reflexões e o aprendizado que emergem da interação entre os parceiros durante o puerpério. Essas pequenas amostras enriquecem a discussão sobre as complexidades da parceria parental durante esse período crítico da nova vida familiar.

É essencial reiterar a importância central da cooperação no puerpério. Como essa fase é marcada por mudanças físicas, emocionais e cognitivas intensas para todos, o apoio do(a) parceiro(a) torna-se um pilar fundamental para a saúde e o bem-estar dos envolvidos.

Salientamos a importância da empatia entre os parceiros. Os relatos compartilhados neste capítulo ilustram como essa união pode ser tanto um desafio quanto uma fonte de força. Cada membro do casal traz consigo suas próprias experiências, medos e incertezas. A capacidade de compreender e respeitar essas perspectivas únicas tem papel crucial. As histórias compartilhadas revelam como a empatia pode servir como uma ponte entre as partes, permitindo uma verdadeira cooperação entre elas. Cumplicidade é o maior desafio.

Uma descoberta notável e recente é o mistério da vivência do puerpério para os homens. Pesquisas recentes apontam que esses parceiros também passam por transformações notáveis, incluindo alterações hormonais que afetam sua saúde mental[9]. A vivência da gestação e puerpério de quem não gesta envolve variações de níveis hormonais, como testosterona, ocitocina e prolactina.

Antes do nascimento de um filho, é observada uma redução nos níveis de testosterona em homens. Isso indica que as mudanças hormonais relacionadas à transição para a paternidade podem ocorrer antecipadamente mesmo na ausência de uma criança[10]. Estudos mostram que homens que experimentam uma queda mais significativa nos níveis de testosterona tendem a relatar maior envolvimento e satisfação no período pós-parto[11].

Essas informações desconstroem o mito de que o homem só vive a paternidade após o nascimento do bebê. Além da variação de hormônios, pesquisas indicam que a incidência de depressão pós-parto masculina é duas vezes maior que a depressão em outras fases da vida.

Agora que sabemos que existem variações hormonais e maior chance de depressão no parceiro durante o processo de engravidar, parir e cuidar da cria, compreendemos que o significado atual de empatia no puerpério é de uma experiência a nível físico e emocional. A complexidade dessas transformações e as afetações que causam nos viventes que cuidam do bebê – ao mesmo tempo exigindo atualizações sobre os estados experimentados em um e no outro – desenham as várias dimensões da realidade vivida, ora profunda, ora superficial, nos envolvidos. Certamente é difícil e desafiador.

À medida que chegamos ao fim do capítulo, convidamos todos os leitores a refletirem sobre suas próprias vivências durante o puerpério. Nosso desejo é que as histórias e *insights* compartilhados sejam uma fonte de orientação e inspiração para todos aqueles que atravessam esse período.

 REFERÊNCIAS

1. Promundo-Brasil. A situação da paternidade no Brasil. Promundo, 2016. Disponível em: https://promundo.org.br/wpcontent/uploads/2016/10/relatorio_paternidade_03b_baixa-1.pdf. Acessado em: 7 out. 2024.
2. Organização Internacional do Trabalho (OIT). Documentos fundamentais da Organização Internacional do Trabalho. Ilo.org, 2016. Disponível em: https://www.ilo.org/wcmsp5/groups/public/---europe/---ro-geneva/---ilo-lisbon/documents/publication/wcms_711714.pdf. Acesso em: 7 out. 2024.
3. Benjamin W. As obras escolhidas. Magia e Técnica, Arte e Política. São Paulo: Brasiliense, 1987.
4. Morin E. Introdução ao pensamento complexo. Porto Alegre: Sulina, 2005.
5. Larrosa J. Tremores: escritos sobre a experiência. Belo Horizonte: Autêntica, 2017.
6. Castro D. O ambiente de cuidado e o jogo de forças: para uma clínica do desdobramento. São Paulo: Mestrado em Psicologia Clínica (PUC), 2022.
7. Derrida J. O animal que Logo Sou. São Paulo: Unesp, 2022.
8. Castro D. Experiência e a clínica do desdobramento. Apostila do Bloco 4 do Curso de Terapia e Educação Alfacorporal®. São Paulo: ICI-SP, 2023.
9. Silva CSM, Leite ECC, Martins CA. Transição para a paternidade: mudanças hormonais no pré-natal. RepositoriUM, 2018. Disponível em: https://repositorium.sdum.uminho.pt/handle/1822/63056.
10. Edelstein RS, Wardecker BM, Chopik WJ, Moors AC, Shipman EL, Lin EL. Biblioteca Online Wiley. Am J Human Biol. 2015.
11. Saxbe DE, Edelstein RS, Lyden HM, Wardecker BM, Chopik WJ, Moors AC. Fathers' decline in testosterone and synchrony with partner testosterone during pregnancy predicts greater postpartum relationship investment. Horm Behav. 2017;90:39-47.

21
Saúde mental parental e os impactos no bebê

Florencia B. Fuks

Já há muito tempo a pediatria compreende seu papel fundamental nos cuidados da família para sedimentar o cuidado pleno de seu paciente. Apesar de ainda estarmos caminhando para a formação de pediatras com maior aprofundamento no desenvolvimento psíquico e na importância da dinâmica familiar, a experiência prática e as nuances de cada época se impõem no nosso fazer.

De fato, como cada geração tem seus desafios – e é complexo definir quais foram mais difíceis ou piores –, mais nos cabe pensar qual seria o contexto atual e de que forma ele afeta a parentalidade, a dinâmica familiar e, consequentemente, o desenvolvimento de um bebê[1].

Entre tantos fatores, reconheço na atualidade algumas situações bastante significativas para iniciar essa reflexão.

POR ONDE CAMINHA A PARENTALIDADE

A primeira percepção seria sobre uma espécie de crise dos pais em relação às suas referências. Por muitos anos, confiava-se na rede familiar, na história percorrida por avós e tantos outros que os antecederam na lógica da grande família, como fonte de um saber que apoiava a experiência de pais inaugurais[2].

Essas trocas e transmissões eram preenchidas por experiências construídas no viver com o outro, nas leituras com seus atravessamentos humanos, constituídas de aprendizados com inúmeros acertos e erros que permitiam a elaboração de um conhecimento transmitido na hereditariedade. Isso dava um sustento fértil – ainda que também com suas ambivalências – que permitia uma aposta esperançosa para os pais. Além da potência transgeracional, havia um espaço mais claro inclusive para esse "saber não sabido" que já habitava cada cuidador.

Hoje em dia, diante de avanços científicos e tecnológicos evidentes, muitos pais colocam em xeque esse conhecimento prévio e de transmissão familiar em prol daquilo que a ciência sustenta. Conjuntamente, fortalece-se uma noção de um "fazer adequado", do jeito certo, da conduta comprovada. Os questionamentos parentais, desde os mais cotidianos até os mais simbólicos e profundos, começam a ser deslocados para fora, em busca de uma resposta precisa não colocada na cena de encontro (ou desencontro) com o bebê, mas em pesquisas na internet ou no acesso a especialistas das mais diversas áreas – como orientadoras de amamentação, orientadoras de sono (até orientadoras de sono de recém-nascido!), orientadoras de introdução alimentar, orientadoras de desmame, orientadoras de desfralde, fisioterapeutas para estímulo positivo, entre outros...[3]

Cabe dizer que no exercício pediátrico, o trabalho em rede, a prática transdisciplinar e o cuidado multiprofissional são riquíssimos e fundamentais – quando há necessidade por especificidades de um paciente. A discussão aqui é outra, buscando refletir sobre a real intenção ou necessidade nas situações comuns de bebês saudáveis em desenvolvimento, no âmbito da puericultura. E os efeitos neles quando se desloca o olhar, afastando-os da experiência subjetiva vivida que constrói contorno e estruturação psíquica.

NOVAS REFERÊNCIAS E SUAS ARMADILHAS

À crise com o saber transgeracional, soma-se contemporaneamente o caminho natural dos pais que, afastados do saber familiar, de algo mais "vertical", encontram em grupos de pais no WhatsApp® o compartilhamento de suas experiências. Há aí, sem dúvida, uma potente rede de escuta, troca de experiências e olhares. Porém, há também frequentemente um deslocamento de atitude do lugar transgeracional para a função de pares, numa horizontalidade mais próxima à lógica de irmãos, com suas parcerias, mas também com sua rivalidade e com processos comparativos e competitivos.

Somos, ainda, uma espécie de mecanismo capitalista imprimindo um padrão de empreendedorismo, no qual as pessoas se colocam como empresas de si mesmas. Buscam produtividade, reconhecimento, competitividade e o filho cai no lugar do produto que comprove essa eficácia e aproveitamento, no desejo de "um case"[1].

Como se já não houvesse desafios suficientes, o caldo ainda ganha mais consistência quando adicionamos, por fim, a norma atual da "cultura da felicidade". Cultura que traz resistência enorme em reconhecer frustrações, falhas, fracassos não só como parte da vida parental e de todos, mas como algo fundamental e até bonito no percurso de construção de um sujeito inteiro, em uma vida real.

O LUGAR DO PEDIATRA NESSE PERCURSO

Evidentemente, o cenário no qual um bebê chega nos dias atuais não tem sido simples. Como pediatra, sinto que se torna essencial fazer um explícito exercício de reconhecimento junto com os pais, em primeiro lugar, sobre o tanto que aquele bebê tem de bom. Mostrar suas potências, seu desenvolvimento ativo, suas respostas, suas belezas – convidá-los ao prazer nesse encantamento. Além do deleite tão fácil de acessar nesses desejosos cuidadores, faz-se possível deslocar seus atos de uma função tão intensamente tarefeira para um encontro com prazer, com reconhecimento do outro, consolidando a construção do laço, do afeto[4].

Em um segundo tempo, cabe também enfatizar o sentido e mesmo a força dos momentos críticos do desenvolvimento do bebê, ajudando-os a reconhecer a importância do que ali se constitui[5].

Como diria a psicanalista Julieta Jerusalinsky, "os pais hoje querem educar antes de estruturar". Então cabe a nós, profissionais da infância, ajudá-los a aprofundar o conhecimento sobre essa estruturação e sua beleza. Ao invés do aplicativo de saltos e da contratação de especialistas para treinamentos que coloquem ordem na tarefa, mergulharemos nas lindas nuances do desenvolvimento e seus significados, levando os pais à possibilidade de compreensão e atuação equilibrada para aquela demanda, sustentando contornos e acolhimentos que se encaixam progressivamente em uma cadência de estruturação subjetiva.

São muitos os momentos de convite a essa prática. No âmbito da pediatria, nos atendo ao contexto perinatal, já poderíamos destacar algumas oportunidades "universais" para esse cuidado.

Encontros como no momento da consulta pré-natal e o discurso dos futuros pais sobre seus anseios, suas fantasias, seus caminhos até ali. Poder pensar antecipadamente sobre o parto e suas convocações. E pensarmos juntos também sobre os contextos pediátricos, sobre as diversas linhas de cuidados e reflexões e sobre o acordo que se coloca nessa nova parceria.

Já na primeira consulta, no encontro inaugural com um recém-nascido de cinco dias de vida, ao examiná-lo, pode-se tentar traduzir tudo o que ele é capaz de nos contar sobre seu temperamento, sobre sua autorregularão. Suas respostas primitivas são já bastante elaboradas. Compartilhar essa riqueza com os pais é um combustível precioso para aquecer o afeto desde seus primórdios.

Aqui também se faz imprescindível uma longa conversa sobre a amamentação, seu sentido como alimento e como encontro, mas também a importância de reconhecer seu ritmo fisiológico, espaçado e essencial inclusive para o surgimento de um outro, que nos traz necessidades e demandas diversas e amplas, convocando os pais a leituras abertas e subjetivantes. Vai se construindo, assim, um espaço potente para que depois se possa sustentar a alternância de presença e ausência tão fundamental para a constituição de sujeito – e para a saúde da dinâmica familiar.

Seguindo cronologicamente, com um mês de vida, temos o convite imponente do tema das cólicas para refletir sobre o bebê mais ativo que surge ali e seu direito a extravasar intensidades tão inaugurais e convocadoras. É lindo quando os pais podem se deslocar da leitura apenas de um sintoma do corpo e reconhecer o sentido do desabafo ao fim do dia. Algo que, mais do que nada, merece contorno, um colo com afeto e a tranquilidade de quem reconhece o lugar saudável e necessário daquele choro que logo vai se organizar, com a maturidade que em poucos dias se coloca e traz consigo o sorriso social[6].

Também aparecem gradualmente as conversas cruciais sobre o sono e todas as suas complexidades que injusta e invasivamente para o bebê vêm se reduzindo a dicas no WhatsApp® ou "*guidelines*" no Instagram®, entre outros. Uma construção tão desafiadora na humanidade, tão simbólica e constituinte no decorrer de um tempo complexo e individual tenta-se resolver em poucos dias e com protocolos de treinamento superficiais que sequer supõem dar ouvidos à história familiar, aos primórdios desse bebê, às ambivalências parentais na entrega de seu filho ao sono, ao não controle, à suposição de uma presença materna internalizada simbolicamente. Não, isso sequer se coloca em jogo, e o que importa é o resultado, não o time e a construção a longo prazo que entram em campo.

Ou seja, no decorrer das consultas de puericultura, não nos faltam excelentes oportunidades para acolher e caminhar junto em um exercício parental mais aprofundado e em contato com a complexidade tão bela do desenvolvimento de um filho. Assim como pediatras, nesse percurso são muitos os agentes na sociedade que colaboram para sustentar uma boa rede de apoio.

No entanto, há também situações em que algo, de fato, não vai bem. E quando em um bebê incide uma problemática maior, seja por uma patologia orgânica, seja por depressão materna ou paterna, seja por uma circunstância de vida, cabe-nos refletir delicadamente sobre seu impacto também na saúde mental de todos os envolvidos, seus efeitos na dinâmica familiar e, consequentemente, no desenvolvimento do bebê.

Com o cuidado de não reduzir a complexidade de inúmeros desafios, vale lembrar o que tanto já se estudou sobre o efeito enorme do afeto, do contorno reorganizador de um cuidador que se possa colocar como anteparo para reduzir a toxicidade daquela situação de estresse, levando-a a um padrão tolerável, acessível à elaboração. Muitas vezes é aqui, na busca dessa proteção psíquica, colocando os sintomas em movimento psíquico familiar, que é essencial se perguntar sobre a necessidade de um encaminhamento, formando uma rede com efeito suplementar no exercício da transdisciplinaridade.

SEDIMENTANDO O CAMINHO

Sim, vivemos em tempos complexos, submersos em uma velocidade injusta para o tempo infantil, em uma sociedade excitada que atravessa os pais e sua posição psíquica de disponibilidade ao bebê. Tem sido uma demanda cotidiana refletir crítica, mas empaticamente sobre os riscos para o desenvolvimento e sobre possibilidades de cuidado, ampliação de rede e convite ao encontro e ao fazer pelo prazer. Com a clareza de um objetivo maior: a estruturação de um sujeito capaz de desejar.

 ## REFERÊNCIAS

1. Jerusalinsky J, Baptista A. Intoxicações eletrônicas: o sujeito na era das relações virtuais. Salvador: Ágalma; 2021.
2. Dolto F. As etapas decisivas da infância. São Paulo: Martins Fontes; 1999.
3. Iaconelli V. Criar filhos no século XXI. São Paulo: Contexto; 2019.
4. Guerra V. Vida psíquica do bebê: a parentalidade e os processos de subjetivação. São Paulo: Blucher; 2022.
5. Brazelton TB. Momentos decisivos do desenvolvimento infantil. Porto Alegre: Martins Fontes; 1994. p. 3-99.
6. Posternak L. Educar filhos: entre a renúncia e a urgência. São Paulo: Ágora; 2020.

22
Saúde mental e amamentação

Mônica Vilela Carceles Fráguas

INTRODUÇÃO

A amamentação é considerada o melhor método de fornecer os nutrientes essenciais e necessários para o pleno desenvolvimento e crescimento da criança. A OMS e a Sociedade Brasileira de Pediatria recomendam o aleitamento materno exclusivo pelos primeiros 6 meses de vida. A maioria das mães inicia a amamentação na maternidade, mas a taxa de aleitamento exclusivo aos 6 meses é relativamente baixa. O Estudo Nacional de Alimentação e Nutrição Infantil (ENANI-2019) mostrou que, no Brasil, temos 62% de amamentação na primeira hora de vida e 45,8% de aleitamento exclusivo nos primeiros 6 meses de vida.

A opção por não iniciar a amamentação ou o abandono precoce da amamentação podem ter inúmeras causas, entre elas a dificuldade para colocar o bebê para sugar, dor e lesões nos mamilos, falta de apoio e suporte, opção pessoal, sensação de pouca produção de leite, além de fatores sociais.

Ao lado dos fatores já citados, os transtornos de saúde mental podem afetar a amamentação, levando à interrupção precoce do aleitamento, bem como prejudicando os cuidados com o recém-nascido. Problemas psiquiátricos são frequentes no periparto e quadros preexistentes podem se exacerbar durante a gravidez e o pós-parto. Ansiedade e depressão são os distúrbios mais frequentes neste período e vários estudos têm mostrado a relação de ambas com a amamentação[1,2].

Para proporcionar um cuidado bom e adequado à amamentação precisamos cuidar do bem-estar emocional da mãe[3]. Não basta saber a quantidade de leite produzida. Precisamos saber também como é a experiência de amamentar para ela. Amamentação é uma experiência única para cada mulher. É preciso ter uma abordagem individualizada de acordo com a necessidade de cada binômio mãe-bebê, levando em conta sua história, seus desejos, suas expectativas e sua saúde mental e física, atuais e pregressas. A evolução da amamentação é, também, influenciada pela percepção da mulher sobre sua capacidade de amamentar, ou seja, na confiança em sua habilidade para amamentar (*self efficacy*), em suas crenças e suas atitudes[4]. O vínculo, aquela ligação existente entre a mãe e o bebê, não parece estar ligada ao aleitamento exclusivo ou ao uso de fórmula e sim à presença ou não de dificuldades na amamentação. Mães com dificuldades na amamentação tendem a ter menor ligação com seus bebês, sendo que a dificuldade mais comum é a presença de dor e lesões nos mamilos relacionados ao aleitamento[5].

Se, por um lado, os distúrbios mentais perinatais tendem a prejudicar a amamentação, por outro a amamentação tem sido considerada um fator protetor de ansiedade e depressão pós-parto – a depressão pós-parto pode levar à interrupção precoce da amamentação, mas, por outro lado, a continuação da amamentação pode reduzir os sintomas depressivos pós-parto e as internações por problemas psiquiátricos[3,6]. Dentre outros, a ocitocina tem sido estudada como um possível mediador dessa relação. A produção e a ejeção do leite são reguladas pelo mecanismo neuroendócrino da prolactina e da ocitocina, desencadeados pela estimulação dos mamilos, pela sucção do lactente ou simplesmente por ouvir o bebê chorar. A ocitocina pode ter uma ação na modulação do estresse e da ansiedade durante o ato da amamentação, tornando a mãe mais calma e mais atenta ao seu bebê[7]. Alguns trabalhos sugerem a associação entre depressão e ansiedade maternas a baixos níveis plasmáticos de ocitocina durante a amamentação. Outras pesquisas e revisões, entretanto, não confirmam esta relação entre a ocitocina, as variações do humor da mãe e a amamentação, e não mostram relação entre o nível de ocitocina durante a mamada e a presença de depressão ou ansiedade. A administração de ocitocina no período periparto foi associada, por alguns, à piora de sintomas de ansiedade e depressão, mas ainda sem comprovação[8].

A identificação pré-natal das mães com distúrbios psiquiátricos poderia dirigir a paciente para um tratamento do distúrbio psiquiátrico e para um suporte especializado de amamentação devido ao maior risco de abandono do aleitamento[9,10]. Além da influência sobre a amamentação, os distúrbios psiquiátricos periparto são associados a prematuridade, baixo peso ao nascer, e ao longo prazo podem prejudicar o desenvolvimento e a saúde da criança. É descrito aumento de risco para depressão na adolescência e vida adulta nos filhos de mães com depressão periparto[11,12].

Neste capítulo listamos as principais alterações psiquiátricas presentes no período pré e pós-parto e sua relação com a amamentação.

DEPRESSÃO PÓS-PARTO

A depressão pós-parto (DPP) é uma das complicações obstétricas mais comuns e afeta cerca de 10 a 18% das mães no primeiro ano após o nascimento do bebê. Nos Estados Unidos, a depressão perinatal é a complicação obstétrica perinatal mais frequente. A depressão pós-parto tem consequências significativas para a mulher, para o bebê e para a família, como perda de produtividade no trabalho, seja externo ou doméstico, menor taxa de aleitamento e menor aderência aos cuidados com a criança. Os pais também podem apresentar depressão pós-parto com uma frequência de 2 a 25%, podendo chegar a 50% se a mãe estiver em DPP. A depressão paterna pode se manifestar com uso de drogas e violência doméstica, atrapalhando e minando a amamentação[9].

Aproximadamente 40% das mulheres apresentam seu primeiro episódio de depressão no período pós-natal, 33% durante a gestação e 20% das mortes de mães no período pós-natal são **decorrentes de** suicídio[13].

A depressão pós-parto tem sido associada à diminuição da ligação afetiva com o bebê, menor tempo com brincadeiras, com conversas, com estimulação e com a amamentação[13]. A criança, em um ambiente com depressão materna grave, pode sofrer os efeitos de um estresse tóxico, causando interferência no seu desenvolvimento cognitivo e socioemocional[9]. Filhos de mães com depressão antenatal têm risco 1,3 a 4,7 vezes maior de desenvolver depressão, e nos casos de depressão pós-natal o risco aumenta 4,9 a 7,4 vezes para desenvolver depressão na adolescência[11,13]. O mecanismo pelo qual a depressão pode atrapalhar a amamentação tem sido investigado por vários autores. A falta de confiança na capacidade para amamentar (*self efficacy*) e a insatisfação em relação ao desenrolar da amamentação devido às dificuldades iniciais podem ter um papel importante. Além disso, a depressão foi associada, em alguns trabalhos, a mulheres muito preocupadas com a amamentação e também, inversamente, àquelas que não acreditam que a amamentação é a melhor opção para alimentar seus bebês. A mãe com depressão pode ficar menos atenta ou dar menos importância aos sinais de fome dados pelo seu bebê, diminuindo a frequência e qualidade das mamadas[14].

A depressão pós-parto pode levar à interrupção precoce da amamentação, mas, por outro lado, a continuação da amamentação pode reduzir a intensidade de sintomas depressivos pós-parto. Parar de amamentar precocemente aumenta o risco de uma mãe que já tinha depressão pré-natal ter, também, um quadro de ansiedade ou depressão pós-natal[15].

A menor duração da amamentação está associada à depressão pós-parto em quase todos os estudos, e verificou-se que a depressão na gestação prediz uma menor duração da amamentação, mas não menor intenção de amamentar ou de iniciar a amamentação[14].

Na suspeita de depressão no pré-natal, deveria haver comunicação entre obstetra e pediatra, e o encontro de sintomas de depressão na gestação poderia auxiliar na detecção de mulheres com risco de interrupção precoce de amamentação e acionar estratégias para garantir o aleitamento[9]. O *screening* positivo não é, entretanto, diagnóstico e sim uma indicação de encaminhamento. Após o nascimento, nas consultas pediátricas de puericultura, os pediatras poderiam usar uma ferramenta de *screening* para depressão materna com 1, 2, 4 e 6 meses. A Escala de Depressão Pós-parto de Edimburgh é útil para este rastreamento.

O tratamento da depressão pode incluir apoio farmacológico e psicológico, além de uma abordagem visando à desmistificação da depressão, explicando que é tratável e reduzindo a culpa e a vergonha que podem acompanhar o diagnóstico[16].

BABY BLUES

O *baby blues* não é considerado um transtorno mental. É um quadro transitório que se manifesta, tipicamente, 3 a 5 dias após o parto, tendo duração de poucos dias e, na maioria dos casos, não tem indicação de tratamento. É uma condição psicológica que tem sido considerada um fator de risco para a instalação de distúrbios de humor pós-parto mais severos como depressão pós-parto, psicose e outras. O diagnóstico é importante para indicar um suporte adequado à mãe, diminuindo a chance de evolução para um quadro mais grave[17]. A mãe pode apresentar alguns sintomas, como instabilidade de humor, choro frequente, esquecimento, dor de cabeça, despersonalização e sentimentos negativos em relação ao bebê; pode ter confusão cognitiva, inquietação, irritabilidade e pesadelos. A prevalência varia de 27% no Japão a 63% no Paquistão. No Brasil é relatada prevalência de 32,7%[18]. A causa ainda é desconhecida, podendo ser atribuída a fatores psicológicos, sociodemográficos e obstétricos. Atribuem-se os sintomas a uma desregulação das respostas cerebrais às alterações hormonais do período periparto, mas sem confirmação científica. O pico dos sintomas acontece no momento de maior mudança hormonal, com a queda da progesterona, baixo estradiol e cortisol e aumento da prolactina. Por ser uma manifestação de curta duração, não é descrita interferência com a amamentação. Pode ser útil informar a mãe, durante o pré-natal, sobre os sintomas de *baby blues*, explicando que é comum e transitório, para que, caso ocorra, seu surgimento não seja de maneira inesperada[17,18].

ANSIEDADE

A gestação é descrita como um período de bem-estar emocional para muitas gestantes, mas para outras pode ser um tempo de incertezas e estresse. Durante a gestação, a mulher pode apresentar alto grau de ansiedade, com preocupação excessiva com sua saúde, com o parto, temor pela saúde do bebê, medo de malformações, preocupações com seu desempenho no trabalho etc. As mudanças no corpo e no ritmo de vida também podem provocar alto nível de ansiedade nas mulheres suscetíveis[19,20]. A ansiedade no período pré-natal está altamente relacionada à ansiedade no pós-parto, sendo que 4 a 39% das gestantes apresentam sintomas de ansiedade e 16% das mulheres apresentam no pós-parto[4]. Os sintomas podem ser agitação, pouca confiança na sua capacidade de cuidar do bebê, distúrbios do sono, dificuldade de concentração e perda de memória[4].

A ansiedade elevada durante a gestação pode se prolongar após o nascimento do bebê, tendo impacto negativo na amamentação através de respostas fisiológicas ao estresse. Ela interfere, provavelmente, na liberação da prolactina e da ocitocina, diminuindo a produção e a liberação do leite. O estresse agudo é associado à elevação do cortisol e da glicemia, alterações que têm sido implicadas na menor produção do leite. Por outro lado, para algumas mães, a amamentação pode ter efeito ansiolítico[20]. Mulheres com sintomas de ansiedade no período pós-natal têm, em geral, menos tempo de aleitamento exclusivo, menor frequência de iniciação de amamentação e maior frequência de uso de fórmula[20].

Um estudo feito no Brasil detectou, em mulheres no pós-parto, elevada prevalência de sintomas de ansiedade e interferência significativa na percepção e confiança na capacidade de amamentar[21].

O Colégio Americano de Obstetras e Ginecologistas recomenda que o tratamento farmacológico da ansiedade deve continuar por, pelo menos, 6 a 12 meses após a remissão dos sintomas antes de considerar a suspenção do tratamento. Para a suspeita diagnóstica pode ser utilizada a Escala de *Screening* Perinatal de Ansiedade.

REFLEXO DISFÓRICO DE EJEÇÃO DO LEITE

O reflexo disfórico de ejeção do leite (DMER) não é considerado um transtorno mental. É um fenômeno descrito recentemente e ainda pouco estudado. A inserção das palavras *dysphoric milk ejection reflex* (DMER) no PubMed retorna apenas 22 referências até o momento. Consiste em disforia abrupta que ocorre logo antes do reflexo de ejeção do leite, persiste por alguns minutos e cessa espontaneamente. A ejeção do leite acontece alguns minutos depois de iniciada a sucção da mama pelo bebê. A sensação abrupta é de profunda tristeza, ansiedade e depressão, descrita como uma onda negativa e devastadora que pode levar ao desmame precoce para evitar as emoções negativas. A DMER pode ocorrer uma ou várias vezes durante uma mamada, ou na extração do leite, manual ou com bomba de ordenha. A causa ainda não é conhecida, mas é provavelmente de natureza fisiológica, não psicológica, relacionada às mudanças hormonais que ocorrem durante o ato da amamentação. Não existe um tratamento específico e a sensação de culpa e vergonha por ter essas sensações inibe a procura por ajuda profissional ou de apoio familiar. Muitos profissionais, entretanto, ainda não têm conhecimento quanto ao distúrbio. Para melhorar os sintomas, algumas pacientes fazem relaxamento ou procuram uma distração no momento da mamada. O apoio familiar, a compreensão do quadro e a consciência de que é uma situação passageira ajudam as mães a superarem a DMER[22].

ABUSO DE DROGAS NA AMAMENTAÇÃO

O uso de álcool, opioides e cannabis aumentou nos últimos anos. Um levantamento feito nos Estados Unidos em 2021 mostra que 7,7% das gestantes utilizavam substâncias não prescritas, 10,8% usavam tabaco e 9,8% faziam uso de álcool. O uso de substâncias não prescritas pode reduzir a habilidade de prestar cuidados ao lactente, além de expor o bebê ao risco de toxicidade da droga. As mães com abuso de drogas têm menor chance de iniciar e manter a amamentação por concomitância de distúrbios psiquiátricos. Estas gestantes muitas vezes não procuram acompanhamento médico e não fazem tratamento ou pré-natal adequado por dificuldades sociais, econômicas ou receio de preconceito e estigmatização. Em relação à amamentação, cada caso deve ser discutido individualmente, dependendo da droga, do tempo de uso, da dose e da perspectiva de interrupção ou não do uso da droga[23,24].

PSICOSE PÓS-PARTO

A psicose puerperal é uma alteração rara, afetando 1 a 2:1.000 mulheres. É um distúrbio grave, que se instala rapidamente, pode colocar a mãe e o bebê em risco (suicídio e infanticídio) e configura uma emergência psiquiátrica. Tipicamente se manifesta entre o 3º e o 10º dia após o parto. Mulheres com transtorno bipolar têm maior risco de apresentarem psicose pós-parto.

Os sintomas podem incluir alucinações, delírios, alterações cognitivas, grave depressão ou sintomas maníacos-depressivos. A mãe que teve um quadro de psicose pós-parto tem 50 a 80% de chance de apresentar outro episódio psiquiátrico, geralmente no espectro bipolar[25].

O parto é um potente desencadeador de distúrbios graves de humor. A amamentação, na vigência de um quadro de psicose, é bastante desafiadora, difícil e requer avaliação individualizada devido à falta de condições da mãe de fornecer cuidados ao bebê e aos riscos implicados. O tratamento pode incluir a hospitalização. A ordenha do leite e oferta do leite em mamadeira por outra pessoa pode ser considerada uma solução para manter a oferta do leite materno se a mãe desejar manter o aleitamento. A privação do sono também é um fator que pode agravar os sintomas.

As drogas usadas para o tratamento da psicose precisam ser avaliadas para ver o risco de passagem para o leite e efeitos no lactente[26].

FADIGA PÓS-PARTO

A fadiga pós-parto acontece pela interrupção frequente do sono dos pais. Normalmente, os bebês mamam com grande frequência, dia e noite e de maneira irregular, principalmente se estiverem em aleitamento exclusivo. Um recém-nascido mama 8 a 12 vezes em 24 horas e com intervalos irregulares. Em nossa sociedade, existe a expectativa de que os bebês mamem a cada 3 horas e que depois de 1 a 2 meses comecem a dormir por mais horas durante a noite – estes seriam chamados bebês "bonzinhos". Há também a expectativa de que o bebê durma sozinho no seu berço ou até sozinho no seu quarto. Estas são, entretanto, expectativas não realistas, pois o bebê nasce sem o relógio circadiano funcional e o cansaço da mãe é uma das maiores causas de desmame precoce. A fadiga materna está presente independentemente do tipo de alimentação do bebê, seja com aleitamento materno, com aleitamento misto ou somente com fórmula. Estudos indicam que a mãe que amamenta na sua cama durante a noite, deitada de lado e em livre demanda, tem o sono interrompido mais vezes, mas dorme rapidamente e no dia seguinte está mais descansada do que a mãe que acordou e preparou a mamadeira. Vários países estão modificando e atualizando as orientações em relação a dormir na cama com a mãe. Sabe-se, agora, que dormir na mesma cama com a mãe não aumenta o risco de síndrome da morte súbita, exceto se fatores de risco estiverem presentes. A proximidade da mãe e do bebê durante a noite, com a mãe deitada de lado, facilita a amamentação e proporciona conforto e relaxamento para os dois[27,28].

ABUSO SEXUAL NA INFÂNCIA

Mulheres que sofreram abusos sexuais na infância podem apresentar estresse pós-traumático aumentado, distúrbios cognitivos e emocionais, ansiedade, distúrbios de identidade, queixas somáticas e aumento do risco de suicídio. O abuso sofrido na infância parece estar associado a maior número de problemas na amamentação. Em comparação com mulheres que não sofreram abuso, a depressão durante a gestação e após o parto é mais frequente. Mulheres que sofreram abusos sexuais na infância têm, também, maior risco de sentir pouca confiança na sua capacidade de ser mãe e maior nível de estresse. A amamentação e o contato pele a pele após o nascimento podem reativar memórias do abuso e desencadear um transtorno de estresse pós-traumático. Mulheres que sofreram abusos na infância relatam mais problemas emocionais e físicos no pós-parto e no período de amamentação, com maior frequência de mastites e de dor durante a amamentação, mas não é relatada maior taxa de desmame precoce[29].

TRATAMENTO DOS DISTÚRBIOS PSIQUIÁTRICOS E AMAMENTAÇÃO

O Capítulo "Tratamento dos transtornos de ansiedade na perinatalidade" aborda o tratamento no período periparto, inclusive durante a amamentação.

Nem sempre é necessário o uso de medicamentos para tratar distúrbios psiquiátricos. Intervenções psicológicas ou psicossociais podem ser efetivas em casos leves[31]. Nos casos mais graves, entretanto, as drogas são introduzidas.

A Academia Americana de Pediatria considera seguro se a relação entre a dose recebida no leite pelo lactente e a dose materna for < 10%, mas muito raramente é indicada a dosagem da droga no leite e no sangue do recém-nascido. O *guideline* da Dinamarca é mais conservador e limita esta relação a 5%. É calculado dividindo a dose da droga recebida pelo bebê pelo leite (mg/dL), pela dose da droga recebida pela mãe (mg/dL), vezes 100.

Alguns aspectos devem ser levados em conta ao escolher uma medicação durante o período de aleitamento:

- Se a mãe já estava em tratamento durante a gravidez, com bons resultados, a maior parte da literatura médica recomenda manter a medicação e recomenda assistência adicional para a amamentação.
- A concentração da droga no leite.
- O impacto do uso do medicamento na produção do leite.
- O impacto na habilidade de prestar cuidado ao bebê.
- Considerar o quadro psiquiátrico, avaliar o risco/benefício individual.

Os *sites* e-lactancia.org e Lactmed (https://www.ncbi.nlm.nih.gov/books/NBK501922/) são duas fontes confiáveis para a pesquisa de compatibilidade de drogas com a amamentação.

O apoio familiar, de amigos, do parceiro ou da parceira são fundamentais para que a mãe tenha mais momentos de descanso e relaxamento, contribuindo para o tratamento dos sintomas de ansiedade e depressão.

CONSIDERAÇÕES FINAIS

A maioria dos distúrbios psiquiátricos está relacionada à diminuição da amamentação e ao desmame precoce, mas a causa não está bem definida. Pode haver uma relação bidirecional amamentação/distúrbio psiquiátrico, isto é, em algumas situações um deles contribuindo para melhora ou piora do outro. O diagnóstico precoce e o encaminhamento para tratamento, com drogas ou apoio psicológico, ainda na gestação e no pós-parto, melhoram o prognóstico do aleitamento e do desenvolvimento da criança.

 REFERÊNCIAS

1. Coo S, García MI, Mira A, Valdés V. The role of perinatal anxiety and depression in breastfeeding practices. Breastfeeding Med. 2020;15(8):495-500.
2. Hatton DC, Harrison-Hohner J, Coste S, Dorato V, Curet LB, McCarron DA. Symptoms of postpartum depression and breastfeeding. J Human Lactation. 2005;21(4):444-9.
3. Stuebe A. Does breastfeeding reduce stress, or does stress reduce breastfeeding? Breastfeeding Med. 2020;15(11).
4. Miksic S, Uglesic B, Jakab J, Holik D, Milostic Srb A, Degmecic D. Positive effect of breastfeeding on child development, anxiety, and postpartum depression. Int J Environmental Research and Public Health. 2020;17(8):2725.
5. Ondrušová S. Breastfeeding and bonding: a surprising role of breastfeeding difficulties. Breastfeeding Med. 2023;18(7):514-21.
6. Xu F, Li Z, Binns C, Bonello M, Austin MP, Sullivan E. Does infant feeding method impact on maternal mental health? Breastfeeding Med. 2014;9(4):215-21.
7. Niwayama R, Nishitani S, Takamura T, Shinohara K, Honda S, Miyamura T, et al. Oxytocin mediates a calming effect on postpartum mood in primiparous mothers. Breastfeeding Med. 2017;12(2):103-9.
8. Thul TA., et al. Oxytocin and postpartum depression: a systematic review. Psychoneuroendocrinology. 2020;120:104793.
9. Earls MF, Yogman MW, Mattson G, Rafferty J. Incorporating recognition and management of perinatal depression into pediatric practice. Pediatrics. 2018;143(1):e20183259.
10. Figueiredo B, Canário C, Field T. Breastfeeding is negatively affected by prenatal depression and reduces postpartum depression. Psychological Med. 2013;44(5):927-36.
11. Tirumalaraju V, Suchting R, Evans J, Goetzl L, Refuerzo J, Neumann A, et al. Risk of depression in the adolescent and adult offspring of mothers with perinatal depression. JAMA Network Open. 2020;3(6):e208783.
12. Goodman JH. Perinatal depression and infant mental health. Arch Psychiatric Nursing. 2019;33(3):217-24.

13. Becker M, Weinberger T, Chandy A, Schmukler S. Depression during pregnancy and postpartum. Curr Psychiatry Reports. 2016;18(3).
14. Dennis CL, McQueen K. The relationship between infant-feeding outcomes and postpartum depression: a qualitative systematic review. Pediatrics. 2009;123(4):e736-51.
15. Ystrom E. Breastfeeding cessation and symptoms of anxiety and depression: a longitudinal cohort study. BMC Pregnancy and Childbirth. 2012;12(1).
16. Howard MM, Mehta ND, Powrie R. Peripartum depression: early recognition improves outcomes. Cleveland Clin J Med. 2017;84(5):388-96.
17. Tosto V, Ceccobelli M, Lucarini E, Tortorella A, Gerli S, Parazzini F, et al. Maternity blues: a narrative review. J Personalized Med. 2023;13(1):154.
18. Faisal-Cury A, Menezes PR, Tedesco JJA, Kahalle S, Zugaib M. Maternity "blues": prevalence and risk factors. Spanish J Psychology. 2008;11(2):593-9.
19. Fallon V, Bennett KM, Harrold JA. Prenatal anxiety and infant feeding outcomes. J Human Lactation. 2015;32(1):53-66.
20. Fallon V, Groves R, Halford JCG, Bennett KM, Harrold JA. Postpartum anxiety and infant-feeding outcomes. J Human Lactation. 2016;32(4):740-58.
21. Abuchaim E de SV, Marcacine KO, Coca KP, Silva IA. Ansiedade materna e sua interferência na autoeficácia para amamentação. Acta Paulista de Enfermagem. 2023;36. eAPE02301
22. Herr SL, Devido J, Zoucha R, Demirci JR. Dysphoric milk ejection reflex in human lactation: an integrative literature review. J Human Lactation. 2024.
23. Harris M, Schiff DM, Saia K, Serra Muftu, Standish K, Wachman EM. Academy of breastfeeding medicine clinical protocol #21: breastfeeding in the setting of substance use and substance use disorder (revised 2023). Breastfeeding Med. 2023;18(10):715-33.
24. Anderson PO. Drugs of abuse during breastfeeding. Breastfeeding Med. 2018;13(6):405-7.
25. Friedman SH, Reed E, Ross NE. Postpartum psychosis. Curr Psychiatry Reports. 2023;25(2).
26. Meltzer-Brody S, Howard LM, Bergink V, Vigod S, Jones I, Munk-Olsen T, et al. Postpartum psychiatric disorders. Nature Rev Dis Prim. 2018;4(1).
27. Heinig MJ. Addressing maternal fatigue: a challenge to in-hospital breastfeeding promotion. J Human Lactation. 2010;26(3):231-2.
28. Zimmerman D, Bartick M, Feldman-Winter L, Ball HL, Academy of Breastfeeding Medicine. ABM clinical protocol #37: physiological infant care-managing nighttime breastfeeding in young infants. Breastfeeding Med. 2023;18(3):159-68.
29. Elfgen C, Hagenbuch N, Görres G, Block E, Leeners B. Breastfeeding in women having experienced childhood sexual abuse. J Human Lactation. 2017;33(1):119-27.
30. Anderson PO. Antidepressants and breastfeeding. Breastfeeding Med. 2020;16(1).
31. Pezley L, Cares K, Duffecy J, Koenig MD, Maki P, Odoms-Young A, et al. Efficacy of behavioral interventions to improve maternal mental health and breastfeeding outcomes: a systematic review. Int Breastfeeding J. 2022;17(1).

23
Nascimento prematuro e saúde mental materna no puerpério

Juliana Arantes Figueiredo de Paula Eduardo
Cristina Marta Del-Ben

INTRODUÇÃO

O nascimento pré-termo* é um grave problema global de Saúde Pública, tendo em vista sua dimensão e seus efeitos. A cada dez gestações em todo o mundo, um bebê nasce prematuro, ou seja, antes de completar a 37ª semana de gestação[1]. Globalmente, a prematuridade é a principal causa de mortes de crianças de até 5 anos de idade e está associada a diversos comprometimentos de curto e longo prazo no desenvolvimento infantil[2]. Ainda, a prematuridade tem efeitos sociais significativos, impactando economias, sistemas de saúde e famílias[3].

Em 2023, a Organização Mundial da Saúde (OMS) publicou um relatório em que apresenta dados globais recentes sobre a prematuridade, trazendo luz aos impasses e às conquistas da última década (2010-2020). Observou-se neste período um avanço em torno da questão da prematuridade, com a mobilização de diversos atores sociais, como lideranças locais, associações profissionais, organizações de familiares, governos e agências internacionais, no sentido de reduzir as taxas de nascimento pré-termo e possibilitar que recém-nascidos prematuros possam sobreviver e prosperar[1]. A diminuição da mortalidade neonatal foi pautada pela Organização das Nações Unidas (ONU) entre os Objetivos de Desenvolvimento Sustentável (ODS-2030), com a meta de acabar com as mortes evitáveis de recém-nascidos e reduzir a mortalidade neonatal para pelo menos 12 mortes para cada 1.000 nascidos vivos em todos os países[4].

---

* Neste texto, iremos utilizar indiscriminadamente os termos nascimento pré-termo e prematuridade, como sinônimos.

A despeito desta mobilização em torno da prematuridade, que nos provoca um olhar mais otimista para o futuro, as taxas de nascimento pré-termo não tiveram alteração expressiva na última década. Embora tenham diminuído em alguns países, os índices mantiveram-se globalmente estáveis, sendo observado, inclusive, aumento em algumas nações[1].

A ocorrência dos nascimentos prematuros também reflete a desigualdade entre os territórios. Em 2020, 16,2% dos bebês nasceram prematuros em Bangladesh, enquanto na Sérvia, 4,1% dos partos foram pré-termo. Outro contraste, ainda mais gritante, remete à chance de sobrevivência dos bebês prematuros extremos (< 28 semanas de idade gestacional): em países desenvolvidos, 9 em cada 10 bebês prematuros extremos sobrevivem, enquanto em países de baixa e média renda, 9 em cada 10 vêm a óbito[1].

O Brasil ocupou ao longo da última década a 10ª posição no ranking global em números de nascimentos prematuros[5] e, embora tenha havido diminuição de sua ocorrência nos últimos anos, os partos prematuros no país ainda representam cerca de 11% dos nascimentos[1].

Esse breve contexto epidemiológico do nascimento pré-termo nos permite localizar um campo sensível à saúde perinatal. Prevenir o nascimento prematuro e ofertar cuidados ao recém-nascido de modo a garantir-lhe a sobrevivência e qualidade de vida são tarefas essenciais. Do ponto de vista da saúde mental perinatal, nos interessa pensar no impacto do nascimento prematuro no psiquismo materno, a fim de melhor acolher as mães que recebem seus filhos precocemente e prevenir o adoecimento psíquico destas mulheres.

Neste capítulo procuramos discutir, a partir de evidências científicas, a saúde mental de mães de bebês prematuros e pensar no apoio social como fator protetivo no contexto da prematuridade. Fizemos um recorte que envolve um olhar para a experiência de mulheres que tiveram seus bebês prematuramente. Não deixamos de destacar, no entanto, que a experiência de dar à luz a um bebê prematuro pode ser vivida por todas as pessoas com útero, sejam elas mulheres ou homens transgêneros. Nossa escolha por abordar a experiência materna é sustentada pelo campo de evidências disponíveis, uma vez que os estudos sobre saúde mental perinatal geralmente não problematizam a categoria "mulher" e incluem em suas amostras pessoas do sexo feminino atribuído ao nascimento. Os estudos com homens transgêneros que pariram seus filhos, embora em número crescente, ainda são escassos e não temos notícias de estudos realizados sobre o impacto do nascimento prematuro na saúde mental desta população. Por fim, deve-se registrar ainda que o nascimento prematuro de um bebê afeta toda a família, em suas mais diversas configurações, produzindo efeitos em todo o tecido familiar.

NASCIMENTO E PUERPÉRIO NO CONTEXTO DA PREMATURIDADE

O bebê prematuro

Nunca é demais lembrar que cada bebê é único, singular, com suas competências, e que traz consigo uma história com enredo próprio. Bebês prematuros, segundo a OMS, são todos aqueles nascidos antes de completar a 37ª semana de gestação[6]. Há uma diversidade muito grande de condições em que nascem estes bebês: condições que remetem ao contexto social, cultural, econômico e emocional deste nascimento, além das condições de saúde próprias do bebê, fundamentalmente ligadas à idade gestacional (IG) e ao peso ao nascer. Todos esses fatores estão diretamente associados aos desfechos em saúde deste bebê.

Os bebês prematuros são classificados a partir da IG, importante para nos informar quanto ao amadurecimento dos órgãos e à capacidade do bebê em se adaptar ao ambiente extraútero. Quanto menor a IG ao nascimento, mais frágil o bebê e maiores são os riscos de mortalidade e morbidade associados[7]. Os bebês também são classificados quanto ao peso ao nascer, existindo uma forte correlação entre este e a IG. O Quadro 1 apresenta a classificação dos bebês prematuros a partir da idade gestacional e do peso ao nascer, segundo a OMS[8].

Quadro 1   Classificação de bebês de acordo com idade gestacional e peso ao nascer

Classificação	Idade gestacional
Prematuro tardio	34-36 semanas e 6 dias
Prematuro moderado	32-33 semanas e 6 dias
Muito prematuro	28-31 semanas e 6 dias
Prematuro extremo	< 28 semanas
Classificação	Peso ao nascer
Baixo peso ao nascer	≥ 1.500 e < 2.500 g
Muito baixo peso ao nascer	≥ 1.000 g e < 1.500 g
Extremo baixo peso ao nascer	< 1.000 g

Fonte: World Health Organization, 2011.

Embora nem todo recém-nascido prematuro necessite de cuidados especializados, o acolhimento destes bebês em unidade de terapia intensiva neonatal (UTI neonatal) é frequente. A internação na UTI Neonatal pode levar dias, semanas, ou meses, dependendo das condições de nascimento de cada bebê. Idade gestacional precoce e baixo peso ao nascer estão entre os principais fatores de risco para internação prolongada em UTI-neonatal[9].

Puerpério

A transição para a maternidade envolve transformações sem precedentes na vida da mulher: variações hormonais, mudanças no corpo, mudanças identitárias, de papéis sociais, no relacionamento, na rotina.[10] É no puerpério que a mãe conhece o bebê real, suas necessidades de cuidado e por meio da interação entre eles o vínculo mãe-bebê vai se estabelecendo.

O contexto da prematuridade impõe certo sobrepeso nesse processo, com a brevidade do nascimento se impondo, na maioria das vezes, de forma inesperada. Se é tarefa de toda mãe lidar com o hiato entre as fantasias da gestação e a experiência real do parto e da chegada do bebê, no caso das mães de bebês prematuros, a vivência se apresenta de forma radicalmente diferente daquela imaginada durante a gravidez. Mães de bebês prematuros frequentemente voltam para suas casas sem levarem seus filhos consigo.

No contexto da internação, o bebê prematuro é tomado como objeto de cuidado da equipe, e muitas vezes, a mãe se sente alijada desse cuidado. Sentimentos como impotência, medo, culpa, frustração, inadequação e desconexão com o bebê são frequentemente relatados por mães de bebês prematuros durante a internação de seus filhos. Além disso, a preocupação constante quanto à sobrevivência do bebê, desafios da amamentação e preocupações com a alta também dão o tom da vivência emocional destas mães.

O nascimento prematuro e o contexto da internação impõem a essas mães uma vivência emocionalmente desafiadora. Não sabemos, no entanto, a resposta que cada mulher irá produzir diante desta vivência. Algumas adoecem, outras se sentem fortalecidas no enfrentamento destes desafios, outras sofrem sem adoecer.

Do ponto de vista epidemiológico, nos interessa compreender se prematuridade seria um fator de risco para a saúde mental materna, ou seja, se mães de bebês prematuros estariam mais vulneráveis ao adoecimento psíquico. Isso nos possibilita pensar em estratégias de prevenção e cuidado oportuno para evitar uma série de desfechos desfavoráveis associados ao adoecimento materno no período perinatal.

DEPRESSÃO PÓS-PARTO EM MÃES DE BEBÊS PREMATUROS

O tempo perinatal é reconhecido por ser um período de maior vulnerabilidade para o psiquismo[11]. Em contraste com a esperada realização da mulher na vivência da maternidade, enraizada no ideário maternalista[12], o adoecimento psíquico de mulheres no período perinatal é frequente.

Embora muitas sejam as faces do adoecimento psíquico neste período – transtornos de ansiedade, estresse pós-traumático, alimentares ou por uso de substâncias – a depressão pós-parto (DPP) é uma das complicações mais frequentes no período perinatal. Globalmente, a DPP afeta aproximadamente 15 em cada 100 mulheres[11,13]. Esta prevalência pode variar bastante, a depender dos diversos atravessamentos sociais que permeiam o campo da perinatalidade, como acesso ao sistema de saúde, renda, apoio social, estresse e discriminação racial. No Brasil, um estudo da Fundação Oswaldo Cruz† apontou a prevalência de 26% de DPP em mães avaliadas entre o 6º e o 18º mês após o nascimento de seus filhos[14].

A identificação de grupos de risco é tarefa essencial para prevenção da DPP, uma vez que ainda temos um conhecimento limitado sobre seus mecanismos etiológicos, ao mesmo tempo que temos evidências bem estabelecidas sobre seus possíveis efeitos nocivos para mães, bebês e suas famílias.

Nos últimos anos, nos dedicamos a estudar a DPP em mães de bebês prematuros, buscando compreender se este grupo estaria mais suscetível a DPP, levando em conta aspectos biológicos e psicossociais que atravessam estes fenômenos. Conduzimos esta investigação em um estudo de doutorado, por meio de três estudos independentes e complementares[15-17].

Inicialmente, realizamos uma revisão sistemática e metanálise em que observamos, em um recorte de dez anos (2008-2018), um aumento significativo no número e no porte de estudos investigando DPP em mães de bebês prematuros. Um estudo de coorte dinamarquês, por exemplo, avaliou 392.458 mulheres primíparas que pariram entre 1995 e 2012, investigando a associação entre preditores obstétricos e gestacionais e transtornos mentais no puerpério[18]. A maior parte dos estudos incluídos em nossa revisão sugere um risco aumentado de DPP em mães de bebês prematuros. Entretanto, destacamos que, além de um número expressivo de estudos que não apontam nesta mesma direção, este é um campo em que se observa grande heterogeneidade e limitações metodológicos, restringindo a comparação entre os estudos e a generalização dos achados, o que

---

† A pesquisa "Nascer no Brasil: inquérito nacional sobre parto e nascimento" foi a primeira investigação hospitalar de base nacional coordenada pela Escola Nacional de Saúde Pública Sérgio Arouca (ENSP-FioCruz), cujos dados foram coletados entre 2011 e 2012. Em 2020, iniciou-se a segunda edição deste estudo, nomeada "Nascer no Brasil 2". Os dados deste segundo estudo encontram-se parcialmente publicados e ainda não foram disponibilizados aqueles referentes à saúde mental.

nos sugeria certa cautela em assumir que mães de bebês prematuros estariam mais suscetíveis à DPP[15].

Conduzimos em seguida um estudo original, no qual procuramos endereçar as principais limitações metodológicas apontadas em nossa revisão sistemática. Em uma coorte, acompanhamos 1.421 mulheres, desde a gestação até um ano depois do nascimento de seus bebês, em duas cidades brasileiras com indicadores socioeconômicos contrastantes – Ribeirão Preto (SP) e São Luís (MA). A ocorrência de DPP em mães de bebês prematuros foi de 14,6% em Ribeirão Preto e 9,1% em São Luís, não diferindo significativamente daquela encontrada em mães de bebês nascidos a termo (15,5% e 11,8%, respectivamente)[16]. Diante deste achado, nos propusemos, em um terceiro estudo, a investigar se a DPP ocorreria em mães de bebês prematuros diante de determinadas condições, ou seja, se aspectos psicossociais e biológicos, como o apoio social recebido pela mãe, o sexo do bebê ou mesmo condições genéticas, como polimorfismos ligados a importantes sistemas envolvidos na depressão, poderiam atuar como moderadores na associação entre nascimento prematuro e DPP[17].

Dentre as diversas variáveis testadas neste estudo, constatamos que a DDP em mães de bebês prematuros seria moderada pelo apoio social, ou seja, mães de bebês prematuros com menor suporte social teriam maior risco de desenvolver DPP. Outros estudos também sugerem que a percepção de maior apoio social nesta população está associada a diminuição de sintomas depressivos no puerpério.

APOIO SOCIAL PARA MÃES DE BEBÊS PREMATUROS COMO ESTRATÉGIA DE PREVENÇÃO EM SAÚDE MENTAL

Entendemos o apoio social como o conjunto dos recursos postos à disposição do indivíduo, em momentos de crise ou readaptação. Nesse sentido, o apoio social envolve diferentes dimensões, como afetiva, emocional, material, informativa e interação social[19]. Assim, o apoio social remete a um amplo leque de recursos disponibilizados a partir da necessidade de cada mulher, envolvendo o suporte formal e informal. Por suporte formal entendemos o conjunto de dispositivos, serviços e ações em saúde (integradas a outras áreas, como Assistência Social e Direito) dispostos a partir de políticas públicas voltadas para atenção às mães de bebês prematuros, ao passo que o suporte informal remete à rede de relacionamentos e interações que compõem o tecido social no qual se insere esta mãe (família, amigos, comunidade).

A literatura reconhece amplamente que o apoio social é um fator protetivo para a saúde mental materna no período perinatal. A tarefa da parentalidade, centrada na família, sobrecarregando majoritariamente a mulher, é modificada pela rede de apoio que sustenta, ou desampara, aquela mãe. As necessidades de apoio ganham contornos próprios no contexto da prematuridade. Mães de bebês prematuros encontram na família, amigos e equipes de saúde as principais fontes de apoio emocional, informativo e material.

O tecido social mais íntimo, composto pelos laços familiares e de amizade, é importante fonte de apoio para as mães de bebês prematuros. O apoio das parcerias, dos avós, parentes e amigos é essencial para que a mãe possa compartilhar seus sentimentos e angústias, e é uma importante conexão com o mundo extra-hospitalar. É nessa rede familiar que estas mães podem encontrar apoio para conciliar o cotidiano com o bebê internado e a vida fora do hospital, como os cuidados com filhos mais velhos, com a casa e outras responsabilidades na economia dos cuidados geralmente assumidas pelas mulheres. Uma conversa sem julgamentos, um abraço afetuoso, o preparo de uma refeição, a limpeza da casa, são exemplos de recursos informais que podem apoiar as mães nesse período. A ausência ou fragilidade desta rede não é incomum às mães e deve ser tomada com um alerta para as equipes de saúde, cujas ações podem contribuir para fortalecer essa rede.

Durante a internação, as mães passam a maior parte do dia (ou dias inteiros) no hospital, convivendo principalmente com outras mães e profissionais de saúde. Assim, as equipes desempenham um papel fundamental no apoio e cuidado oferecido a essas mães. É necessário que os profissionais de saúde atuem para facilitar a mobilização dos recursos formais e informais de apoio social[20], favorecendo o acolhimento e cuidado oferecido às mães.

Diversas são as ações que podem ser tomadas pelas equipes de saúde que contribuem para oferecer cuidado e apoio às mães de bebês prematuros:

- Orientação a respeito dos direitos dos bebês prematuros e suas famílias: o acesso irrestrito de mães e pais à UTI Neonatal é direito de todo recém-nascido e sua família, garantido pelo Estatuto da Criança e do Adolescente (ECA)[21]. Cabe à instituição oferecer suporte e condições para a permanência das mães nas unidades. Além disso, mães trabalhadoras cujos filhos fiquem internados por mais de 14 dias conquistaram recentemente o direito de ampliação da licença-maternidade – 120 dias contados a partir da alta hospitalar[22].
- Estimular ao contato pele a pele e a participação nos cuidados: o método Canguru, ou contato pele a pele, é uma prática simples, cujos benefícios são bem estabelecidos, como o controle térmico do recém-nascido, fortalecimento do vínculo mãe-bebê, diminuição das infecções hospitalares, favorecimento ao aleitamento materno, entre outros. Evidências recentes indicam que o início precoce desta prática (nas primeiras 24 horas de vida do bebê), em comparação com seu início tardio, está associado à diminuição da mortali-

dade neonatal[23]. Com isso, a OMS recentemente indicou que contato pele a pele deve ocorrer imediatamente para todos os bebês, sempre que possível. Esta nova orientação substitui a recomendação anterior de que, no caso de bebês prematuros, a prática deveria ter início apenas quando o bebê estivesse estabilizado. Além de incentivar a prática do método Canguru, os profissionais da equipe devem estimular que as mães participem dos cuidados com os bebês – banhos, trocas de roupas/fraldas, alimentação, entre outros. A participação nos cuidados contribui para o fortalecimento do vínculo afetivo e para o desenvolvimento da autoconfiança para o cuidado com o bebê.

- Uso de linguagem clara e acessível às famílias: a comunicação com a mãe deve ser sempre clara, objetiva e respeitosa. Deve-se evitar o uso de linguagem técnica e garantir que mãe/família compreendam todas as orientações e informações dadas. Oferecer acesso às informações e orientações claras é essencial para que a mãe se sinta acolhida e respeitada.
- Cuidado e acolhimento na comunicação de más notícias: no contexto da internação, muitas podem ser as notícias ruins: a necessidade de uma cirurgia, um procedimento cujo desfecho não foi o esperado, ou mesmo o óbito do bebê‡. É essencial que a equipe de saúde proporcione um ambiente acolhedor e empático, para trazer o conforto possível diante das situações adversas.
- Oferecimento de grupos de apoio: estes são importantes dispositivos de suporte para mães de bebês prematuros. Os grupos de apoio, por meio das trocas de experiências, contribuem para diminuir a solidão da vivência materna e para a configuração de possíveis novos laços emocionais que as amparem. Nos grupos, as mães compartilham suas histórias, seus medos, as conquistas dos seus filhos e se reconhecem umas nas outras. O compartilhamento da vivência com outras mães com experiências semelhantes é uma estratégia de apoio emocional neste contexto.
- Estimular a visita da família ampliada (irmãs/irmãos, avós e outros membros da família): a presença dos familiares na UTI neonatal estimula a vinculação entre os membros da família e o bebê, favorecendo sua inclusão no núcleo familiar. As visitas dos familiares e sua participação em grupos de apoio são importantes ferramentas de apoio emocional para as mães no contexto da internação.
- Identificação precoce de sofrimento psíquico e encaminhamento adequado: os profissionais da equipe hospitalar têm lugar privilegiado para identificar sinais de adoecimento psíquico. Identificar contextos de risco e sinais precoces de adoecimento é fundamental para que haja uma intervenção oportuna,

---

‡ A assistência ao luto perinatal é abordada no Capítulo 13 do livro.

evitando o agravamento do quadro. Em nossa revisão sistemática, recomendamos o rastreio para DPP em mães de bebês prematuros, especialmente nos primeiros meses pós-parto, diante da alta prevalência de DPP neste grupo[15]. O rastreio envolve a utilização de um instrumento validado para identificar sintomas de depressão. O instrumento mais utilizado com este propósito é a Escala de Depressão Pós-Parto de Edimburgo (EPDS)[24,25]. Trata-se de um instrumento simples, autoaplicável, com dez perguntas, cujas respostas variam em cinco níveis entre "nunca" e "sempre". Um instrumento de rastreio não fornece um diagnóstico, mas pontuações elevadas (≥ 10) na EPDS sugerem a necessidade de avaliação por um profissional de saúde mental[26]. O debate a respeito da universalidade do rastreio para DPP é controverso e não há unanimidade no sentido de recomendá-lo.

CONSIDERAÇÕES FINAIS

O nascimento prematuro do bebê impõe uma série de desafios na chegada à maternidade para as mães destes recém-nascidos. Conhecemos as forças que estão em jogo nesse cenário, trazendo sobrepeso para esta experiência. No entanto, não sabemos de antemão as respostas que cada sujeito irá produzir diante desses desafios. A depressão pós-parto, tomada aqui como paradigma para pensarmos a saúde mental no puerpério, é influenciada pelo apoio social recebido por essas mães. Apoiar as mães de bebês prematuros pode contribuir para evitar o adoecimento psíquico nesta população. Este é um aspecto modificável, com políticas públicas e ações cujo foco seja oferecer suporte social para mães de bebês prematuros.

Uma parcela importante de mães das próximas gerações será formada por mulheres que receberão seus filhos precocemente. É essencial que a assistência à saúde mental perinatal tenha um olhar cuidadoso para as necessidades de cuidado dessas mães, para que possamos acolhê-las, prevenindo ou tratando precocemente o adoecimento psíquico.

REFERÊNCIAS

1. World Health Organization. Born too soon: a decade of action on preterm birth. Geneva, 2023.
2. Ohuma EO, Moller AB, Bradley E, Chakwera S, Hussain-Alkhateeb L, Lewin A, et al. National, regional, and global estimates of preterm birth in 2020, with trends from 2010: a systematic analysis. Lancet. 2023;402(10409):1261-71.
3. Vogel JP, Chawanpaiboon S, Moller AB, Watananirun K, Bonet M, Lumbiganon P. The global epidemiology of preterm birth. Best Pract Res Clin Obstet Gynaecol. 2018;52:3-12.
4. Organização das Nações Unidas (ONU). Objetivos de desenvolvimento sustentável: as Nações Unidas no Brasil [Internet]. Transformando nosso mundo: a Agenda 2030 para o Desenvolvimento Sustentável. 2015 [cited 2024 Mar 26]. Available from: https://brasil.un.org/pt-br/sdgs
5. World Health Organization. Born too soon: a global action report on preterm birth. 2012;112.
6. World Health Organization. WHO: Recommended definitions, terminology and format for statistical tables related to the perinatal period and use of new certificate for cause of perinatal deaths. Acta Obstet Gynecol Scand. 1977;56(3):247-53.
7. Fernández de Gamarra-Oca L, Ojeda N, Gómez-Gastiasoro A, Peña J, Ibarretxe-Bilbao N, García-Guerrero MA, et al. Long-term neurodevelopmental outcomes after moderate and late preterm birth: a systematic review. J Pediatr. 2021;237:168-176.e11.
8. World Health Organization. International statistical classification of diseases and related health problems 10th revision [Internet]. Vol. 2. 2011 [cited 2021 Jul 4]. Disponível em: www.who.int.
9. Fu M, Song W, Yu G, Yu Y, Yang Q. Risk factors for length of NICU stay of newborns: a systematic review. Front Pediatr. 2023;11.
10. Orchard ER, Rutherford HJ V, Holmes AJ, Jamadar SD. Matrescence: lifetime impact of motherhood on cognition and the brain. Trends Cogn Sci. 2023;27(3):302-16.
11. Gavin NI, Gaynes BN, Lohr KN, Meltzer-Brody S, Gartlehner G, Swinson T. Perinatal depression: a systematic review of prevalence and incidence. 2005;106.
12. Iaconelli V. Manifesto antimaternalista: psicanálise e políticas da reprodução. 1. ed. São Paulo: Zahar; 2023. 256 p.
13. Liu X, Wang S, Wang G. Prevalence and risk factors of postpartum depression in women: a systematic review and meta-analysis. J Clin Nurs. 2021. Disponível em: http://www.ncbi.nlm.nih.gov/pubmed/34750904
14. Leal MC, Gama SGN. Nascer no Brasil.pdf [Internet]. Vol. 1, Inquerito Nacional sobre Parto e Nascimento. 2016. p. 1-8. Disponível em: http://www.ensp.fiocruz.br/portal-ensp/informe/site/arquivos/anexos/nascerweb.pdf
15. de Paula Eduardo JAF, de Rezende MG, Menezes PR, Del-Ben CM. Preterm birth as a risk factor for postpartum depression: a systematic review and meta-analysis. J Affect Disord. 2019.
16. de Paula Eduardo JAF, Figueiredo FP, de Rezende MG, da Roza DL, de Freitas SF, Batista RFL, et al. Preterm birth and postpartum depression within 6 months after childbirth in a Brazilian cohort. Arch Womens Ment Health. 2022;25(5):929-41.
17. Juliana Arantes Figueiredo de Paula-Eduardo, Roza DL da, Rezende MG de, Figueiredo FP, Freitas SF de, Batista RFL, Silva AAM da, et al. Preterm birth and postpartum depression in a case-control study nested in a Brazilian cohort: the moderating role of psychosocial stressors and genetic vulnerability. Submetido à publicação.
18. Meltzer-Brody S, Maegbaek ML, Medland S, Miller WC, Sullivan P, Munk-Olsen T. Obstetrical, pregnancy and socio-economic predictors for new-onset severe postpartum psychiatric disorders in primiparous women. Psychol Med. 2017;47:1427-41.

19. Griep RH, Chor D, Faerstein E, Werneck GL, Lopes CS. Construct validity of the Medical Outcomes Study's social support scale adapted to Portuguese in the Pró-Saúde Study. Cad saúde pública / Ministério da Saúde, Fundação Oswaldo Cruz, Esc Nac Saúde Pública. 2005;21(3):703-14.
20. Leahy-Warren P, Coleman C, Bradley R, Mulcahy H. The experiences of mothers with preterm infants within the first-year post discharge from NICU: Social support, attachment and level of depressive symptoms. BMC Pregnancy Childbirth. 2020;20(1).
21. Brasil. Estatuto da Criança e do Adolescente. Lei 8.069/90. 1990.
22. Brasil. Portaria conjunta no28, 19 de março de 2021. 2021.
23. Sivanandan S, Sankar MJ. Kangaroo mother care for preterm or low birth weight infants: a systematic review and meta-analysis. BMJ Glob Heal. 2023;8(6):1-13.
24. Cox JL, Holden JM, Sagovsky R. Detection of Postnatal Depression – development of the 10-item Edinburgh Postnatal depression scale. Br J Psychiatry. 1987;7-22.
25. Santos IS, Matijasevich A, Tavares BF, Barros AJD, Botelho IP, Lapolli C, et al. Validation of the Edinburgh Postnatal Depression Scale (EPDS) in a sample of mothers from the 2004 Pelotas Birth Cohort Study. Cad Saúde Pública. 2007;23(11):2577-88.
26. de Figueiredo FP, Parada AP, Cardoso VC, Batista RFL, da Silva AAM, Barbieri MA, et al. Postpartum depression screening by telephone: a good alternative for public health and research. Arch Womens Ment Health. 2015;18(3):547-53.

24

Alterações congênitas no bebê e saúde mental parental

Nicole Lee Udsen Luis
Lara de Paula Eduardo

INTRODUÇÃO

Malformações ou anomalias congênitas afetam 1 a cada 33 crianças. Ter uma criança com anomalia congênita afeta toda a família. Cultural e historicamente, os pais e o contexto social planejam e desejam durante a gestação que "tudo corra bem", que "nenhuma intercorrência aconteça", que "se Deus quiser vai dar tudo certo", que "os exames não demonstrem nada". Falas recorrentes que explicitam a lógica na qual estamos inseridos e que almejam por um padrão que tem sido definido como normalidade. O que se desencadeia diante do inesperado, do indesejado? Qual é o impacto na família e na vivência do bebê defronte ao que causa nos adultos as rupturas, os exames, os possíveis procedimentos, internações, restrições. Pais enfrentam grandes desafios e têm o desejo de oferecer a melhor vida possível para seus filhos. Em entrevistas com pais de crianças com malformações congênitas, todos lembram com detalhes e nitidez o momento do diagnóstico, as sensações de desespero, angústia, tristeza e descrença. Alguns referem dificuldade de entendimento de como isso veio a acontecer anos após o diagnóstico. Somado aos sentimentos negativos, muitos pais relatam que a perda de uma criança ou mesmo a possibilidade de perda de um filho é uma experiência profunda que traz admiração pela resiliência das crianças, uma apreciação da sua própria força interior e o início de um desejo de viver a vida mais plenamente.

Malformações ou anomalias congênitas são definidas como anomalias estruturais ou funcionais que ocorrem intraútero e podem ser identificadas no período pré-natal, ao nascimento ou ao longo da infância. Acometem em torno de 6% dos nascimentos anualmente e são responsáveis por um grande número de mortes no período neonatal (0 a 28 dias de vida) – estima-se que há 240.000 óbitos anualmente no mundo, com mais 170.000 mortes de 1 mês a 5 anos de vida. À medida que a mortalidade infantil cai, o papel das malformações congênitas fica mais evidente. Além disso, está frequentemente associado a questões orgânicas e funcionais que exigem acompanhamentos de longo prazo, fato que traz sobrecarga para sistemas de saúde, famílias e indivíduos.

As anomalias congênitas mais comuns são malformações cardíacas, defeitos do tubo neural e trissomia do cromossomo 21. Podem resultar de alterações genéticas, infecciosas, nutricionais e/ou ambientais, porém com frequência são multifatoriais e em diversos casos não há identificação de causalidade. É importante lembrar que algumas anomalias congênitas podem ser prevenidas através de vacinação, fortificação de alimentos ou suplementação de micronutrientes, orientação de hábitos (uso de repelente, viagem, exposição a poluentes, entre outros) e acesso a saúde para tratamento de doenças de base maternas e triagens de complicações gestacionais, além de triagens neonatais. Estima-se que 9 em cada 10 nascimentos com anomalias congênitas ocorra em países subdesenvolvidos ou em desenvolvimento.

Avaliando dados de malformações em locais como a Europa, vemos uma prevalência reportada de malformações maiores de 23,9 a cada 1.000 nascidos vivos; e 80% foram partos com nascidos vivos, 2% foram natimortos ou óbitos fetais e em 18% ocorreram interrupções da gestação. Entre os nascidos vivos, 2,5% foram a óbito na primeira semana de vida. Em um trabalho brasileiro[1] realizado em hospital terciário, foi relatada incidência semelhante de 2,4% de malformações congênitas. A concordância do diagnóstico pré-natal e pós-natal foi avaliada, mostrando 85% de concordância em malformações de trato gastrointestinal, porém somente 28% em malformações cardíacas – em ultrassom realizado por especialista em medicina fetal (Tabela 1). Os resultados desses nascimentos mostraram óbito neonatal precoce variando de 12,7% a 62,5% (em malformação de sistema nervoso central e anomalias musculoesqueléticas, respectivamente), necessidade de intervenção cirúrgica em até 61,3% dos casos, complicações infecciosas em 12,5% a 48,6% dos casos, além de restrição de crescimento intrauterino, sofrimento fetal, alteração de líquido amniótico, óbito fetal, parto prematuro, maior incidência de cesariana e baixo peso ao nascer como complicações associadas. Foi avaliado ainda o tempo de internação com mediana de 3 a 26 dias a depender da patologia, sendo menor em defeitos do trato urinário e maior em patologias do trato gastrointestinal, também mais alta nos casos que necessitaram de intervenção cirúrgica e nos que cursaram com infecções neonatais.

No geral, 60% das malformações congênitas estruturais são detectadas no pré-natal, variando muito a depender da patologia. Existem ainda marcadores inespecíficos que podem sugerir uma alteração, mas que não são confirmatórios. Trabalha-se atualmente para melhorar a qualidade de ultrassom e a detecção mais precisa de malformações com objetivo de 100% de diagnóstico e acurácia – combinando triagens ultrassonográficas, ecocardiografia fetal, testes genéticos e marcadores sanguíneos ou de líquido amniótico.

Tabela 1   Tipo de anomalia congênita

	Sistema nervoso central	Trato urinário	Coração e grandes vasos	Gastrointestinal Parede abdominal	Musculoesquelético	Hidropsia fetal isolada	Outros
Número de casos	78	59	32	38	18	17	35
Concordância (%)	70,5	59,3	28,1	84,2	38,9	66,7	68,6
Discordância (%)	29,5	40,7	71,9	15,8	61,1	33,3	31,4

Fonte: Almeida et al., 2016.

Algumas anomalias congênitas podem ser tratadas com intervenções clínicas ou cirúrgicas, mitigando letalidade e morbidades a longo prazo. Dito isso, o diagnóstico no pré-natal se torna fundamental para adequação da condução perinatal em centros terciários com equipes multiprofissionais. A Organização Mundial da Saúde (OMS), em sua resolução a respeito de anomalias congênitas, preconiza uma série de ações: fortalecer sistemas de notificação de anomalias congênitas, desenvolver conhecimento e treinamento para prevenção dessas patologias, sensibilizar os profissionais de saúde e a população para a importância dos programas de triagem neonatal e seu papel na identificação de patologias congênitas, fortalecimento de pesquisas na área e promoção de cooperação internacional no seu combate, além de suporte às famílias que têm crianças com anomalias congênitas e sequelas associadas.

COMO DEVE SER FEITA A ABORDAGEM DE UMA FAMÍLIA QUANDO HÁ O DIAGNÓSTICO DE UMA ANOMALIA CONGÊNITA?

Partindo do contexto exposto até o momento, iniciamos a jornada de uma família que recebe o diagnóstico de uma anomalia congênita antes do nascimento. O diagnóstico de uma patologia, uma doença, no pré-natal é um evento traumático e devastador, que causa medo, ansiedade e angústia nos pais. O que eles fazem com essa notícia depende de muitos fatores: do conhecimento, atitude e estilo de comunicação dos profissionais de saúde, se são encaminhados aos recursos necessários para cada caso e se tem acesso a grupos de suporte. É afetada ainda por crenças pessoais, contexto cultural, nível educacional e a rede de apoio disponível. Ocorre uma pletora de sentimentos, diferentes entre as famílias e dentro de cada uma – choque, tristeza, raiva, culpa, medo e sofrimento.

Diante do diagnóstico, os pais são invadidos por dúvidas sobre o futuro que os afastam da relação com o bebê, que é fundante na constituição psíquica de um sujeito de desejo. "[...] os pais claudicam em endereçar suas expectativas e ideais do bebê"[2]. Pais podem passar pelos estágios de luto como se tivessem perdido um filho, e de certa forma, perderam. Perdem o bebê saudável que estavam esperando e a vida que vislumbravam com essa criança. O sentimento de impotência por não poder ajudar ou defender seu bebê e de sobrecarga de sentimentos, afazeres e decisões é muito presente nessas famílias. Somados a incertezas e falta de conhecimento trazem uma dificuldade enorme em como os pais conseguem se preparar para a chegada desse bebê. Há um sentimento de culpa, principalmente das mães, mesmo quando não há uma causalidade definida para a doença. Por vezes essa preocupação com o bebê e em como será a vida com um bebê com malformação e a necessidade de tomada de decisões é tão intensa que a gestação não consegue ser aproveitada, pulam-se rituais como chá de bebê, fotos e enxoval. Ajudar as famílias a se permitirem o sentimento de "normalidade" pode aliviar parte do estresse. Promover aconselhamento pode auxiliar, trazendo informações e ferramentas para os pais lidarem com esse momento, além de fortalecer o vínculo e a confiança entre família e a equipe de saúde.

Não existe, até o momento, um roteiro ou recomendação específica para aconselhamento não genético antenatal. É importante essa diferenciação, pois nesse momento o objetivo não é diagnóstico genético ou orientação quanto a outras gestações e sim uma forma de abordar a gestação e patologia atual. Em uma revisão sistemática sobre aconselhamento antenatal[3] foram identificados alguns pontos que podem auxiliar na estruturação desse momento. A maioria das famílias preferiu um início ao aconselhamento precoce, sem um tempo grande entre o diagnóstico e a primeira reunião. Os pais avaliados para ansiedade antes e depois de aconselhamento apresentaram menor ansiedade após a abordagem[4]. O formato mais frequente da equipe de aconselhamento foi multiprofissional, incluindo enfermagem, psicologia, neonatologista e os especialistas necessários para cada patologia ao longo de diversos momentos. O contato com a equipe que cuidaria do bebê após o nascimento foi importante para as famílias. Foi mencionada também a importância de informação escrita, orientação de *sites* confiáveis e recomendação de grupos de suporte, não mais do que o contato pessoal, mas como complementação.

No aconselhamento, é central a forma de comunicação e, portanto, há um conceito fundamental a ser discutido, muito presente nos casos de anomalias congênitas, que é o diagnóstico de "malformações letais". No momento em que se aborda com uma família a letalidade, trazemos uma finalidade e traçamos um único desfecho. Porém, considerando as possíveis discordâncias de diagnóstico pré-natal com pós-natal, as evoluções variáveis, as combinações de patologias e complicações possíveis, é muito difícil e por vezes deletério dar essa finalidade (Tabela 2). Começando por considerar o uso do termo doença letal; naquele momento da conversa o bebê está vivo e ainda há toda uma gestação pela frente. Em um segundo momento há o nascimento do bebê e em uma grande parcela de patologias o óbito não ocorre de imediato e sim ao longo de uma internação, situação que, se não bem-informada às famílias, traz mais sofrimento ou esperança de erro diagnóstico e prognóstico. Um termo mais usado atualmente é malformação limitante da vida, que tem conotação mais ampla e se aproxima mais da realidade dos casos.

Tabela 2   Desfecho publicado para anomalias congênitas severas frequentemente descritas como letais

	Prevalência	Sobrevida (mediana)	Proporção de sobrevida > 1 semana	Sobrevida mais longe reportada
Agenesia renal	1,7/10.000	< 24 horas	Não reportado	Não reportado
Anencefalia	10/10.000 gestações 2,6/10.000 nascimentos	< 24 horas 55 minutos	3-5 %	10 meses 2,5 anos
Displasia tanatofórica	0,28/10.000	Não reportado	Não reportado	5 anos 9 anos
Trissomia 13	1,2/10.000	7-8 dias	58% 8% > 1 ano	19 anos 27 anos
Trissomia 18	2,6/10.000	6-14 dias	52% 8% > 1 ano	27, 30 e 50 anos
Holoprosencefalia	0,5/10.000	4-5 meses	55%	6, 11, 13 e 19 anos
Triploidia	1/10.000	Não reportado	Não reportado	7 meses
Hidranencefalia	2,2/10.000	1 mês	50% 15% > 1 ano	22 anos 32 anos

Fonte: Wilkinson et al., 2012.

Para iniciar o preparo para aconselhamento em relação a uma malformação, o passo inicial é conhecimento. Cada caso tem uma evolução e condução única e é importante mostrar essa visão para as famílias. Portanto, é fundamental o estudo de cada caso, com discussões entre o especialista em medicina fetal, o neonatologista e o especialista de referência (neurocirurgião, cirurgião pediátrico, neurologista clínico, entre outros), com a finalidade de entender e realizar uma programação inicial de abordagem.

Quando se estrutura um momento de aconselhamento pré-natal, é importante incluir uma série de etapas e assuntos, preferencialmente ao longo de mais de um encontro, podendo ser com diferentes profissionais. Tópicos abordados e sugeridos por profissionais e familiares incluem: descrição da anomalia com relato de história natural mais frequente, causas e exames diagnósticos complementares (antenatais e pós-natais), programação de nascimento (momento e via de parto, etapas de reanimação/suporte), como será o manejo (tempo de internação, cirurgias, terapias, alimentação), tempo de hospitalização, papel dos membros do time assistencial, recursos sociais e financeiros (local de moradia em relação ao local de tratamento, convênio, auxílio com transporte e alimentação, direitos em cada caso) e desfechos possíveis (qualidade de vida, grau de comprometimento físico e cognitivo, desfechos a longo prazo, sobrevida)[5].

Após uma conversa inicial em que os profissionais de saúde trazem muitas informações, é importante garantir um espaço de escuta e ter um momento em que os pais podem trazer suas dúvidas e angústias e no qual se colhe informações concretas para o preparo da chegada desse bebê. Quais são os desejos e angústias desses pais durante a gestação. Como dividir a informação com familiares e amigos, até mesmo se devem ou não dividir. Existe algum desejo ou expectativa para a gestação ou no parto – fotos, roupa especial, pegar no colo, carimbo do pé, ritual espiritual ou religioso, presença de alguém especial para a família (amigos, outros familiares, líder religioso).

A experiência de cada profissional de saúde, com frequência, permeia a forma de abordar as malformações; e é importante lembrar que cada família vai ter uma visão diferente, uma esperança diferente e uma forma única de lidar com cada situação. Não é o papel da equipe de saúde tirar a esperança ou determinar qual é o sentimento "correto" para cada situação e sim fornecer informações as mais claras possíveis, sem jargões médicos e suporte para a tomada de decisão.

TOMADA DE DECISÕES

Depois de discutir a importância do aconselhamento pré-natal para o entendimento das patologias, inevitavelmente chegamos em um momento de tomada de decisões por cada família. Não podemos deixar de considerar todas as etapas desse processo – em primeiro lugar, a decisão por continuar com a gestação. Apesar de não ser realidade no Brasil, à exceção de poucas situações, é uma possibilidade discutida mundialmente. Devem ser levadas em consideração a legislação local, o momento de diagnóstico, o prognóstico e a dinâmica familiar. Cada indivíduo e casal tem um conjunto de crenças e um contexto socioemocional diferente. Independentemente da decisão tomada, a possibilidade de interrupção da gestação carrega sentimentos de culpa, de perda, ansiedade e um imensurável sofrimento. Pode trazer ainda alívio, medo ou indecisão. Relatos sugerem ser mais difícil para pais a decisão por interrupção da gestação ou tratamento do que por intervenção.

A continuidade da gestação também não é uma decisão ou um processo fácil. A expectativa de gerar um bebê e um possível desfecho negativo, a esperança de um resultado favorável, a expectativa de internações prolongadas são alguns dos fatores que influenciam essa gestação. Além da difícil jornada diante do outro, que com boa intenção julga, comenta e opina. É difícil ter um local de fala sem receber pena, sem causar desconforto no próximo.

A participação em um grupo de apoio em cuidados paliativos ainda é uma realidade pouco frequente no período neonatal e pediátrico, traz consigo preconceitos, mas é uma estratégia potente.

O objetivo de cuidados paliativos é promover o cuidado centrado no paciente; para tanto, a inclusão da família é fundamental. O planejamento terapêutico deve ser feito em consonância com os desejos expressados pela família, considerando o impacto na saúde e no bem-estar do paciente. É importante que uma abordagem inicial de planejamento de terapias curativas e cuidados paliativos seja feita concomitantemente para que os cuidados oferecidos sejam bem estabelecidos; havendo mudança de prognóstico é importante que a transição seja fluida. O cuidado deve ser construído a partir das necessidades do paciente e da família, considerando que elas são mutáveis. Essa consciência é fundamental para a continuidade do cuidado, pois o quadro clínico e o entendimento mudam, assim como os sentimentos em relação à doença. Aspectos planejados nos cuidados paliativos envolvem a promoção do vínculo (segurar no colo, posição mãe/pai canguru, permitir envolvimento em alimentação, banho, trocas) em qualquer ambiente – seja na UTI neonatal, sala de parto ou alojamento conjunto; suporte psicológico e/ou espiritual/religioso, permissão e estímulo de envolvimento de familiares e amigos, suporte para manutenção de temperatura, alívio de fome ou sede, alívio de dor ou desconforto (com medidas não farmacológicas como posicionamento ou farmacológicas).

Ao longo de todo esse processo, pais de crianças com malformações congênitas apresentam risco aumentado de desenvolverem transtorno mental. A prevalência de depressão pós-parto é de 10 a 15% na população geral, subindo para 40% nas mães de crianças que passam por internação na UTI neonatal. Sintomas relacionados a trauma também são comuns, com um terço dos pais de crianças internadas em UTI desenvolvendo reação aguda ao estresse, até 20% desenvolvendo transtorno de estresse pós-traumático e com achados de sintomas associados a trauma chegando a 84% dos pais. A avaliação de estresse é relatada como diferente em homens e mulheres, porém está mais relacionada com situação conjugal, questões de gênero e trabalho externo. Além disso, até 50% dos pais relatam sintomas de ansiedade e/ou depressão e até 80% o sentimento de angústia. Como dado de comparação, o diagnóstico de transtorno de estresse pós-traumático na população geral ocorre com frequência de 3,5%, com 18% de diagnóstico de reação aguda ao estresse[6-8].

Está bem estabelecido que o transtorno mental nos pais pode afetar negativamente sua habilidade de cuidar do seu filho e pode levar a dificuldades cognitivas, comportamentais e de saúde nos filhos. Como descrito no modelo de Adidin de estresse parental, a saúde mental dos pais pode resultar em uma dinâmica disfuncional entre pais e filhos que pode, por sua vez, afetar o comportamento parental e a adaptação dos filhos. Essa preocupação é muito presente, principalmente no período após o nascimento, pois é o início de um vínculo que é crucial para o desenvolvimento físico e psicológico. Não se sabe a extensão dessas alterações psicológicas, havendo relatos de retorno a valores normais meses após a intervenção (cirurgia, internação ou tratamento) a manutenção de sintomas por anos. Porém não há uma forma única de avaliação e comparação entre os casos das crianças e das suas famílias.

E DEPOIS DA ALTA?

Quando se inicia o preparo para a alta hospitalar e a continuidade do cuidado domiciliar, surgem novas questões, uma das principais sendo o medo de não saber cuidar de uma criança com questões no desenvolvimento, somado às ansiedades habituais da parentalidade, preocupação com as questões emocionais, financeiras e logísticas dos cuidados. O entrelaçamento entre as lesões reais e as fantasmáticas, e como isso se produz no cotidiano permeado frequentemente por uma rotina de terapias, estimulação, orientação e tratamentos.

As dificuldades e sintomas psíquicos familiares estão relacionados com a gravidade da doença e a como as questões orgânicas e funcionais vão incidir no desenvolvimento das crianças e na dinâmica familiar. Essa relação torna mais importantes mecanismos de cuidados integrados que possam diagnosticar dificuldades e oferecer suporte para essas famílias, desde serviços de saúde a redes de apoio.

A saúde mental na dinâmica familiar pode ser vista no modelo de resiliência-ruptura. Sendo a resiliência representada por maior presença de recursos internos e flexibilidade para lidar com possíveis adaptações ou mais semelhantes a dinâmicas familiares de crianças sem diagnósticos complexos. Em contrapartida, famílias disfuncionais evoluem com mais conflitos. De forma geral, o estresse em famílias com filhos com malformação é maior do que na população geral, principalmente para mães, mãe ou pai solo, pais mais velhos, em situação econômica mais frágil e com contexto cultural diferente.

Questões que precisam receber atenção são: relacionamento conjugal, irmandade, estresse dos pais, desenvolvimento de competências de cuidado e promoção de desenvolvimento de autonomia do paciente. Um preditor de conflito conjugal é a qualidade do relacionamento previamente ao diagnóstico e nascimento de uma criança com malformação, muitos casais não conseguem a resolução de conflitos diante do cuidado de uma criança com maior demanda que ressalta as diferenças existentes entre o casal. O cuidado e acolhimento entre irmãos tem duas frentes, um lado de proteção ao irmão que exige cuidados e proximidade do núcleo familiar e, por outro lado, a sensação de negligência ou falta de atenção pela alta demanda da criança afetada. É importante um olhar atencioso para essa dinâmica. O trabalho com frequência é afetado pelas necessidades de saúde da criança, com pais perdendo emprego, parando de trabalhar ou mudando de carreira. É digno de nota que pais com maiores vulnerabilidades, como condições econômicas menos privilegiadas, menos acesso aos serviços de saúde e educação, baixa satisfação conjugal e consequente índice elevado de estresse, também têm filhos com menor adesão ao tratamento, pequeno repertório de oportunidades, vivências e experiências que tragam a transformação e adaptação necessárias para que o sujeito possa descobrir maneiras de apropriar-se de suas dificuldades e consiga buscar autonomia, prazer e satisfação em seu cotidiano. Ou seja, as condições e contextos culturais e sociais, a presença/ausência de uma rede de apoio, as condições psíquicas e as histórias de vida estão diretamente relacionadas a como isso incide na dinâmica familiar e em como irá ocorrer o desenvolvimento desta criança.

É frequente os pais se sentirem menos satisfeitos e competentes como pais, terem menor qualidade de vida, círculo social menor, se sentirem mais isolados e serem menos otimistas sobre o futuro. Na avaliação de comportamentos parentais viu-se maior necessidade de proteção, principalmente nos pacientes mais jovens, e percepção de vulnerabilidade. Pais de crianças com doenças crônicas, como no caso das anomalias genéticas, tendem a ser mais intrusivos e superprotetores, o que pode influenciar a autonomia e a responsabilidade pela saúde dos filhos, principalmente na adolescência. Entretanto, núcleos familiares próximos parecem proteger crianças e adolescentes portadores de doenças crônicas de sintomas depressivos e isolamento social. Não enrijecer defronte ao diagnóstico, aproveitar os encontros e seguir no prazer das brincadeiras e cotidiano familiar ao invés de ser invadido pelas necessidades de estimulação, a busca incessante por habilidades a serem alcançadas sem permanecer na presença e singularidade de cada criança é o que marca de fato um lugar de pertencimento[10]. As crianças quando brincam, experimentam as sensações, os prazeres, os movimentos, fluências e emoções. São inseridas no contexto familiar e social, constroem relações, descobrem-se, apropriam-se de seu corpo, de seus sentimentos e pensamentos, dominam o ambiente.

Quando avaliadas famílias quanto ao apoio em estratégias de enfrentamento, os pais que utilizavam estratégias mostravam melhor ajuste à situação. Estratégias como enfrentamento ativo (estudar, participar de cuidados), apoio social e emocional (na família, amigos, comunidade e serviços), fortalecimento e apropriação do processo (estar consciente e se sentir amparado nas diferentes fases, em especial nas tomadas de decisão), maior busca à espiritualidade, possibilidade de elaboração e acolhimento (criar condições de apropriar-se de sua história e encontrar novos sentidos) e planejamento. Ocorrem também muitos relatos de uso de estratégias de baixo enfrentamento, como foco em emoções negativas e desabafo, negação e afastamento mental e comportamental e uso de substâncias psicoativas. Diante dessa realidade se torna mais importante o seguimento das famílias, podendo auxiliar na navegação de estratégias de enfrentamento e não afastamento[11].

Com essa realidade se torna importante suporte e cuidado não só para o paciente como sua família, focando em dinâmica familiar, facilitação de divisão de responsabilidades relacionadas aos cuidados de saúde, estresse parental, parentalidade intrusiva e habilidades de enfrentamento.

Um olhar para as facilidades e dificuldades no apoio à saúde mental dos pais mostra como barreiras citadas pelos pais a crença de que o suporte à saúde mental não faz parte do escopo da equipe assistencial, a sensação de que há uma demanda dos pais de "se manterem fortes", o medo de julgamento negativo ou repercussões para o cuidado do paciente, preferências individuais de modelos distintos de comunicação e suporte, desejo de manter o foco das atenções no cuidado do seu filho, impressão da necessidade de compartimentalizar emoções, reações negativas a momentos estressantes ou emocionalmente carregados no passado. Em contrapartida, relacionaram como facilitadores: confiança na habilidade da equipe assistencial prover suporte, esforços intencionais pela equipe de ofertar suporte emocional, criação de conexões pessoais com a equipe assistencial. É de suma importância a normalização do impacto que a doença da criança tem na família e que se crie um ambiente em que os pais se sintam confortáveis para conversar sobre os desafios de saúde mental. Oferecer apoio à saúde mental respeitando o momento de cada um.

Além do impacto familiar e pessoal, há um desafio na inserção e normalização da presença dessas famílias e sujeitos na sociedade. A deficiência faz parte do ser humano, quase todos vão experimentar disfuncionalidade temporária ou permanente ao longo da vida. As deficiências ou disfuncionalidades vêm da interação entre sujeitos com um diagnóstico de saúde e fatores pessoais e ambientais como atitude negativa, falta de acesso a transporte ou a prédios públicos e suporte social limitado. O ambiente em que cada um se insere tem efeito enorme na experiência e na extensão da incapacidade do indivíduo. Atuação em melhorar o acesso à participação social desses indivíduos deve ser feita para reduzir barreiras.

As diferenças físicas são as que mais se explicitam (e são as mais presentes no caso de malformações e anomalias genéticas), estética cultural, os padrões definidos, o estigma, sinais corporais que significam algo acerca do *status* moral, as marcas corporais indicam o que deveria ser evitado. Não se trata somente da ordem do corpo e suas funções; não brincar ou ter dificuldades para brincar atravessa diversos fatores que estão entrelaçados entre a situação da criança e sua família. As significações sociais, culturais, emocionais, econômicas, que são atribuídas às pessoas que vivem uma diferença, são o que irá contribuir para a situação vivida por elas. Como essa diferença é vista sob o olhar das pessoas que não as têm? Quais são as lentes ideológicas que nós, enquanto sociedade, utilizamos para atribuir nossas perspectivas sob o nosso corpo e o do outro? Estamos submersos na sensação de desvalia quando diante da aparência física diferente, movimentos corporais não usuais, comunicação expressa por sons não comuns ou materiais. Algo que chama a atenção do outro para aquilo que é o não esperado e distancia do encontro e da presença, passamos a nos ater ao que nos é estranho, ao invés de conseguir manter a escuta. Há um julgamento, isolamento e marginalização por vezes até inconsciente que prejudica muito a realização do potencial desses indivíduos e famílias.

CONSIDERAÇÕES FINAIS

Uma frase nas avaliações de saúde mental parental que resume tudo o que foi exposto acima e que deve ser sempre ressaltada é: "Não há reconhecimento do que isso faz com as pessoas"[16].

Desde o diagnóstico, à realidade do nascimento, passando pela tomada de decisões, acompanhamento de terapias, cirurgias e internações, à construção de uma dinâmica familiar, há uma carga emocional imensurável, que pode ser aumentada ou reduzida com oferecimento de boas estruturas de acompanhamento.

Pais buscam tomar as melhores decisões por seus filhos e em situações de doenças graves isso apresenta um enorme desafio. Além disso, enfrentam dificuldades de comunicação com equipe de saúde, dúvidas relacionadas à qualidade de vida, desejo de criar consciência sobre as doenças e advogar por pesquisas, medicações e financiamento para tal e a busca por recursos e suporte.

Para tanto, faz-se urgente e necessária a reflexão e transformação histórica, social e cultural sobre as malformações e anomalias genéticas, alterações físicas, disfuncionalidades e padrões corporais definidos. Além da ampliação e divulgação dos conceitos sobre cuidados paliativos, condições limitantes de vida, corresponsabilização das tomadas de decisão e o subsídio de políticas públicas que favoreçam a estruturação de serviços e redes de suporte para acompanhamento das famílias que convivem com a presença dessa temática. A construção coletiva deste caminho é responsabilidade de todos.

 REFERÊNCIAS

1. Almeida LF, Araujo Júnior E, Crott GC, Okido MM, Berezowski AT, Duarte G, et al. Epidemiological risk factors and perinatal outcomes of congenital anomalies. Rev Bras Ginecol Obstet. 2016;38(7):348-55.
2. Jerusalinsky J. É possível prevenir ou só resta remediar? In: Enquanto o futuro não vem, a psicanálise na clínica interdisciplinar com bebês. Salvador: Àgalma, 2002.
3. Marokakis S, Kasparian NA, Kennedy SE. Prenatal counselling for congenital anomalies: a systematic review. Prenat Diagn. 2016;36(7):662-71.
4. Alshammari DM, Dobremez E, Froeliger A, Coatleven F, Harper L. Mothers' perception of prenatal counseling following diagnosis of congenital anomalies of the urinary tract. Arch Pediatr. 2021;28(7):533-536.
5. Dias MB, Tuda LTS, Carvalho LIA, Estevam TL, Mori B, Novelleto ALMT, et al. What is important in family counseling in cases of fetuses with congenital heart disease? Rev Assoc Med Bras (1992). 2023;69(6):e20230161.
6. Woolf-King SE, Anger A, Arnold EA, Weiss SJ, Teitel D. Mental health among parents of children with critical congenital heart defects: a systematic review. J Am Heart Assoc. 2017;6(2):e004862.
7. Malm-Buatsi E, Aston CE, Ryan J, Tao Y, Palmer BW, Kropp BP, et al. Mental health and parenting characteristics of caregivers of children with spina bifida. J Pediatr Urol. 2015;11(2):65.e1-7.
8. Dias C, Schwertner C, Grando D, Bidinotto AB, Hilgert JB, Schuch JB, et al. Caregiving of children with Down syndrome: impact on quality of life, stress, mental and oral health. Spec Care Dentist. 2022;42(4):398-403.

9. Franklin MK, Karpyn A, Christofferson J, McWhorter LG, C Demianczyk A, Brosig CL, et al. Barriers and facilitators to discussing parent mental health within child health care: perspectives of parents raising a child with congenital heart disease. J Child Health Care. 2023;27(3):360-373.
10. Eduardo LP, Gaunszer AHM, Magalhães L. Cenas do cotidiano no acompanhamento terapêutico de crianças e suas famílias: trilhando o desenvolvimento como uma caminhada coletiva. In: Jerusalinsky J. (org.). Travessias e travessuras no acompanhamento terapêutico. 1. ed. Salvador: Agalma, 2016. v. 1, p. 296.
11. Demianczyk AC, Bechtel Driscoll CF, Karpyn A, Shillingford A, Kazak AE, Sood E. Coping strategies used by mothers and fathers following diagnosis of congenital heart disease. Child Care Health Dev. 2022;48(1):129-38.
12. Berges, J. A mãe e "a Coisa": "das Ding". In: O corpo na neurologia e na psicanálise. Porto Alegre: CMC, 2008.
13. Lakhoo K. Fetal counselling for congenital malformations. Pediatr Surg Int. 2007;23(6):509-19.
14. Kain VJ, Chin SD. Conceptually redefining neonatal palliative care. Adv Neonatal Care. 2020;20(3): 187-95.
15. Parravicini E. Neonatal palliative care. Curr Opin Pediatr. 2017;29(2):135-140.
16. Woolf-King SE, Arnold E, Weiss S, Teitel D. There's no acknowledgement of what this does to people: a qualitative exploration of mental health among parents of children with critical congenital heart defects. J Clin Nurs. 2018;27(13-14):2785-94.
17. Kritikos TK, Holmbeck GN. Family functioning guidelines for the care of people with spina bifida. J Pediatr Rehabil Med. 2020;13(4):535-542.
18. Thorpe A, Delaney RK, Pinto NM, Ozanne EM, Pershing ML, Hansen LM, et al.. Parents' psychological and decision-making outcomes following prenatal diagnosis with complex congenital heart defect: an exploratory study. MDM Policy Pract. 2023;8(2):23814683231204551.
19. Delaney RK, Thorpe A, Pinto NM, Ozanne EM, Pershing ML, Hansen LM, et al. Parents' quality of life and health after treatment decision for a fetus with severe congenital heart defect. J Pediatr Nurs. 2023;70:20-25.
20. Lemacks J, Fowles K, Mateus A, Thomas K. Insights from parents about caring for a child with birth defects. Int J Environ Res Public Health. 2013;10(8):3465-82.
21. Jerusalinsky J. O pé esquerdo do academicismo, sobre bebês, Psicanálise e Estimulação Precoce. Associação Psicanalítica de Porto Alegre. Correio da APPOA. 2000;83:28-34.
22. Takatori M. O brincar no cotidiano da criança com deficiência física: privilegiando um olhar para a construção das intervenções em reabilitação.1999.
23. Wilkinson DJ, Thiele P, Watkins A, De Crespigny L. Fatally flawed? A review and ethical analysis of lethal congenital malformations. BJOG. 2012;119(11):1302-8.

25
Adoção como via de parentalidade

Mayra Aiello Corrêa de Oliveira
Luana Lacaze de Camargo Casella

INTRODUÇÃO

A decisão de adotar uma criança ou adolescente é uma jornada que traz consigo profundas mudanças na vida social, psicológica e conjugal dos pais. É uma experiência que desencadeia um processo de adaptação emocional intenso, que pode tornar os novos pais mais vulneráveis a crises, causadas por uma série de transformações fisiológicas, sociais e emocionais[1-3]. Essas mudanças geram inquietações e ambivalências, exigindo uma transformação que permita a adaptação a essa nova realidade.

A adoção é um processo complexo e multidimensional para os adotantes, repleto de sentimentos como preocupação, solidão, desamparo e a sensação de falta de acolhimento social e familiar. Desde o momento em que os pretendentes à adoção expressam seu desejo de adotar até a efetivação da parentalidade adotiva[4,5], é possível vislumbrar a dimensão da vulnerabilidade enfrentada por essas famílias.

O objetivo fundamental da adoção é garantir o direito das crianças e adolescentes de crescerem em um ambiente familiar seguro, construindo laços socioafetivos. Além disso, oferece a oportunidade de exercer a paternidade e a maternidade para aqueles que não podem gerar filhos biológicos ou que escolhem criar filhos sem vínculos genéticos[6].

> **CRIANÇA OU ADOLESCENTE**
>
> De acordo com o Estatuto da Criança e Adolescente (Lei 8.069, 1990) no art. 2º: "considera-se criança, para os efeitos desta Lei, a pessoa até doze

> anos de idade incompletos, e adolescente aquela entre doze e dezoito anos de idade". A lei define que esta faixa etária tem direito à vida e à saúde, à liberdade, ao respeito e à dignidade, à convivência familiar e comunitária, bem como direito à guarda, à tutela e à adoção. Segundo a Convenção dos Direitos das Crianças (UNICEF, 1990), considera-se como criança todo ser humano com menos de 18 anos de idade, salvo quando, em conformidade com a lei aplicável à criança, a maioridade seja alcançada antes.

As motivações para a parentalidade são diversas, manifestando-se em diferentes idades e configurações familiares. Seja a parentalidade biológica ou adotiva, ambas são formas legítimas de exercê-la. Nas palavras de Schettini et al.,[5] é essencial "normalizar a família adotiva", consolidando uma nova cultura de adoção e redefinindo a noção de parentalidade e filiação.

Historicamente, a adoção tem sido uma prática presente em diversas culturas, muitas vezes marcada por preconceitos e motivações caritativas, destinadas a solucionar problemas relacionados à maternidade e à paternidade. No Brasil, desde os séculos XIX e XX, houve um aumento exponencial na institucionalização de crianças e adolescentes que, sob a tutela do Estado e afastados de suas famílias, tiveram como consequência os vínculos enfraquecidos, excluindo-os do que compreendemos como direito à convivência familiar e comunitária[7].

Mesmo com a promulgação do Estatuto da Criança e do Adolescente (ECA) em 1990[8], continuamos a lidar com os desafios decorrentes de uma política pública que, em muitos casos, estimula a institucionalização sem que se observem os processos estruturais que geram condições de vulnerabilidade social nas famílias. Com a Lei da Adoção (Lei 12.010 de 2009, artigo 34, § 1º), os orfanatos, espaços símbolos da institucionalização, deram lugar a serviços de acolhimento institucional ou familiar, sendo este último preferencial,[8] entre outros avanços, com esforços no que se refere à garantia do direito à convivência familiar e comunitária[8].

ESTATUTO DA CRIANÇA E DO ADOLESCENTE (ECA)

> É o principal marco legal e regulatório dos direitos das crianças e dos adolescentes no Brasil, dispondo sobre a proteção integral à criança e ao adolescente; foi regulamentado pela Lei Federal n. 8.069/1990. Também promulga que é dever da família, da sociedade e do poder público garantir a convivência familiar e comunitária para a criança, assegurando que é direito de toda criança e adolescente viver e crescer em família.

> ### ACOLHIMENTO DE CRIANÇAS E ADOLESCENTES
>
> O acolhimento institucional ou familiar é um serviço que abriga crianças e adolescentes em situações de grave risco à sua integridade física e/ou psíquica, devido a violação de direitos ou impossibilidade de cuidado pela família, com o objetivo de possibilitar o retorno seguro à família de origem, priorizando a preservação das relações familiares e comunitárias, e, em casos excepcionais, a colocação em família substituta, como adoção ou guarda (Lei 8.069, 1990; Ministério do Desenvolvimento e Assistência Social, Família e Combate a Fome, 2023).

Infelizmente, presenciamos um ciclo de retirada de filhos de famílias pobres, em que na maior parte das vezes são crianças e adolescentes pretas e pardas, sua institucionalização prolongada e, posteriormente, a inclusão no sistema de adoção e acolhimento (SNA) para serem inseridos em novas famílias adotivas. A adoção aqui aparece como tentativa de tratamento das problemáticas sociais, quando deveria ser uma medida de proteção excepcional e irrevogável, a ser aplicada somente quando se esgotam todas as alternativas para a manutenção da criança ou adolescente na família natural ou extensa[8]. Quando o Estado falha em assistir essas famílias, o ciclo de desamparo persiste*.

Isso acaba contribuindo para a separação de famílias em situação de vulnerabilidade, em vez de promover alternativas que protejam as crianças e adolescentes junto de suas famílias de origem, sem necessariamente romper com os vínculos familiares ou a possibilidade de estabelecer novas conexões.[7]

> Conselho Nacional de Justiça, Sistema Nacional de Adoção e Acolhimento, Painel de Acompanhamento

---

* Moreira TO. "Mas essa criança não tem perfil de abrigo!": raça, gênero e pobreza no acolhimento institucional de crianças e adolescentes. São Paulo: Dialética; 2022.

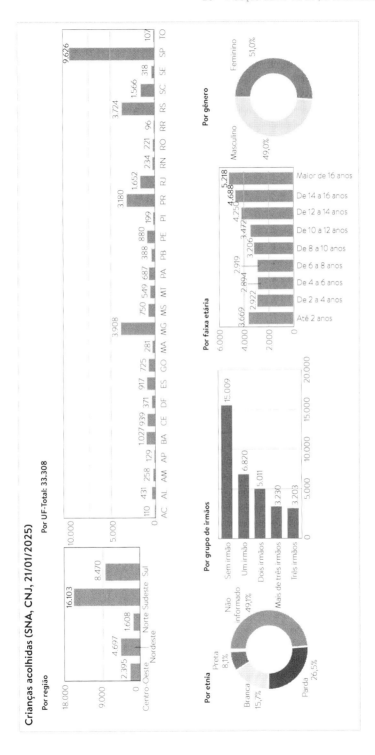

Figura 1 Crianças em acolhimento institucional e familiar.
Fonte: Recorte pelas autoras do Painel do Sistema Nacional de Adoção e Acolhimento (SNA), Conselho Nacional de Justiça (CNJ).[9]

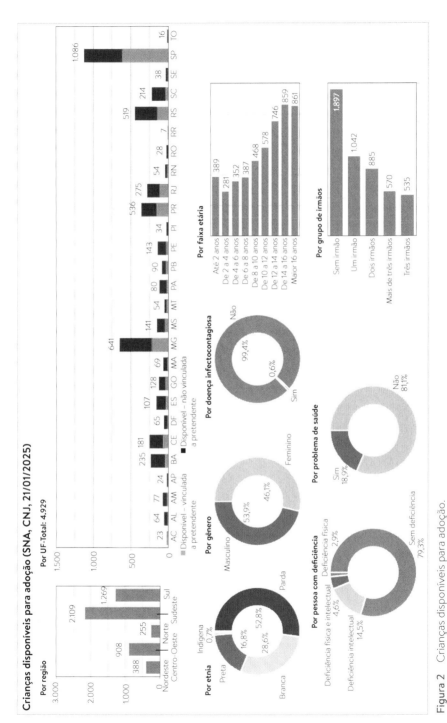

Figura 2 Crianças disponíveis para adoção.
Fonte: Recorte pelas autoras do Painel do Sistema Nacional de Adoção e Acolhimento (SNA), Conselho Nacional de Justiça (CNJ)[9].

A análise da Figura 1 revela um panorama impactante: em outubro de 2023, em todo o território nacional, cerca de 32.767 crianças encontram-se em situações de acolhimento, seja institucional ou familiar. Apenas 13,5% desse contingente, o equivalente a 4.434 crianças, estão aptas para adoção, conforme demonstra a Figura 2[9]. Este dado sublinha um ponto crucial: nem todas as crianças e adolescentes que residem em serviços de acolhimento almejam (ou podem) ser adotadas. Muitas delas não possuem a disponibilidade legal para a adoção. As que estão disponíveis para a adoção continuam suas vidas com rotinas, cuidados, estudos e conexões afetivas. O acolhimento, portanto, deve representar um local de proteção e garantia de direitos, especialmente quando esses jovens se encontram em situações de risco social ou pessoal.

A ADOÇÃO COMO VIA DE PARENTALIDADE

A definição de parentalidade, conforme Iaconelli,[10] abrange a responsabilidade em atender às necessidades de cuidado da criança e do adolescente. Essa responsabilidade recai sobre adultos que desempenham o papel de figuras parentais ou outros cuidadores, com o objetivo de garantir a sobrevivência e o saudável desenvolvimento da criança. Além do cuidado, a responsabilidade parental inclui estimular, educar, amar e fomentar a autonomia, como ressaltado por Barroso e Machado[11]. Preparar os filhos para os desafios e oportunidades da vida presente e adulta também faz parte dessa missão.[11]

A parentalidade, que era considerada uma função quase exclusiva da mãe, foi influenciada pelas mudanças sociais que ocorreram no século XXI acerca dos vínculos parentais e das dinâmicas familiares[10]. A responsabilidade pelos cuidados com os filhos passou a ser compartilhada por pais e mães, independentemente da configuração familiar. É importante compreender que o processo de se tornar pais e mães responsáveis começa muito antes do nascimento ou da chegada de um filho[10].

A perspectiva antropológica amplia nosso entendimento das relações familiares e de parentesco, abrangendo laços afetivos e modos de convivência, que englobam não apenas relações familiares nas unidades domésticas, mas também por casamento, consanguinidade, amizades, comunidade e até mesmo entre diferentes espécies[12-14]. A adoção deve ser entendida à luz dessa concepção ampliada de família e parentesco, em que os laços são estabelecidos com base no afeto, segurança e senso de pertencimento. No entanto, essa visão expandida da família foi conquistada após um longo processo[2].

Embora a parentalidade seja desafiadora e única em todos os casos, a parentalidade adotiva apresenta particularidades que exigem compreensão, trabalho e integração. Schettini Filho[15] descreve a parentalidade adotiva como a capacidade de gerar filhos próprios sem envolver os processos biológicos, mas ressalta a necessidade de procedimentos burocráticos para proteger os direitos das crianças e adolescentes disponíveis para adoção. Após a promulgação do Estatuto da Criança e do Adolescente (ECA)[8], o processo de adoção é, em regra, mediado pelo sistema judiciário, que avalia tanto a disponibilidade adotiva das famílias pretendentes à adoção quanto a situação das crianças e adolescentes que serão adotados[3].

Faz parte da parentalidade adotiva a orientação e o acompanhamento adequados durante o processo de adoção que vai desde a habilitação no Sistema Nacional de Adoção e Acolhimento (SNA)[8], o período de aproximação com a criança ou adolescente e o pós-adoção, que se inicia com a chegada na nova família. Esforços interprofissionais são cruciais para ajudar os pais a realizar o letramento na adoção, fortalecer o projeto adotivo durante a espera e enfrentar os desafios iniciais da formação da nova família. Construir e fortalecer os vínculos é um dos principais objetivos do estágio de convivência e do pós-adoção, que representa o momento em que a realidade se concretiza para todos, tanto para os pais quanto para os filhos adotivos.

SISTEMA NACIONAL DE ADOÇÃO E ACOLHIMENTO (SNA)

O Sistema Nacional de Adoção a Acolhimento do Conselho Nacional Justiça (CNJ) engloba os cadastros municipal, estadual e nacional de crianças, adolescentes e pretendentes aptos à adoção e integra os dados de todos os órgãos, realizando buscas automáticas de famílias para as crianças e adolescentes em qualquer região do país (CNJ, 2019). O sistema possibilita a realização de um pré-cadastro de preenchimento pelos próprios pretendentes, em que são inseridos os dados pessoais e o perfil da criança ou adolescente que se deseja adotar (CNJ, 2021).

ESTÁGIO CONVIVÊNCIA

Conforme o acompanhamento técnico percebe o estabelecimento de uma segurança emocional nessa relação que está sendo tecida, novos passos do plano de aproximação vão sendo realizados, como a visita da criança à nova casa, passeios e pernoites. Com a harmonia da construção da relação e a manifestação da disponibilidade mútua para a continuidade dos encontros com afeto e cuidado emocional, há o respaldo legal aos novos pais de obter a guarda com fins para adoção, para que a criança/adolescente possa ficar continuamente na nova casa, iniciando-se o período do estágio de convivência, segundo a orientação prevista pelo Estatuto da Criança e do Adolescente (Lei 8.069, 1990). É importante a reflexão sobre o termo, pois não se trata de um período de experimentação ou testes, mas um tempo em que deve acontecer o acompanhamento da equipe técnica interprofissional jurídica (Lei 12.010, 2009) acerca da constituição dos vínculos e da adaptação da criança na nova família. Portanto, o termo que melhor representa esse período seria "convivência supervisionada", conforme percepção das autoras[2].

PERÍODO DE APROXIMAÇÃO

A partir da associação da criança com a família habilitada com base no perfil correspondente às necessidades das crianças/adolescentes, no SNA, inicia-se o período de aproximação, sendo as equipes técnicas judiciárias, de psicologia e serviço social responsáveis pelo acompanhamento e avaliação da disponibilidade adotiva de pretendentes. Esse período varia em relação ao tempo de duração e ao formato em que vai acontecer, de acordo com características da criança e sua história de vida, além de necessidades específicas identificadas pelas equipes técnicas. Um plano de aproximação é elaborado para a família no período de visitas à criança com acompanhamento das equipes técnicas da comarca e do acolhimento, familiar ou institucional.

PÓS-ADOÇÃO

O termo pós-adoção se refere ao período da adoção após a chegada dos filhos na nova casa e nova família, que compreende o estágio de convivência e se estende ao longo da convivência parental adotiva.

Nesse contexto é importante considerar as particularidades da adoção como via de parentalidade que tem características próprias e diferenças significativas quando comparadas à parentalidade exclusivamente biológica. Por isso, a preparação adequada dos pretendentes à adoção é essencial.[15] Envolve reflexões sinceras sobre a escolha da adoção, uma compreensão realista dos desafios, tanto processuais quanto emocionais, enfrentados por todas as partes envolvidas. Isso pode contribuir para reduzir desencontros que geram desistências durante o processo de adoção.

> **EXCLUSIVAMENTE BIOLÓGICO**
>
> Segundo Larissa Alves, pesquisadora, filha adotiva e coidealizadora do Adotivas Brasil (Associação Brasileira de Pessoas Adotadas), o termo se refere a filhos que nasceram de pais biológicos e viveram ao longo de sua vida filiados (legal e afetivamente) aos mesmos pais, engloba uma cultura que se difere da cultura de filhos adotivos.

> **DESISTÊNCIAS**
>
> As "desistências na adoção" referem-se a situações em que os adotantes que estavam no processo de adoção decidem interrompê-lo antes que a adoção seja efetivamente concluída, durante o estágio de convivência. Podem ocorrer desistências após a conclusão do processo de adoção, considerado novo abandono, independentemente da razão que leve os pais adotivos a desistirem do processo de adoção. De acordo com juízes e técnicos do judiciário, sendo a adoção uma medida irrevogável, a interrupção com a desistência de manutenção do vínculo afetivo gera prejuízos a criança ou adolescente, mesmo no período do estágio de convivência em que os novos pais têm a guarda provisória com fins para a adoção. Há casos de responsabilização civil aos adotantes que desistirem da adoção com reparação financeira aos danos causados à criança e com exclusão dos cadastros de adoção.

O mesmo princípio se aplica à preparação das crianças e adolescentes que serão adotados e à criação de procedimentos para o período de aproximação. Considerar o desejo da criança no processo é fundamental para que não se objetalize a criança e o adolescente no processo, mas lhes seja conferido um lugar de sujeito da sua história. Certamente, dizer que a criança é sujeito de sua própria adoção não é o mesmo que culpabilizá-la pelos desafios que se interpõem[16].

É fundamental ressaltar que, como novos pais, os adultos adotantes precisam estar preparados para assumir a responsabilidade afetiva e emocional sobre o processo de adaptação e construção dos vínculos, sem responsabilizar as crianças ou adolescentes que estão sendo adotados.

As particularidades da parentalidade adotiva decorrem do fato de que as crianças e adolescentes adotados têm uma história pré-adotiva (biografia adotiva), outros genitores e experiências de ruptura, enquanto os pais adotantes também podem ter vivenciado perdas, rupturas e desejos não realizados, como a experiência de uma gravidez em uma parentalidade exclusivamente biológica.

Portanto, é crucial que os pais adotantes possam elaborar suas questões inconscientes e integrar as especificidades do processo de adoção em um ambiente adequado, em que as diferenças possam ser compreendidas e incorporadas à construção de sua identidade parental[5].

BIOGRAFIA ADOTIVA

Segundo Larissa Alves, pesquisadora, filha adotiva e coidealizadora do Adotivas Brasil (Associação Brasileira de Pessoas Adotadas), a biografia adotiva é um processo a longo prazo que marca a existência de quem precisou passar pela adoção. Envolve a história completa do indivíduo, entre sangue e sobrenome, e os comportamentos que surgem a partir disso para a construção de sua individualidade, bem como a consciência acerca das complexidades (sociais e afetivas) que marcaram a existência da pessoa adotiva. Reflete-se em áreas da vida para além da familiar. Possui singularidades, em comparação com a cultura exclusivamente biológica, tais como a necessidade de migrar, novos nomes e sobrenomes. Envolve, também, novas idades de apresentação ao convívio familiar e diferenças de traços físicos, passado, cultura, doenças genéticas etc. (Fonte: Apostila da Aula Biografia do Adotado no Curso de Formação de Doulas de Adoção, 2023; https://g1.globo.com/sp/campinas-regiao/noticia/2021/12/02/iniciativa-pioneira-cria-associacao-para-filhos-adotivos-com-foco-em-direito-a-biografia-dar-visibilidade.ghtml).

Vídeo Aconchego Brasília. "Entrelaços: a perspectiva da criança e do adolescente sobre adoção".

É importante lembrar que a adoção não deve ser vista como uma alternativa para preencher uma falta ou ausência nas vidas dos pais adotivos. A parentalidade adotiva é uma via de mão dupla que envolve tanto os pretendentes à adoção quanto as crianças e adolescentes, e ambos podem vivenciar suas próprias formas de desamparo e ausência. Portanto, não devemos encarar a adoção como um ato de caridade, que exige agradecimentos, reconhecimento ou gratidão dos filhos adotivos por terem sido adotados. A adoção é um ato de amor e responsabilidade, em que as expectativas de formar uma família devem ser realistas, sem idealizações excessivas[17].

É fundamental que os futuros pais adotivos sonhem e idealizem o filho que ainda não chegou, "gestando-o afetivamente", como indicado por Schettini Filho.[18] Essa prática marca o início da construção do espaço e da interação com o futuro filho. É importante reconhecer que tudo o que é dito, sonhado e imaginado sobre o filho adotivo desempenha um papel determinante na formação de sua subjetividade[5]. No entanto, é crucial evitar que a criança idealizada sobreponha a realidade da criança adotada, pois isso pode resultar em frustrações e discordâncias que são erroneamente atribuídas à adoção, o que, por sua vez, pode levar a consequências indesejáveis, inclusive a possibilidade de os pais adotivos desistirem da adoção, propiciando um novo abandono.

Portanto, o suporte psicológico às famílias é de suma importância. Isso envolve a identificação das ausências vivenciadas e das reações emocionais significativas ao longo do processo de habilitação, bem como durante a construção da relação entre pais e filhos[2]. Além disso, as particularidades da parentalidade por adoção podem ser aprofundadas em grupos de pré e pós-adoção, sejam eles terapêuticos ou educativos, nos quais os sentimentos e emoções são compartilhados[3,19], oferecidos pelas equipes técnicas dos Tribunais de Justiça, grupos de apoio à adoção para pais e filhos adotivos, bem como por meio do acompanhamento de doulas de adoção e serviços da rede de atenção psicossocial. Todos esses recursos desempenham um papel essencial no acompanhamento do processo de adoção, na resolução de crises e no fornecimento de apoio emocional nas diversas etapas.

> ### PROCESSO DE HABILITAÇÃO
>
> Para iniciar o processo de adoção, os pretendentes precisam cumprir etapas obrigatórias, como a habilitação, que tem como objetivo conhecer as motivações e expectativas dos pretendentes, com um estudo psicossocial feito pela equipe técnica da Vara da Infância e Juventude, participar em programas de preparo para adoção e receber um parecer do Ministério Público que confirme tudo isso. Após esta etapa, os pretendentes habilitados para adoção são inseridos no Sistema Nacional de Adoção e Acolhimento (SNA), fazendo parte de um cadastro nacional, organizado a partir da data de habilitação de cada pretendente na comarca de sua residência.

Neste ponto destaca-se o papel das doulas de adoção como peça-chave na rede de apoio à adoção, desempenhando um papel crucial no ciclo vital da ampliação da família pela via da adoção e no estabelecimento de novos vínculos de cuidado para crianças e adolescentes em situação de vulnerabilidade. A doula de adoção coloca grande ênfase na importância de informações confiáveis, diálogo e reflexões profundas sobre os aspectos sociais e psicológicos da adoção. Quando os pretendentes e adotantes estão mais bem preparados, conscientes e seguros, há uma maior probabilidade de formar famílias saudáveis e cumprir o principal objetivo das adoções, que é o de garantir famílias para as crianças e adolescentes[20].

> **DOULA DE ADOÇÃO**
>
> Uma doula de adoção é uma profissional capacitada para oferecer suporte emocional e orientação às famílias que estão passando pelo processo de adoção, incluindo orientação sobre as questões legais e apoio emocional em todas as fases desse processo, desde a decisão até a adaptação pós-adoção. Essas profissionais atuam para humanizar o processo de adoção, ajudando as famílias a lidar com as mudanças emocionais e sociais envolvidas. Podem desempenhar um papel de apoio emocional quando a criança chega à nova família, com entendimento das especificidades do período pós-adoção, sendo um deles a avaliação do estágio de convivência e o puerpério emocional, contribuindo para uma adoção bem-sucedida[2,20].

A existência desses espaços é de extrema importância para auxiliar as famílias a elaborarem suas motivações, lutos e responsabilidades, desmistificar preconceitos e desenvolver ações de apoio social à parentalidade adotiva.[21] Além disso, tais locais promovem ações de integração que estimulam sentimentos de pertencimento da história de vida do filho à história da família.[21] Preparar também a família extensa é indispensável para evitar situações de resistência, preconceito e discriminação, especialmente nos casos de adoções de crianças mais velhas, adoções étnico-raciais, crianças ou adolescentes com doenças crônicas e/ou deficiências[21].

É crucial compreender que o processo de adoção envolve a construção de uma família para a criança ou adolescente de maneira integral. No entanto, essa construção deve ser feita com sensibilidade, paciência e apoio mútuo. A chegada do filho adotivo pode trazer realidades diferentes das expectativas iniciais, tanto para a criança quanto para os pais†.

---

† Artigo Agência Einstein. "Saúde mental e adoção: como apoiar mães na chegada de um novo filho". Disponível em: https://www.agenciaeinstein.com.br/texto/saude-mental-e-adocao-como-apoiar-maes-na-chegada-de-um-novo-filho/

PARENTALIDADE ADOTIVA: CONSTRUINDO NOVOS VÍNCULOS

A construção dos vínculos na adoção é um processo delicado e complexo, que pode ser marcado por encontros e desencontros. O tempo e o ritmo de cada sujeito implicado nesse processo são singulares e é essencial respeitar as necessidades e os limites de todos os envolvidos. O objetivo central da adoção é estabelecer, fortalecer e manter vínculos afetivos familiares duradouros[16].

O termo "vínculo" deriva do latim "vinculum" e se refere à união com características duradouras, laços e conexões. Pesquisas em diversas áreas do desenvolvimento humano enfatizam a importância dos vínculos afetivos na formação das crianças e adolescentes. O afeto desempenha um papel crucial no desenvolvimento humano, e a falta de cuidado, carinho e contato físico, assim como a negligência das necessidades emocionais, pode afetar tanto o desenvolvimento físico quanto o psicológico, com efeitos ao longo da vida[24-26].

Para que as crianças alcancem seu pleno potencial de desenvolvimento, é crucial que suas necessidades básicas, como alimentação, higiene e proteção física, sejam atendidas. No entanto, não devemos subestimar a importância de suprir também as necessidades de conforto e segurança emocional. Isso requer a presença contínua de afeto, cuidado e a disponibilidade de um cuidador atento e responsivo[24,28].

Romantizar a ideia de um encontro mágico entre o adulto e a criança ou adolescente, com expectativas predefinidas, pode aumentar os desafios na vinculação[3,5,18,22,23]. A preparação adequada dos pretendentes à adoção é fundamental para que possam lidar de forma saudável com a realidade do filho adotivo. De acordo com Schettini[29], os primeiros dois anos da adoção podem ser particularmente desafiadores, conhecidos como o período de adaptação.

Entender que o ritmo de vinculação pode variar de criança para criança e que nem sempre coincide com o ritmo do sistema legal é crucial para evitar novos rompimentos e marcas[29,30]. Também é importante reconhecer que as crianças e adolescentes adotivos têm vínculos significativos anteriores que devem ser respeitados, incluindo aqueles com os cuidadores de suas famílias de origem, do acolhimento institucional ou das famílias acolhedoras. A preservação e o respeito por essas relações passadas contribuem para o sucesso das novas vinculações[26,28].

> **FAMÍLIAS ACOLHEDORAS**
>
> O Serviço de Acolhimento em Família Acolhedora (SFA) é uma modalidade de proteção às crianças e adolescentes afastados temporariamente de suas famílias. É uma medida excepcional e temporária, sendo preferencial ao serviço de acolhimento institucional (abrigo e casa-lar). O SFA desempenha um papel crucial na coordenação de esforços com outras políticas públicas do município, com o acompanhamento da criança, da família de origem e da família acolhedora, juntamente com a mobilização da rede de serviços, visando ao planejamento de intervenções conjuntas.
> Fonte: Familiaacolhedora.org.br – https://familiaacolhedora.org.br/formacao/como-funciona-o-servico-de-acolhimento-em-familia-acolhedora/

A qualidade do estabelecimento do novo vínculo afetivo, como apontado por Schettini Filho[26], é um fator determinante para a conexão parental no que diz respeito às relações de convivência. Isso se deve à sensibilidade da criança adotiva ao tema do abandono, pois essa experiência é intrínseca ao processo de transição para a nova família.

Vídeo – Instituto Fazendo História, "Ser Família Acolhedora"

O mesmo princípio se aplica ao respeito e à consideração pela história de vida anterior da criança ou do adolescente, tornando mais fluido o processo de adaptação inicial entre pais e filhos e promovendo a saúde emocional de todos os envolvidos. Além disso, essa abordagem auxilia no cultivo do sentimento de pertencimento da criança ou adolescente à família, contribuindo para uma transição mais suave para a rotina da nova casa[20]‡.

---

‡ Cartilha "Conta pra mim" auxilia as famílias na preservação da história de vida pré-adotiva – Portal ADOTAR TJSP. Disponível em: https://www.tjsp.jus.br/Download/Adotar/Home/Cartilha-ContaPraMim.pdf

Promover a vinculação saudável na adoção envolve práticas que variam ao longo das fases da vida. Na infância, essas práticas incluem cuidados diários com gentileza e respeito, brincadeiras com presença, acolhimento das expressões emocionais e contatos físicos respeitosos. Responder às perguntas sobre adoção e família biológica de forma clara e apropriada para cada fase do desenvolvimento é fundamental[3,20].

Na adolescência e na vida adulta, a vinculação ocorre por meio do respeito e da escuta das narrativas e silêncios. Dar espaço para a identidade e a biografia adotiva do filho é fundamental. É essencial permitir que a criança ou adolescente expresse seus sentimentos e experiências para construir uma vinculação saudável.

Embora ser chamado de pai e mãe seja uma das grandes expectativas dos novos pais após a longa jornada de preparação e espera na adoção, essa transição pode demandar um período significativo. No entanto, é importante reconhecer que os vínculos e a relação de afeto se constroem nas nuances do cotidiano, com especial atenção ao respeito pelo tempo necessário para que a criança se sinta parte da família, da mesma forma que os pais precisam de tempo para se adaptarem a seus novos papéis. Esse processo é especialmente delicado para crianças que enfrentaram perdas, rompimentos e abandonos, e não é o relógio que dita o ritmo, mas sim a dinâmica dos afetos, a segurança emocional e a conexão.

A jornada de preparação e aprendizado das famílias adotivas é essencial para o desenvolvimento e fortalecimento dos vínculos entre pais e filhos adotivos. Participar de cursos, grupos de apoio, leituras e outras atividades acerca do letramento na adoção ajuda os pretendentes e novos pais a compreender as complexidades da adoção e das necessidades dos filhos adotivos ao longo das diferentes etapas do seu desenvolvimento.

Adultos mais preparados e conscientes das especificidades da adoção têm mais chances de se tornarem referências de segurança, afeto, conexão e respeito para o desenvolvimento multidimensional das crianças e adolescentes adotados, abrindo caminho para famílias amorosas e acolhedoras, que é o principal objetivo da adoção.

A construção de uma família por meio da adoção pode ser uma jornada desafiadora, mas, com o apoio adequado, os vínculos familiares podem ser fortalecidos e enriquecidos, proporcionando uma base sólida para o crescimento e o desenvolvimento saudável de todas as crianças e adolescentes adotados.

REFERÊNCIAS

1. Maldonado MT. Psicologia da gravidez: gestando pessoas para uma sociedade melhor. 2ed. São Paulo: Ideias & Letras; 2017.
2. Oliveira MAC. A saúde emocional materna no primeiro ano da parentalidade por adoção [Dissertação de Mestrado em Psicologia]. Dourados: Faculdade de Ciências Humanas, Universidade Federal da Grande Dourados (UFGD-MS); 2023. 156 p.
3. Weber LND. Adote com carinho – Um manual sobre os aspectos essenciais da adoção. Curitiba: Juruá; 2015.
4. Perez CD. Crianças em processo de adoção: repetição de vivências traumáticas e possíveis saídas. In: Peiter C, Ferreira MRP, Ghirardi MLAM. (orgs.). Desamparo, acolhimentos e adoções. Escutas psicanalíticas. São Paulo: Blucher; 2022.
5. Schettini SSM, Amazonas MCLA, Dias CMSB. Famílias adotivas: Identidade e diferença. Psicologia em Estudo. 2006;11(2):285-293.
6. Souza HP. Adoção: exercício de fertilidade afetiva. São Paulo: Paulinas, 2008.
7. Rizzini I, Rizzini, I. A institucionalização de crianças no Brasil: percurso histórico e desafios do presente. São Paulo: Loyola; 2004.
8. Brasil. Lei n. 8.069, de 13 de julho de 1990. Dispõe sobre o Estatuto da Criança e do Adolescente e dá outras providências. Brasília: Diário Oficial da União; 1990.
9. Conselho Nacional de Justiça (CNJ). Painel de acompanhamento Sistema Nacional de Adoção. CNJ, Brasília; 2025.
10. Iaconelli V. Criar filhos no século XXI. São Paulo: Contexto; 2019.
11. Barroso R, Machado C. Definições, dimensões e determinantes da parentalidade. Psychologica. 2011;52:211-230.
12. Fonseca C. Concepções de família e práticas de intervenção: uma contribuição antropológica. Saúde e Sociedade. 2005;14(2):50-9.
13. Haraway D. Donna Haraway explica por que se deve fazer parentescos em vez de bebês. Species. Panfleto de Antropologia especulativa. Entrevista realizada por Marilene Felinto, Cecilia Cavalieri e Juliana Fausto. Disponível em: https://speciesnae.files.wordpress.com/2021/08/panfleto-species--0-donna-haraway-com-marilene-felinto-cecilia-cavalieri-e-juliana-fausto.pdf
14. Petzold M. The psychological definition of "the family". Cusinato M (org.). Research family: resources and needs across the world. Milão: LED; 1996. p. 25-44.
15. Schettini Filho L. As dores da adoção. Curitiba: Juruá; 2017.
16. Souza CRR, Oliveira MAC. "As crianças também adotam": a criança como sujeito de desejo no processo de adoção. In: Silva SRBS, Montes MTA, Novais LS, Silva JG. (org). Seminário do Observatório Nacional da Adoção (2022, Rio de Janeiro). Revista Adoção: a revolução do afeto. 2023;8-19.
17. Gomes IC, Ishara RTASM. Encontros e desencontros na adoção: o paradoxo da ilusão. In: Levinzon GK, Lisondo AD. Adoção: desafios da contemporaneidade. São Paulo: Blutcher; 2018. p. 2018.
18. Schettini Filho L. Compreendendo o filho adotivo. Recife: Bagaço; 1998.
19. Perez CD, Albiero DG, Massari MG, Cunha SA. Grupo de pretendentes à adoção: um dispositivo de construção e ressignificação das parentalidades. In: Peiter C, Ferreira MRP, Ghirardi MLAM (orgs.). Desamparo, acolhimentos e adoções. Escutas psicanalíticas. São Paulo: Blucher; 2022.
20. Oliveira MAC, Casella LLC. Support for families in adoptive parenting: contributions of adoption doulas to the community. Realizção, UFGD – Dourados. 2023;10(19):142-61.
21. Missio L, Missio M. O papel dos grupos de apoio com as famílias constituídas por adoção. In: Pereira VA (org.). Parentalidade adotiva: estudos, diálogos e reflexões. Curitiba: Brazil Publishing; 2021.
22. Levinzon GK. Tornando-se pais: a adoção em todos os seus passos. 2. ed. São Paulo: Blucher; 2020.
23. Calixto J. Colaborando com a família no processo adotivo. Obra dedicada ao período pós-adoção. Curitiba: Juruá; 2021.

24. Abuchaim B, Lerner R, Campos MM, Mello D. 2016. Estudo n. II: Importância dos vínculos familiares na primeira infância. Comitê Científico do Núcleo Ciência Pela Infância. Disponível em: https://www.mds.gov.br/webarquivos/arquivo/crianca_feliz/Treinamento_Multiplicadores_Coordenadores/WP_Vinculos%20Familiares.pdf
25. Gerhardt S. Por que o amor é importante. Como o afeto molda o cérebro. Porto Alegre: Artmed; 2017.
26. Bowlby J. Uma base segura: aplicações clínicas da teoria do apego. Porto Alegre: Artes Médicas; 1989.
27. Pinheiro A, Campelo AA, Valente J. Guia de acolhimento familiar. Chegadas e partidas: trabalhando as transições (Caderno 6). Instituto Fazendo História, São Paulo, 2021.
28. Tinoco V, Franco MH. O luto em instituições de abrigamento de crianças. Estudos de Psicologia, Campinas. 2011;28(4):427-34.
29. Schettini S. Adaptação da criança adotiva. Instituto Geração Amanhã. 2020. Disponível em: https://geracaoamanha.org.br/adaptacao-da-crianca-adotiva/
30. Paiva LD. Adoção: significados e possibilidades. São Paulo: Casa do Psicólogo; 2004.

26
Sexualidade no pós-parto

Liris Wuo
Michelle Cristina Waitman da Fonseca

INTRODUÇÃO

O ciclo gravídico-puerperal, especialmente o período pós-parto, costuma ser uma fase crítica na saúde sexual, por promover transformações importantes na vida da mulher, da parceria e da família. A necessidade de se adaptar às demandas do bebê e ao papel parental pode, por vezes, interferir negativamente na intimidade do casal. Questões relacionadas à imagem corporal, aliadas ao medo de dor durante a relação sexual e ao receio de engravidar novamente, podem potencialmente gerar dificuldades angustiantes e limitadoras na vivência prazerosa da sexualidade feminina[1-3].

A saúde sexual pós-parto muitas vezes é relegada a segundo plano nos cuidados pré-natais e pós-natais, destacando a necessidade de uma abordagem mais abrangente e integral. Neste contexto, torna-se fundamental explorar as complexidades dessa temática à luz das fases do ciclo sexual feminino, reconhecendo que tais fases são suscetíveis à influência de fatores hormonais, emocionais e físicos, podendo acompanhar a mulher da gestação ao pós-parto. Com índices que variam entre 20 e 73% entre as mulheres, as disfunções sexuais assumem uma relevância significativa resultante da interação complexa entre fatores biológicos, psicológicos, sociais e culturais. Esta prevalência não apenas ressalta a magnitude do problema, mas também o eleva à condição de um desafio de saúde pública, demandando uma atenção especializada por parte dos profissionais de saúde[1-3].

As dificuldades no retorno à atividade sexual destacam-se por ser um referencial geralmente situado por volta da 6ª semana pós-parto e muitas vezes impulsionado pelo incentivo do parceiro, sendo experiências comuns para a maioria das puérperas[1,4]. No entanto, é pertinente ressaltar que o diagnóstico precoce das disfunções sexuais femininas nesse período é um tópico subtratado na literatura científica, apesar de sua relevância direta na qualidade de vida e na saúde geral das mulheres. A identificação precoce se torna, portanto, de suma importância para a detecção de conflitos emocionais e relacionais, possibilitando encaminhamentos apropriados[3,5,7].

A dispareunia, dor na relação, podendo ser de penetração ou de profundidade, é identificada como uma das principais disfunções sexuais no puerpério, que não apenas compromete o desejo e a satisfação sexual, mas também afeta a frequência das relações sexuais. Sua possível correlação com variáveis como parto normal, episiotomia, lacerações e amamentação evidencia a complexidade intrínseca desse fenômeno, enfatizando a necessidade premente de uma ampliação nos estudos e uma compreensão mais abrangente[4,7,8].

Uma breve revisão dos estudos publicados recentemente revela uma lacuna na integralidade da assistência às mulheres, em que as orientações da equipe de saúde, especialmente no que diz respeito à sexualidade no pós-parto, muitas vezes se limitam ao período recomendável para o retorno das atividades sexuais. Essa lacuna na abordagem não abarca aspectos inerentes à qualidade dessas atividades e tampouco cria estratégias para lidar com as alterações decorrentes do ciclo gravídico-puerperal[1,9,10].

Diante desse panorama, alguns estudos buscam não apenas compreender a prevalência das disfunções sexuais no período pós-parto, mas também identificar os fatores associados a esse fenômeno. A estimativa desses números e a análise criteriosa desses fatores contribuem significativamente para direcionar ações no processo assistencial, possibilitando uma abordagem mais informada e sensível às necessidades singulares de cada mulher[1,2,4,6]. Além disso, é fundamental destacar o papel essencial desempenhado pela fisioterapia na promoção da saúde sexual no pós-parto. Especialmente na esfera pélvica, em que a fisioterapia intervém não apenas nas lacerações perineais, mas estende sua atuação ao longo de toda a gestação, parto e pós-parto.

As intervenções na fisioterapia pélvica devem ser personalizadas e ter como objetivo o retorno à função perineal, promovendo o reequilíbrio entre as funções de tensão, força, elasticidade e resistência como parâmetros de recuperação da musculatura perineal após o parto. Estes aspectos trabalhados de forma global, associados à percepção corporal, passam a influenciar positivamente o desenvolvimento da sexualidade após o parto.

No trabalho junto às equipes de saúde, a fisioterapia colabora sinergicamente com profissionais de saúde, como obstetras, psicólogos e outros especialistas, promovendo uma abordagem integrativa[17,18,20]. Em última análise, a compreensão aprofundada da interseção entre as fases do ciclo sexual feminino, a gestação, o pós-parto e o papel vital desempenhado pela fisioterapia na promoção da saúde sexual pós-parto constituem as bases para uma abordagem diferenciada e personalizada. Reconhecer as complexidades dessas fases é um passo importante para garantir uma transição suave para a maternidade e uma experiência sexual pós-parto positiva e satisfatória.

O chamado à colaboração multiprofissional, envolvendo fisioterapeutas, obstetras, psicólogos e outros especialistas, destaca-se como uma necessidade premente para abordar as diversas dimensões físicas, emocionais e sociais envolvidas, proporcionando uma base sólida para uma jornada pós-parto com saúde e satisfação.

EXPLORANDO A COMPLEXIDADE DA SAÚDE SEXUAL NO CICLO GRAVÍDICO-PUERPERAL

A constatação da alta prevalência de disfunções sexuais no ciclo gravídico-puerperal, especialmente durante a gestação, reforça a necessidade de reconhecer esse fenômeno como um problema de saúde pública. Apesar de uma melhora percebida no pós-parto, um índice significativo de disfunções persiste, demandando atenção contínua por parte dos profissionais de saúde. O acompanhamento integral à mulher nessa fase, com foco na saúde sexual, emerge como uma prioridade, exigindo dos profissionais conhecimento teórico e prático para enfrentar essa realidade[1,3,4,11].

Resultados de estudos indicam que a maioria das mulheres enfrenta problemas sexuais durante os primeiros meses pós-parto, com uma redução progressiva, mas ainda mantendo níveis significativos. Essa constatação destaca a importância de os profissionais de saúde estarem atentos aos aspectos relacionados à sexualidade das mulheres e casais, fornecendo suporte e informações esclarecedoras sobre as flutuações normais esperadas durante o ciclo gravídico-puerperal[4,6,12,13].

O manejo satisfatório da sexualidade durante a gestação e no pós-parto é uma preocupação não apenas das mulheres, mas também de suas parcerias. Torna-se evidente a necessidade de os profissionais de saúde, como agentes preponderantes na promoção da saúde sexual, oferecerem suporte diante das dificuldades apresentadas. Esclarecimentos acerca das alterações comuns que podem ocorrer nesses períodos, tanto em termos de função quanto de interesse sexual, são essenciais para lidar de forma assertiva com as demandas dos casais[1,3,4,14].

É importante ressaltar que a relutância na comunicação sobre disfunções sexuais, seja por parte das mulheres ou dos profissionais de saúde, é um grande desafio. Um diagnóstico precoce faz a diferença, uma vez que esses problemas não apenas afetam a qualidade de vida, mas também estão intrinsecamente ligados a questões de saúde mais amplas. Estudos indicam que, embora muitos casais enfrentem dificuldades sexuais após o nascimento do primeiro filho, poucos buscam ajuda especializada, destacando a necessidade de uma abordagem proativa por parte dos profissionais de saúde[13,15].

Quanto aos tipos de disfunções sexuais identificadas, a dispareunia surge como a mais prevalente, seguida pelo vaginismo, disfunção do desejo, disfunção orgásmica e disfunção na fase de excitação. Fatores como religião, carga horária de trabalho, tipo de parto e experiências prévias revelaram associações significativas a essas disfunções, sublinhando a complexidade multifacetada desse fenômeno[11,13,15].

A associação entre a religião católica ou evangélica e uma maior prevalência de disfunção sexual levanta questões sobre a influência de ideais culturais e sociais na vivência da sexualidade feminina. A persistência do estigma em torno da mulher/mãe imaculada e submissa nessas religiões pode também contribuir para a inibição do prazer sexual. Da mesma forma, a carga de trabalho excessiva, especialmente além de 8 horas diárias, mostra-se como um fator significativo associado às disfunções sexuais femininas, indicando a necessidade de uma abordagem holística que considere não apenas aspectos físicos, mas também psicossociais[4,5,9,12,13].

O tipo de parto, especialmente o vaginal com sutura, foi identificado como um fator de risco significativo para disfunção sexual pós-parto. Alguns estudos corroboram essa associação, destacando a influência do trauma perineal, episiotomia ou lacerações no desenvolvimento de disfunções sexuais. No entanto, a literatura diverge quanto à indicação do parto cesáreo como uma prática protetora da função sexual feminina, enfatizando a complexidade dessa relação[1,3,4,11].

A falta de conhecimento sobre o próprio corpo, juntamente com as modificações físicas e emocionais da gestação, também contribuem para o desenvolvimento de disfunções sexuais. A dispareunia, em particular, é frequentemente associada a fatores como trauma perineal, ressecamento vaginal, inflamação ou infecção. A compreensão da associação entre a primiparidade e as disfunções sexuais sugere a necessidade de educação sexual mais abrangente, abordando não apenas aspectos biológicos, mas também questões relacionadas à corporalidade, a direitos e deveres das mulheres na sociedade[1,4,7,16].

O vaginismo – segunda causa mais comum de disfunção sexual – apresenta uma associação significativa, quando presente antes da gravidez. Isso destaca a importância de abordar a educação sexual desde o início da vida sexual da mulher, visando a um entendimento mais profundo de seu próprio corpo e suas manifestações. O papel dos profissionais de saúde na promoção dessa educação é fundamental para mitigar o impacto do desconhecimento na saúde sexual feminina[7,15].

A disfunção do desejo, representada pela falta ou diminuição de fantasias sexuais e desejo de atividade sexual, emerge como uma preocupação significativa. Fatores como estresse, cansaço e dor durante a relação sexual são citados como causas frequentes. A atenção a esses fatores, juntamente com a compreensão das alterações na libido ao longo do ciclo gravídico-puerperal, é vital para fornecer suporte adequado aos casais que enfrentam essas dificuldades[1,3,4,6].

A disfunção orgásmica, embora presente em uma porcentagem relativamente menor de mulheres, não deve ser negligenciada. Os resultados divergentes encontrados em diferentes estudos indicam a complexidade dessa disfunção e a necessidade de avaliação individualizada[15,16]. A compreensão de que a função orgástica pode se recuperar ao longo do tempo pós-parto sugere que, para muitas mulheres, trata-se de uma adaptação às novas demandas da maternidade[15,16].

A disfunção na fase de excitação, caracterizada pela deficiência ou ausência de lubrificação, foi identificada em um grupo menor de mulheres. A associação com a dor na relação sexual destaca a influência de fatores emocionais e psicológicos nessa disfunção. A adaptação à maternidade e às novas responsabilidades parece influenciar positivamente a lubrificação ao longo do tempo pós-parto, ressaltando a necessidade de um suporte contínuo durante essa transição[4,17].

Quadro 1 Tipos de disfunções sexuais no ciclo-gravídico puerperal e fatores associados

Tipo de disfunção sexual	Prevalência	Fatores	Intervenções recomendadas
Dispareunia (dor na relação ou intercurso sexual)	Alta	Religião (Católica ou Evangélica), carga de trabalho	Educação sexual e abordagem psicossocial
Vaginismo	Significativa	Presença prévia antes da gravidez	Educação sexual desde o início da vida sexual
Disfunção do desejo	Significativa	Estresse, cansaço, dor durante o sexo	Suporte para o enfrentamento dos fatores estressantes
Disfunção orgásmica	Menor	Adaptação à maternidade	Avaliação individualizada, suporte psicológico
Disfunção na excitação	Menor	Associada com dor, influência de fatores emocionais/psicológicos	Suporte contínuo durante a transição da maternidade

Esse quadro fornece uma visão geral dos tipos de disfunções sexuais, sua prevalência, fatores associados e possíveis intervenções recomendadas.

O PAPEL DA FISIOTERAPIA NAS DISFUNÇÕES SEXUAIS PÓS-PARTO

Como vimos, a vivência das disfunções sexuais pós-parto está intrinsecamente ligada às diversas transformações físicas, hormonais e psicológicas que as mulheres experimentam durante e após a gestação. A complexidade desse período é evidenciada pela variabilidade de fatores que contribuem para essas disfunções, tornando essencial uma abordagem abrangente e personalizada.

As alterações hormonais, notadamente durante a amamentação, desempenham um papel fundamental. As flutuações nos níveis de prolactina, andrógenos e estrógenos podem resultar não apenas em diminuição do interesse sexual, mas também em modificações na lubrificação vaginal, impactando diretamente a experiência sexual e podendo levar à dispareunia.

A via de parto, embora ainda careça de conclusões definitivas, apresenta nuances importantes. Estudos indicam que mulheres submetidas a cesarianas podem experimentar inicialmente menor incidência de dispareunia, mas essa diferença pode se dissipar ao longo do tempo. Por outro lado, o parto vaginal espontâneo, em princípio, não interfere na função sexual, a menos que envolva traumas perineais significativos.

As consequências dessas disfunções vão além do âmbito individual, reverberando nos relacionamentos e na dinâmica familiar. A diminuição da satisfação sexual pode criar desafios emocionais para o casal, levando a sentimento de frustração, desconexão e até mesmo conflitos conjugais. Nesse contexto, é crucial abordar não apenas os sintomas físicos, mas também as repercussões emocionais dessas disfunções.

A fisioterapia, como aliada fundamental nesse cenário, não se restringe apenas à correção dos aspectos físicos. A cinesioterapia e os exercícios perineais, enquanto componentes essenciais, buscam fortalecer não apenas os músculos pélvicos, mas também promover uma reconexão positiva com o próprio corpo. A recuperação pós-parto vai além da cicatrização física, abrangendo a restauração da autoimagem e da confiança na intimidade.

A abordagem integrativa da fisioterapia não apenas considera a inter-relação complexa entre os aspectos físicos, psicológicos e emocionais, mas também se destaca pela inclusão em equipes multidisciplinares. A colaboração entre profissionais de saúde, como obstetras, psicólogos e fisioterapeutas, assegura uma compreensão holística da mulher e permite uma resposta terapêutica mais abrangente.

Além das intervenções práticas, a fisioterapia desempenha um papel fundamental na educação e orientação das mulheres sobre seu corpo e saúde sexual. Capacitar as mulheres a compreenderem as mudanças fisiológicas durante a gestação e pós-parto é essencial para que possam participar ativamente de seu processo de recuperação e bem-estar.

Quadro 2 Técnicas de fisioterapia para otimização da saúde sexual pós-parto

Nº	Técnica	Descrição
1	Cinesioterapia	Terapia por movimento que visa melhorar a função e amplitude de movimento dos músculos na região pélvica. Valiosa após gestação e parto devido a alterações musculares e posturais.
2	Exercícios perineais	Também conhecidos como exercícios do assoalho pélvico, essenciais na intervenção fisioterapêutica. Visam fortalecer os músculos pélvicos, impactados durante gravidez e parto, promovendo a recuperação física e a melhora da função sexual.
3	Recuperação pós-parto	Intervenção focada na recuperação física pós-parto, abordando questões como lacerações perineais, dor pélvica e desconfortos relacionados ao parto. O foco na restauração da função musculoesquelética visa proporcionar recuperação rápida e eficaz.
4	Melhoria da resposta sexual	A fisioterapia trabalha em conjunto com as fases do ciclo sexual feminino, buscando melhorar a resposta sexual. Compreende as mudanças hormonais, físicas e emocionais durante a gestação e pós-parto, adaptando intervenções para promover uma resposta sexual saudável.
5	Inclusão em equipes multidisciplinares	A fisioterapia se integra a equipes multidisciplinares, colaborando com obstetras, psicólogos e outros profissionais de saúde. Essa abordagem colaborativa assegura uma compreensão holística das necessidades da mulher, abordando aspectos físicos e emocionais da saúde sexual.
6	Educação e orientação	Além das intervenções práticas, a fisioterapia desempenha papel crucial na educação e orientação das mulheres sobre seus corpos e saúde sexual. Essa componente educacional é vital para capacitar as mulheres a compreenderem e cuidarem de sua própria saúde sexual, contribuindo para uma transição mais suave para a maternidade.

A abordagem da fisioterapia no contexto das disfunções sexuais pós-parto não se limita a corrigir sintomas; ela visa restaurar a integralidade física e emocional da mulher. Ao reconhecer as causas e consequências dessas disfunções, a fisioterapia se destaca como uma ferramenta valiosa na promoção da saúde sexual, oferecendo cuidados personalizados que transcendem os aspectos físicos, abraçando o bem-estar emocional e a qualidade de vida das mulheres nesse período crucial de suas vidas.

CONSIDERAÇÕES FINAIS

Este capítulo proporcionou uma reflexão sobre a saúde sexual no período pós-parto, destacando a complexidade das disfunções sexuais enfrentadas por muitas mulheres nessa fase da vida. Ao considerar as fases do ciclo sexual feminino e suas interconexões com as mudanças físicas, emocionais e hormonais durante a gestação e pós-parto, pudemos vislumbrar a magnitude das adaptações necessárias para uma experiência sexual satisfatória nesse contexto.

A fisioterapia, especialmente na área pélvica, é ferramenta essencial na promoção da saúde sexual pós-parto. Ao compreender as nuances das disfunções sexuais específicas, os fisioterapeutas podem oferecer intervenções personalizadas que não apenas visam à recuperação física, mas também contribuem para a melhoria da resposta sexual e o conforto durante a atividade sexual.

Os resultados dos estudos revisados identificaram uma série de fatores associados às disfunções sexuais, desde aspectos religiosos e carga de trabalho até o tipo de parto e experiências prévias. Essas descobertas destacam a complexidade multifacetada dessas questões e ressaltam a importância de uma abordagem holística, considerando não apenas os aspectos físicos, mas também os psicossociais envolvidos.

Recomenda-se que futuras pesquisas explorem mais a fundo os fatores culturais e sociais associados às disfunções sexuais, buscando compreender melhor as influências específicas de diferentes religiões e ideologias. Além disso, a investigação da eficácia de intervenções educacionais e terapêuticas pode fornecer *insights* valiosos para aprimorar as práticas clínicas e promover uma abordagem mais preventiva na saúde sexual pós-parto.

Em última análise, este capítulo reforça a necessidade premente de uma assistência multiprofissional e integrada para otimizar os cuidados no pós-parto e na saúde sexual. Ao reconhecer e abordar as necessidades singulares de cada mulher, promovendo uma transição suave para a maternidade e uma experiência sexual positiva no pós-parto positiva, podemos construir as bases para uma jornada pós-parto com saúde, satisfação e bem-estar.

REFERÊNCIAS

1. Vettorazzi J, Marques F, Hentschel H, Ramos JGL, Martins-Costa SH, Badalotti M. Sexuality and the postpartum period: a literature review. Rev HCPA. 2012; 32(4):473-9.
2. Prado DS, Mota VP, Lima TI. Prevalence of sexual dysfunction in two women groups of different socioeconomic status. Rev Bras Ginecol Obstet. 2010;32(3):139-43.
3. Acele EO, Karaçam Z. Sexual problems in women during the first postpartum year and related conditions. J Clin Nurs. 2012;21(7-8):929-37.
4. Leeman LM, Rogers RG. Sex after childbirth: postpartum sexual function. Obstet Gynecol. 2012;119(3):647-55.
5. Klein K, Worda C, Leipold H, Gruber C, Husslein P, Wenzl R. Does the mode of delivery influence sexual function after childbirth? J Womens Health (Larchmt). 2009;18(8):1227-31.
6. Abdool Z, Thakar R, Sultan AH. Postpartum female sexual function. Eur J Obstet Gynecol Reprod Biol. 2009;145(2):133-7.
7. Rogers RG, Borders N, Leeman LM, Albers LL. Does spontaneous genital tract trauma impact postpartum sexual function? J Midwifery Womens Health. 2009;54(2):98-103.
8. Kennedy CM, Turcea AM, Bradley CS. Prevalence of vulvar and vaginal symptoms during pregnancy and the puerperium. Int J of Gynecol Obstet. 2009;105(1):236-9.
9. Pancholy AB, Goldenhar L, Fellner AN, Crisp C, Kleeman S, Pauls R. Resident education and training in female sexuality: results os a national survey. J Sex Med. 2011;8(2):361-6.
10. Shindel AW, Ando KA, Nelson CJ, Breyer BN, Lue TF, Smith JF. Medical student sexuality: how sexual experience and sexuality training impact U.S. and Canadian medical students comfort in dealing with patient's sexuality in clinical pratice. Acad Med. 2010;85(8):1321-30.
11. Ribeiro MC, Nakamura MU, Abdo CHN, Torloni MR, Scanavino MT, et al. [Pregnancy and Gestational Diabetes: a prejudicial combination to female sexual function?] Rev Bras Ginecol Obstet. 2011;33(5):219-24.
12. Belentani LM, Marcon SS, Pelloso SM. Sexuality patterns of mothers with high-risk infants. Acta Paul Enferm. 2011;24(1):107-13.
13. Salim NR, Gualda DM. Sexuality in the puerperium: the experience of a group of women. Rev Esc Enferm USP. 2010;44(4):888-95.
14. Pauls RN, Occhino JA, Dryfhout VL. Effects of pregnancy on female sexual function and body image: a prospective study. J Sex Med. 2008;5:1915-22.
15. Abuchaim ES, Silva IA. Vivenciando a amamentação e a sexualidade na maternidade: "Dividindo-se entre ser mãe e mulher". Ciência Cuidado e Saúde. 2006;5(2):220-8.
16. Connolly A, Thorp J, Pahel L. Effects of pregnancy and childbirth on postpartum sexual function: a longitudinal prospective study. Int Urogynecol J Pelvic Floor Dysfunct. 2005;16(1):263-7.
17. Holanda JBL, Abuchaim EDSV, Coca KP, Abrão ACFV. Disfunção sexual e fatores associados relatados no período pós-parto. ACTA Paul Enferm. 2014;27(6):573-8.
18. Barbosa AMP, Carvalho LR de, Martins AMV de C, Calderon I de MP, Rudge MVC. Efeito da via de parto sobre a força muscular do assoalho pélvico. Rev Bras Ginecol e Obs. 2005;27(11):677-82.
19. de Lima AC, Dotto LMG, Mamede MV. Prevalência de disfunção sexual em primigestas, no Município de Rio Branco, Acre, Brasil. Cad Saúde Pública. 2013;29(8):1544-54.
20. Antonioli R d de S, Simões D. Abordagem fisioterapêutica nas disfunções sexuais femininas. Rev Neurociências. 2001;18(2):267-74.

27
Assistência obstétrica e acompanhamento de lactação no pós-parto em famílias LGBTQIAPN+

Kely Carvalho
Ana Thais Vargas

ASSISTÊNCIA OBSTÉTRICA NO PÓS-PARTO

Passado o primeiro momento do pós-parto imediato, assegurando que não houve hemorragia pós-parto, infecções puerperais, que todos os tecidos estão devidamente cicatrizados, tenha sido a via de parto alta (cesariana) ou baixa (parto normal vaginal), o paciente recebe alta da obstetrícia para então viver o período seguinte com o novo bebê.

O período do puerpério na medicina possui múltiplas definições. Define-se como puerpério o período imediatamente após o parto até o fim da sexta semana após o evento, quando as modificações sofridas pelo corpo durante a gestação já voltaram todas ao estado pré-gravídico[1]. Essa definição versa apenas sobre o corpo da pessoa puérpera, mas esse período é muito mais amplo e complexo. Sabe-se que o puerpério é um evento de mudanças hormonais, corporais e de rearranjos das estruturas familiares com a chegada de um novo membro.

Apesar de ser um período de extrema vulnerabilidade, pode ser subvalorizado na sociedade atual. Não raro as pessoas puérperas se queixam de solidão e isolamento social. Quando associado a condições prévias de saúde mental esse pode ser um momento crítico de ressurgimento ou piora de quadros como depressão e ansiedade. A falta de apoio social interpessoal é considerada um grande fator de risco para depressão pós-parto e para problemas de saúde mental em populações de minorias sexuais[2].

A população LGBTQIAPN+, por sofrer reiteradas violências durante a vida, tem maior risco para desenvolvimento de problemas de saúde mental[3] em comparação com a população geral. Altos índices de depressão, ansiedade, síndrome de estresse pós-traumático, ideação suicida, associados ao uso de entorpecentes e bebidas alcoólicas, colocam esses indivíduos como muito vulneráveis à piora da saúde mental diante das novas e difíceis situações na vida. A iniciativa "Injustice at Every Turn" entrevistou pessoas trans e 41% dos participantes afirmaram já ter tentado suicídio pelo menos uma vez na vida[4].

Pesquisas recentes sugerem que a identificação do risco de depressão perinatal, incluindo diagnósticos prévios de depressão, ansiedade, trauma e uso de substâncias como álcool e drogas deve levantar alertas para intensificar os cuidados preventivos no puerpério. Dados emergentes mostram graves desigualdades na saúde em populações de minorias historicamente marginalizadas pelo sistema de saúde, como os indivíduos LGBTQIAPN+[5]. De acordo com o Colégio Americano de Obstetrícia e Ginecologia (ACOG), identificar gestantes e indivíduos no período do puerpério com depressão é fundamental devido aos efeitos devastadores da depressão perinatal não tratada e de outros transtornos de humor no início da vida dos bebês, seus parentais e famílias[6]. Como profissionais de saúde, é fundamental que saibamos desses agravantes e redobremos a atenção e os cuidados com essas famílias nesse momento delicado e vulnerável.

O cuidado transdisciplinar se faz fundamental para oferecer o melhor cuidado disponível. Médicos obstetras, enfermeiras obstetras, obstetrizes e doulas são os profissionais que estão na linha de frente do cuidado nesse período. O auxílio de médicos psiquiatras e uso de medicações também pode se fazer crucial na melhora do paciente. Muitas medicações são compatíveis com o período pós-parto sem comprometer a amamentação. Uma maneira fácil e baseada em evidências científicas é consultar o site https://www.e-lactancia.org/ para ter acesso às mais atualizadas informações sobre medicamentos e a sua compatibilidade com a amamentação, inclusive propondo substituições seguras no caso de incompatibilidade, tornando assim possível o correto tratamento do parental em questão sem interferir no desejo de amamentar.

ACOMPANHAMENTO DE LACTAÇÃO PARA FAMÍLIAS LGBTQIAPN+

O pós-parto e a chegada de um bebê, período crítico e transformador na vida das famílias, muitas vezes é marcado por diversos desafios no que diz respeito à amamentação. Frequentemente as pessoas enfrentam dificuldades como a dor nos seios, baixa produção de leite, mastite, ingurgitamento mamário e o estabelecimento da pega correta. Além disso, questões emocionais, como a ansiedade e a fadiga pós-parto, podem impactar a experiência de amamentação. A falta de apoio adequado, seja em termos de orientação profissional ou suporte emocional, também é um desafio significativo. Superar esses obstáculos requer um ambiente de apoio empático, informações claras e acessíveis, bem como a disponibilidade de recursos para auxiliar as famílias nesse delicado processo de nutrição e vínculo com seus recém-nascidos.

As famílias LGBTQIAPN+ podem enfrentar, além destas questões, desafios específicos no contexto da amamentação, devido a uma série de fatores. Um dos principais desafios é a falta de representação e informação adaptada às suas experiências nos recursos de saúde. Profissionais de saúde podem não estar suficientemente preparados para lidar com as necessidades específicas de casais que compartilham a lactação, pais transmasculinos que deram à luz, mães transgênero ou outras configurações familiares diversas. O ponto de partida para um acompanhamento eficaz é o estabelecimento de um ambiente acolhedor e inclusivo.

O objetivo do trabalho de uma consultora de amamentação é traçar objetivos específicos para que cada pessoa atinja as suas próprias metas de amamentação. Desse modo, é importante ressaltar o papel exercido pela consultora na promoção, proteção e apoio à amamentação, influenciando diretamente nos índices de aleitamento. Além disso, uma abordagem sem intervenção para assistência à lactação direta, como, por exemplo, ordenha de leite humano e oferta em mamadeira, deve ser considerada, se assim for preferida pela família.

Caso optem pela amamentação, as famílias LGBTQIAPN+ devem receber cuidados padrão adequados para promover a alimentação com leite humano, incluindo contato pele a pele imediatamente após o nascimento, alojamento conjunto, amamentação em livre demanda e acompanhamento adequado[7]. A avaliação da amamentação precisa ser personalizada, cada família LGBTQIAPN+ tem uma história única. O acompanhamento da lactação deve considerar fatores como configuração familiar, experiências de gestação e papel parental[8]. Para fins de maior clareza, vamos separar esse público em pessoas LGBTQIAPN+ que gestam e pessoas LGBTQIAPN+ que não gestam, mas amamentam.

Pessoas LGBTQIAPN+ que gestam e a manutenção da lactação

Pessoas LGBTQIAPN+ que gestam podem produzir leite e amamentar. A gestação e o parto são as formas habituais de se produzir leite humano[9]. Após o parto, o acompanhamento da lactação deve envolver uma anamnese completa, incluindo a pergunta sobre qual o desejo da família em relação à alimentação do bebê, avaliação dos indicadores de risco para a amamentação, tais como doenças metabólicas, hemorragia pós-parto, questões hormonais, uso de bicos artificiais, cirurgias nas mamas ou no abdome (como bariátrica, por exemplo). Os bebês também precisam ser avaliados quanto aos reflexos e funções orais, competências motoras e eficácia na remoção de leite. O manejo da amamentação é parte crucial para que desafios adversos não coloquem a amamentação em risco.

Homens trans e pessoas transmasculinas que passaram por cirurgia de modificação corporal no tórax podem ou não ter a capacidade de lactar. As técnicas cirúrgicas variam amplamente, desde uma mastectomia total bilateral com ressecção do complexo areolomamilar até a utilização de técnicas de redução com preservação da aréola. Se o mamilo for completamente removido e recolocado, a anatomia dos ductos é menos propensa a regenerar e permitir a lactação, ao contrário do que ocorre quando é preservada a rede de ductos[10]. É crucial considerar avaliação da pega adequada, que inclui trabalhar com o contorno areolar, flexibilidade do tórax/mama, posicionamento e dispositivos auxiliares.

Se a pega for desejada e o bebê não conseguir pegar após o manejo, um bico de silicone pode ser considerado[11]. A utilização do bico de silicone não garante uma mamada eficiente e pode comprometer a remoção de leite. Por isso, a avaliação da eficácia e a necessidade de métodos de complementação precisam ser questionados pelos profissionais. O posicionamento dos bebês também pode ser mais elevado no corpo dos pais, já que geralmente não haverá pendulidade no peito e o uso de almofadas de amamentação e travesseiros pode ser útil.

Ainda que a produção de leite seja comprometida pela cirurgia, se os pais decidirem amamentar, devem ser encorajados a fornecer a maior quantidade possível de leite humano e ser informados sobre as indicações da suplementação, os tipos e métodos de suplementação e a necessidade de um acompanhamento rigoroso[11].

Apesar dos esforços na tentativa de instalar a amamentação de transmasculinos com mamoplastia masculinizante prévia, existe o risco de a produção das glândulas não conseguir ser escoada e facilitar o surgimento de mastite. O tratamento da infecção do tecido mamário deve ser feito com antibióticos e a grande maioria das medicações utilizadas nessas situações é compatível com o pós-parto imediato.

A disforia de gênero, que pode ser exacerbada durante a amamentação, destaca a importância de um cuidado sensível e inclusivo nesses casos. A amamentação pode desencadear desconforto emocional em homens trans, e é crucial que os profissionais de saúde estejam atentos a esses desafios, fornecendo apoio psicológico adequado durante todo o processo. É importante que a possibilidade de amamentar seja discutida desde o pré-natal, com possibilidade de mudança de opinião após o nascimento do bebê. Estresse parental tem consequências no neurodesenvolvimento das crianças e qualquer benefício do leite humano deve ser ponderado contra esse risco, especialmente nos casos de disforia de gênero. Por outro lado, não podem desconsiderar que a vivência é única e intransferível e já ouvimos de homens trans que amamentar proporcionou "euforia de gênero", ou seja, afirmam que aquela experiência foi positiva e emocionante, experiência corroborada também em um estudo de 2016[12,13].

Nos casos do não desejo de amamentar, a lactação deve ser inibida com métodos físicos como enfaixamento do tórax com faixas apertadas e compressas de gelo por 20 minutos de 4 em 4 horas nas primeiras 24 a 48 horas. O uso de antagonistas dopaminérgicos como a cabergolina ou de agonistas da dopamina como a bromocriptina pode ser muito eficiente na inibição da prolactina e diminuição e suspensão da produção láctea[14].

Pessoas LGBTQIAPN+ que não gestaram e induziram a lactação

A indução da lactação, descrita no capítulo sobre acompanhamento pré-natal, é uma opção para se produzir leite e amamentar em pessoas que não gestam. Porém, nem sempre produzir leite significa amamentar sem dificuldade. Iniciar e manter a amamentação exclusiva pode ser um desafio significativo. O processo inicial, embora dito natural, pode envolver diversas dificuldades, desde a pega adequada até a regulação da produção de leite. Além disso, questões como dores nos mamilos, mastite e a incerteza sobre a quantidade de leite que o bebê está recebendo podem gerar ansiedade e insegurança.

No caso da amamentação não compartilhada entre os responsáveis, ou seja, quando quem não gestou, induziu a lactação, é a única pessoa encarregada pela lactação, é importante considerar que a produção de leite, na maioria dos casos, não é suficiente. A maioria das pessoas que induzem a lactação não terão como desfecho a amamentação exclusiva[15-17]. Ainda assim, a família deve ser encorajada a fornecer a maior quantidade possível de leite humano e, quando o objetivo do processo não é focado na quantidade de leite produzido, a aceitação da suplementação, quando esta se fizer necessário, é menos estressante[18,19]. Nesse contexto, é essencial contar com a supervisão de uma consultora de lactação e de uma pediatra. Isso se deve ao fato de que a eficácia da alimentação do bebê, o ganho de peso, as eliminações, o crescimento e o perímetro cefálico precisam ser monitorados regularmente, a fim de avaliar se há a necessidade ponderada de complementação com fórmula láctea infantil ou leite ordenhado.

Na vigência da necessidade de complementação, a consultora de lactação deve estar ciente e apta a apresentar as melhores opções de proteção da amamentação. A utilização de bicos artificiais pode comprometer a amamentação e aumentar as chances de desmame precoce[20]. A relactação parece uma boa opção enquanto a produção de leite se estabiliza.

A técnica da relactação é uma abordagem utilizada para estimular a produção de leite em lactantes que enfrentam desafios na amamentação, como baixa produção de leite. Essa técnica envolve a oferta de leite suplementar, geralmente através de um dispositivo de alimentação, enquanto o bebê está sendo amamentado ao seio. Isso pode ser realizado utilizando um recipiente contendo leite humano ordenhado, fórmula infantil ou leite doado, conectado a uma pequena sonda que é posicionada no mamilo de quem amamenta. Essa técnica tem como objetivo fornecer alimento adicional ao bebê durante a amamentação, estimulando simultaneamente a produção de leite. A sua prática regular pode ajudar a fortalecer o vínculo e proteger a lactação enquanto a pessoa trabalha para aumentar sua produção de leite[20].

Para as famílias que realizam a dupla amamentação, é importante discutir expectativas e objetivos. Nem sempre dividir a amamentação vai reduzir a carga de trabalho de quem gestou, isso porque nem sempre será possível dividir de maneira igualitária o fornecimento de leite e alimentação do bebê. A orientação padrão sobre amamentação exclusiva pode precisar ser alterada com base na produção esperada de alguém que não gestou. Outras obrigações, tais como cuidados com a casa, com alimentação da família, também precisam ser discutidas nesse cenário[11]. Nesses casos, ainda podemos encontrar considerações físicas únicas como a falta de estimulação mamária completa, as prioridades pessoais de cada pessoa, as diferenças anatômicas das mamas e a preferência do bebê por algum seio específico[21].

Na vigência da amamentação dupla, um dos principais cuidados é apoiar a produção de leite. Especialmente no caso de compartilhamento da amamentação de um único bebê, precisamos garantir que a produção de leite de ambas seja estimulada e que, especialmente, quem tenha gestado não sofra impacto de baixa produção de leite por falta de estimulação frequente. Ou seja, a estimulação em quem gestou deve ocorrer 8 vezes por dia, ou amamentação em livre demanda e, quem não gestou deve ser orientada a amamentar nos intervalos e manter a estimulação mecânica com bomba tira-leite e as medicações escolhidas pela equipe médica no protocolo de indução até a produção ser estabelecida[11,22,23].

Outro aspecto a ser abordado é a priorização da oferta de colostro por parte de quem gestou. Não existem estudos que confirmem a produção de colostro em indivíduos que passaram pela indução da lactação[24].

Ainda sobre o leite produzido via indução da lactação, encontramos discussões acaloradas sobre a sua composição. Um estudo realizado em 2015 apresentou uma conclusão segundo a qual o leite materno induzido apresentava características tais como proteínas totais, imunoglobulina A secretora, lactoferrina e lisozima comparáveis ou maiores do que o leite maduro das mulheres que gestaram.[25] Casos clínicos descritos na literatura apontam para um crescimento e ganho de peso normal proporcionado pelo leite produzido após a indução da lactação[18,26].

Em relação às mulheres trans e às pessoas transfemininas há um discurso transfóbico e radical de que elas não deveriam amamentar, visto que não há comprovação dos benefícios do leite produzido. Um estudo publicado em 2018[27] descreveu a experiência de uma mulher transgênero que se submeteu com sucesso à indução da lactação para amamentar seu bebê, gestado pelo companheiro. A paciente amamentou, exclusivamente, por 6 semanas e durante esse período era avaliada pelo pediatra que relatou crescimento e desenvolvimento dentro do esperado. Em 2023[28], um relato de caso descrito na literatura analisou a composição do leite humano induzido por uma mulher trans. Nutricionalmente, o leite da participante apresentou-se bastante robusto, com valores mais elevados para todos os macronutrientes e calorias médias acima de 20 kcals por 30 mL. Apesar disso, o estudo aponta para uma baixa produção de leite, com necessidade de suplementação.

Outro discurso censurador, particularmente entre profissionais da saúde, é a associação de pessoas que não gestaram e amamentam à prática de amamentação cruzada. A amamentação cruzada é definida como a prática de mães que amamentam os filhos de outras mães com dificuldades na lactação, podendo expor o bebê a riscos de transmissão de doenças infectocontagiosas e tal abordagem é formalmente desaconselhada pelo Ministério da Saúde e pela Organização Mundial da Saúde (OMS). No entanto, no contexto de dupla maternidade, ou quando os responsáveis legais pelo bebê optam por amamentar, essa prática não deve ser categorizada como amamentação cruzada; afinal de contas, são os pais ou as mães daquele bebê. Essa mesma associação não é feita quando se trata de famílias cisgêneras que adotam um bebê e têm o desejo de amamentar, marcando de forma muito clara o teor discriminatório da associação. Além disso, é de extrema importância que os profissionais que acompanham essas pessoas considerem a realização de testes para infecções transmissíveis em indivíduos não gestantes, procedimento rotineiramente solicitado por gestantes para o manejo da gravidez e lactação como o ELISA para a detecção do HIV.

CONSIDERAÇÕES FINAIS

O acompanhamento pós-parto de pessoas LGBTQIAPN+ desempenha um papel crucial na promoção do bem-estar físico e emocional, garantindo um ambiente inclusivo e de suporte. É essencial que os profissionais de saúde reconheçam e respeitem as diversas identidades de gênero e orientações sexuais, adaptando os cuidados pós-parto para atender às necessidades específicas de cada pessoa. Isso inclui o acesso a cuidados de saúde mental sensíveis às questões LGBTQIAPN+, apoio na construção de vínculos familiares e suporte à amamentação, quando aplicável. Uma equipe transdisciplinar pode ser decisiva no sucesso do suporte no período puerperal, podendo incluir médico psiquiatra e inclusive a introdução de medicação compatível com a amamentação, se necessário. O acompanhamento pós-parto deve ser livre de julgamentos e preconceitos, promovendo um ambiente seguro para que as pessoas compartilhem suas experiências e busquem orientações sobre a parentalidade de maneira aberta e inclusiva.

A privacidade e a discrição podem ser uma preocupação. Os profissionais de saúde e consultores de lactação devem estar cientes de que alguns pacientes transgênero podem ter disforia corporal, cicatrizes cirúrgicas ou experiências de trauma, abuso e violência. A privacidade durante o exame, a amamentação e assistência à lactação pode ser muito importante para a família e deve ser respeitada.

É importante que se reconheça que a amamentação não é a única maneira de se vincular ao bebê, mas que essa pode ser a maneira escolhida daquela pessoa para se relacionar com o filho. Em relação à lactação, os profissionais devem estar cientes de que pessoas LGBTQIAPN+ que gestam podem amamentar, mas que a disforia de gênero, especialmente em pessoas transmasculinas, pode impactar a decisão de manter o aleitamento.

O processo de lactação é dinâmico e individual mesmo quando duas pessoas amamentam o mesmo bebê. A experiência nunca é a mesma, e ouvir todos os atores é importante para a tomada de decisão. Estabelecer um plano de acompanhamento contínuo, incluindo visitas regulares, é crucial para ajustar as estratégias conforme as necessidades da família evoluem. Ao integrar cuidados específicos, como lactação induzida e dupla amamentação, profissionais de saúde podem desempenhar um papel crucial no apoio a essas famílias, proporcionando uma experiência de lactação empoderadora e inclusiva.

REFERÊNCIAS

1. World Health Organization. WHO recommendations on maternal and newborn care for a positive postnatal experience. Geneva: World Health Organization; 2022.
2. Huller Harari L, Blasbalg U, Arnon S, Ben-Sheetrit J, Toren P. Risk factors for postpartum depression among sexual minority and heterosexual parents. Australas Psychiatry. 2022;30(6):718-21.
3. Medeiros LL, Facundes VLD. Sexualidade, identidade de gênero e as interferências na saúde mental. Research, Society and Development. 2022;11(6):1-9.
4. Grant JM, Mottet LA, Tanis J, et al. Injustice at every turn: a report of the National Transgender Discrimination Survey. National Center for Transgender Equality and National Gay and Lesbian Task Force; Washington; 2011.
5. Gopalan P, Spada ML, Shenai N, Brockman I, Keil M, Livingston S, et al. Postpartum depression-identifying risk and access to intervention. Curr Psychiatry Rep. 2022;24(12):889-96.
6. Simas T, Byatt N. The American College of Obstetricians and Gynecologists Webinar. Addressing perinatal mood and anxiety disorders: strategies for women's health care providers. MCPAP for Moms. 2019.

7. Holmes A, McLeod AY, Bunik M. ABM clinical protocol #5: Peripartum breastfeeding management for the healthy mother and infant at term, revision 2013. Breastfeed Med. 2013;8:469-73.
8. World Health Organization. Infant and young child feeding: model chapter for textbooks for medical students and allied health professionals. 2018.
9. Gartner LM, Morton J, Lawrence RA, Naylor AJ, O'Hare D, Schanler RJ, et al. Breastfeeding and the use of human milk. Pediatrics. 2005;115(2):496-506.
10. Kraut RY, Brown E, Korownyk C, et al. The impact of breast reduction surgery on breastfeeding: systematic review of observational studies. PLoS One. 2017;12:e0186591.
11. Academy of Breastfeeding Medicine. ABM clinical protocol #33: Lactation care for lesbian, gay, bisexual, transgender, queer, questioning, plus patients. Breastfeeding Med. 2020;15(5).
12. García-Acosta JM, San Juan-Valdivia RM, Fernández-Martínez AD, Lorenzo-Rocha ND, Castro-Peraza ME. Trans* pregnancy and lactation: a literature review from a nursing perspective. Int J Environ Res Public Health. 2019;17(1):44.
13. Macdonald T, Noel-Weiss J, West D, Walks M, Biener M, Kibbe A, et al. Transmasculine individuals' experiences with lactation, chestfeeding, and gender identity: a qualitative study. BMC Pregnancy Childbirth. 2016;16:106.
14. Brown LP. Postpartum care of the breastfeeding mother. In: Core curriculum for lactation consultant practice. Jones & Bartlett Learning; 2017. p. 479-492.
15. Newman J, Pitman T. Dr. Jack Newman's guide to breastfeeding. HarperCollins; 2014.
16. Chetwynd EM, Facelli V. Lactation support for LGBTQ+ families. J Hum Lact. 2019;35(2):244-7.
17. Wilson E, Perrin MT, Fogleman A, Chetwynd E. The intricacies of induced lactation for same-sex mothers of an adopted child. J Hum Lact. 2015;31(1):64-7.
18. Szucs KA, Axline SE, Rosenman MB. Induced lactation and exclusive breast milk feeding of adopted premature twins. J Hum Lact. 2010;26(3):309-13.
19. Lactation Education Accreditation and Approval Review Committee (LEAARC); Spencer B, Campbell SH, Chamberlain K. Curriculum for interdisciplinary lactation care, 2nd ed. Jones & Bartlett Learning; 2022.
20. Victora CG, Bahl R, Barros AJ, França GV, Horton S, Krasevec J, et al. Breastfeeding in the 21st century: epidemiology, mechanisms, and lifelong effect. Lancet. 2016;387(10017):475-90.
21. Wilson E, Perrin MT, Fogleman A, Chetwynd E. The intricacies of induced lactation for same-sex mothers of an adopted child. J Hum Lact. 2015;31(1):64-7.
22. Goldfarb L, Newman J. The Newman Goldfarb protocols for induced lactation. Disponível em: www.asklenore.info.
23. Brodribb W. ABM Clinical Protocol #9: Use of galactogogues in initiating or augmenting maternal milk production, second revision 2018. Breastfeed Med. 2018;13:307-14.
24. Sriraman NK. The nuts and bolts of breastfeeding: anatomy and physiology of lactation. Curr Probl Pediatr Adolesc Health Care. 2017;47(12):305-10.
25. Perrin MT, Wilson E, Chetwynd E, Fogleman A. A pilot study on the protein composition of induced nonpuerperal human milk. J Hum Lact. 2015;31(1):166-71.
26. Flores-Antón B, García-Lara NR, Pallás-Alonso CR. An adoptive mother who became a human milk donor. J Hum Lact. 2017;33(2):419-21.
27. Reisman T, Goldstein Z. Case report: induced lactation in a transgender woman. Transgend Health. 2018;3(1):24-6.
28. Weimer AK. Lactation induction in a transgender woman: macronutrient analysis and patient perspectives. J Hum Lact. 2023;39(3):488-94.

SEÇÃO V

Fisiologia

28
Psicofarmacologia no período gravídico-puerperal

Amaury Cantilino

INTRODUÇÃO

A arte da medicina é exemplificada pelo equilíbrio entre os riscos de transtornos psiquiátricos não tratados durante o período perinatal e os riscos de resultados adversos associados à exposição a fármacos. Existe uma importante preocupação na prescrição de medicamentos durante a gravidez e a lactação: a possibilidade de que o tratamento psicofarmacológico possa prevenir resultados adversos é menos comumente considerada do que a possibilidade de dano fetal. Isto levou, pelo menos no passado, à falta de prescrição de medicamentos a pacientes que deles necessitavam e/ou em risco de suicídio ou automutilação ou à descontinuação imediata de psicofármacos para mulheres já em tratamento, com potenciais resultados adversos[1].

Vídeo 1 – voucher **smperinatal**

Muitos estudos descobriram que os transtornos mentais podem afetar a busca da mãe por cuidados pré-natais e levar a comportamentos pouco saudáveis. Além disso, essas mulheres apresentam baixa qualidade de vida e são mais propensas a fumar ou usar álcool ou outras substâncias, o que pode piorar o resultado da gravidez e do pós-parto. Por estas razões, o aconselhamento pré-concepcional das pacientes e dos prestadores de cuidados de saúde pode reduzir os riscos maternos e neonatais, aumentando a adesão ao tratamento psicofarmacológico. Uma vez que as considerações éticas excluem ensaios prospectivos, randomizados e controlados que possam representar um risco para o feto ou o recém-nascido, os médicos devem se guiar pelos dados de estudos observacionais para tomar decisões de tratamento nesta área[1].

ANTIDEPRESSIVOS NA GRAVIDEZ

Alguns estudos levantaram preocupações quanto a uma possível associação entre inibidores seletivos da recaptura de serotonina (ISRS) específicos, principalmente a paroxetina, e malformações cardíacas. No entanto, outras pesquisas, incluindo grandes bancos de dados administrativos, não observaram tais associações, mesmo com a paroxetina. A exposição perinatal aos ISRS não aumenta o risco de malformações graves ou diabetes gestacional após o controle da variável "gravidade da doença materna subjacente". Os ISRS estão associados a um pequeno aumento no risco de pré-eclâmpsia, hemorragia pós-parto, parto prematuro, hipertensão pulmonar persistente do recém-nascido e internações em unidades de terapia intensiva neonatal, embora o risco absoluto desses resultados seja baixo[2].

A literatura existente sobre a venlafaxina e a duloxetina refere que são relativamente seguras durante a gravidez, em particular no que diz respeito a malformações graves.[1] Um documento de posição da Sociedade Canadense de Pediatria em 2021 conclui que as mulheres que utilizam um ISRS ou um inibidor seletivo da recaptura de serotonina e noradrenalina (IRSN) durante a gravidez devem ser informadas de que o risco global de malformações congênitas ou hipertensão pulmonar persistente é baixo[3].

Quanto aos antidepressivos tricíclicos (ATC), embora sejam muito mais antigos que os ISRSs, há menor experiência sobre o potencial de teratogenicidade. O risco de malformações congênitas maiores parece não ser significativo em estudos epidemiológicos. No entanto, foi identificado um risco ligeiramente elevado de defeitos cardíacos a partir da análise de bases de dados de saúde suecas, que incluem cerca de 1.600 mulheres grávidas às quais foi prescrito ATC no primeiro trimestre; em outro estudo de coorte baseado em registro, o risco não foi significativo[1].

Embora a maioria dos dados sugiram que não há risco aumentado de distúrbios do neurodesenvolvimento na prole, evidências mistas indicam risco aumentado de resultados cognitivos adversos e distúrbios afetivos. Estudos recentes sugerem baixo risco absoluto de resultados negativos clinicamente relevantes com a exposição perinatal aos antidepressivos quando comparados à depressão perinatal não tratada[2].

ANTIPSICÓTICOS NA GRAVIDEZ

Uma revisão avaliou uma metanálise de dados de seis estudos observacionais que descobriu que a exposição a medicamentos antipsicóticos durante a gravidez não estava associada a um risco significativamente aumentado de malformações congênitas maiores (MCM); esse achado também foi verdadeiro para a exposição no início da gravidez. Relatou também um grande estudo de coorte retrospectivo de base populacional realizado na Finlândia, que observou que a exposição gestacional a antipsicóticos de segunda geração no primeiro trimestre não estava associada a um risco significativamente aumentado de MCM em relação à ausência de exposição ou à exposição a antipsicóticos de primeira geração; no entanto, em análises exploratórias, a olanzapina foi associada a um risco aumentado em relação a gestações não expostas e, especificamente, a malformações musculoesqueléticas[4].

A mesma revisão citou que dados prospectivos de um registro de gravidez nos Estados Unidos também não encontraram aumento no risco associado à exposição gestacional a antipsicóticos de segunda geração no primeiro trimestre em uma coorte de mulheres com transtornos psiquiátricos. Em estudos menores que utilizaram dados do mesmo registro, nem a quetiapina nem o aripiprazol foram associados ao aumento do risco de MCM após o uso no primeiro trimestre. O autor refere que é possível que, onde o risco foi identificado (no caso da olanzapina), como em análises não ajustadas ou exploratórias, as descobertas significativas possam ser falsos-positivos decorrentes de testes de múltiplas hipóteses ou descobertas motivadas por confusão residual[4].

A exposição gestacional a antipsicóticos foi associada a um risco pequeno, mas significativamente aumentado, de parto prematuro; não houve aumento significativo no risco de bebê pequeno para a idade gestacional, transtorno de déficit de atenção e hiperatividade (TDAH) ou transtorno do espectro autista (TEA). Quando foram comparadas gestações com exposição gestacional *versus* (apenas) pré-gestacional a antipsicóticos, e quando foram comparados irmãos expostos *versus* não expostos, a exposição gestacional a antipsicóticos não foi associada a um risco significativamente aumentado de qualquer um desses resultados adversos. As gestações apenas com exposição pré-gestacional foram associadas a todos os resultados adversos (exceto TEA) relativos às gestações em mulheres sem exposição a antipsicóticos em qualquer momento. Em gestações não expostas a antipsicóticos, as mães com transtornos psiquiátricos tinham maior probabilidade de ter filhos com TDAH ou TEA em relação às mães sem transtornos psiquiátricos[5].

Os resultados dos estudos parecem tranquilizadores. Assim, na maioria dos casos de mulheres com transtorno mental grave que requer antipsicótico, é provável que a relação risco-benefício favoreça a continuação desses medicamentos durante a gravidez[5].

BENZODIAZEPÍNICOS NA GRAVIDEZ

Enquanto metanálises e estudos de registro descobriram que a exposição no primeiro trimestre a benzodiazepínicos e/ou hipnóticos-z não estava associada ao aumento do risco de malformações congênitas, um estudo observacional com 10 vezes mais gestações expostas do que em todos os estudos anteriores combinados descobriu que a exposição aos benzodiazepínicos no primeiro trimestre foi associada a um risco bem pequeno, mas estatisticamente significativo, de malformações gerais, bem como, especificamente, de malformações cardíacas. Neste estudo, análises que examinaram o papel potencial do confundimento por indicação sugeriram que os resultados adversos podem não ter sido devidos ao confundimento[6].

Uma pequena proporção de mulheres com ansiedade, insônia e outras condições pode necessitar de benzodiazepínicos ou hipnóticos-z de forma intermitente ou diária em algum momento durante a gravidez. As metanálises revelaram que a exposição a estas medicações está associada a um risco aumentado de aborto espontâneo, aborto induzido, parto prematuro, baixo peso ao nascer, bebê pequeno para a idade gestacional, baixos índices de Apgar aos 5 minutos e admissão na unidade de cuidados intensivos neonatais[6].

Pesquisadores influentes consideram que, no contexto atual, a exposição aos benzodiazepínicos durante a gravidez pode ser um marcador de resultados gestacionais adversos e não necessariamente a causa. Nesse caso, consideram que pode não ser razoável negar o tratamento com um benzodiazepínico ou um medicamento hipnótico quando indicado, e especialmente quando recomendado para uso apenas ocasional. Uma possível exceção aqui pode ser a prescrição diária de benzodiazepínicos próximo ao termo; isso pode causar risco de internação na unidade de terapia intensiva neonatal, possivelmente relacionada à abstinência de benzodiazepínicos no neonato[6].

Todas as decisões de tratamento precisam ser adaptadas ao contexto e compartilhadas entre profissionais de saúde, pacientes e seus cuidadores.

ANTIEPILÉPTICOS NA GRAVIDEZ

Uma revisão da Cochrane mostrou que os risco de MCM para filhos de mulheres sem epilepsia variou de 2,1% em estudos de coorte a 3,3% em estudos de registros de saúde[7]. Os dados mais relevantes estão na Tabela 1.

Tabela 1 Riscos de teratogênese na monoterapia com alguns antiepilépticos

Antiepiléptico	Risco de MCM em estudos de coorte	Risco de MCM em estudos de registros de saúde	Risco relativo em comparação a filhos de mulheres sem epilepsia	Risco relativo em relação a filhos de mulheres com epilepsia não tratada
Ácido valproico/valproato	9,8%	9,7%	5,53 (3,29, 9,29)	2,77 (2,03, 3.79)
Carbamazepina	4,7%	4,0%	2,30 (1,47, 3,59)	1,44 (1,05, 1.96)
Oxcarbazepina	2,8%	4,8%	2,20 (0,67, 7,27)	1,40 (0,68, 2,91)
Topiramato	3,9%	4,1%	4,07 (1,64, 10,14)	1,37 (0,57, 3,27)
Lamotrigina	2,7%	3,5%	1,99 (1,16, 3,39)	1,04 (0,66, 1,63)

Fonte: Bromley et al., 2023[7].

Desde relatos de casos até estudos de bases de dados populacionais, há evidências claras de que o valproato está associado a um risco aumentado de uma ampla gama de dificuldades de desenvolvimento neurológico. Na infância, a obtenção de habilidades de desenvolvimento precoce pode ser atrasada. Nas populações em idade pré-escolar e escolar, as habilidades cognitivas, como QI, linguagem, atenção e funcionamento da memória, são mais fracas, as taxas de deficiência intelectual ou de aprendizagem aumentam e a necessidade de apoio educacional especializado é maior. Dificuldades sociais também são comumente relatadas e, juntamente com as dificuldades de linguagem, deixam as crianças em maior risco de diagnóstico de TEA[8].

O impacto do valproato no cérebro em desenvolvimento está relacionado com a dose de exposição, com aumento no risco ocorrendo com uma dose diária tão baixa quanto 800 mg/dia. Após ajuste para outras variáveis influentes, a redução de QI associada foi de 9,7 pontos para doses de valproato superiores a 800 mg/dia, enquanto em doses abaixo de 800 mg/dia a redução associada foi de 5,0 pontos de QI. Por causa disso, inúmeros autores consideram que o seu uso deve ser contraindicado em grávidas[8].

LÍTIO NA GRAVIDEZ

Em uma coorte que incluiu 854.017 mulheres, 434 (0,05%) usaram lítio durante a gravidez. Entre os desfechos primários pré-especificados, o uso de lítio durante a gravidez foi associado a um risco aumentado de parto prematuro espontâneo (8,7% *vs.* 3,0%) e a nascimento de um bebê grande para a idade gestacional (9,0% *vs.* 3,5%), mas não a pré-eclâmpsia nem a nascimento de um bebê pequeno para a idade gestacional. Entre os desfechos secundários, o uso de lítio foi associado a um risco aumentado de malformações cardíacas (2,1% *vs.* 0,8%).

Em uma análise restrita a mulheres grávidas com doença psiquiátrica diagnosticada (n = 9.552), permaneceram associações entre lítio e parto prematuro espontâneo, nascimento de um bebê grande para a idade gestacional e malformações cardiovasculares; e também foi encontrada uma associação positiva com hipoglicemia neonatal. Estas associações também foram evidentes numa análise posterior comparando mulheres que continuaram o tratamento com lítio durante a gravidez com aquelas que o interromperam antes da gravidez[9].

PSICOESTIMULANTES NA GRAVIDEZ

Um estudo observou que a prescrição de medicamentos para TDAH na gravidez vem crescendo ao longo dos anos. Durante o período do estudo, foi de 0,05% em 2008 para 0,27% em 2013, com a maioria (473/569) das exposições sendo ao metilfenidato. Houve 5,1% de malformações gerais e 2,1% de malformações cardíacas entre os expostos, em comparação com 4,6% e 1,0%, respectivamente, entre os não expostos. Para o metilfenidato, as razões de prevalência ajustadas foram 1,04 (intervalo de confiança [IC] de 95%, 0,70-1,55) para malformações gerais e 1,65 (IC 95%, 0,89-3,05) para quaisquer malformações cardíacas (número necessário para causar dano [NNH] = 92), com defeitos de septo em 10 dos 12 casos. O risco relativo para comunicação interventricular foi de 2,74 (IC 95%, 1,03-7,28) e para malformações cardíacas graves, 2,59 (IC 95%, 0,98-6,90)[10].

Uma coorte avaliou 898 crianças que foram expostas a medicamentos para TDAH durante a gravidez, em comparação com 1.270 crianças cujas mães interromperam essas medicações antes da gravidez. Após ajuste para características demográficas e psiquiátricas da mãe, não foi encontrado risco aumentado de quaisquer distúrbios de desenvolvimento da prole combinados ou para subcategorias separadas. Da mesma forma, nenhum risco aumentado foi encontrado para quaisquer subcategorias de resultados nas análises de controle negativo ou controladas por irmãos.[11]

PSICOFÁRMACOS NA LACTAÇÃO

Recentemente, um artigo apresentou um novo sistema de pontuação de segurança para o uso de psicofármacos durante a lactação. O sistema é baseado em 6 itens, incluindo amostra total relatada, *relative infant dose* (RID) máxima relatada, tamanho da amostra relatado para RID, níveis plasmáticos de medicamentos nos bebês, prevalência de qualquer evento adverso observado e efeitos adversos graves relatados[12].

"Amostra total relatada" define o número de bebês expostos relatado na literatura e é talvez o parâmetro de segurança mais importante. Em geral, são escolhidos psicofármacos com evidência disponível em mulheres lactantes, e a falta de dados de segurança restringe fortemente qualquer preferência de uso do medicamento. Por esse motivo, foi atribuído a este item do sistema de pontuação o maior peso. A principal limitação do item "amostra total relatada" é que os relatórios disponíveis incluem principalmente relatos de casos, séries de casos ou estudos com amostra pequena. Além disso, não há consenso na literatura sobre o que pode ser considerado o número satisfatório de bebês amamentados relatados para dados de segurança relativamente adequados. Embora alguns autores tenham proposto que o limite teórico para o número de bebês amamentados seja 50, segundo outros, maior que 20 é considerado um número relativamente grande de bebês. Entretanto, a primeira opinião parece ser favorável à observação clínica de bebês em relação aos efeitos colaterais dos medicamentos[12].

"*Relative infant dose* (RID) máxima relatada" define o valor RID máximo relatado na literatura. O valor RID representa a dose infantil ajustada ao peso em relação à dose materna ajustada ao peso. Esta fórmula padroniza a dose de acordo com o peso da mãe e do bebê e sugere a quantidade de medicamento a que o bebê está exposto com base no peso normalizado. Se o RID for < 10%, como é o caso de cerca de 90% dos medicamentos, a exposição infantil ao remédio e os efeitos farmacológicos nos bebês são considerados aceitáveis e provavelmente seguros. A exposição infantil é considerada mínima quando o RID é < 2%, e pequena quando o RID é de 2% a 5%. Um valor de RID igual ou maior que 25% implica que o medicamento pode ter um efeito terapêutico inaceitável no bebê[12,13].

"Tamanho da amostra relatado para RID" define o número de bebês expostos para os quais os valores de RID foram relatados na literatura. O valor RID para muitos medicamentos foi relatado apenas em alguns casos. Para valores RID relativamente consistentes, são necessários mais casos; no entanto, o tamanho ideal da amostra para este objetivo não é claro[12].

O "nível plasmático do medicamento no bebê" é outro parâmetro de segurança digno de nota, embora existam dados limitados sobre a relação entre os níveis plasmáticos e os efeitos adversos no bebê. É geralmente aceito que a prevalência de efeitos adversos é muito baixa se os bebês expostos apresentarem níveis plasmáticos do medicamento abaixo dos limites de detecção. Os limites mensuráveis relatados na literatura para psicofármacos estão principalmente entre 1 e 5 ng/mL[14].

"A prevalência de qualquer efeito adverso relatado" e "efeitos adversos graves relatados" em bebês são fatores muito importantes que afetam a preferência por medicamentos durante a lactação. Os efeitos adversos graves representam reações secundárias ao medicamento que requerem hospitalização ou tratamento específico do lactente. Uma correlação direta entre parâmetros de segurança relacionados ao laboratório, como RID, níveis plasmáticos de medicamentos em bebês e observação de efeitos adversos em bebês, pode não ser verdadeira para todos os medicamentos.

Às vezes, nenhum ou raro efeito adverso é relatado na literatura para um medicamento com valor RID relativamente alto ou parâmetros de níveis plasmáticos de medicamentos nos bebês. Portanto, foi atribuído um peso considerável a estes itens e à "amostra total reportada" neste sistema de pontuação. Sabe-se que a maioria dos medicamentos psicotrópicos está associada a efeitos colaterais em cerca de 15% dos adultos. A pontuação no item "Prevalência de eventos adversos relatados" é baseada nesta proporção. No entanto, estimar a taxa de prevalência de efeitos adversos em uma amostra total de < 10 bebês é muito difícil. Portanto, se o total de dados relatados na amostra sobre efeitos adversos for < 10, neste sistema, é considerado como dados limitados. Além disso, o item "efeitos adversos graves notificados" representa efeitos adversos graves notificados em pelo menos 1 criança[12].

A pontuação total varia de 0 a 10. Pontuações mais altas representam um perfil de segurança mais elevado.

De acordo com este sistema de pontuação, a sertralina e a paroxetina, respectivamente, obtiveram as pontuações mais altas, representando "perfil de segurança muito bom". Citalopram, olanzapina e midazolam foram classificados como "bom perfil de segurança". Entre os medicamentos avaliados neste artigo, trifluoperazina, aripiprazol, amisulprida, clozapina, doxepina, zaleplon e zolpidem não são recomendados devido aos escores de segurança ≤ 3[12].

Veja os fármacos com melhor pontuação em cada grupo na Tabela 2.

Tabela 2

Grupo farmacológico	Psicofármacos com melhor pontuação
Antipsicóticos	Olanzapina (7,5); clorpromazina (6,0); quetiapina (5,5)
Antidepressivos	Sertralina (9,5); paroxetina (9,0); citalopram (8,0)
Estabilizadores do humor	Valproato (6,5); carbamazepina (5,5); lamotrigina (5,5)
Benzodiazepínicos e drogas-Z	Midazolam (7,5); lorazepam (6,0); zopiclone (6,0)

Fonte: Uguz, 2021[12].

REFERÊNCIAS

1. Eleftheriou G, Zandonella Callegher R, Butera R, De Santis M, Cavaliere AF, et al. consensus panel recommendations for the pharmacological management of pregnant women with depressive disorders. Int J Environ Res Public Health. 2023;20(16):6565.
2. Lebin LG, Novick AM. selective serotonin reuptake inhibitors (SSRIs) in pregnancy: an updated review on risks to mother, fetus, and child. Curr Psychiatry Rep. 2022;24(11):687-95.
3. Hendson L, Shah V, Trkulja S. Selective serotonin reuptake inhibitors or serotonin–norepinephrine reuptake inhibitors in pregnancy: infant and childhood outcomes. Paediatr. Child. Health. 2021;26:321-2.
4. Andrade C. Major congenital malformations associated with exposure to second-generation antipsychotic drugs during pregnancy. J Clin Psychiatry. 2021;82(5):21f14252.
5. Andrade C. Gestational and neurodevelopmental outcomes associated with antipsychotic drug exposure during pregnancy. J Clin Psychiatry. 2021;82(5):21f14265.
6. Andrade C. Gestational exposure to benzodiazepines and Z-hypnotics and the risk of major congenital malformations, ectopic pregnancy, and other adverse pregnancy outcomes. J Clin Psychiatry. 2023;84(2):23f14874.
7. Bromley R, Adab N, Bluett-Duncan M, Clayton-Smith J, Christensen J, et al. Monotherapy treatment of epilepsy in pregnancy: congenital malformation outcomes in the child. Cochrane Database Syst Rev. 2023;8(8):CD010224.
8. Bromley RL, Bluett-Duncan M. neurodevelopment following exposure to antiseizure medications in utero: a review. Curr Neuropharmacol. 2021;19(11):1825-34.
9. Hastie R, Tong S, Hiscock R, Lindquist A, Lindström L, Wikström AK, et al. Maternal lithium use and the risk of adverse pregnancy and neonatal outcomes: a Swedish population-based cohort study. BMC Med. 2021;19(1):291.
10. Kolding L, Ehrenstein V, Pedersen L, Sandager P, Petersen OB, Uldbjerg N, et al. Associations between ADHD medication use in pregnancy and severe malformations based on prenatal and postnatal diagnoses: a danish registry-based study. J Clin Psychiatry. 2021;82(1):20m13458.
11. Bang Madsen K, Robakis TK, Liu X, Momen N, Larsson H, et al. In utero exposure to ADHD medication and long-term offspring outcomes. Mol Psychiatry. 2023;28(4):1739-1746.
12. Uguz F. A new safety scoring system for the use of psychotropic drugs during lactation. Am J Ther. 2021;28(1):e118-e126.
13. Newton ER, Hale TW. Drugs in breast milk. Clin Obstet Gynecol. 2015;58:868-884.
14. Uguz F. Breastfeeding and psychotropic medications. In: Uguz F, ed. Psychotropic drugs and medical conditions. New York: Nova Science; 2017:209-29.
15. Liu C, Ystrom E, McAdams TA. Long-term maternal and child outcomes following postnatal SSRI treatment. JAMA Netw Open. 2023;6(8):e2331270.
16. Ostenfeld A, Petersen TS, Pedersen LH, Westergaard HB, Løkkegaard ECL, Andersen JT. Mirtazapine exposure in pregnancy and fetal safety: a nationwide cohort study. Acta Psychiatr Scand. 2022;145(6):557-67.

29
Neuroimagem e saúde mental no ciclo gravídico puerperal

Maurício Serpa
Luciano Sanchez
Geraldo Busatto Filho

INTRODUÇÃO

O ciclo gravídico puerperal está associado a uma complexa combinação de mudanças sociais, psicológicas e biológicas que variam durante cada uma de suas fases[1]. Este período é um momento de risco elevado para a saúde mental das mulheres, havendo um aumento significativo do surgimento de transtornos ansiosos e de humor, sendo o mais frequente a depressão pós-parto ou puerperal (DPP)[2,3].

Além do sofrimento materno, questões psiquiátricas durante o periparto podem influenciar de forma definitiva o neurodesenvolvimento de sua prole. Compreender como tais mudanças se relacionam com a estrutura e o funcionamento do cérebro se faz fundamental para a elaboração de estratégias de prevenção, diagnose e tratamento.

Como veremos nas próximas seções deste capítulo, as ferramentas de neuroimagem têm sido cruciais na investigação de tais mudanças, trazendo um melhor entendimento sobre a fisiopatologia dos transtornos mentais nesta fase do ciclo da vida da mulher.

Para facilitar a compreensão do leitor, iniciaremos o capítulo com uma breve explicação sobre aspectos básicos de neuroimagem. Em sequência, iremos descrever os principais achados científicos no campo e, por fim, discutiremos a aplicação clínica da neuroimagem para os transtornos mentais no ciclo gravídico puerperal.

Abordaremos aqui conhecimentos desenvolvidos com o auxílio das principais técnicas de imageamento cerebral empregadas no estudo dos transtornos mentais. Como veremos a seguir, a maior parte dos estudos se concentra na DPP;

infelizmente, ainda muito pouco se sabe sobre alterações cerebrais associadas a outros transtornos mentais no ciclo gravídico puerperal.

COMPREENDENDO OS ACHADOS DE NEUROIMAGEM

Apesar de parecem um tanto complexas à primeira vista, as técnicas de neuroimagem utilizadas nas investigações científicas em psiquiatria podem ser compreendidas de forma simples e didática. Como um primeiro passo desta compreensão, é preciso entender que a investigação de alterações cerebrais por meio de imagem depende de como os dados são adquiridos, pois isto indicará o que será estudado.

Por exemplo, se o tipo de coleta permite avaliar a estrutura ou a ativação do cérebro. Neste sentido, grosso modo, podemos agrupar os métodos de aquisição de dados em neuroimagem da seguinte forma: estrutural, microestrutural, funcional e bioquímica. Na Tabela 1 é possível observar um resumo das principais especificidades e diferenças entre os métodos.

Neuroimagem estrutural

A neuroimagem estrutural, também conhecida como morfológica ou anatômica, é o grupo mais empregado em investigações de transtornos psiquiátricos. Atualmente, a ressonância magnética (RM) é o principal aparelho para a coleta de dados estruturais, sendo empregadas sequências de aquisição também utilizadas em exames clínicos (como T1, T2 e Flair), mas com alguns ajustes que permitem análises mais acuradas da morfologia cerebral (vide Figura 1). Tal tipo de aquisição permite estudar uma série de métricas anatômicas cerebrais, como volume, área, espessura cortical e girificação.

Neuroimagem microestrutural

A RM é também o principal meio para aquisição de dados de imagem que permite avaliar a microestrutura (ou arquitetura) de tecidos orgânicos. Para tanto, uma sequência que capta o movimento (ou difusão) das partículas de água é utilizada; portanto, tal técnica também é conhecida como RM por difusão (ou *diffusion MRI*, dMRI) (vide Figura 1). Há vários modelos matemáticos que foram desenvolvidos para se extrair métricas da microestrutura cerebral a partir das imagens de dMRI; o mais empregado deles é conhecido por seu acrônimo: DTI, ou *diffusion tensor imaging* (imagem por tensor de difusão). Com este modelo, é possível estudar principalmente a microestrutura das fibras axonais, ou seja, a arquitetura tecidual da substância branca cerebral.

Tabela 1 Principais métodos de neuroimagem para o estudo dos transtornos mentais

Aparelho	Modalidade	Técnica	Uso	Período gravídico-puerperal
Ressonância magnética (MRI)				
	Estrutural (sMRI)	Baseada em movimentos subatômicos (precessão) dos núcleos hidrogênio na gordura e na água dos tecidos e líquidos biológicos	Visualização macroscópica de alterações estruturais (tumores, acidentes vasculares, infecções, trauma etc.) e estudo de mudanças mais sutis (mesoscópicas) na substância cinzenta, branca e compartimentos liquóricos. Investigações científicas podem avaliar o cérebro como um todo (*whole brain*) ou regiões específicas do cérebro (como algum lobo cerebral ou gânglios da base; *region of interest*, ROI)	Informar gestantes de que, até o presente momento, o uso de RM durante a gravidez não demonstrou riscos específicos aos bebês ou às mães
	Microestrutural (difusão) (dMRI)	Também se baseia no movimento de precessão dos átomos de hidrogênio das moléculas de água. Ao combinar uma sequência de aquisições de imagens do cérebro ao longo do tempo, permite detectar o movimento (ou difusão) de tais partículas	A análise do movimento das partículas de água permite aferir métricas da intensidade e direção da difusão, o que, por sua vez, reflete a microestrutura (ou microarquitetura) dos tecidos biológicos. A técnica é especialmente sensível para o exame de tecidos fibrosos, como a substância branca (que é composta principalmente por feixes axonais)	Ver sMRI

(continua)

Tabela 1 Principais métodos de neuroimagem para o estudo dos transtornos mentais (continuação)

Aparelho	Modalidade	Técnica	Uso	Período gravídico-puerperal
	Funcional (fMRI)	Detecta alterações no campo magnético causadas por mudanças na oxigenação do sangue que, por sua vez, espelham a atividade neuronal (efeito BOLD: blood-oxygenation-level-dependent)	Permite a investigação científica de mudanças da ativação (ou funcionamento) cerebral associadas aos transtornos mentais. Pode-se investigar como as regiões cerebrais são ativadas durante o estado de repouso (resting state fMRI) ou durante a execução de tarefas cognitivas ou emocionais (task-based fMRI). A compreensão de como estas regiões se ativam ou se desativam em conjunto, a depender do estado mental, auxilia no estudo das redes neurais/conectividade funcional do cérebro. Também é importante para o estudo da plasticidade cerebral (mudanças da ativação cerebral ao longo do tempo)	Ver sMRI. Permite o estudo do funcionamento cerebral sem a exposição à radiação
	Espectroscopia (RMS)	Também baseada em movimentos de precessão dos átomos de hidrogênio, porém é mais sensível à presença de outras moléculas biológicas que não só lipídes ou da água, bem como também detecta sinais de outros átomos (p. ex., carbono e fósforo)	Permite a detecção da presença e a aferição da concentração de moléculas biológicas em regiões específicas (sempre utiliza a abordagem ROI). Por exemplo, é possível avaliar a concentração de neurotransmissores, como o GABA ou o glutamato/seus metabólitos. Utilizada para exames clínicos (p. ex., na avaliação de tumores) ou investigações científicas da bioquímica e metabolismo cerebral	Ver sMRI

(continua)

Tabela 1   Principais métodos de neuroimagem para o estudo dos transtornos mentais (continuação)

Aparelho	Modalidade	Técnica	Uso	Período gravídico-puerperal
Tomografia computadorizada (TC)				
	Tomografia por emissão de pósitrons (PET)	Depende da injeção intravenosa de radiofármacos, moléculas sintetizadas que liberam radiação. O aparelho de TC detecta a presença e intensidade da emissão de radiação	Tais moléculas podem se ligar a receptores celulares específicos (como o receptor D2 de dopamina) ou são utilizadas no metabolismo do cérebro (como a glicose radiomarcada). Assim é possível captar informações em nível bioquímico da afinidade de ligação de receptores, a densidade de tais receptores, a localização de vias de neurotransmissores, bem como a atividade cerebral	A exposição à radiação é o maior empecilho em sua utilização, devendo ser cuidadosamente planejada no pós-parto e lactação

Neuroimagem funcional

As técnicas de neuroimagem funcional oferecem uma janela para compreender como o cérebro funciona em diferentes estados mentais e suas implicações para os processos saúde-doença na psiquiatria. Dentre elas, a mais comumente utilizada é a RM funcional (*functional magnetic resonance imaging*, fMRI), que permite a visualização da atividade cerebral através do chamado efeito BOLD (*blood oxygenation level dependent*) (vide Figura 1).

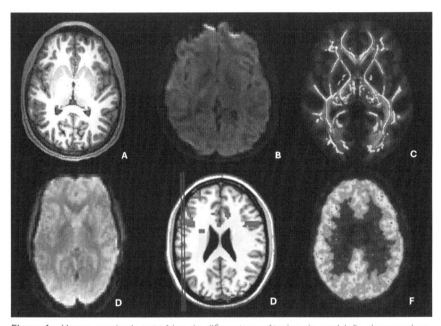

Figura 1 Mapas cerebrais extraídos de diferentes métodos de aquisição de neuroimagem. A: corte axial de imagem de ressonância magnética estrutural (sMRI) (sequência de aquisição T1); B: corte axial de MRI por difusão ou microestrutural (dMRI) antes de ser processada computacionalmente para análises científicas; C: corte axial de imagem de dMRI já processada e com o "esqueleto" da substância branca sobreposto (uma das técnicas para análise de dMRI); D: corte axial de imagem de MRI funcional (fMRI) "crua" (i. e., antes das etapas de processamento para extrair a atividade cerebral); E: corte axial de mapa de ativação cerebral (fMRI) sobreposto a uma imagem de sMRI para facilitar a visualização da localização anatômica da atividade cerebral. Neste exemplo, as imagens de fMRI já foram processadas e podemos ver as áreas com ativação cerebral; F: corte axial de uma imagem coletado com o método de *positron emission tomography* (PET) realizado com a infusão de radiofármaco marcador da glicoproteína 2A da vesícula (que reflete a densidade sináptica). Fonte: adaptada de Etzel, 2023[4]; Lu et al., 2017[5]; Cervenka et al., 2022[6].

Como o próprio nome diz, o BOLD detecta mudanças na oxigenação do sangue relacionadas à atividade neuronal. Essa técnica gera mapas cerebrais que mostram áreas ativas durante a realização de tarefas cognitivas, estados emocionais específicos ou mesmo no estado de repouso.

Com a fMRI é possível estudar como a ativação neuronal em regiões cerebrais espacialmente distantes se correlaciona temporalmente. Tal metodologia é denominada conectividade funcional. A partir de estudos de conectividade funcional, é possível delimitar o funcionamento cerebral em redes neurais. As redes neurais, neste contexto, referem-se a conjuntos de regiões cerebrais que estão funcionalmente conectadas, ou seja, exibem padrões de atividade sincronizados. São padrões de atividade dinâmicos que, apesar de compartilharem as mesmas regiões cerebrais, variam de acordo com o estado mental ou a tarefa que está sendo executada.

Por meio desse tipo de metodologia, foram identificadas de forma mais consistente as principais redes neurais de larga escala que regem o funcionamento cerebral: rede de modo padrão (*default mode network*, DMN), rede de saliência (*saliente network*, SN) e rede central executiva (*central-executive network*, CEN) (Figura 2). A DMN está ancorada nas seguintes regiões cerebrais: córtices cingulado posterior e pré-frontal medial, lobo medial temporal e giro angular. Considera-se que ela funcione como um sistema integrado para funções autobiográficas, de automonitoramento e de cognição social. Já a SN está ancorada nas regiões da ínsula anterior, córtex cingulado anterior, amígdala, área tegmental ventral e o tálamo. Tal rede está envolvida na orientação da atenção para os estímulos internos ou externos mais relevantes do ponto de vista homeostático. Por último, a CEN está ancorada no córtex pré-frontal dorsolateral e no córtex parietal posterior, e é responsável por funções cognitivas superiores, como, por exemplo, o controle da atenção e da memória de trabalho.

Neuroimagem molecular

Também conhecida como bioquímica, química ou metabólica, a neuroimagem química se utiliza de duas modalidades de tomografia computadorizada (*positron emission tomography*, PET; e *single-photon emission tomography*, SPECT), bem como de um tipo específico de aquisição por RM (espectroscopia por ressonância magnética, MRS) (Figura 1). Tais técnicas permitem o estudo da distribuição e concentração de moléculas orgânicas, como os neurotransmissores e seus receptores, assim permitindo o estudo de processos moleculares cerebrais. Por exemplo, existem radiofármacos utilizados em estudos de tomografia computadorizada que mapeiam a ocupação de receptores dopaminérgicos D2 ou a presença de peptídeo beta-amiloide no cérebro. Em relação à MRS, é possível,

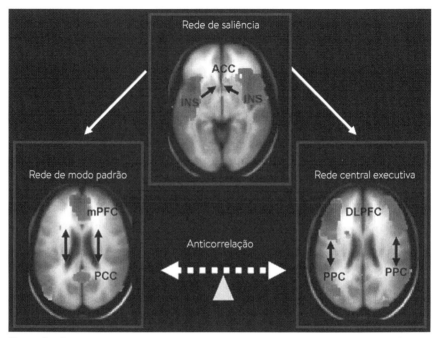

Figura 2 Representação esquemática das principais redes neurais que regem o funcionamento cerebral: rede de modo padrão (*default mode network*, DMN), rede de saliência (*saliente network*, SN) e rede central executiva (*central-executive network*, CEN). Neste modelo, a ínsula anterior (parte da SN) ativa o CEN e desativa a DMN em resposta a estímulos importantes.
ACC: córtex cingulado anterior; DPLFC: córtex prefrontal dorsolateral; INS: ínsula anterior; mPFC: córtex prefrontal medial; PCC: córtex cingulado posterior; PPC: córtex parietal posterior. Fonte: adaptada de Nekovarova, 2014[7].

por exemplo, extrair a concentração de GABA ou serina de regiões cerebrais específicas.

ACHADOS DE NEUROIMAGEM NO CICLO GRAVÍDICO PUERPERAL

A seguir descreveremos os principais achados dos estudos que investigaram mudanças cerebrais ocorridas no ciclo gravídico-puerperal. Para facilitar a compreensão do leitor, aqui também apresentaremos os resultados das investigações com base nas diferentes modalidades de neuroimagem.

Neuroimagem estrutural

Estudos que avaliam a anatômica cerebral durante o ciclo gravídico-puerperal têm demonstrado que as mudanças hormonais ocorridas neste período parecem estar intimamente relacionadas a variações na estrutura encefálica e aos comportamentos maternais[1].

Durante o período gestacional, há uma tendência à redução do volume da substância cinzenta (cerca de 3% no total) que afeta diversas regiões cerebrais, como os lobos frontais e temporais, e núcleos subcorticais, como o hipocampo e o *striatum*[1]. Tais alterações parecem se relacionar a um "aplainamento" do córtex cerebral parecido com o que ocorre durante a adolescência: a espessura cortical se afina e há uma redução da girificação cerebral (sulcos menos profundos)[1]. Curiosamente, níveis mais altos de estradiol no terceiro trimestre gestacional se mostraram diretamente correlacionados à intensidade da redução da substância cinzenta em um estudo[8].

Ao longo do puerpério, estas mudanças parecem retroceder, ao menos em parte[1]. Mais interessante, tais alterações neuroanatômicas parecem se relacionar com mudanças comportamentais, como a qualidade da relação com o recém-nascido e a seletividade social (preferência por se relacionar com a família e pessoas próximas)[1].

Apenas muito recentemente investigações de neuroimagem sobre os problemas de saúde mental no período perinatal começaram a ser realizadas. Em relação a alterações neuroanatômicas, alguns estudos avaliaram pacientes com DPP, transtorno psiquiátrico mais comum no puerpério. Mudanças da superfície de área de regiões pré-frontais, temporais, parietais e da ínsula foram observadas em um estudo chinês com mulheres sem uso de medicamentos antidepressivos[9]. Nesta investigação, as anormalidades parietais e da ínsula se correlacionaram com a gravidade de sintomas depressivos.

Em outro estudo chinês com mulheres com DPP, volumes de regiões do lobo frontal se mostraram aumentados quando comparados a mulheres em um puerpério saudável[10]. Curiosamente, o aumento volumétrico da ínsula anterior direita demonstrou correlação com a gravidade da depressão, o que aparentemente pode ter sido mediado pelo nível sérico de prolactina.

Um aumento de volumes de substância cinzenta em regiões frontais também foi observado em outra investigação chinesa, havendo uma associação positiva entre o volume do córtex dorsolateral pré-frontal esquerdo e a intensidade de sintomas[11]. Um quarto estudo chinês observou aumento da espessura cortical em regiões frontais, mas também occipitotemporais em um grupo de mulheres com PPD[12].

Por fim, em mais um estudo com pacientes chinesas, porém que investigou apenas a amígdala, a DPP se mostrou associada a reduções das regiões laterais de tal estrutura, o que poderia estar associado a dificuldades de processamento emocional e na formação do vínculo afetivo com o recém-nascido[13].

Em suma, tais investigações apontaram para mudanças volume/espessura cortical de estruturas cerebrais na depressão puerperal, em especial para um aumento de regiões frontais, o que diverge dos principais achados de depressão maior em pacientes não gestantes. Ou seja, é possível que, ao menos em parte, as alterações cerebrais da DPP sejam específicas do transtorno.

No entanto, vale ressaltar que tais achados ainda são incipientes e requerem estudos com amostras maiores e mais diversas para que conclusões definitivas sobre a relação entre estrutura cerebral e DPP sejam feitas. Ademais, as bases biológicas para tais mudanças cerebrais na DPP ainda não são bem compreendidas.

Apesar de serem também bastante prevalentes, nenhum estudo avaliou modificações neuroanatômicas associadas diretamente a transtornos ansiosos em mulheres durante o ciclo gravídico-puerperal. Entretanto, há evidências de que o aumento de volumes de estruturas encefálicas observado no pós-parto tenha relação com mudanças no nível de ansiedade.

Uma investigação que coletou RM de puérperas saudáveis logo após o parto e novamente em um mês observou um aumento de áreas superficiais da amígdala ao longo do tempo, que estaria inversamente correlacionado com o nível de ansiedade – ou seja, quanto maior o aumento do volume desta estrutura límbica, maior a queda no nível de ansiedade no pós-parto[14]. A amígdala é reconhecida como peça-chave no processamento de emoções, tendo papel fundamental na circuitaria cerebral envolvida na ansiedade, mas também na rede neuronal de maternagem. Dado que as regiões mais superficiais da amígdala modulam o comportamento social, é possível que tais mudanças tenham relação com a formação do vínculo com o recém-nascido.

Dados sobre psicose pós-parto (PPP) também são ainda muito limitados. Um estudo inaugural com tomografia computadorizada de crânio realizado ainda na década de 1990 comparou mulheres com psicose puerperal e pacientes com outras condições neuropsiquiátricas; observou-se certo aumento do compartimento liquórico na PPP[15].

Mais recentemente e já empregando a RM, um estudo com mulheres em risco para PPP (i. e., com histórico importante de transtornos mentais) observou que o grupo de mulheres que de fato desenvolveram o quadro no puerpério apresentou reduções volumétricas no giro do cíngulo anterior, no giro temporal superior e no para-hipocampo[16]. Tais regiões têm sido implicadas na fisiopatologia das psicoses de forma geral e podem representar marcadores de risco para PPP. De qualquer modo, os achados neuroanatômicos associados à PPP devem ser considerados com muito cuidado, tendo em vista as importantes limitações destes estudos em combinação com a escassez de estudos na área.

Neuroimagem microestrutural

Apesar de ser uma área ainda pouco estudada, aparentemente o processo gestacional não interfere de forma significativa na microarquitetura dos tratos de substância branca que promovem a conexão intra e inter-hemisférica[8].

Em relação à depressão puerperal, há evidências sugerindo que o transtorno afeta a microarquitetura da substância branca. Em um estudo realizado nos Estados Unidos que avaliou dados de RM por difusão de 16 mulheres com DPP e 22 puérperas saudáveis, alterações da microestrutura da substância branca foram observadas no membro anterior da cápsula interna esquerda no primeiro grupo[17]. Além disso, esta anormalidade foi diretamente correlacionada com a gravidade de sintomas depressivos.

Mudanças neste trato axonal sugerem uma ruptura da integração entre circuitos cerebrais ligando o lobo frontal aos gânglios da base, o que pode implicar mudanças da conectividade funcional entre estruturas límbicas e o córtex pré-frontal, alterando assim o processamento de emoções. Em uma investigação que avaliou 75 puérperas japonesas empregando um método mais avançado de dMRI, o grupo de pacientes com diagnóstico de DPP (n = 8) apresentou alterações disseminadas pela substância branca, com o acometimento de diversos tratos de conexão intra e inter-hemisférica cerebral[18]. Tais anormalidades consistiram principalmente em mudanças de difusão compatíveis com edema neurogênico-vasogênico, o que seria um padrão específico de mudanças cerebrais na DPP (i. e., tal padrão não foi observado em estudos de dMRI com transtorno depressivo maior não puerperal).

O maior estudo do campo comparou 51 mulheres em seu primeiro episódio de DPP com 49 puérperas sem depressão[19]. Nesta investigação chinesa, pacientes com DPP também apresentaram alterações na microarquitetura da substância branca no membro anterior da cápsula interna, estrutura que conecta o córtex pré-frontal dorsolateral ao tálamo, e no trato do cíngulo que, por sua vez, serve como via de comunicação entre porções do sistema límbico. É possível que danos a tais circuitos promovam uma disfunção da regulação emocional e dificuldades na formação do apego ao recém-nascido. Neste estudo, não houve correlação entre as mudanças da integridade da substância branca e os níveis hormonais (estradiol, progesterona e prolactina) no pós-parto.

Em suma, os poucos estudos que avaliam a microarquitetura da substância branca na DPP indicam anormalidades dos feixes axonais afetando conexões entre áreas frontais e límbicas, o que pode contribuir para a desregulação emocional observada no transtorno. As bases biológicas para tais alterações ainda são desconhecidas.

Neuroimagem funcional

Estudos de neuroimagem funcional têm revelado de forma consistente que o período periparto está associado a um processo de neuroplasticidade envolvendo várias áreas cerebrais e redes neurais[20]. Investigações de fMRI têm evidenciado que este processo de remodelagem do funcionamento cerebral provoca um aumento de ativação em diversas regiões encefálicas: áreas mesolímbicas associadas ao processamento de experiências recompensadoras; a rede SN; regiões de controle executivo dos córtices pré-frontal e cingulado; regiões associadas à empatia na ínsula anterior e córtex cingulado medial; e, por fim, as regiões associadas à inteligência social, como as estruturas mediais (córtex pré-frontal medial, precuneus e córtex cingulado posterior), lobos temporais anteriores, junção temporoparietal e giros frontais inferiores[20]. Tais mudanças, que englobam áreas e sistemas cerebrais relacionados ao processamento emocional e de cognição social, possivelmente servem de preparação para a interação da mãe com o futuro bebê.

Estudos de neuroimagem funcional e transtornos mentais no ciclo gravídico-puerperal também se concentram na investigação de mudanças cerebrais associadas à DPP. Por exemplo, pesquisas de fMRI em estado de repouso (*resting-state fMRI*) revelam padrões de ativação e conectividade funcional basais distintos nas mulheres com DPP[3,21,22]. O padrão mais frequentemente encontrado nos estudos com esse tipo de técnica demonstra uma alteração de atividade ou conectividade em áreas cerebrais pertencentes à DMN[3,22,23].

Tais achados sugerem uma disfunção na ativação/desativação desta rede neural, podendo refletir um mecanismo compensatório de auxílio na integração de estímulos ambientais externos e emocionais internos ou mesmo indicar dificuldade das mães com DPP em voltar a atenção de estímulos internos negativos, como ruminações ou memórias, para estímulos externos envolvendo o bebê, como manifestações de felicidade ou choro[3,23,24].

Por outro lado, outros estudos encontraram a redução da conectividade funcional/atividade de regiões fundamentais para o processamento emocional, como os lobos frontal esquerdo e temporal direito[3,22-25]. Quando comparadas a mulheres no pós-parto sem depressão, pacientes com DPP apresentam conectividade funcional mais fraca entre a amígdala, o cíngulo anterior do córtex e a ínsula, regiões-chave da rede SN[3,22,25,26]. Outras regiões, como o córtex pré-frontal dorsolateral, implicada na rede CEN, e hipocampo, também apresentam redução na ativação e conectividade funcional[22,25,26].

Esses achados apontam para disfunções das redes DMN, SN e CEN, que são críticas para a regulação emocional, processamento de recompensas e saliência de estímulos; a redução da conectividade funcional entre essas áreas pode indicar uma integração neural menos eficiente, afetando a capacidade de regular emoções[22,24,26]. Esses resultados se alinham com alterações observadas em pacientes com TDM que demonstram redução na conectividade entre regiões corticais e regiões límbicas, sugerindo um fator em comum entre as duas condições e posicionado ambas como patologias da conexão entre redes cerebrais de larga escala[3,25].

Outra técnica utilizada para entender as diferenças no funcionamento cerebral de mulheres com DPP é a fMRI baseada em tarefas cognitivas específicas ou na apresentação de estímulos emocionais negativos e positivos. Usando estímulos negativos, estudos mostraram redução da ativação da amígdala em mulheres com DPP, contrariando o achado bem estabelecido na literatura de aumento da reatividade da amígdala no TDM[25]. Outro achado que reforça esse padrão de hipoatividade a estímulos negativos mostra uma atenuação da atividade do córtex somatossensorial, núcleo accumbens, estriado e córtex orbitofrontal diante do estímulo de choro da prole[21,22]. Também há redução na conectividade funcional do córtex pré-frontal dorsomedial com a amígdala na DPP, o que pode representar redução da sensibilidade a estímulos ameaçadores à prole[22,25].

Quando são analisadas as respostas cerebrais a estímulos positivos (como o sorriso do bebê), também se observa um padrão de redução de ativação cerebral no sistema de recompensas[21,22,25], que é mais intensa quanto mais grave forem os sintomas de depressão. O padrão geral de hipoativação diante de estímulos recompensadores pode estar implicado nas dificuldades em relação à motivação para uma ligação mãe-filho eficiente[21,22]. Mães com DPP podem ser menos capazes de responder a sinais de felicidade de sua prole porque experienciam tais manifestações como menos gratificantes, o que poderia estar por trás da diminuição da responsividade materna[21].

Por outro lado, ao serem expostas a imagens positivas de sua prole *versus* a de outra participante, mães deprimidas e com sintomas ansiosos mostram aumento da ativação da amígdala direita e diminuição da conectividade funcional entre a amígdala e o córtex insular[27]. O córtex insular é crucial para representar o estado fisiológico interno do corpo e de diversas emoções, e a conexão entre córtex insular e amígdala é fundamental para o processamento emocional[27]. Esse padrão também é contrário ao encontrado em pacientes com TDM, evidenciando novamente um possível fator desadaptativo dos sintomas depressivos no período pós-parto[25].

Esses achados, em conjunto, sugerem que a alteração da responsividade da amígdala a estímulos positivos e negativos é uma característica distintiva da DPP[22,24,25,27]. Também podem indicar que são mudanças contrárias às adaptações evolutivamente vantajosas que acontecem no período pós-parto em mulheres saudáveis, como aumento da sensibilidade a estímulos ameaçadores, aumento da sensibilidade do sistema de recompensa e melhora no processamento das emoções negativas[20,22,24,25].

Há uma escassez de estudos de alterações de funcionamento cerebral em mulheres com psicose puerperal. Estudos que avaliaram mulheres em risco elevado de desenvolver PPP observaram um aumento de conectividade funcional, particularmente entre o córtex pré-frontal dorsolateral e áreas dos córtices parietal, occipital, temporal e cerebelar[28,29]. Esse padrão difere dos principais achados em pacientes com psicose não puerperal e pode indicar que as anormalidades cerebrais que ocorrem na PPP teriam uma natureza distinta[28]. Curiosamente, em um dos estudos, mulheres em risco, mas que não evoluíram com sintomas psicóticos, apresentaram conexões ainda mais fortes envolvendo o córtex pré-frontal dorsolateral e outras estruturas do CEN, além de uma correlação direta com melhor desempenho cognitivo, o que pode indicar um possível marcador de resiliência à PPP[29].

Neuroimagem molecular

Estudos de neuroimagem química têm sido empregados para elucidar mudanças biológicas ocorridas no periparto. Em linhas gerais, dados de PET demonstram que o pós-parto parece estar associado a elevações significativas da monoaminoxidase-A (MAO-A) em diversas regiões encefálicas[3,25,30]. Esta enzima está envolvida no metabolismo de neurotransmissores extensamente relacionados à regulação do humor (serotonina, noradrenalina e dopamina). É possível que o aumento de sua presença durante o puerpério cause uma redução brusca de monoaminas e assim promova o *blues* puerperal. Além disso, reduções de GABA nos lobos occipitais parecem ocorrer em puérperas[3,25,30]. As causas e implicações de tais mudanças ainda não são bem compreendidas e carecem de mais estudos para validá-las.

Uma série de investigações com PET examinou a presença de mudanças moleculares na DPP[3,31]. Estudos que avaliaram a MAO-A apontaram para um aumento de sua presença no cérebro – de forma semelhante ao que se observa para pacientes com depressão em outras fases da vida. Além disso, a DPP também está associada a uma redução de quase 30% da ocupação dos receptores de serotonina 5-HT1A em regiões cerebrais implicadas na regulação afetiva, como o córtex mesial temporal, o giro do cíngulo anterior e o córtex orbitofrontal. Em relação à dopamina, não se observaram diferenças na ocupação de receptores D2/3 na DPP – o que contrasta com os achados de redução em pacientes com TDM fora do puerpério.

Já existem também estudos que empregam a MRS para avaliar mudanças bioquímicas em mulheres com depressão puerperal[3,31]. Investigações que avaliaram mudanças nos níveis de GABA não demonstraram alterações na DPP, a despeito de modelos teóricos que propõem que o quadro se deva a alterações de sinalização gabaérgica associadas a mudanças nos níveis de neuroesteroides (como a alopregnanolona, derivado da progesterona) no pós-parto[2,32]. Por outro lado, em relação ao glutamato, mulheres com DPP parecem ter um aumento dos níveis do neurotransmissor em regiões pré-frontais[3], o que diverge dos achados de estudos com pacientes com TDM não puerperal.

Apesar de os estudos de neuroimagem química apresentarem achados interessantes e muitas vezes divergentes das alterações observadas na depressão maior, vale ressaltar que tais investigações avaliaram um número limitado de puérperas e, portanto, seus resultados devem ser interpretados com cautela.

APLICAÇÃO CLÍNICA

A despeito das evidências de mudanças da estrutura, atividade e bioquímica cerebral demonstrada nos estudos citados acima, é imperativo notar que tais alterações foram observadas em estudos de média de grupo e não em nível individual. Atualmente, o uso da neuroimagem por profissionais de saúde serve basicamente para descartar causas orgânicas de manifestações neuropsiquiátricas.

De forma geral, as indicações para realização de exame de imagem cerebral em mulheres passando pelo ciclo gravídico-puerperal são as mesmas que para outros pacientes com sintomas psiquiátricos, como, por exemplo, a presença de sintomas neurológicos, antecedentes médicos relevantes e primeiro episódio psicótico (Tabela 2). Neste último caso, vale ressaltar que um quadro psicótico de início no puerpério muitas vezes pode ter como causa quadros orgânicos subjacentes, como meningiomas ou encefalite anti-NMDA[33]. Sempre que possível, é preferível optar pela RM à tomografia computadorizada de crânio, pois a primeira tem melhor resolução espacial e sensibilidade para detectar alterações cerebrais.

FUTURO

Com base em avanços tecnológicos, que incluem métodos avançados de captação de imagens cerebrais (como protocolos sofisticados de aquisição e aparelhos de RM mais potentes) e de análise de dados (como o emprego da inteligência artificial de ponta), há uma grande expectativa na comunidade médico-científica de em breve disponibilizar ferramentas de neuroimagem que auxiliem os clínicos na tomada de decisão.

Tabela 2 Principais indicações para a coleta de neuroimagem clínica em manifestações psiquiátricas no ciclo gravídico-puerperal

Apresentação clínica
Presença de sintomas clínicos gerais (por exemplo, febre, queda do estado geral ou prostração)
Presença de sintomas ou sinais neurológicos (por exemplo, crises epilépticas ou paresia)
Presença de sintomas cognitivos
Manifestações em padrão "*delirium-like*" (estados confusionais)
Catatonia
Alucinações visuais
Início abrupto de sintomas psiquiátricos
Mudanças abruptas do padrão de sintomas psiquiátricos
Alterações de personalidade
Transtornos mentais refratários ao tratamento
Antecedentes
Condições neurológicas e sistêmicas que possam afetar o sistema nervoso central (como lúpus eritematoso sistêmico ou SIDA)
Trauma cranioencefálico
História familiar de doenças neurológicas
Hipóteses diagnósticas
Primeiro episódio psicótico
Suspeita de síndrome demencial
Transtorno do neurodesenvolvimento
Outros
Antes de iniciar eletroconvulsoterapia

Em relação aos transtornos mentais no período gravídico-puerperal, ainda não existem estudos de classificação individual que avaliem a acurácia de alterações cerebrais na definição de diagnóstico, prognóstico ou resposta terapêutica. Outro campo de estudo ainda bastante incipiente é a investigação dos efeitos de longo prazo da matrescência sobre o cérebro, como um possível aumento da reserva cognitiva no final do ciclo de vida de mulheres que tiverem filhos[34]. Estudos futuros certamente irão trazer mais luz na aplicabilidade da neuroimagem na prática clínica do dia a dia e em nosso conhecimento sobre mudanças cerebrais associadas ao ciclo gravídico-puerperal.

CONSIDERAÇÕES FINAIS

Estudos de neuroimagem estrutural, microestrutural, funcional e molecular têm demonstrado que o período gravídico-puerperal envolve mudanças biológicas indicativas da plasticidade neuronal em áreas cerebrais críticas para o processamento emocional e cognitivo, sugerindo assim uma preparação do cérebro humano para a futura interação entre a mãe e o bebê. Além disso, investigações realizadas até hoje durante esta fase do ciclo de vida da mulher apontam para alterações encefálicas específicas dos transtornos mentais puerperais, em especial para a DPP. Com o avanço de suas técnicas e a realização de estudos com amostras maiores e mais representativas, espera-se que a neuroimagem possa auxiliar na determinação das mudanças cerebrais fisiológicas e patológicas ocorridas no ciclo gravídico puerperal e que também seja incorporada na prática clínica dos profissionais de saúde no rol das ferramentas de propedêutica armada.

REFERÊNCIAS

1. Servin-Barthet C, Martínez-García M, Pretus C, Paternina-Pie M, Soler A, Khymenets O, et al. The transition to motherhood: linking hormones, brain and behaviour. Nature Reviews Neuroscience. 2023;24(10):605-19.
2. Guintivano J, Byrne EM, Kiewa J, Yao S, Bauer AE, Aberg KA, et al. Meta-analyses of genome-wide association studies for postpartum depression. Am J Psychiatry. 2023;180(12).
3. Horáková A, Němcová H, Mohr P, Sebela A. Structural, functional, and metabolic signatures of postpartum depression: a systematic review. Front Psychiatry. 2022;13.
4. Etzel JA. Efficient evaluation of the Open QC task fMRI dataset. Front Neuroimaging. 2023;2:1070274.
5. Lu J, Zhang H, Hameed NUF, et al. An automated method for identifying an independent component analysis-based language-related resting-state network in brain tumor subjects for surgical planning. Sci Rep. 2017;7:13769.
6. Cervenka S, Frick A, Bodén R, et al. Application of positron emission tomography in psychiatry: methodological developments and future directions. Transl Psychiatry. 2022;12:248.
7. Nekovarova T, Fajnerova I, Horacek J, Spaniel F. Bridging disparate symptoms of schizophrenia: a triple network dysfunction theory. Front Behav Neurosci. 2014;8:171.
8. Hoekzema E, van Steenbergen H, Straathof M, Beekmans A, Freund IM, Pouwels PJW, et al. Mapping the effects of pregnancy on resting state brain activity, white matter microstructure, neural metabolite concentrations and grey matter architecture. Nat Commun. 2022;13(1).
9. Li Y, Chu T, Che K, Dong F, Shi Y, Ma H, et al. Abnormalities of cortical structures in patients with postpartum depression: a surface-based morphometry study. Behavioural Brain Res. 2021;410.
10. Cheng B, Hu X, Roberts N, Zhao Y, Xu X, Zhou Y, et al. Prolactin mediates the relationship between regional gray matter volume and postpartum depression symptoms. J Affect Disord. 2022;301:253-9.
11. Chen C, Li B, Zhang S, Liu Z, Wang Y, Xu M, et al. Aberrant structural and functional alterations in postpartum depression: a combined voxel-based morphometry and resting-state functional connectivity study. Front Neurosci. 2023;17.
12. Yang W, Jiang Y, Ma L, Xiao M, Liu M, Ren Z, et al. Cortical and subcortical morphological alterations in postpartum depression. Behav Brain Res. 2023;447.

13. Huang X, Zhuo Y, Wang X, Xu J, Yang Z, Zhou Y, et al. Structural and functional improvement of amygdala sub-regions in postpartum depression after acupuncture. Front Hum Neurosci. 2023;17.
14. Luders E, Gaser C, Gingnell M, Engman J, Sundström Poromaa I, Kurth F. Significant increases of the amygdala between immediate and late postpartum: Pronounced effects within the superficial subregion. J Neurosci Res. 2021;99(9):2261-70.
15. Lanczik M, Fritze J, Hofmann E, Schulz C, Knoche M, Becker T. Ventricular abnormality in patients with postpartum psychoses. Arch Womens Ment Health. 1998;1(1):45-7.
16. Fusté M, Pauls A, Worker A, Reinders AATS, Simmons A, Williams SCR, et al. Brain structure in women at risk of postpartum psychosis: an MRI study. Transl Psychiatry. 2017;7(12).
17. Silver M, Moore CM, Villamarin V, Jaitly N, Hall JE, Rothschild AJ, et al. White matter integrity in medication-free women with peripartum depression: a tract-based spatial statistics study. Neuropsychopharmacology. 2018;43(7):1573-80.
18. Sasaki Y, Ito K, Fukumoto K, Kawamura H, Oyama R, Sasaki M, et al. Cerebral diffusion kurtosis imaging to assess the pathophysiology of postpartum depression. Sci Rep. 2020;10(1).
19. Long X, Zhou Y, Zhang F, Li F, Wang X, Meng Y, et al. Altered MRI diffusion properties of the white matter tracts connecting frontal and thalamic brain regions in first-episode, drug-naïve patients with postpartum depression. J Magn Reson Imaging. 2023;57(3):899-906.
20. Barba-Müller E, Craddock S, Carmona S, Hoekzema E. Brain plasticity in pregnancy and the postpartum period: links to maternal caregiving and mental health. Arch Women's Mental Health. 2018;22(2):289-99.
21. Post C, Leuner B. The maternal reward system in postpartum depression. Arch Womens Ment Health. 2019;22(3):417-29.
22. Stickel S, Wagels L, Wudarczyk O, Jaffee S, Habel U, Schneider F, et al. Neural correlates of depression in women across the reproductive lifespan: an fMRI review. J Affect Disord. 2019;246:556-70.
23. Xiao-Juan W, Jian W, Zhi-hong L, Yan M, Shi-wei Z. Increased posterior cingulate, medial frontal and decreased temporal regional homogeneity in depressed mothers. A Resting-State Functional Magnetic Resonance Study. Procedia Environ Sci. 2011;8:737-43.
24. Martínez-García M, Cardenas SI, Pawluski J, Carmona S, Saxbe DE. Recent neuroscience advances in human parenting. in: gonzález-mariscal g, editor. patterns of parental behavior. Cham: Springer; 2022. p. 239-67.
25. Duan C, Cosgrove J, Deligiannidis KM. Understanding peripartum depression through neuroimaging: a review of structural and functional connectivity and molecular imaging research. Curr Psychiatry Rep. 2017;19(10).
26. Chase HW, Moses-Kolko EL, Zevallos C, Wisner KL, Phillips ML. Disrupted posterior cingulate: amygdala connectivity in postpartum depressed women as measured with resting BOLD fMRI. Soc Cogn Affect Neurosci. 2014;9(8):1069-75.
27. Wonch KE, de Medeiros CB, Barrett JA, Dudin A, Cunningham WA, Hall GB, Steiner M, Fleming AS. Postpartum depression and brain response to infants: Differential amygdala response and connectivity. Soc Neurosci. 2016;11(6):600-17.
28. Kowalczyk OS, Pauls AM, Fusté M, Williams SCR, Hazelgrove K, Vecchio C, Seneviratne G, Pariante CM, Dazzan P, Mehta MA. Neurocognitive correlates of working memory and emotional processing in postpartum psychosis: an fMRI study. Psychol Med. 2021;51(10):1724-1732.
29. Sambataro F, Cattarinussi G, Lawrence A, Biaggi A, Fusté M, Hazelgrove K, et al. Altered dynamics of the prefrontal networks are associated with the risk for postpartum psychosis: a functional magnetic resonance imaging study. Transl Psychiatry. 2021;11(1):238.
30. Sacher J, Chechko N, Dannlowski U, Walter M, Derntl B. The peripartum human brain: Current understanding and future perspectives. Front Neuroendocrinol. 2020;59.
31. Payne JL, Maguire J. Pathophysiological mechanisms implicated in postpartum depression. Front Neuroendocrinol. 2019;52:165-80.

32. Edinoff AN, Odisho AS, Lewis K, Kaskas A, Hunt G, Cornett EM, et al. Brexanolone, a GABAA modulator, in the treatment of postpartum depression in adults: a comprehensive review. Front Psychiatry. 2021;12.
33. Reddy MSS, Thippeswamy H, Ganjekar S, Nagappa M, Mahadevan A, Arvinda HR, et al. Anti-NMDA receptor encephalitis presenting as postpartum psychosis-a clinical description and review. Arch Womens Ment Health. 2018;21(4):465-9.
34. Orchard ER, Rutherford HJV, Holmes AJ, Jamadar SD. Matrescence: lifetime impact of motherhood on cognition and the brain. Trends Cogn Sci. 2023;27(3):302-16.

30
Saúde mental materna e o eixo microbiota-intestino

Amanda Sodré Mota

INTRODUÇÃO

Não é de hoje que associamos o nosso intestino ao humor. Hipócrates já dizia que "Todas as doenças começam no intestino"[1] e, até mesmo dentro da cultura popular, é comum escutarmos no nosso dia a dia dizeres como: "Aquela pessoa está enfezada" quando está de mau humor ou irritada, que temos "frio na barriga" para indicar nervosismo e até mesmo que "empurramos com a barriga" quando nos referirmos a algo que não estamos motivados a fazer. Toda essa relação de expressões e crenças, no fim, tem fundamento científico e pode ser explicada por meio de alguns microrganismos que temos no corpo, a nossa microbiota.

O QUE É MICROBIOTA?

Microbiota, anteriormente chamada de flora intestinal, é um termo que determina um conjunto de microrganismos que habitam diferentes sítios do nosso corpo sem causar dano, em condições normais, ao hospedeiro[2]. Em sua maior parte, a microbiota é composta por bactérias, embora devamos lembrar que ela também engloba outros microrganismos, como fungos e vírus. Para simplificar, **este capítulo será concentrado na** comunidade bacteriana, uma vez que ela é a mais estudada e conhecida.

Nossa microbiota é nossa assinatura microbiológica no planeta. Cada indivíduo possui a sua e a possibilidade de caracterizar uma população por intermédio de sua microbiota decorre da interação de uma diversidade de fatores, abrangendo desde aspectos coletivos, como o convívio em comunidade, regionalidade, hábitos alimentares e estilo de vida, até elementos mais intrínsecos e pessoais, tais como o método de parto, a prática de amamentação, a idade e o histórico de consumo de antibióticos[3]. Portanto, é importante ressaltar que a microbiota de cada indivíduo é semelhante à das pessoas com quem convive, mas difere substancialmente da microbiota de alguém que vive em um local distante, como a Austrália.

Os principais membros da microbiota estão divididos em simbiontes, comensais e patobiontes. Os microrganismos simbiontes possuem uma relação mutuamente benéfica com seu hospedeiro. Já os comensais, residem no hospedeiro sem causar danos significativos ou distúrbios, sendo importantes na colonização e modulação entre gêneros, contribuindo para a saúde do hospedeiro.[2] Por outro lado, patobiontes são microrganismos com o potencial de se tornar patogênico e causar doenças caso ocorra algum desbalanço no ambiente, com é o caso de uma disbiose.

A disbiose é definida como um desequilíbrio no organismo caracterizado por alterações significativas na microbiota. Modificações no meio, como aumento ou diminuição do pH, presença ou ausência de oxigênio, uso de medicamentos (em especial os antibióticos), uma dieta pobre em fibras, exposição a substâncias tóxicas, infecções e inflamações e até mesmo o estresse crônico podem modular a microbiota, favorecendo a proliferação de patobiontes e criando um ambiente de desequilíbrio que pode afetar a barreira intestinal[4].

A barreira intestinal, por sua vez, é uma estrutura dinâmica formada pelo epitélio intestinal, no qual se destacam as células caliciformes, capazes de produzir o muco a partir de mucinas e que separa a microbiota dos colonócitos, a camada de muco que serve como fonte de nutrição e adesão de parte da microbiota residente; as células epiteliais intestinais e, entre elas, as junções de oclusão, que estão presentes entre essas células e são responsáveis pela regulação seletiva de passagem de substâncias; e a lâmina própria, que consiste em uma camada composta de células imunológicas residente. Essas células imunológicas são responsáveis por promover a tolerância imunológica, processo no qual o sistema imune é capaz de reconhecer a microbiota residente, distingui-la de patógenos e, assim, responder apropriadamente[2,4].

Em situação de eubiose, ou seja, de uma microbiota equilibrada e saudável, os benefícios para o hospedeiro são diversos e incluem: proteção contra agentes infecciosos, desenvolvimento e regulação imunológica, produção de metabólitos benéficos como os ácidos graxos de cadeia curta (AGCC), auxilia na digestão de alimentos e, até mesmo, na produção de vitamina K e de alguns neurotransmissores.

No entanto, quando a integridade da barreira intestinal é comprometida, todo esse sistema que fornece proteção e homeostase acaba sendo atingido. Uma das consequências mais conhecidas é o aumento da permeabilidade da

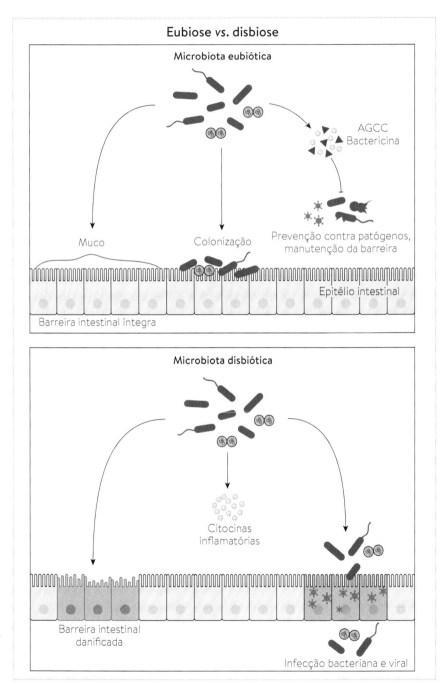

Figura 1 Diferença entre uma microbiota eubiótica e uma microbiota disbiótica.
Fonte: elaborada pelo autor.

barreira intestinal, que pode causar o extravasamento do conteúdo do lúmen para o tecido circulante. Essa condição também é conhecida como *leaky gut* ou "intestino permeável". O vazamento de metabólitos microbianos e, até mesmo, bactérias, podem acabar atravessando essa barreira, provocando um evento chamado de translocação bacteriana. Isso, por sua vez, leva a respostas inflamatórias sistêmicas que podem ter impacto negativo na saúde do hospedeiro[4-6].

A JANELA DOS 1.000 DIAS

A origem da microbiota humana é um tema amplamente debatido. Divergências existem entre os autores, com alguns sustentando a tese de que a colonização ocorre já no ambiente intrauterino, enquanto outros argumentam que a colonização dos diferentes sítios tem início logo após o nascimento. Independentemente do ponto de vista que se adote sobre o exato momento em que a colonização se inicia, é inegável que os primeiros dias de vida desempenham um papel fundamental na formação e estabelecimento da microbiota. Durante esse período, ocorrem não apenas o desenvolvimento da microbiota, mas também marcos críticos para o neurodesenvolvimento, maturação do sistema imune e do metabolismo. Após o término desse período de 1.000 dias, a modulação da microbiota por fatores externos torna-se mais desafiadora[7-9].

A forma como o parto ocorre influencia diretamente na colonização. Crianças que nascem de parto cesariana possuem uma microbiota mais parecida com a do ambiente, normalmente o hospitalar. Já as crianças que nascem de parto vaginal compartilham a microbiota de sua mãe, especialmente a microbiota vaginal. O leite materno também é uma das principais fontes de formação da microbiota do recém-nascido, uma vez que é considerado um simbiótico, ou seja, oferece tanto microrganismos (probiótico) como as substâncias para sua manutenção e nutrição (pré-bióticos), como é o caso dos oligossacarídeos humanos do leite (HMOs). Alguns dos principais gêneros bacterianos encontrados no leite materno são: *Staphylococcus*, *Streptococcus*, *Lactobacillus*, *Bifidibacterium*, *Pseudomonas*, *Enterococcus* e *Corynebacterium*.

A colonização também é diferente entre recém-nascidos prematuros e recém-nascidos a termo, uma vez que os primeiros possuem um intestino mais imaturo, tornando a colonização mais tardia e menos diversa. Os primeiros colonizadores do intestino do recém-nascido são as bactérias anaeróbias facultativas que retiram O_2, como os gêneros *Enterococcus* e *Escherichia*. Uma vez que o ambiente fique livre de O_2, é iniciada a colonização por bactérias anaeróbias obrigatórias[7-10].

A MICROBIOTA MATERNA NA SAÚDE E NA DOENÇA

O primeiro período da janela dos 1.000 dias abrange desde a concepção até o fim da gestação. Esse período é caracterizado por uma série de mudanças na mulher. Desde mudanças anatômicas e fisiológicas, como mudanças hormonais, metabólicas, imunológicas a, até mesmo, mudanças psicológicas e sociológicas. A microbiota não está isenta dessas mudanças e possui variações que podem afetar o feto através da interface materno-fetal e por meio de metabólitos microbianos que possam ultrapassar a barreira placentária. Um exemplo é a restrição de crescimento intraútero associada a infecções e inflamações materna e placentária. Durante esse período, as mudanças mais observadas ocorrem na microbiota oral, vaginal e intestinal da mulher[11-14].

- A microbiota oral na gestação tem composição relativamente estável. No entanto, foi observado que a disbiose pode aumentar a suscetibilidade a doenças como a periodontite e a gengivite e que a microbiota oral pode exercer grande influência na composição da microbiota placentária. Dessa forma, faz-se essencial prezar pela saúde oral da gestante, uma vez que o aumento de bactérias como *Campylobacter rectus, Fusobacterium nucleatum* e *Porphyromonas gingivalis* já foi associado a complicações obstétricas como a prematuridade, pré-eclâmpsia, baixo peso e abortos espontâneos[14-16].
- A microbiota vaginal na gestação, por sua vez, difere entre mulheres gestantes e não gestantes. Sparvoli et al.[16] identificaram o aumento do gênero *Lactobacillus*, presente naturalmente na microbiota vaginal, associada ao aumento de produção de estrogênio. No entanto, sua diminuição pode estar associada a um ambiente desfavorável à sua proliferação, possibilitando o crescimento de patobiontes. Além disso, existe uma variação na abundância entre as espécies de *Lactobacillus* encontrados na flora intestinal em cada trimestre de gestação[14-17].
- A microbiota intestinal na gestação difere entre os três trimestres. No entanto, o primeiro e o terceiro trimestres são os que possuem alterações mais marcantes. O primeiro trimestre é caracterizado por mudanças imunológicas e hormonais capazes de afetar a microbiota de forma que bactérias produtoras do AGCC butirato podem aumentar em abundância e contribuir com o aumento de células T regulatórias, reforçando seu papel protetor, e prevenir danos ao feto, provenientes de uma possível rejeição por parte do sistema imunológico materno. No terceiro trimestre, em gestantes saudáveis, foi verificado um aumento na abundância nos gêneros *Bacteroides* e *Akkermansia,* ambos associados a uma microbiota eubiótica e livre de síndromes metabólicas. O desenvolvimento de doenças, especialmente no último trimestre da gestação,

parece estar associado a disbiose, uma vez que já foi reportada a diminuição de componentes com atividades anti-inflamatórias como *Faecalibacteirum* e o aumento na abundância dos gêneros *Lachnospiraceae, Phascolartobacterium* e *Christensenellaceae*. Além disso, o aumento de peso materno e a microbiota da gestante no terceiro trimestre acaba se assemelhando ao de indivíduos obesos, com um aumento dos filos *Actinobacteria* e *Proteobacteria*[14,16,18].

Além de todas essas mudanças, não podemos descartar fatores que podem comprometer o equilíbrio da microbiota materna, que já está sofrendo mudanças por conta de fatores hormonais e do sistema imune. A dieta, o exercício físico e o estado de saúde mental também podem ser refletidos na microbiota e, se negativos, podem causar disbiose.

Muito se discute sobre os efeitos de uma gestação associadas a patologias e sua possível contribuição para o neurodesenvolvimento do feto, e como essa patologia materna pode afetar a microbiota da mãe e do bebê. Sabe-se que gestantes diagnosticadas com *diabetes mellitus* gestacional possuem diferenças significativas em sua composição quando comparadas com gestantes saudáveis. Cortez et al.[18] conduziram um estudo no qual verificaram uma tendência à disbiose em mulheres gestantes diagnosticadas com *diabetes mellitus*. Entre os achados, está o aumento na abundância relativa dos gêneros associados a disbiose, como: *Veillonella, Klebisiella, Enterobacter, Enterococcus* e *Escherichia* nas amostras de microbiota vaginal[13,18,19].

A hipertensão gestacional é outra condição altamente investigada que evidencia alterações na microbiota, incluindo o aumento na abundância dos gêneros *Prevotella, Porphyromonas* e de espécies como *Bulleidia moorei* e *Clostridium perfringens*, este último já conhecido por elevar a pressão sanguínea e provocar distúrbios na coagulação[11,20].

Além disso, a dieta materna desempenha um papel substancial na composição da microbiota e na saúde. Estudos recentes mostram que dietas ricas em proteína animal, açúcar e carboidratos complexos mudam a estrutura da comunidade microbiana presente no intestino. A falta de consumo de fibras também afeta a microbiota, uma vez que, na ausência delas, as bactérias que fazem a fermentação das fibras e as transformam em ácidos graxos de cadeia curta podem diminuir em abundância, favorecendo o crescimento de outras bactérias que não necessitam diretamente de fibras[11,21-23].

Os ácidos graxos de cadeia curta (AGCC) acetato, propionato e butirato são essenciais para a manutenção da integridade tanto da barreira intestinal como da barreira hematoencefálica e podem atravessar a barreira placentária. A microbiota de pessoas com obesidade mostra um perfil altamente disbiótico e inflamatório. Além do baixo consumo de fibras, o excesso de gorduras e açúcar tende a favorecer a proliferação de patobiontes, isso, associado a uma barreira intestinal mais permeável, faz que os metabólitos bacterianos e o próprio LPS possam fazer contato com células imunes, resultando em uma inflamação sistêmica[24,25].

A hipótese de que uma microbiota disbiótica possa alterar o DNA materno tem ganhado muito destaque. Kelsey et al.[26] encontraram uma associação entre a composição da microbiota e o comportamento de recém-nascidos. Além disso, demonstraram que fatores de virulência associados possibilitaram a colonização de patobiontes relacionados a maior conexão na rede neural associada a emoções negativas. Os achados também são corroborados por Zhang et al.[27], que observaram que os filhotes de ratas tratadas com antibióticos durante a gestação apresentaram redução na sociabilidade. Apesar de não se saber ao certo qual é o mecanismo responsável por mudanças comportamentais relacionadas à interação materno-fetal e à transmissão verticalizada de sua microbiota, não há dúvidas de que existe uma forte conexão entre a composição intestinal materna e o neurodesenvolvimento.

A SAÚDE MENTAL E O EIXO CÉREBRO-INTESTINO

O eixo cérebro-intestino é uma comunicação bidirecional que vem sendo muito associada à interação entre a composição da microbiota e a desfechos neurológicos tanto positivos, como maior amadurecimento da micróglia e melhor neurodesenvolvimento, quanto negativos, como é o caso das doenças psiquiátricas. As hipóteses de como essa comunicação acontece são várias; no entanto, as mais estudadas são as rotas: neural, metabólica, imunológica e endócrina[5,28].

- Via neural: caracterizada pela presença do X nervo craniano, a via neural aborda o mecanismo usado pela microbiota e seus produtos neuroativos, que são capazes de se comunicar através das fibras aferentes. Sabe-se que algumas bactérias são capazes de produzir neurotransmissores ou de modular sua produção e liberação, como é o caso do gênero *Bifidobacterium*. As espécies deste gênero são capazes de produzir acetato a partir da fermentação de fibras. Esse acetato, por sua vez, é capaz de estimular a liberação de serotonina pelas células enterocromoafins no intestino. Essa serotonina é capaz de se ligar a receptores presentes no nervo vago, como o receptor 5HT3, o que promoverá uma estimulação nervosa que será refletida no sistema nervoso central (SNC)[29,30].
- Via metabólica: a via utilizada por metabólitos produzidos pela microbiota é caracterizada especialmente pela presença dos AGCC. Capazes de modular a produção de liberação de outros compostos, os AGCC também

estão associados à expressão gênica de moléculas componentes da barreira intestinal e da barreira hematoencefálica, como as proteínas ocludina e claudina. A diminuição de bactérias produtoras de AGCC na microbiota pode levar a uma diminuição na expressão gênica dessas proteínas, fazendo que as barreiras fiquem menos seletivas e mais permeáveis a extravasamento de conteúdo para o lúmen intestinal e para o cérebro, estando diretamente associadas ao "*leak gut*"[25,31].

- Via imunológica: essa via também pode ser ativada, uma vez que a integridade das barreiras é atingida. Os padrões moleculares associados a patógenos (PMAP) acabam estimulando as células imunes presentes na lâmina própria e a própria micróglia no SNC, ativando respostas imunológicas inatas e levando à produção de citocinas pró-inflamatórias que podem causar um estado de inflamação e, até mesmo, neuroinflamação no indivíduo[32,33].

- Via endócrina: associada altamente com o eixo hipotálamo-pituitária-adrenal (HPA), a via endócrina leva em consideração a desregulação do eixo HPA, que pode levar a um aumento de produção e liberação de cortisol. O aumento deste hormônio pode levar a uma maior permeabilidade da barreira intestinal. Assim como antígenos microbianos, citocinas e prostaglandinas podem atravessar a barreira hematoencefálica e promover uma desregulação do eixo HPA, levando a essa possível maior produção de cortisol. Além disso, sabe-se que AGCC pode atenuar a resposta de HPA[34,35].

Evidências recentes apontam que ao menos uma dessas vias está alterada em pacientes com doenças psiquiátricas. Apesar disso, ainda não se tem um biomarcador comum capaz de relacionar essas doenças à microbiota. O perfil microbiológico de pacientes com transtornos mentais está sendo construído e ainda há muitas dúvidas e contradições entre os trabalhos e seus achados. Apesar disso, Nikolova et al.[36] apresentaram uma metanálise na qual relataram um padrão microbiológico nas doenças psiquiátricas condizentes com a depleção de bactérias produtoras de AGCC, especialmente butirato e o aumento de bactérias pro-inflamatórias em indivíduos com diagnósticos psiquiátricos.

PSICOBIÓTICOS E A PROMESSA DE NOVOS TRATAMENTOS

Em face das novas evidências, a microbiota acabou se tornando um promissor alvo terapêutico para auxiliar no tratamento das doenças mentais. Desta forma, Dinan, Stanton e Cryan[37] cunharam o termo psicobiótico. Definido como "um microrganismo vivo que, quando consumido em quantidades adequadas, é capaz de produzir efeitos benéficos em pacientes psiquiátricos", o psicobiótico nada mais é do que um probiótico utilizado em tratamentos psiquiátricos.

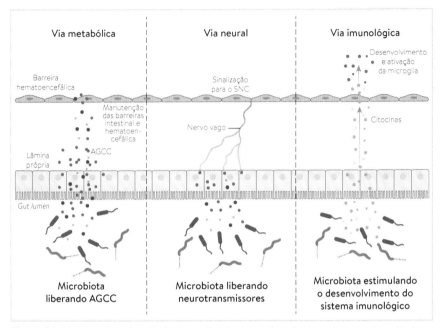

Figura 2 Resumo das três principais teorias de comunicação presentes no eixo cérebro-intestino.
Fonte: elaborada pelo autor.

Ensaios clínicos conduzidos até o momento indicam que a suplementação por psicobióticos é capaz de melhorar a absorção de medicações psiquiátricas em pacientes que apresentam resistência, além de diminuir a sintomatologia de doenças como depressão e ansiedade. A grande maioria dos psicobióticos estudados tem como principais microrganismos os gêneros *Lactobacillus* e *Bifidobacterium*. Isso porque sabe-se que ambos os gêneros estão ligados à produção de ácido gama-aminobutírico (GABA) e serotonina, respectivamente.

Apesar dos estudos animadores, ainda não se tem um consenso médico sobre o uso dessa nova classe terapêutica. É importante salientar que a microbiota, quando já bem estabelecida, dificilmente irá mudar e, portanto, o uso desses probióticos acabaria por se tornar crônico. O uso de probióticos e psicobióticos, especialmente em gestantes, ainda é um tema de muito debate. Embora se saiba que estamos mais perto de uma nova estratégia terapêutica, muitas perguntas ainda precisam ser respondidas para que medidas possam ser adotadas. No momento, a melhor estratégia é o acompanhamento médico e nutricional e, claro, uma rede de apoio em que a mulher tenha o necessário para manter sua saúde física e mental, assim como seu bem-estar social[38-40].

REFERÊNCIAS

1. Lyon L. "All disease begins in the gut": was Hippocrates right? Brain. 2018;141(3):e20.
2. Taddei C, Brandt K, Carneiro-Sampaio M. Capítulo 12 – Microbiota humana. 6. ed. Trabulsi LR, Alterthum F, orgs. São Paulo: Atheneu; 2015. p. 102-107.
3. Kapourchali FR, Cresci GAM. Early-life gut microbiome – the importance of maternal and infant factors in its establishment. Nutrition Clin Practice. 2020;35:386-405.
4. Di Vincenzo F, Del Gaudio A, Petito V, Lopetuso LR, Scaldaferri F. Gut microbiota, intestinal permeability, and systemic inflammation: a narrative review. Intern Emerg Med. 2023.
5. Obrenovich MEM. Leaky gut, leaky brain? Microorganisms. MDPI. 2018;6.
6. McCallum G, Tropini C. The gut microbiota and its biogeography. Nat Rev Microbiol. 2023.
7. Robertson RC, Manges AR, Finlay BB, Prendergast AJ. The human microbiome and child growth – first 1000 days and beyond. Trends Microbiol. 2019;27:131-47.
8. Romano-Keeler J, Sun J. The first 1000 days: assembly of the neonatal microbiome and its impact on health outcomes. Newborn. 2022;1(2):219-26.
9. Taddei CR, Neu J. Editorial: Microbiome in the first 1000 days: multi-omic interactions, physiological effects, and clinical implications. Front Cellular Infection Microbiol. 2023;13.
10. Zimmermann P, Curtis N. Breast milk microbiota: a review of the factors that influence composition. J Infection. 2020;81:17-47.
11. Di Simone N, Santamaria Ortiz A, Specchia M, Tersigni C, Villa P, Gasbarrini A, et al. Recent insights on the maternal microbiota: impact on pregnancy outcomes. Front Immunol. 2020;11.
12. Qin S, Liu Y, Wang S, Ma J, Yang H. Distribution characteristics of intestinal microbiota during pregnancy and postpartum in healthy women. J Maternal-Fetal Neonatal Med. 2022;35(15):2915-22.
13. Dualib PM, Taddei CR, Fernandes G, Carvalho CRS, Sparvoli LG, Silva IT, et al. Gut microbiota across normal gestation and gestational diabetes mellitus: a cohort analysis. Metabolites. 2022;12(9).
14. Taddei CR, Cortez R V, Mattar R, Torloni MR, Daher S. Microbiome in normal and pathological pregnancies: a literature overview. In: Am J Reproductive Immunol. Blackwell Publishing; 2018.
15. Stout MJ, Zhou Y, Wylie KM, Tarr PI, Macones GA, Tuuli MG. Early pregnancy vaginal microbiome trends and preterm birth. Am J Obstet Gynecol. 2017;217(3):356.e1-356.e18.
16. Sparvoli LG, Cortez RV, Daher S, Padilha M, Sun SY, Nakamura MU, et al. Women's multisite microbial modulation during pregnancy. Microb Pathog. 2020;147.
17. Smith SB, Ravel J. The vaginal microbiota, host defence and reproductive physiology. Journal of Physiology. 2017;595(2):451-63.
18. Cortez RV, Taddei CR, Sparvoli LG, Ângelo AGS, Padilha M, Mattar R, et al. Microbiome and its relation to gestational diabetes. Endocrine. 2019;64(2):254-64.
19. Tincani A, Rebaioli CB, Frassi M, Taglietti M, Gorla R, Cavazzana I, et al. Pregnancy and autoimmunity: Maternal treatment and maternal disease influence on pregnancy outcome. Autoimmunity Reviews. 2005;4:423-8.
20. Giannella L, Grelloni C, Quintili D, Fiorelli A, Montironi R, Alia S, et al. Microbiome changes in pregnancy disorders. Antioxidants. MDPI, 2023;12.
21. EBioMedicine. The maternal microbiome: another bridge linking mothers and infants. EBioMedicine. 2021;71.
22. Sinha T, Brushett S, Prins J, Zhernakova A. The maternal gut microbiome during pregnancy and its role in maternal and infant health. Curr Opin Microbiol. 2023;74.
23. Urbonaite G, Knyzeliene A, Bunn FS, Smalskys A, Neniskyte U. The impact of maternal high-fat diet on offspring neurodevelopment. Front Neurosc. 2022;16.
24. Liu Z, Li L, Ma S, Ye J, Zhang H, Li Y, et al. High-dietary fiber intake alleviates antenatal obesity-induced postpartum depression: roles of gut microbiota and microbial metabolite short-chain fatty acid involved. J Agric Food Chem. 2020;68(47):13697-710.

25. Wu M, Tian T, Mao Q, Zou T, Zhou C Juan, Xie J, et al. Associations between disordered gut microbiota and changes of neurotransmitters and short-chain fatty acids in depressed mice. Transl Psychiatry. 2020;10(1).
26. Kelsey CM, Prescott S, McCulloch JA, Trinchieri G, Valladares TL, Dreisbach C, et al. Gut microbiota composition is associated with newborn functional brain connectivity and behavioral temperament. Brain Behav Immun. 2021;91:472-86.
27. Zhang S, Lu B, Wang G. The role of gut microbiota in the pathogenesis and treatment of postpartum depression. Ann Gen Psychiatry. 2023;22(1):36.
28. Morais LH, Schreiber HL, Mazmanian SK. The gut microbiota – brain axis in behaviour and brain disorders. Nature Rev Microbiol. Nature Res. 2021;19:241-55.
29. Breit S, Kupferberg A, Rogler G, Hasler G. Vagus nerve as modulator of the brain-gut axis in psychiatric and inflammatory disorders. Front Psychiatry. 2018;9.
30. Bonaz B, Bazin T, Pellissier S. The vagus nerve at the interface of the microbiota-gut- brain axis. Front Neuroscience. 2018;12.
31. Eiche TP, Mohajeri MH. Overlapping mechanisms of action of brain-active bacteria and bacterial metabolites in the pathogenesis of common brain diseases. Nutrients. 2022;14.
32. Evrensel A, Ünsalver BÖ, Ceylan ME. Neuroinflammation, gut-brain axis and depression. Psychiatry Investigation. Korean Neuropsychiatric Association. 2020;17:2-8.
33. Maes M, Kubera M, Leunis JC. The gut-brain barrier in major depression: Intestinal mucosal dysfunction with an increased translocation of LPS from gram negative enterobacteria (leaky gut) plays a role in the inflammatory pathophysiology of depression. Neuroendocrinology Letters. 2008;29.
34. Misiak B, Łoniewski I, Marlicz W, Frydecka D, Szulc A, Rudzki L, et al. The HPA axis dysregulation in severe mental illness: Can we shift the blame to gut microbiota? Prog Neuro-Psychopharmacol Biol Psychiatry. 2020;102.
35. Jahnke JR, Roach J, Azcarate-Peril MA, Thompson AL. Maternal precarity and HPA axis functioning shape infant gut microbiota and HPA axis development in humans. PLoS One. 2021;16.
36. Nikolova VL, Hall MRB, Hall LJ, Cleare AJ, Stone JM, Young AH. Perturbations in gut microbiota composition in psychiatric disorders: a review and meta-analysis. JAMA Psychiatry. American Medical Association. 2021;78:1343-54.
37. Dinan TG, Stanton C, Cryan JF. Psychobiotics: a novel class of psychotropic. Biological Psychiatry. 2013;74:720-6.
38. Yunes RA, Poluektova EU, Vasileva EV, Odorskaya MV, Marsova MV, Kovalev GI, et al. A multi-strain potential probiotic formulation of gaba-producing Lactobacillus plantarum 90sk and bifidobacterium adolescentis 150 with antidepressant effects. Probiotics Antimicrob Proteins. 2020;12(3):973-9.
39. Seif El Dahan K, Bejjani J, Nasrallah AA, Youssef L, Mladenovic A, Dosch L, et al. Probiotics properties: a focus on pregnancy outcomes. Eur J Obstetrics Gynecol Reproductive Biol. 2022;272:16-23.
40. Sharma R, Gupta D, Mehrotra R, Mago P. Psychobiotics: the next-generation probiotics for the brain. Curr Microbiol. 2021;78:449-63.

SEÇÃO VI

Psicopatologia

31
Depressão na perinatalidade

Milena Gross de Andrade
Renério Fráguas Júnior

INTRODUÇÃO

O termo depressão perinatal vem sendo cada vez mais usado na literatura científica para incluir a depressão que se inicia ou ocorre na gestação e a depressão que se inicia ou ocorre no pós-parto. Essa nomenclatura decorre da quinta edição do *Manual diagnóstico e estatístico de transtornos mentais* (DSM-5), que define depressão perinatal como aquela que tem início na gestação ou nas quatro semanas após o parto[1].

Essa definição favorece a ideia de que a depressão perinatal pode ter seu início após o parto ou durante a gestação ou mesmo constituir um *continuum* de uma depressão já existente no período da pré-concepção e que se estende e se agrava no pós-parto. O período englobado pela depressão de início perinatal vai da concepção até o primeiro ano após o parto[2].

O período perinatal é um momento de vulnerabilidade psíquica. Entretanto, as mulheres que se encontram neste período têm menor chance de serem diagnosticadas e receberem tratamento apropriado para o quadro depressivo[3].

O impacto da falta de acesso ao tratamento adequado acarreta sérias consequências, como baixa aderência ao acompanhamento pré-natal, maior uso de substâncias psicoativas, má alimentação, conflitos familiares/conjugais, prejuízo no vínculo e nos cuidados com o bebê, menores taxas de amamentação, impacto cognitivo e emocional na criança e risco de suicídio ou infanticídio[4].

Embora com frequência se utilize o termo depressão perinatal como aquela que ocorre na gestação ou no puerpério, independentemente do período em que ocorra, neste capítulo procuraremos descrever peculiaridades da depressão conforme o momento de sua ocorrência, se na gestação ou no puerpério. Desse modo, descreveremos as duas entidades separadamente.

DEPRESSÃO NA GESTAÇÃO

Tradicionalmente, o período gestacional é caracterizado na literatura médica como um momento de alegria e bem-estar feminino. Trata-se de uma visão romantizada, que muitas vezes não leva em conta aspectos particulares de cada gestante, como o fato de ser uma gestação planejada ou não, seu impacto financeiro, profissional e social, presença de conflitos conjugais, familiares e mudança de imagem corporal. Somado a isso, muitas gestantes apresentam múltiplos desconfortos físicos, tornando o período gestacional um momento de risco tanto para recorrência como para o surgimento de um primeiro episódio depressivo[4].

Prevalência

Estima-se que 15% das gestantes sejam acometidas por depressão[5]. Entretanto, essa prevalência varia consideravelmente em função do nível econômico e social. A prevalência do transtorno depressivo maior na gestação é de 9% em países ricos, chegando a 15% em países em desenvolvimento[6]. Considerando os transtornos depressivos em geral, a prevalência é de 5 a 15% em países ricos e 19 a 25% em países em desenvolvimento[7].

Quadro clínico

O quadro clínico da depressão na gestação é muito semelhante ao quadro depressivo observado fora do período perinatal. O diagnóstico de depressão se baseia na presença de ao menos 5 sintomas no mesmo período de duas semanas, sendo obrigatória a presença de humor depressivo ou anedonia (perda de prazer em atividades outrora prazerosas).

Os demais sintomas da depressão incluem: perda ou ganho de peso ou de apetite, insônia ou hipersonia, agitação ou lentificação psicomotora, cansaço ou perda de energia, sentimento de inutilidade ou culpa inapropriada, dificuldade de concentração e pensamentos recorrentes de morte ou ideação suicida[1].

Entretanto, é importante ressaltar que alguns destes sintomas, como alterações de sono, apetite e disposição, são comuns entre gestantes, o que muitas vezes dificulta o diagnóstico do quadro depressivo. Para auxiliar no diagnóstico, é importante investigar os sintomas afetivos, como tristeza, anedonia e culpabilização.

Tentativas de suicídio e mortes por suicídio são eventos relativamente raros durante a gestação, com taxas variando entre 40 por 100.000 nascidos vivos (tentativas) e 1 por 100.000 nascidos vivos (suicídio)[8]. Mesmo assim, a ideação suicida deve ser sempre investigada em pacientes com diagnóstico de depressão.

Além do transtorno depressivo, os seguintes fatores aumentam o risco de suicídio na gestação: problemas com o sono, tentativas de suicídio prévias, pensamentos ruminativos, baixa renda, etnia (risco mais elevado em negros), pacientes jovens, baixo nível educacional, violência do parceiro, suporte social precário, insegurança alimentar, história de abuso infantil, gestação de risco, multiparidade, abortos prévios, exposição a tabaco e diagnóstico de síndrome da imunodeficiência adquirida (AIDS)[9].

Fatores de risco

O risco de depressão durante a gestação pode ser aumentado por fatores sociodemográficos, obstétricos e psicossociais. Dentre os fatores obstétricos destaca-se a gravidez não planejada ou indesejada; dentre os sociodemográficos destacam-se a baixa renda e baixa escolaridade; e dentre os psicossociais, antecedente de depressão, estresse, falta de suporte social, violência doméstica[10,11] e baixa qualidade de sono, com risco 3,7 maior de desenvolver depressão gestacional.

Mudanças hormonais podem prejudicar o sono no início da gestação. Cerca de 1/3 das gestantes apresentam sono insuficiente nesse período[12]. Um grande estudo populacional na Finlândia indicou que o medo do parto também é um dos principais fatores de risco para depressão gestacional[13]. Outros fatores descritos são: ansiedade materna, dificuldade de acesso a serviços de saúde, tabagismo, estado civil solteira e dificuldades conjugais[10].

Fisiopatologia

Estudos têm associado o transtorno depressivo maior a baixos níveis do fator neurotrófico derivado do cérebro (BDNF). Baixos níveis de BDNF no início da gestação foram associados a maior risco de depressão gestacional, sugerindo que esse fator pode ser relevante na depressão que ocorre durante a gestação[7]. Gestantes que sofreram abuso precoce e eram portadoras de variantes CC de rs2740210 para oxitocina ou AA de rs237887 para receptor de oxitocina tinham risco significativamente maior de apresentar sintomas depressivos[14].

Em linha com a maior prevalência de depressão em países em desenvolvimento, a presença de anemia tem sido associada à depressão gestacional[15]. A anemia ferropriva pode explicar a depressão, considerando que o ferro é cofator de reações enzimáticas necessárias para a síntese de noradrenalina e serotonina, e deficiência de ferro compromete a funcionalidade do receptor dopaminérgico[15].

Deficiência de vitamina D tem sido associada ao surgimento de depressão; entretanto, não se encontrou associação significativa entre deficiência de vitamina D e ocorrência de depressão na gestação[16].

Estudos têm indicado disfunção do eixo hipotálamo-pituitária-adrenal (HPA) na depressão durante a gestação, todavia, os achados não são consistentes[17] e é possível que a disfunção desse eixo esteja presente em algum subgrupo de gestantes com depressão, mas não em sua maioria.

Impacto no desenvolvimento da criança

Estima-se que cerca de 10 a 15% do impacto no desenvolvimento da criança se dá por conta da depressão na gestação, enquanto o restante seria decorrente de fatores genéticos, epigenéticos ou consequências do cuidado oferecido no pós-parto[18].

A depressão na gestante pode acarretar pior nutrição, aumento do uso de substâncias, cuidado pré-natal deficitário e maior risco de pré-eclâmpsia. Crianças nascidas de mulheres com depressão pré-parto não tratada estão em maior risco de parto prematuro, restrição de crescimento intrauterino, baixo peso ao nascer e outras complicações neonatais, com possíveis consequências físicas ao longo da vida[19,20].

O parto prematuro poderia resultar também da desregulação do eixo HPA pela reação ao estresse na depressão, particularmente no segundo trimestre da gravidez[21]. Nesse caso, estressores sociais, como o racismo e demais situações discriminatórias, têm sido identificados como contribuintes para a reação ao estresse e parto prematuro[21].

A depressão na gestação pode causar mudanças epigenéticas que persistem na prole ao longo de toda a vida. Estudos observaram metilação do DNA nos filhos de gestantes depressivas. Essa alteração é detectável no sistema imunológico do bebê ao nascimento, alteração que persistiria no cérebro até a idade adulta[22].

DEPRESSÃO PÓS-PARTO

A depressão pós-parto é o transtorno psiquiátrico mais estudado do período perinatal. Embora a prática clínica e boa parte dos estudos sobre depressão pós-parto considerem o conceito de puerpério como sendo o intervalo de 12 meses que se segue ao parto, os sistemas de classificação de doenças, DSM-5-TR e CID-11 (Classificação Internacional de Doenças – 11ª edição), consideram um intervalo mais curto para essa especificação. Para o DSM-5-TR, a depressão com início no periparto é o quadro que teve início na gestação ou em até 4 semanas após o parto[1]. Já para a CID-10, um episódio depressivo associado ao puerpério ocorre em até 6 semanas após o parto[23].

Prevalência

A depressão pós-parto tem prevalência global de 10 a 15%[24]. Esse número varia bastante a depender do país estudado, sendo mais frequente em países em desenvolvimento[24]. Mais da metade dos casos de depressão pós-parto tiveram início antes do parto[25], o que demonstra que a depressão perinatal muitas vezes não é diagnosticada e adequadamente tratada. Quando o início do quadro depressivo ocorre no pós-parto, a incidência se dá, em geral, nos 4 primeiros meses de vida do bebê, em especial no 1º mês[26].

Quadro clínico

Assim como na depressão na gestação, o quadro clínico da depressão pós-parto é muito parecido com um quadro depressivo fora do período perinatal. Embora não haja um consenso, alguns estudos reportam maior prevalência de sintomas psicomotores (como agitação, inquietação, dificuldade de concentração e de tomada de decisão) em pacientes com depressão pós-parto, quando comparadas com pacientes deprimidos fora do período perinatal[27].

Outro sintoma bastante frequente na depressão pós-parto é um pensamento intrusivo sobre fazer mal ao bebê. São experiências bastante desagradáveis para as mães, vividas no formato de ruminações egodistônicas (intrusivas e incompatíveis com o desejo da paciente). Podem aparecer na forma de pensamentos ou imagens de algo horrível acontecendo com o bebê e costumam desencadear culpa e sofrimento emocional. Na grande maioria dos casos, não há nenhum desejo real de machucar o bebê[28]. Contudo, psicose puerperal deve ser investigada.

Os episódios de depressão pós-parto de maior gravidade em geral estão associados a quadros que têm início na gestação, presença de sintomas ansiosos, complicações obstétricas e ideação suicida[29]. O suicídio é a principal causa de morte entre mulheres no período perinatal. Cerca de 3% das mulheres no pós-parto relatam ideação suicida.

As taxas de tentativas de suicídio nessa população são de 44 a cada 100.000 nascidos vivos e as taxas de suicídio, entre 1 e 5 por 100.000 nascidos vivos. A maioria das mulheres que cometem suicídio moram com o(a) parceiro(a), receberam diagnóstico de depressão, mas não estavam em tratamento ativo no momento do suicídio. Mesmo assim, essa prevalência é menor do que a observada em mulheres fora do período perinatal[30].

Fisiopatologia

Observa-se um componente genético na ocorrência da depressão pós-parto. Mulheres com irmãs acometidas por depressão pós-parto apresentam uma chance quatro vezes maior de desenvolver o quadro. Estima-se que o aspecto genético contribua com 40% do risco para o desenvolvimento do transtorno[31].

A variação hormonal observada no pós-parto também tem papel importante na fisiopatologia da depressão pós-parto. No terceiro trimestre da gravidez, há elevação dos níveis de estrogênio e progesterona. Esses hormônios aumentados ativam o eixo HPA. Com o parto, ocorre uma queda acentuada dos níveis de estrógeno e progesterona e achatamento do eixo HPA devido à supressão da secreção do hormônio liberador de corticotrofina hipotalâmico, aumentando o risco de depressão em mulheres com maior sensibilidade a essa variação hormonal[32].

GRAVIDADE DA DEPRESSÃO

Os quadros depressivos são classificados de acordo com sua gravidade. Quadros leves a moderados apresentam cerca de 5 a 6 sintomas depressivos, não relatam comportamento suicida, mantêm funcionalidade mínima preservada e têm menor risco de apresentar sintomas psicóticos[1].

Já a depressão grave apresenta entre 7 e 9 sintomas depressivos, geralmente com ideação e comportamento suicida. Ocorre um grande prejuízo na funcionalidade e na capacidade decisória, implicando risco para a paciente e seu bebê. Há uma maior chance de surgimento de sintomas psicóticos e de episódios depressivos recorrentes[1].

TRIAGEM

A depressão perinatal é um transtorno prevalente, subdiagnosticado, com graves consequências e tratável. Todas as mulheres que se encontram no período perinatal devem ser questionadas acerca de sintomas depressivos. Isso deve ser feito durante o atendimento pré-natal e no pós-parto[33]. Mulheres que apresentam os fatores de risco listados anteriormente devem receber atenção redobrada em relação a essa patologia.

A investigação da equipe de saúde pode ser realizada com questões abertas ou estruturadas. Mulheres que relatam maior ansiedade em relação à saúde do bebê, com muitas dúvidas sobre sua capacidade para cuidar da criança ou que demonstram desinteresse em assuntos relacionados ao bebê, devem ser cuidadosamente observadas[34].

As perguntas abertas para investigação de depressão devem englobar o período do último mês, focando em sintomas depressivos ou anedônicos.[35] Caso a paciente responda afirmativamente a uma destas perguntas, uma investigação mais detalhada deve ser conduzida.

O instrumento de triagem mais usado na atualidade para investigação de depressão perinatal é a escala de Edimburgo. Trata-se de um questionário de autopreenchimento de 10 itens. Cada item apresenta pontuação que varia entre 0 e 3, com pontuação total de 30. Inicialmente pensado para ser aplicado em mulheres no pós-parto, atualmente seu uso também é indicado no período gestacional, em particular no 2º trimestre, porém com uma nota de corte menor (≥ 9)[36].

Por não trazer questões relacionadas aos sintomas físicos da depressão, como alterações de sono e apetite, apresenta boa especificidade para o período perinatal. O ponto de corte preconizado para a escala de Edimburgo é ≥ 11, mas artigos científicos apresentam notas de corte variando entre ≥ 10 até ≥ 13. No ponto ≥ 11, o valor preditivo positivo para depressão perinatal é acima de 60%[37].

DIAGNÓSTICO DIFERENCIAL

Durante o período perinatal, os sintomas físicos, tanto da gestação quanto do pós-parto, podem mimetizar o quadro clínico do transtorno depressivo. Cansaço, falta de energia, alterações de apetite e sono são comuns em ambas as condições[8]. Para distingui-las, deve-se investigar os sintomas afetivos e cognitivos da depressão, como tristeza, anedonia, culpa excessiva, prejuízo da concentração e ideação suicida.

Além disso, nos primeiros dias do pós-parto, é bastante comum o desenvolvimento do *baby blues*, um quadro de sintomatologia leve e autolimitado que pode se confundir com um quadro depressivo. Os sintomas do *baby blues*, em geral, têm início no 2º ou 3º dia pós-parto, com duração média de 2 semanas.

O *baby blues* se apresenta como um quadro de disforia, cansaço, insônia, choro, labilidade emocional e dificuldade de concentração[38]. Não há um número mínimo de sintomas para seu diagnóstico. Caso os sintomas permaneçam por mais do que 15 dias, o diagnóstico de depressão deve ser considerado.

Outra diferenciação muito importante a ser feita é entre a depressão perinatal unipolar ou bipolar. Neste caso, a investigação de fases de mania ou hipomania é fundamental para a elucidação diagnóstica. Demais quadros psiquiátricos, como transtornos ansiosos, psicose perinatal e transtornos de personalidade, também devem ser investigados nesta avaliação diferencial.

EVOLUÇÃO

A depressão perinatal está associada a desfechos desfavoráveis, tanto na gestação quanto no pós-parto. Quando ocorre no período gestacional, o quadro depressivo apresenta associação com complicações obstétricas, como aborto espontâneo, sangramentos, maior incidência de cesárea e nascimentos prematuros[39]. A depressão na gestação impacta também o pós-parto, com menores índices de amamentação exclusiva[40].

A depressão no pós-parto está relacionada a menores taxas de amamentação, prejuízo no funcionamento materno e no vínculo com o bebê e demais filhos, impacto na saúde do bebê e na relação com o(a) parceiro(a)[41].

O curso natural dos sintomas da depressão perinatal apresenta uma tendência a cronificação de cerca de 55% quando o tratamento não é realizado. Isso ocorre em especial nas mulheres com antecedentes prévios de outros episódios depressivos[42].

IMPACTO DA DEPRESSÃO PÓS-PARTO E PERINATAL NO DESENVOLVIMENTO INFANTIL

A depressão perinatal repercute em diversas áreas do desenvolvimento da criança. Os efeitos desta condição são observados em várias esferas da vida infantil, tais como: impacto negativo na saúde física da criança, alteração na estruturação e funcionamento cerebral, regulação de sono e temperamento do bebê, funcionamento emocional e motor, prejuízo cognitivo e surgimento de sintomas psiquiátricos na prole[43].

Em relação ao impacto na saúde física da criança, observa-se risco discretamente aumentado de morte súbita infantil, maior chance de desenvolvimento de condições clínicas adversas (como asma, diabetes, cólicas e diarreia) e mais casos de acidentes domésticos, como queimaduras e envenenamento[44,45].

A presença de depressão perinatal está associada a distúrbios de desenvolvimento nas crianças. Filhos de mães com depressão pós-parto apresentam menor crescimento e ganho de peso, em especial em países de baixa renda[46]. Essa situação tende a persistir durante todo o período da primeira infância (até a criança completar 6 anos)[47].

Crianças cujas mães apresentam pontuações mais altas na escala de Edimburgo têm maior chance de apresentar alterações na estrutura cerebral, como diminuição da espessura cortical e menores taxas de difusividade em substância branca. Tais achados sugerem um desenvolvimento cerebral prematuro em bebês expostos a quadros de depressão perinatal mais graves[48].

A depressão perinatal impacta também a regulação emocional e o comportamento social da prole. Filhos de mães com depressão pós-parto apresentam risco dobrado para o desenvolvimento de prejuízos emocionais e comportamentais[49]. Estes bebês muitas vezes são descritos como muito demandantes, com temperamento difícil, agitados, irritadiços e com padrão de sono irregular. Além disso, observa-se atraso na aquisição de habilidades motoras, em especial na capacidade motora fina[50].

Pode ocorrer um impacto global nas funções cognitivas da criança. Quanto mais longo o tempo de sintomatologia materna, maior o impacto cognitivo no filho[51]. Este prejuízo está presente nas funções executivas, inteligência e desenvolvimento de linguagem[52].

A presença de depressão perinatal nas mães aumenta a chance de seus filhos apresentarem alterações comportamentais, tanto externalizantes (transtornos de conduta, oposição/desafio, déficit de atenção e hiperatividade) quanto internalizantes (transtornos depressivos e ansiosos)[52]. A gravidade do quadro depressivo materno está relacionada a maior número de sintomas na prole[53].

O impacto nas crianças tende a persistir por muitos anos, além da primeira infância. Aos 11 anos, filhos de mães com depressão pós-parto apresentam uma chance quatro vezes maior de manifestarem algum transtorno psiquiátrico[54]. A depressão materna segue como importante fator para psicopatologia dos filhos, mesmo após o período perinatal.

Filhos de mães com depressão pós-parto apresentam o dobro de chance de desenvolverem quadros ansiosos, tanto na infância quanto na adolescência. Do mesmo modo, sintomas depressivos são mais frequentes na prole de mulheres com depressão pós-parto, desde a primeira infância até o começo da vida adulta. Em torno de 45% destas crianças vão apresentar ao menos um episódio depressivo até a idade de 16 anos[55].

CONSIDERAÇÕES FINAIS

Conforme descrito ao longo deste capítulo, a depressão perinatal é uma patologia bastante prevalente, com impacto direto não só na qualidade de vida da mulher, mas também do bebê e de toda a família[56]. Entretanto, devido ao estigma que permeia esse diagnóstico, é uma condição pouco investigada e ainda menos abordada e adequadamente tratada[3].

A investigação da depressão perinatal deve ter início na primeira consulta obstétrica, ou ainda no período da pré-concepção[33]. É crucial que toda a equipe de saúde entenda a importância desta investigação diagnóstica e que aborde o tema de forma direta, respeitosa e sem julgamento de valores. A paciente e sua família devem se sentir acolhidas pela equipe transdisciplinar.

REFERÊNCIAS

1. American Psychiatric Association (APA). Diagnostic and statistical manual of mental disorders, fifth edition, text revision (DSM-5-TR). Washington: APA; 2022.
2. Van Niel MS, Payne JL. Perinatal depression: A review. Cleve Clin J Med. 2020;87(5):273-7.
3. Sanmartin MX, Ali MM, Chen J, Dwyer DS. Mental health treatment and unmet mental health care need among pregnant women with major depressive episode in the United States. Psychiatr Serv. 2019;(503):70-6.
4. Stewart DE. Depression during pregnancy. N Engl J Med. 2011;365(17):1605-11.
5. Okagbue HI, Adamu PI, Bishop SA, Oguntunde PE, Opanuga AA, Akhmetshin EM. Systematic review of prevalence of antepartum depression during the trimesters of pregnancy. Open Access Maced J Med Sci. 2019;7(9):1555-60.
6. Woody CA, Ferrari AJ, Siskind DJ, Whiteford HA, Harris MG. A systematic review and meta-regression of the prevalence and incidence of perinatal depression. J Affect Disord. 2017;219:86-92.
7. Fung J, Gelaye B, Zhong QY, Rondon MB, Sanchez SE, Barrios Y V., et al. Association of decreased serum brain-derived neurotrophic factor (BDNF) concentrations in early pregnancy with antepartum depression. BMC Psychiatry. 2015;15(1).
8. Palladino CL, Singh V, Campbell J, Flynn H, Gold KJ. Homicide and suicide during the perinatal period. Obstetrics & Gynecology. 2011;118(5):1056-63.
9. Legazpi PCC, Rodríguez-Muñoz MF, Olivares-Crespo ME, Izquierdo-Méndez N. Review of suicidal ideation during pregnancy: risk factors, prevalence, assessment instruments and consequences. Psicol Reflex Crit. 2022;35(1).
10. Lancaster CA, Gold KJ, Flynn HA, Yoo H, Marcus SM, Davis MM. Risk factors for depressive symptoms during pregnancy: a systematic review. Am J Obstet Gynecol. 2010;202(1):5-14.
11. Míguez MC, Vázquez MB. Risk factors for antenatal depression: a review. World J Psychiatry. 2021;11(7):325-36.
12. Delgado A, Louis JM. Sleep deficiency in pregnancy. Clin Chest Med. 2022;43(2):261-72.
13. Räisänen S, Lehto SM, Nielsen HS, Gissler M, Kramer MR, Heinonen S. Risk factors for and perinatal outcomes of major depression during pregnancy: a population-based analysis during 2002-2010 in Finland. BMJ Open. 2014;4(11).
14. Ernesto OD, Bernardo B, Graciela G, Dora M, Grazzia R, Natalia S, et al. Oxytocin system polymorphisms rs237887 and rs2740210 variants increase the risk of depression in pregnant women with early abuse. Dev Psychobiol. 2023;65(5):e22400.
15. Kang SY, Kim HB, Sunwoo S. Association between anemia and maternal depression: a systematic review and meta-analysis. J Psychiatr Res. 2020;122:88-96.
16. Wang J, Liu N, Sun W, Chen D, Zhao J, Zhang W. Association between vitamin D deficiency and antepartum and postpartum depression: a systematic review and meta-analysis of longitudinal studies. Arch Gynecol Obstet. 2018;298(6):1045-59.
17. Orta OR, Gelaye B, Bain PA, Williams MA. The association between maternal cortisol and depression during pregnancy, a systematic review. Arch Womens Ment Health. 2018;21(1):43-53.
18. Glover V. Prenatal stress and its effects on the fetus and the child: possible underlying biological mechanisms. Adv Neurobiol. 2015;10:269-83.
19. Davalos DB, Yadon CA, Tregellas HC. Untreated prenatal maternal depression and the potential risks to offspring: a review. Arch Womens Ment Health. 2012;15(1):1-14.
20. Barros MC de M, Mitsuhiro SS, Chalem E, Laranjeira RR, Guinsburg R. Depression during gestation in adolescent mothers interferes with neonatal neurobehavior. Braz J Psychiatry. 2013;35(4):353-9.
21. Shenassa ED, Widemann LG, Hunt CD. Antepartum depression and preterm birth: pathophysiology, epidemiology, and disparities due to structural racism. Curr Psychiatry Rep. 2021;23(3).

22. Nemoda Z, Massart R, Suderman M, Hallett M, Li T, Coote M, et al. Maternal depression is associated with DNA methylation changes in cord blood T lymphocytes and adult hippocampi. Transl Psychiatry. 2015;5(4):e545.
23. Organização Mundial da Saúde (OMS). Classificação Internacional de Doenças e Problemas Relacionados à Saúde, 11a edição. OMS; 2024.
24. Liu X, Wang S, Wang G. Prevalence and risk factors of postpartum depression in women: a systematic review and meta☒analysis. J Clin Nurs. 2022;31(19-20):2665-77.
25. Evans J, Heron J, Francomb H, Oke S, Golding J. Cohort study of depressed mood during pregnancy and after childbirth. BMJ. 2001;323(7307):257-60.
26. Iwata H, Mori E, Sakajo A, Aoki K, Maehara K, Tamakoshi K. Prevalence of postpartum depressive symptoms during the first 6 months postpartum: Association with maternal age and parity. J Affect Disord. 2016;203:227-32.
27. Bernstein IH, Rush AJ, Yonkers K, Carmody TJ, Woo A, Mcconnell K, et al. Sympton features of postprtum depression: are they distinct? Depress Anxiety. 2008;25:20-6.
28. Miller ML, O'Hara MW. Obsessive-compulsive symptoms, intrusive thoughts and depressive symptoms: a longitudinal study examining relation to maternal responsiveness. J Reprod Infant Psychol. 2020;38(3):226-42.
29. Postpartum Depression: Action Towards Causes and Treatment (PACT) Consortium. Heterogeneity of postpartum depression: a latent class analysis. Lancet Psychiatry. 2015;2(1):59-67.
30. Khalifeh H, Hunt IM, Appleby L, Howard LM. Suicide in perinatal and non-perinatal women in contact with psychiatric services: 15 year findings from a UK national inquiry. Lancet Psychiatry. 2016;3(3):233-42.
31. Viktorin A, Meltzer-Brody S, Kuja-Halkola R, Sullivan PF, Landén M, Lichtenstein P, et al. Heritability of perinatal depression and genetic overlap with nonperinatal depression. Am J Psychiatry. 2016;173(2):158-65.
32. O'Hara MW, Wisner KL. Perinatal mental illness: definition, description and aetiology. Best Pract Res Clin Obstet Gynaecol. 2014;28(1):3-12.
33. O'Connor E, Rossom RC, Henninger M, Groom HC, Burda BU. Primary care screening for and treatment of depression in pregnant and postpartum women: evidence report and systematic review for the US Preventive Services Task Force. JAMA. 2016;315(4):388-406.
34. Yonkers KA, Vigod S, Ross LE. Diagnosis, pathophysiology, and management of mood disorders in pregnant and postpartum women. Obstetrics and gynecology. 2011;117(4):961-77.
35. Myers ER, Aubuchon-Endsley N, Bastian LA, Gierisch JM, Kemper AR, Swamy GK, et al. Efficacy and safety of screening for postpartum depression. Report. 2013;(106):106.
36. Tanuma-Takahashi A, Tanemoto T, Nagata C, Yokomizo R, Konishi A, Takehara K, et al. Antenatal screening timeline and cutoff scores of the Edinburgh Postnatal Depression Scale for predicting postpartum depressive symptoms in healthy women: a prospective cohort study. BMC Pregnancy Childbirth. 2022;22(1).
37. Levis B, Negeri Z, Sun Y, Benedetti A, Thombs BD. Accuracy of the Edinburgh Postnatal Depression Scale (EPDS) for screening to detect major depression among pregnant and postpartum women: systematic review and meta-analysis of individual participant data. BMJ. 2020;371.
38. O'Hara MW, Wisner KL. Perinatal mental illness: definition, description and aetiology. Best Pract Res Clin Obstet Gynaecol. 2014;28(1):3-12.
39. Chaudron LH. Complex challenges in treating depression during pregnancy. Am J Psychiatry. 2013;170(1):12-20.
40. Grigoriadis S, Vonder Porten EH, Mamisashvili L, Tomlinson G, Dennis CL, Koren G, et al. The impact of maternal depression during pregnancy on perinatal outcomes: a systematic review and meta-analysis. J Clin Psychiatry. 2013;74(4).

41. Vesga-López O, Blanco C, Keyes K, Olfson M, Grant BF, Hasin DS. Psychiatric disorders in pregnant and postpartum women in the United States. Arch Gen Psychiatry. 2008;65(7):805-15.
42. Ahmed A, Bowen A, Feng CX, Muhajarine N. Trajectories of maternal depressive and anxiety symptoms from pregnancy to five years postpartum and their prenatal predictors. BMC Pregnancy Childbirth. 2019;19(1).
43. Stein A, Pearson RM, Goodman SH, Rapa E, Rahman A, McCallum M, et al. Effects of perinatal mental disorders on the fetus and child. Lancet. 2014;384(9956):1800-19.
44. Raposa E, Hammen C, Brennan P, Najman J. The long-term effects of maternal depression: early childhood physical health as a pathway to offspring depression. J Adolesc Health. 2014;54(1):88-93.
45. Baker R, Kendrick D, Tata LJ, Orton E. Association between maternal depression and anxiety episodes and rates of childhood injuries: a cohort study from England. Inj Prev. 2017;23(6):396-402.
46. Avan B, Richter LM, Ramchandani PG, Norris SA, Stein A. Maternal postnatal depression and children's growth and behaviour during the early years of life: exploring the interaction between physical and mental health. Arch Dis Child. 2010;95(9):690-5.
47. Surkan PJ, Ettinger AK, Ahmed S, Minkovitz CS, Strobino D. Impact of maternal depressive symptoms on growth of preschool- and school-aged children. Pediatrics. 2012;130(4).
48. Lebel C, Walton M, Letourneau N, Giesbrecht GF, Kaplan BJ, Dewey D. Prepartum and postpartum maternal depressive symptoms are related to children's brain structure in preschool. Biol Psychiatry. 2016;80(11):859-68.
49. Ramchandani P, Stein A, Evans J, O'Connor TG. Paternal depression in the postnatal period and child development: a prospective population study. Lancet. 2005;365(9478):2201-5.
50. Koutra K, Chatzi L, Bagkeris M, Vassilaki M, Bitsios P, Kogevinas M. Antenatal and postnatal maternal mental health as determinants of infant neurodevelopment at 18 months of age in a mother-child cohort (Rhea Study) in Crete, Greece. Soc Psychiatry Psychiatr Epidemiol. 2013;48(8):1335-45.
51. Kaplan PS, Danko CM, Diaz A, Kalinka CJ. An associative learning deficit in 1-year-old infants of depressed mothers: role of depression duration. Infant Behav Dev. 2011;34(1):35-44.
52. Stein A, Pearson RM, Goodman SH, Rapa E, Rahman A, McCallum M, et al. Effects of perinatal mental disorders on the fetus and child. Lancet. 2014;384(9956):1800-19.
53. Netsi E, Pearson RM, Murray L, Cooper P, Craske MG, Stein A. Association of persistent and severe postnatal depression with child outcomes. JAMA Psychiatry. 2018;75(3):247-53.
54. Pawlby S, Sharp D, Hay D, O'Keane V. Postnatal depression and child outcome at 11 years: the importance of accurate diagnosis. J Affect Disord. 2008;107(1-3):241-5.
55. Murray L, Arteche A, Fearon P, Halligan S, Goodyer I, Cooper P. Maternal postnatal depression and the development of depression in offspring up to 16 years of age. J Am Acad Child Adolesc Psychiatry. 2011;50(5):460-70.
56. Grigoriadis S, VonderPorten EH, Mamisashvili L, Tomlinson G, Dennis CL, Koren G, et al. The impact of maternal depression during pregnancy on perinatal outcomes: a systematic review and meta-analysis. J Clin Psychiatry. 2013;74(4).

32

Depressão paterna

Milena Gross de Andrade

INTRODUÇÃO

O termo depressão paterna tem sido cada vez mais usado na literatura científica para descrever um quadro depressivo que acomete o pai durante o período perinatal (da concepção até o 1º ano de vida do bebê). Variações dessa nomenclatura também são encontradas: depressão perinatal paterna, depressão pós-parto paterna.

Diferentemente da depressão pós-parto materna, descrita há mais de 200 anos, a depressão paterna passou a ganhar destaque no início dos anos 2.000, porém segue bastante desconhecida. Incluir o pai, quando presente, na equação familiar favorece o cuidado de saúde de todos os membros do grupo.

Estima-se que a prevalência de depressão paterna varie entre 8,5 e 10%, sendo mais frequente entre o 3º e o 6º mês após o parto[1,2]. Quadros depressivos presentes nos pais durante o período da gestação tendem a persistir em 86% dos homens até 6 meses após o parto[3].

A adaptação ao papel de pai traz uma série de demandas emocionais, financeiras, interpessoais e profissionais; quando esse equilíbrio se perde, há um aumento de ansiedade e estresse, que pode desencadear um quadro depressivo.

FATORES DE RISCO

O principal fator de risco para o desenvolvimento de depressão paterna é a presença de depressão pós-parto materna. Entre 25 e 50% dos parceiros de mulheres deprimidas apresentam também quadro depressivo no período perinatal[4]. A presença de sintomas depressivos no homem tende a piorar o quadro de depressão pós-parto materno.[3]

Outros fatores de risco incluem: história prévia de transtorno depressivo, baixa classe socioeconômica, pouco suporte social, eventos de vida negativos, conflitos conjugais, ausência de rede de apoio, desemprego, idade avançada e primeiro filho[4,5]. Pior qualidade de sono também aumenta o risco para o surgimento de depressão paterna[6].

FISIOPATOLOGIA

A fisiopatologia da depressão paterna ainda não está bem estabelecida; entretanto, em linhas gerais, há um consenso de que fatores biológicos/genéticos e estressores socioemocionais se combinam para o surgimento do quadro.

Eventos estressores presentes no momento da transição para a paternidade, bem como componentes epigenéticos transgeracionais de traumas anteriores, podem causar a sintomatologia depressiva. Mesmo pais não depressivos podem experimentar um aumento de sensibilidade fisiológica e de identificação com o bebê, resultando em um quadro de *blues* paterno, que seria o equivalente masculino ao *baby blues* materno[7].

QUADRO CLÍNICO

Não há critérios diagnósticos específicos para a depressão paterna, devendo-se recorrer aos tradicionais critérios de episódio depressivo para a realização do diagnóstico, ou seja, presença de tristeza ou anedonia por pelo menos duas semanas, acompanhada de (ao menos 5): perda ou ganho de peso/apetite, insônia ou hipersonia, agitação ou lentificação psicomotora, cansaço ou perda de energia, sentimento de inutilidade ou culpa inapropriada, dificuldade de concentração e pensamentos recorrentes de morte ou ideação suicida[8].

Entretanto, pacientes com depressão paterna tendem a apresentar também irritabilidade, inquietação, agressividade (com ataques de raiva), cansaço/exaustão e autocrítica exacerbada em detrimento ao quadro depressivo clássico, no qual há predomínio de tristeza.

É frequente a ocorrência de uso abusivo de álcool e drogas, distúrbios alimentares e de controle dos impulsos[9]. Tais sintomas costumam estar presentes no período gestacional, com breve melhora logo após o parto, seguida de piora no decorrer do primeiro ano de vida do bebê[10].

Além das alterações comportamentais já descritas, na depressão paterna há predomínio de labilidade de humor, ansiedade e preocupações acerca da progressão da gravidez e sobre a saúde do bebê[10]. Cerca de 80% dos pais com depressão paterna relatam pensamentos recorrentes acerca da progressão da gestação, sobre a saúde, segurança, desenvolvimento e vulnerabilidade do bebê, além de grande receio de prejudicar seu filho por atos de negligência ou violência[11].

Os sintomas depressivos costumam vir acompanhados de sintomas ansiosos e obsessivos, além de uma vasta gama de queixas somáticas inespecíficas, comportamentos hiperativos e evitativos, conflitos interpessoais e baixo controle dos impulsos[12].

Quadro 1 Alterações comportamentais mais frequentes na depressão paterna

Ataques de raiva e agressividade em relação ao bebê e à parceira
Maior envolvimento com atividades de trabalho ou lazer, com perda de interesse pela vida familiar
Relacionamentos extraconjugais
Prática de exercícios físicos ou atividade sexual de forma compulsiva
Uso excessivo de videogame, internet (pornografia, mídias sociais) ou jogos de azar

Fonte: adaptado de Baldoni et al., 2013[13].

DIAGNÓSTICO DIFERENCIAL

Muitas doenças clínicas e psiquiátricas podem mimetizar um quadro de depressão paterna, sendo necessária uma análise detalhada para realização do diagnóstico adequado. Dentre as patologias clínicas, podemos destacar: hipotireoidismo, deficiência de vitamina B12, insuficiência adrenal, doença de Huntington, apneia do sono, esclerose múltipla e mononucleose, entre outras. Uma avaliação física e laboratorial é importante para a exclusão destas condições[14].

Em relação aos demais transtornos mentais, observa-se sintomas depressivos em casos de síndrome de esgotamento (*burnout*), transtorno de ajustamento, transtornos ansiosos, transtorno de personalidade borderline, além de ser possível se tratar de um quadro de depressão bipolar.

TRATAMENTO E EVOLUÇÃO

O curso natural da depressão paterna costuma ser relativamente longo, com cerca de 50% dos homens acometidos durante o período gestacional ainda apresentando o quadro 6 meses após o nascimento do bebê[15]. O tratamento da depressão paterna, do ponto de vista medicamentoso, é o mesmo disponível para quadros depressivos em geral. Os antidepressivos são a medicação de escolha, em geral um inibidor seletivo da recaptação da serotonina (ISRS) ou um inibidor da recaptação da serotonina e noradrenalina (IRSN).

A gravidade do quadro depressivo auxilia na escolha do tratamento: casos leves e moderados podem ser tratados somente com psicoterapia, casos graves com psicotrópicos (uso exclusivo ou combinado com psicoterapia). A opção do paciente e o acesso aos recursos de saúde também são fatores fundamentais a serem levados em conta no processo de escolha do tratamento[16].

Em relação ao tratamento psicoterápico, além da psicoterapia individual (terapia cognitivo-comportamental, terapia interpessoal, psicoterapia psicodinâmica), já bem estabelecida na literatura clínica, existem alternativas para o tratamento da depressão paterna: comunidades da internet, *workshops* em grupo, psicoterapia *on-line*, grupos compostos de maneira exclusiva por pais[9].

CONSEQUÊNCIAS ADVERSAS PARA O DESENVOLVIMENTO DA CRIANÇA

A presença de depressão paterna impacta negativamente o desenvolvimento infantil, o funcionamento familiar, a relação conjugal e o bem-estar da família como um todo[10]. A curto prazo, observa-se que pais depressivos percebem seus filhos como tendo temperamento mais difícil, com mais episódios de choro prolongado, dificuldades de sono e alimentação, com impacto no vínculo pai-bebê e risco de desenvolvimento de padrão de apego inseguro[17].

A médio prazo, no período da primeira infância, filhos de pais depressivos apresentam maior incidência de alterações comportamentais, em especial problemas de conduta, hiperatividade e dificuldades emocionais. Filhos do gênero masculino são mais propensos a apresentar este padrão comportamental disruptivo[18,19].

A longo prazo, ou seja, na adolescência e vida adulta, filhos de pais com depressão paterna tendem a apresentar baixo funcionamento psicossocial, com maior incidência de quadros depressivos, pensamentos e tentativas de suicídio[17,20].

A depressão paterna já foi correlacionada com os seguintes achados: atraso no desenvolvimento infantil, transtornos mentais futuros, distúrbios emocionais e comportamentais, dificuldades no aprendizado e impacto cognitivo-intelectual na prole[9].

CONSIDERAÇÕES FINAIS

A depressão paterna ainda é um transtorno mental pouco conhecido, que carece de critérios diagnósticos bem delimitados, ferramentas de rastreio e terapêutica específica[10]. Entretanto, sua presença impacta negativamente a saúde mental materna e o desenvolvimento do bebê. Medidas que enfoquem técnicas de manejo de estresse, melhora da qualidade de vida e de sono, bem como mobilização de suporte social são importantes tanto na prevenção quanto no tratamento desta patologia[6].

Estudos sugerem que o tratamento com foco na família como um todo, ao invés de diagnósticos baseados em gênero, constitui uma abordagem mais inclusiva, levando em conta os novos contextos familiares. Incluir o pai na lógica do cuidado perinatal favorece o diálogo entre os membros do casal e promove um bom vínculo pai-bebê[9].

 REFERÊNCIAS

1. Cameron EE, Sedov ID, Tomfohr-Madsen LM. Prevalence of paternal depression in pregnancy and the postpartum: an updated meta-analysis. J Affect Disord. 2016;206:189-203.
2. Goldstein Z, Rosen B, Howlett A, Anderson M, Herman D. Interventions for paternal perinatal depression: a systematic review. J Affect Disord. 2020;265:505-10.
3. Paulson JF, Bazemore SD, Goodman JH, Leiferman JA. The course and interrelationship of maternal and paternal perinatal depression. Arch Womens Ment Health. 2016;19(4):655-63.
4. Francisca Pérez C, Paulina Brahm M. Paternal postpartum depression: Why is it also important?. Rev Chil Pediatr. 2017;88(5):582-5.
5. Wang D, Li YL, Qiu D, Xiao SY. Factors influencing paternal postpartum depression: a systematic review and meta-analysis. J Affect Disord. 2021;293:51-63.
6. Da Costa D, Zelkowitz P, Dasgupta K, Sewitch M, Lowensteyn I, Cruz R, et al. Dads get sad too: depressive symptoms and associated factors in expectant first-time fathers. Am J Mens Health. 2017;11(5):1376-84.
7. Ferber SG, Braun K, Weller A. The roots of paternal depression: Experienced and nonexperienced trauma or Folie a Deux? Dev Psychobiol. 2021;63(7).
8. American Psychiatric Association (APA). Diagnostic and Statistical Manual of Mental Disorders, 5.ed, text revision (DSM-5-TR). Washington: APA; 2022.
9. Chavis AT. Paternal perinatal depression in modern-day fatherhood. Pediatr Rev. 2022;43(10):539-48.
10. Bruno A, Celebre L, Mento C, Rizzo A, Silvestri MC, De Stefano R, et al. When fathers begin to falter: a comprehensive review on paternal perinatal depression. Int J Environ Res Public Health. 2020;17(4):1139.
11. Leckman JF, Mayes LC, Feldman R, Evans DW, King RA, Cohen DJ. Early parental preoccupations and behaviors and their possible relationship to the symptoms of obsessive-compulsive disorder. Acta Psychiatr Scand. 1999;100(S396):1-26.
12. O'Brien AP, McNeil KA, Fletcher R, Conrad A, Wilson AJ, Jones D, et al. new fathers' perinatal depression and anxiety – treatment options: an integrative review. Am J Mens Health. 2017;11(4):863-76.
13. Baldoni F, Ceccarelli L. La depressione perinatale nei padri. In: La Depressione Perinatale Aspetti clinici e di ricerca sulla genitorialità a rischio. Rome, Italy: Giovanni Fioriti; 2013. p. 145-73.

14. Cosci F, Fava GA, Sonino N. Mood and anxiety disorders as early manifestations of medical illness: a systematic review. Psychother Psychosom. 2015;84(1):22-9.
15. Zelkowitz P, Milet TH. Stress and support as related to postpartum paternal mental health and perceptions of the infant. Infant Mental Health J. 1997;18(4):424-35.
16. Malhi GS, Hitching R, Berk M, Boyce P, Porter R, Fritz K. Pharmacological management of unipolar depression. Acta Psychiatr Scand. 2013;127(s443):6-23.
17. Kim P, Swain JE. Sad dads: paternal postpartum depression. Psychiatry (Edgmont). 2007;4(2):35-47.
18. Baldwin S, Kelly P. Postnatal depression: don't reinvent the wheel. Community Pract. 2015;88(9):37-40.
19. Cheung K, Theule J. Paternal depression and child externalizing behaviors: A meta-analysis. J Family Psychol. 2019;33(1):98-108.
20. Dachew B, Ayano G, Duko B, Lawrence B, Betts K, Alati R. Paternal depression and risk of depression among offspring. JAMA Netw Open. 2023;6(8):e2329159.

33

Transtorno bipolar na perinatalidade

Joel Rennó Jr.
Alexandre Okanobo Azuma

INTRODUÇÃO

O transtorno afetivo bipolar (TAB) é colocado no DSM-5 como uma ponte entre o transtorno depressivo e transtornos psicóticos, como a esquizofrenia, devido aos sintomas e à influência de fatores genéticos em seu desenvolvimento. É uma patologia complexa que se divide em dois subtipos: tipo 1, com quadro clínico mais grave, e tipo 2 com sintomas menos intensos, mas ainda assim com grande impacto na vida do indivíduo[1].

O TAB tipo 1 apresenta prevalência de aproximadamente 0,6% em 12 meses, com idade média de início do quadro de humor aos 18 anos e sem diferença na prevalência entre homens e mulheres[1].

Já o TAB tipo 2 tem prevalência de cerca de 0,3 a 0,8% em 12 meses, com idade média de 25 anos. Estudos indicam maior prevalência em mulheres do que em homens e maior prevalência de episódios depressivos e mistos, sendo mais frequente a ocorrência de ciclagem rápida e de sintomas como hipersonia e hiperfagia[1,2].

O período perinatal vem sendo investigado como um momento de risco para a saúde mental da mulher. Isso ocorre por influência de fatores biopsicossociais envolvidos nas mudanças presentes desde a gestação, seguindo para a transição ao puerpério, os cuidados com o bebê e mudanças em diversos papéis sociais.

Em metanálise de 2020, a prevalência de TAB no período gestacional até 1 ano após o parto foi de 2,6%, e em mulheres com diagnóstico prévio de TAB a ocorrência de ao menos 1 episódio de humor ao longo deste período foi de 54,9%[3].

FATORES DE RISCO

Há fatores mais associados ao risco de TAB, sendo estes presentes em qualquer momento da vida, como é o caso de fatores sociodemográficos, como baixa renda, situação de desemprego, baixo suporte social e estado civil solteira[4].

A presença de eventos traumáticos na infância é um dos fatores associados ao risco de se desenvolver TAB na vida adulta, acarreta quadros mais graves, com maior risco para abuso de substâncias, episódios psicóticos ou mistos[5].

Quanto a fatores específicos na gestação, a primiparidade, descontinuação de medicações e presença de episódio agudo nos últimos 6 meses são os principais fatores[2].

O parto é considerado fator que aumenta em até duas vezes o risco de TAB e o histórico familiar de descompensações no período perinatal aumenta o risco para a paciente. Isso ocorre de forma independente do risco genético associado ao desenvolvimento de TAB fora deste período, por isso também é válido investigar dados de familiares na anamnese sobre o período perinatal[4].

Complicações obstétricas ao longo da gestação e no parto são fatores de risco específicos do período perinatal para relapso de sintomas de humor, enquanto o próprio TAB aumenta também o risco de complicações obstétricas[4].

Os fatores de risco para TAB ao longo da vida e os fatores específicos do período perinatal estão dispostos na Tabela 1.

Tabela 1 Fatores de risco do transtorno afetivo bipolar

Ao longo da vida	Período perinatal
Baixo suporte social	Primiparidade
Baixa renda	Descontinuação de medicação
Estado civil solteira	Descompensação aguda nos últimos 6 meses
Evento traumático na infância	Histórico de descompensação perinatal prévio
Histórico familiar	Histórico familiar perinatal
Desemprego	Uso de substâncias

Fonte: adaptada de Rennó et al., 2020; Tsuchiya et al., 2022; Batt et al., 2022[2,4,5].

A presença de TAB e doença mental severa como esquizofrenia está também associada a riscos envolvendo a gestante e o feto. Entre os riscos associados ao TAB na gestação estão: menor adesão ao pré-natal, com maior demora para acessar suporte de saúde, maior risco de pré-eclâmpsia e de diabetes gestacional, maior risco de hemorragias, maior risco de parto cesárea, maior risco de o bebê nascer pequeno ou grande para a idade gestacional, menor Apgar ao nascer, com maiores taxas de parto pré-termo e de necessidade de suporte de UTI neonatal e maior associação com uso de substâncias ao longo da gestação[5,6].

FISIOPATOLOGIA

A exata fisiopatologia que influencia em maior risco de descompensação do TAB no período perinatal não é bem conhecida, mas há crescente evidência do papel neuroendócrino dos hormônios sexuais femininos na homeostase do sistema nervoso central e de como flutuações desses hormônios poderiam levar a desbalanços em algumas mulheres mais sensíveis.

O estrogênio possui papel importante no *up-regulation* de fator neurotrófico derivado do cérebro (BDNF), o qual costuma estar com níveis baixos durante episódios depressivos e maníacos agudos, principalmente em hipocampo e cerebelo, e estudos mostram normalização de seus níveis conforme melhora sintomática com os tratamentos[7].

O estrogênio e a progesterona também apresentam papel neuroprotetor ao diminuir a excitotoxicidade proveniente do estresse oxidativo, e o TAB está ligado a aumento de marcadores de estresse oxidativo[7].

Existe ainda o papel do estrogênio e da progesterona na regulação do eixo hipotálamo-hipófise-adrenal, e a alopregnanolona, hormônio derivado da progesterona, é um modulador alostérico positivo dos receptores GABAa envolvidos na resposta inibitória deste sistema, contribuindo para regular respostas de estresse[8].

O papel neuroendócrino dos hormônios ovarianos na regulação do humor também foi observado em estudos controlados menores em que houve redução de sintomas de mania em pacientes que receberam tamoxifeno comparadas às que receberam placebo, o que corrobora a hipótese de que os efeitos dos hormônios sexuais femininos na neuroplasticidade e na neurotransmissão exercem influência na clínica do TAB[7].

Há muitas vias que influenciam a homeostase neuroendócrina e mesmo a fisiopatologia do TAB é investigada e não totalmente compreendida. Vale ressaltar a influência genética; há uma correlação de herdabilidade de 60 a 80% identificada em estudos com genomas que decodificam canais iônicos, proteínas envolvidas em transdução de sinais, em transporte de neurotransmissores e plasticidade sináptica[9].

QUADRO CLÍNICO

O TAB apresenta um quadro crônico com fases envolvendo variações de humor, com um dos polos cursando para sintomas depressivos e o outro para sintomas como euforia, impulsividade e/ou irritabilidade, sendo contidos dentro da fase hipomaníaca ou maníaca. Os pacientes podem se apresentar também em episódios mistos do quadro com sintomas de ambos os polos ocorrendo em uma mesma descompensação.

Para que seja estabelecido um diagnóstico de TAB é essencial a apresentação de um episódio de hipomania ou de mania e o diagnóstico é essencialmente via avaliação clínica. Exames complementares ajudam na exclusão de diagnósticos diferenciais e no acompanhamento das terapêuticas, mas não há marcadores ou exames até o momento que definam ou estabeleçam o diagnóstico de TAB[9,10].

A fase depressiva do TAB é semelhante à de um episódio de transtorno depressivo maior, podendo cursar com os mesmos sintomas e exatamente a mesma apresentação clínica[1,9,10]. Não só tristeza, mas apatia e perda de prazer (anedonia) são alguns dos sintomas associados à depressão bipolar. Diminuição de energia, com maior dificuldade de realizar tarefas laborais ou diárias, é sintoma comum e pode se intensificar com prejuízos em sono e em apetite[1,9,10].

Mesmo em quadros mais leves dos sintomas depressivos, há prejuízo funcional, menor autocuidado tanto com higiene quanto com questões de saúde, e prejuízos em relações interpessoais. Este conjunto de alterações pode influenciar na experiência da paciente com a gestação e com a maternidade, prejudicar amamentação e o vínculo com o bebê, sendo algumas questões específicas que podem surgir no período perinatal. A intensidade dos sintomas pode variar; e em quadros mais graves desesperança e pensamentos de suicídio passam a ocorrer, aumentando o risco de uma tentativa de suicídio[1,5,9,10].

Em episódios depressivos que se iniciam no pós-parto, há uma correlação maior com sintomas depressivos atípicos como hiperfagia e hipersonia, além de maiores chances de apresentar estado misto e sintomas psicóticos associados[5].

Quadros depressivos com sintomas psicóticos são graves e mais associados a episódios de infanticídio e de suicídio do que a psicose em quadros de mania neste período[11].

A Tabela 2 apresenta os critérios do DSM-5 para transtorno depressivo maior, e eles podem ser considerados para a fase depressiva do transtorno bipolar[1].

A paciente em vigência de mania ou hipomania apresenta-se com um quadro de elação do humor, com comportamento expansivo e psicomotricidade acelerada, acompanhado de aumento de energia, mesmo com diminuição das horas de sono. A desinibição nesta fase pode expor a paciente a comportamentos de risco com aumento de gastos, uso de substâncias, comportamento sexual aumentado e de risco. Geralmente, há relatos de sensação de bem-estar intenso com prejuízo na crítica do estado em que se encontra e irritabilidade pode acompanhar o quadro como um todo.

Tabela 2 Critérios do DSM-5 para transtorno depressivo maior. Os mesmos critérios são aplicados para identificar fase depressiva no transtorno afetivo bipolar

A. ≥ 5 dos seguintes devem estar presentes quase todos os dias durante o mesmo período de 2 semanas, e um deles deve ser humor deprimido ou perda de interesse ou prazer 1) Humor deprimido na maior parte do dia, quase todos os dias 2) Acentuada diminuição de interesse ou prazer em quase todas as atividades na maior parte dos dias 3) Alteração de apetite para mais ou menos ou variações de peso de até 5% em um mês sem realizar dieta 4) Insônia ou hipersonia quase todos os dias 5) Agitação ou retardo psicomotor quase todos os dias 6) Fadiga ou perda de energia quase todos os dias 7) Sentimento de inutilidade ou culpa excessiva quase todos os dias 8) Capacidade diminuída de pensar, se concentrar ou indecisão quase todos os dias 9) Pensamentos recorrentes de morte ou de suicídio, podendo envolver planejamento ou tentativas
B. Sintomas causam sofrimento significativo ou prejuízo funcional
C. Sintomas não são atribuídos a uso de substância ou outra condição médica
D. Os sintomas não são melhor explicados por esquizofrenia, transtorno esquizoafetivo ou outros transtornos psicóticos

Fonte: APA, 2022[1].

Essas alterações podem levar a risco de exposição social, prejuízo financeiro, comportamentos de risco para saúde e podem causar conflitos nas relações interpessoais[1,9,10].

Em estudos no período perinatal, o momento do pós-parto possui maiores chances de ocorrerem fases maníacas, com a maior parte das agudizações ocorrendo no primeiro mês após o parto, que podem ter apresentação diferente de outros momentos da vida da mulher, podendo ocorrer uma fase de mania de forma atípica dentro do histórico de descompensações da paciente e maior ocorrência de sintomas depressivos como culpa excessiva de forma concomitante[5].

A Tabela 3 apresenta os critérios diagnósticos do DSM-5 para fase de mania e hipomania[1].

O período perinatal é um momento de alto risco para descompensações do TAB, sendo muito investigado o período pós-parto, por ser o momento de grandes flutuações hormonais. Em metanálise de 2015 com 37 artigos envolvendo 4.023 pacientes, o risco de recaída no período pós-parto foi de 23% em mulheres com TAB que usavam medicação profilática, enquanto este risco foi de 66% em pacientes que não estavam com tratamento medicamentoso[12].

Este risco também é observado no período gestacional e não somente no pós-parto. Os benefícios do tratamento diminuem tanto descompensações

Tabela 3 Critérios do DSM-5 para episódio maníaco

A)	Período de 1 semana ou mais com humor elevado, expansivo ou irritável e aumento anormal de energia ou de atividades na maior parte do dia
B)	Mudança de comportamento habitual notável com 3 sintomas ou mais acompanhando período de elevação do humor, ou 4 ou mais se humor irritável 1. Aumento de autoestima ou grandiosidade 2. Redução da necessidade de sono 3. Pressão de fala 4. Pensamentos acelerados, podendo apresentar fuga de ideias 5. Desatenção ou distratibilidade 6. Aumento de energia ou agitação psicomotora 7. Envolvimento excessivo em atividades com elevado potencial de consequências danosas (surtos de compras, investimentos insensatos, comportamento sexual de risco)
C)	Perturbação gera prejuízos funcionais acentuados ou tem associados características psicóticas
D)	Alterações não atribuídas a efeitos de uso de substâncias ou outra condição médica
Obs.: na hipomania a elevação de humor do critério A ocorre por ao menos 4 dias ao invés de 7, apresentando critérios de sintomas B acompanhando o quadro, mas com prejuízos funcionais menos acentuados em vida profissional ou social, sem necessidade de internação e sem sintomas psicóticos	

Fonte: APA, 2022[1].

quanto intensidade de sintomas e agilizam a recuperação no caso em que ocorra mesmo em vigência do tratamento.

Em estudo observacional prospectivo de 2007 com 89 pacientes com TAB durante a gestação, o risco de recorrência foi 2,3 vezes maior em pacientes que descontinuaram medicação para estabilizar o humor do que nas que continuaram, e dentre as pacientes que apresentaram uma descompensação, as que descontinuaram ficaram em média 40% do período gestacional sintomáticas, enquanto essa taxa foi de 8,8% nas pacientes que vinham em tratamento farmacológico[13].

O TAB pode chegar a descompensações graves no período perinatal, muitas vezes com necessidade de intervenções para diminuir risco de suicídio, infanticídio e de exposição social. Em estudo de coorte populacional, o risco de relapso com admissão hospitalar no puerpério foi de 16% para mulheres com TAB, enquanto esse risco foi de 3% no diagnóstico de esquizofrenia e de 2% no diagnóstico de depressão[12].

O TAB é o diagnóstico mais associado com quadros de psicose puerperal, um dos quadros psiquiátricos mais graves dentro do período perinatal.

Psicose puerperal

O período pós-parto é momento de vulnerabilidade para ocorrência de sintomas psicóticos na mulher. Estima-se um risco relativo 30 vezes maior de episódio psicótico no primeiro mês que sucede o parto, risco que permanece elevado em até 14 vezes dentro de 1 ano do pós-parto[14].

Os sintomas iniciais que precedem um quadro de psicose puerperal podem incluir insônia, labilidade de humor, irritabilidade e aumento de ansiedade, sinais de alerta no pós-parto[15].

São sintomas comuns de uma psicose puerperal alucinações auditivas com possíveis vozes de comando e delírios muitas vezes envolvendo o bebê, com conteúdo persecutório, grandioso ou de troca e substituição[15]. Até 35% das pacientes relatam delírios envolvendo suas crianças e cerca de 9% chegam a pensar em causar algum mal para o bebê[16].

Alterações de humor com labilidade ou hipotimia, confusão e desorganização do pensamento, isolamento e alterações no afeto podem acompanhar este quadro[15]. O isolamento pode levar mulheres a evitar consultas e qualquer tipo de suporte de saúde, aumentando o risco de falta de cuidados e negligência com a criança[16].

Entre 72 e 88% das vezes o TAB é o diagnóstico por trás de um quadro de psicose puerperal, com estimativa de 12% das vezes ser esquizofrenia. A ocorrência de um transtorno depressivo maior unipolar é bem menos frequente, na maioria das vezes sintomas depressivos com psicose neste período se apresentam como um diagnóstico de TAB no acompanhamento das pacientes[17].

A psicose puerperal é um quadro grave, envolvendo risco aumentado de suicídio e de infanticídio; o diagnóstico precoce com suporte agudo e acompanhamento próximos são fundamentais para seu tratamento adequado[16,17].

DIAGNÓSTICO DIFERENCIAL

Transtorno depressivo maior

O transtorno depressivo maior e o TAB são diagnósticos que se confundem justamente por poderem ter exatamente a mesma apresentação.

No caso de um diagnóstico de depressão, algumas características sugerem risco aumentado para TAB e é recomendável maior atenção para a possibilidade deste diagnóstico. O Quadro 1 apresenta algumas dessas características.

Quadro 1 Características de risco para TAB em quadros de depressão

Alerta em quadros depressivos
Início antes dos 25 anos
Início e fim abruptos da depressão
Hiperfagia
Labilidade do humor
Retardo psicomotor
Melhora muito rápida a antidepressivos
Episódios curtos (menos de 6 meses)
Hipersonia
Paralisia de chumbo
Sintomas psicóticos
História familiar de TAB

Fonte: APA, 2022[1]; Miguel et al., 2021[18].

Esquizofrenia

A esquizofrenia também é um diagnóstico que pode ser diferencial com o TAB, já que este também pode apresentar características psicóticas. A esquizofrenia tende a ser um quadro com características mais contínuas do que o TAB, que apresenta fases de descompensação junto com sintomas de humor ocorrendo concomitantemente ao quadro psicótico[18].

O diagnóstico de esquizofrenia se coloca como um diferencial importante em quadros de psicose puerperal, visto que é estimado um risco de até 25% dos quadros de esquizofrenia descompensarem no pós-parto e até 1/3 das mulheres com esquizofrenia terem recorrência de psicose puerperal[16].

Transtorno de personalidade *borderline*

Instabilidade de humor, irritabilidade, impulsividade e maior risco para uso de substâncias são algumas das características do transtorno de personalidade *borderline* que podem se confundir com sintomas de descompensação do TAB[18].

No transtorno de personalidade *borderline*, variações de humor são reativas a eventos estressores, muitas vezes relacionadas a conflitos interpessoais; e há uma predominância de um conceito de si mesmo negativo, com instabilidade emocional e baixa autoestima. A presença de conflitos nos relacionamentos afetivos muitas vezes atua como gatilhos para as variações de humor[18].

EVOLUÇÃO

O TAB cursa com alto risco de descompensação, principalmente quando interrompido o tratamento, que não só previne, como também diminui a intensidade e duração de possíveis agudizações do quadro[5].

O curso depende de múltiplos fatores, como idade de início, gravidade de descompensações prévias, comorbidades associadas e apresentação do episódio atual[5]. A gravidade do quadro pode chegar à necessidade de internações involuntárias para segurança da paciente, familiares e do feto ou do bebê[5].

O histórico de descompensação no período perinatal leva a uma recorrência em até 55% dos casos em uma nova gestação e no caso de um quadro de psicose puerperal, quadro mais raro, porém mais grave, o risco de recorrência chega a 62%, o que leva à recomendação de terapêuticas de prevenção em pacientes gestantes com antecedente de psicose puerperal[5,17].

Considerar o histórico da paciente e individualizar a abordagem pesando riscos dos tratamentos e do quadro não tratado são fundamentais para garantir o melhor suporte para as pacientes e é possível estabilidade do humor no período perinatal.

> **PERSPECTIVAS E CONSIDERAÇÕES FINAIS**
>
> O período perinatal é momento de alterações biológicas podendo gerar alterações na homeostase do sistema neuroendócrino compondo risco adicional para instabilidade no humor.
>
> É momento de mudanças significativas sociais e psicológicas na vida da mulher. Há necessidade de maior acompanhamento médico, tanto obstétricos quanto em saúde mental.
>
> A complexidade de alterações desse período compõe vulnerabilidade maior para descompensações do TAB, sendo que este, por sua vez, traz riscos adicionais englobando a parte obstétrica, adesão a tratamentos, prejuízos funcionais e sociais durante a gestação, no parto e no puerpério, inclusive no desenvolvimento de cuidados com o bebê.
>
> Atenção para a saúde da mulher é essencial em casos de TAB para reduzir os riscos e auxiliar a mulher no entendimento das melhores vias que trarão segurança e qualidade de vida para ela e seu bebê.

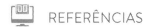

REFERÊNCIAS

1. American Psychiatric Association. Diagnostic and statistical manual of mental disorders. 5th ed. American Psychiatric Association; 2022.
2. Rennó Jr J, Valadares G, Cantilino A, Mendes-Ribeiro J, Rocha R, da Silva GA. Women's mental health a clinical and evidence-based guide. Cham: Switzerland Springer; 2020.
3. Masters GA, Hugunin J, Xu L, Ulbricht CM, Simas TAM, Ko JY, et al. Prevalence of bipolar disorder in perinatal women. J Clin Psychiatry. 2022;83(5).
4. Tsuchiya KJ, Byrne M, Mortensen PB. Risk factors in relation to an emergence of bipolar disorder: a systematic review. Bipolar Disord. 2003;5(4):231-42.
5. Batt MM, Olsavsky AK, Dardar S, Celeste St John-Larkin, Johnson RK, Sammel MD. Course of illness and treatment updates for bipolar disorder in the perinatal period. Curr Psychiatry Rep. 2022;24(2):111-20.
6. Judd F, Komiti A, Sheehan P, Newman L, Castle D, Everall I. Adverse obstetric and neonatal outcomes in women with severe mental illness: to what extent can they be prevented? Schizophrenia Res. 2014;157(1):305-9.
7. Frey BN, Dias RS. Sex hormones and biomarkers of neuroprotection and neurodegeneration: implications for female reproductive events in bipolar disorder. Bipolar Disorders. 2013;16(1):48-57.
8. Carta MG, Bhat KM, Preti A. GABAergic neuroactive steroids: a new frontier in bipolar disorders? Behav Brain Funct. 2012;8(1):61.
9. McIntyre RS, Berk M, Brietzke E, Goldstein BI, López-Jaramillo C, Kessing LV, et al. Bipolar disorders. Lancet. 2020;396(10265):1841-56.
10. Gattaz WF, Gentil V, Miguel EC (eds.). Clínica psiquiátrica. Barueri: Manole; 2011.
11. Chaudron LH, Pies RW. The relationship between postpartum psychosis and bipolar disorder. J Clin Psychiatry. 2003;64(11):1284-92.
12. Wesseloo R, Kamperman AM, Munk-Olsen T, Pop VJM, Kushner SA, Bergink V. Risk of postpartum relapse in bipolar disorder and postpartum psychosis: a systematic review and meta-analysis. Am J Psychiatry. 2016;173(2):117-27.
13. Viguera AC, Whitfield T, Baldessarini RJ, Newport DJ, Stowe Z, Reminick A, et al. Risk of recurrence in women with bipolar disorder during pregnancy: prospective study of mood stabilizer discontinuation. Am J Psychiatry. 2007;164(12):1817-24.
14. Oates M. Perinatal psychiatric disorders: a leading cause of maternal morbidity and mortality. Brit Med Bulletin. 2003;67(1):219-29.
15. Brockington IF. Puerperal psychosis. Arch Gen Psychiatry. 1981;38(7):829.
16. Sit D, Rothschild AJ, Wisner KL. A review of postpartum psychosis. J Women's Health. 2006;15(4):352-68.
17. Wesseloo R, Kamperman AM, Munk-Olsen T, Pop VJM, Kushner SA, Bergink V. Risk of postpartum relapse in bipolar disorder and postpartum psychosis: a systematic review and meta-analysis. Am J Psychiatry. 2016;173(2):117-27.
18. Miguel E, Lafer B, Elkis H, Forlenza O, eds. Clínica psiquiátrica: as grandes síndromes psiquiátricas. 2nd ed. Vol. 2. Barueri: Manole; 2021.
19. Wright L, Lari L, Iazzetta S, Saettoni M, Gragnani A. Differential diagnosis of borderline personality disorder and bipolar disorder: self-concept, identity and self-esteem. Clin Psychol Psychother. 2021;29(1).

34
Transtornos de ansiedade na perinatalidade

Milena Gross de Andrade
Patrícia Cristine Piper

INTRODUÇÃO

Embora bastante prevalente, a ansiedade perinatal não recebe tanta atenção quanto a depressão perinatal. Parte disso ocorre devido à variedade de apresentações que os transtornos ansiosos podem ter na prática clínica, sendo os mais relevantes: transtorno de ansiedade generalizada (TAG), transtorno do pânico, transtorno do estresse pós-traumático (TEPT) e transtorno obsessivo compulsivo (TOC). Vamos começar este capítulo com uma descrição mais abrangente do que seria a ansiedade perinatal.

ANSIEDADE PERINATAL

O período que abrange o planejamento familiar, a gestação e o pós-parto é um momento de muitas transformações. Tornar-se mãe traz consigo mudanças físicas, hormonais, de relacionamento e de papel social, além de questões, laborativas e financeiras, o que pode ser bastante ansiogênico.

Assim, é muito importante conseguir diferenciar a ansiedade natural deste momento da ansiedade patológica. Nesta última, que chamamos aqui de ansiedade perinatal, há prejuízo da funcionalidade, sintomas físicos e preocupações excessivas que ocupam mais de 50% do tempo da paciente[1].

A ansiedade perinatal engloba o período da concepção até um ano após o parto e está associada a desfechos desfavoráveis, tanto para as mães quanto para os bebês. Sua prevalência gira em torno de 8 a 10% na gestação e 15% no pós-parto e em cerca de 50% dos casos há comorbidade com sintomas depressivos[2].

A ansiedade perinatal impacta negativamente a amamentação, o estabelecimento de vínculo e interações mãe-bebê, o temperamento infantil, o sono, o desenvolvimento neurocognitivo e a saúde do bebê, além de estar associada ao desenvolvimento de transtornos de conduta em adolescentes[3].

TRANSTORNO DE ANSIEDADE GENERALIZADA

O transtorno de ansiedade generalizada (TAG) se caracteriza pela presença de preocupações excessivas, de difícil controle, em relação a diversas áreas da vida, acarretando prejuízo funcional. A ansiedade está presente a maior parte do dia por pelo menos 6 meses, acompanhada de sintomas físicos tais como sudorese excessiva, náuseas, tensão muscular, palpitações e sintomas gastrointestinais ou urinários, além de apreensão e irritabilidade.

Quadro 1 Critérios diagnósticos para transtorno de ansiedade generalizada (TAG) – DSM-5-TR

Preocupação e ansiedade excessivas, ocorrendo a maior parte do dia por pelo menos 6 meses, em relação a diversas áreas da vida
Dificuldade para controlar a preocupação
Presença de 3 ou mais dos seguintes sintomas: inquietação/nervosismo, fadiga, dificuldade de concentração, irritabilidade, tensão muscular ou distúrbio de sono
Os sintomas causam grande sofrimento e prejuízo funcional, social ou ocupacional
Os sintomas não têm relação com uso de substâncias ou outra condição médica
Os sintomas não são atribuíveis a outro transtorno mental

Fonte: American Psychiatric Association, 2022[4].

Fatores de risco

A prevalência de TAG ao longo da vida é de 5 a 8% na população geral. Os fatores de risco para seu desenvolvimento são: gênero feminino, fatores perinatais e história familiar de transtornos mentais[5]. Desse modo, mulheres no período perinatal constituem um grupo particularmente vulnerável para o desenvolvimento do TAG.

Em relação aos fatores de risco individuais para desenvolvimento de TAG, temos: história pregressa de TAG ou outro transtorno mental, neuroticismo, eventos traumáticos (em especial na infância) e inibição comportamental (timidez). No período perinatal, situação conjugal instável, pouco suporte social e alto nível educacional são fatores de risco para TAG[6].

Fisiopatologia

O papel dos diversos neurotransmissores na gênese do TAG ainda não está bem estabelecido. Metabólitos de norepinefrina e serotonina indicam ação destes neurotransmissores na patogênese do transtorno. Estudos observaram aumento de citocinas pró-inflamatórias e proteína C-reativa no cérebro de pacientes com TAG, com provável envolvimento da região da amígdala cerebral[7].

Estudos de neuroimagem funcional sugerem que pacientes com TAG apresentam maior atividade antecipatória em região da amígdala dorsal bilateral quando expostos a imagens aversivas ou neutras, sugerindo maior responsividade emocional antecipatória[8].

Quadro clínico

Na gestação

A prevalência de TAG na gestação varia entre 5 e 9,5%, sendo mais frequente no primeiro trimestre, com posterior decréscimo[6]. Incertezas em relação a diversas áreas da vida, gestação não planejada, mudanças físicas, náuseas/demais questões clínicas e preocupações quanto à saúde do bebê estão entre os principais motivos de preocupação das pacientes neste período.

Pacientes com TAG apresentam uma tendência a maior utilização de serviços de saúde. Na gestação, isso acarreta um maior número de consultas pré-natais, idas ao pronto-socorro e realizações de exames[9].

No pós-parto

No pós-parto, a prevalência de TAG varia entre 5 e 6%, ocorrendo mais em países de baixa e média renda[10]. É um transtorno mental mais frequente em mulheres no pós-parto do que na população geral, com predomínio de sensação de perda de controle, frustração, culpa e tensão muscular.

A restrição do sono, característica marcante do puerpério, associada à situação de incerteza decorrente do cuidado de um recém-nascido, contribui para o surgimento de inquietações acerca do bebê e da capacidade materna para o cuidado, que costumam ser os principais focos de preocupação do TAG no pós-parto.

Diagnóstico diferencial

O sintoma de ansiedade é comum em diversos transtornos psiquiátricos. Considerando o TAG, devemos fazer uma avaliação diferencial em relação a transtornos depressivos e outros transtornos de ansiedade, como: hipocondria, transtorno somatoforme, síndrome do pânico e TOC.

Evolução

A evolução do TAG perinatal é bastante variável, a depender do tipo de tratamento realizado e suporte social recebido. Em geral, há cronicidade em cerca de 50 a 60% dos casos, alternando períodos de remissão e recorrência ao longo da vida. Pacientes com histórico de abuso/negligência infantil e baixo suporte social apresentam maiores taxas de cronificação[11].

TRANSTORNO DO PÂNICO

Primeiramente, é importante diferenciar o ataque de pânico do transtorno do pânico. O ataque de pânico se caracteriza por uma crise súbita de ansiedade intensa, acompanhada de sintomas físicos diversos, como palpitação, sudorese, tremores, falta de ar, tontura, dor torácica, parestesias, desrealização ou despersonalização. O paciente sente medo de morrer ou de estar enlouquecendo.

O pico ocorre em cerca de 10 minutos, com duração total de 1 hora. Pode estar presente em muitas patologias psiquiátricas, clínicas ou até mesmo ocorrer como um evento isolado em pessoas sem nenhum diagnóstico.

Já o transtorno do pânico consiste em um quadro composto por ataques de pânico recorrentes, sem um desencadeante claro, seguidos por medo de novos ataques, preocupações excessivas sobre suas consequências, acarretando mudanças comportamentais. Pode cursar com ou sem agorafobia, que é o receio de permanecer em locais nos quais a saída seria difícil ou vexatória.

Quadro 2 Critérios diagnósticos para transtorno do pânico – DSM-5

Ataques de pânico recorrentes e inesperados
Os ataques de pânico desencadeiam uma das seguintes situações, com duração de um mês ou mais:
1. Medo de ter novos ataques de pânico ou medo de suas consequências
2. Mudanças comportamentais de evitação visando prevenir novos ataques de pânico
O transtorno não é atribuível a efeitos de substâncias ou condições médicas
Os sintomas não são decorrentes de outro transtorno mental

Fonte: American Psychiatric Association, 2022[4].

Fatores de risco

A prevalência de transtorno do pânico ao longo da vida é de 5% em mulheres *versus* 2% em homens. Além do gênero, outros fatores de risco para seu desenvolvimento são: idade jovem, história pregressa ou familiar de transtornos mentais, momentos de vida estressantes, neuroticismo, abuso físico ou sexual na infância, ansiedade de separação[12].

O período perinatal é propício para o surgimento ou recorrência de ataques de pânico, pois há uma grande mudança de vida acompanhada de sintomas físicos e insegurança sobre o futuro. Baixo nível socioeconômico, conflitos conjugais e ausência de suporte familiar estão associados a maior incidência de transtorno de pânico no período perinatal[13].

Fisiopatologia

Vulnerabilidades genéticas e neurobiológicas estão presentes na fisiopatologia do transtorno do pânico, associadas a situações de vida que atuam como gatilhos para desencadear a crise. Os neurotransmissores mais envolvidos neste circuito são GABA (ácido gama-aminobutírico) e serotonina.

Do ponto de vista neurológico, áreas hiperexcitáveis da amígdala e do hipocampo podem provocar uma crise de pânico sem gatilho aparente. É provável que o hipotálamo dorsomedial coordene as respostas comportamentais, autonômicas e endocrinológicas relacionadas ao estresse[14].

Quadro clínico

Na gestação

A incidência do transtorno de pânico na gestação é de 2 a 3%.[13] Para mulheres que já têm o diagnóstico, a evolução dos sintomas ao longo da gestação é bastante variável, com cerca de 43% apresentando melhora dos sintomas, 33% piora e 23% estabilização[15,16]. É bastante comum uma maior utilização de serviços de saúde entre gestantes portadoras de transtorno do pânico.

A presença de transtorno do pânico na gestação está associada a maior risco de baixo peso ao nascer, em especial entre mães que apresentam ataques de pânico ativos ao longo da gravidez. Neste grupo há também uma incidência maior de parto prematuro[17].

No pós-parto

A incidência do transtorno de pânico no pós-parto é de 3%[13], e cerca de 9% das mulheres apresentam ataques de pânico. O pós-parto, em geral, atua como um fator de agravamento para o transtorno do pânico em dois terços das puérperas que já apresentavam esse diagnóstico, possivelmente devido à queda hormonal observada no puerpério[15,16].

A experiência de crises de pânico no pós-parto é bastante incapacitante para as mulheres, que muitas vezes se sentem inseguras para ficar sozinhas com seus filhos. Culpabilização e baixa autoestima são sintomas frequentemente relatados. A presença de transtorno de pânico perinatal aumenta em 4 vezes a chance de depressão pós-parto[18].

Diagnóstico diferencial

O diagnóstico diferencial do transtorno do pânico inclui causas clínicas e outros transtornos psiquiátricos. Dentre as condições clínicas, destacam-se: patologias cardíacas, arritmias, hipertiroidismo, feocromocitoma, hipoglicemia, epilepsia de lobo temporal, asma, embolia pulmonar, labirintite e síncopes. Inclui também efeitos colaterais de drogas de abuso ou de medicamentos prescritos[4].

O diagnóstico diferencial psiquiátrico inclui: transtorno do estresse pós-traumático, TAG, fobia social ou específica, transtorno bipolar, depressão, agorafobia e transtorno somatoforme.

Evolução

O transtorno do pânico apresenta boa resposta ao tratamento, com taxas de remissão em 6 meses de 65%. Entretanto, pode se tornar uma patologia crônica, com recorrência em 2 anos, acometendo cerca de 20% dos indivíduos. A presença de muitos sintomas, comorbidades psiquiátricas e eventos estressores aumenta o risco de recorrência[19].

TRANSTORNO DE ESTRESSE PÓS-TRAUMÁTICO (TEPT)

O TEPT é um transtorno mental que pode se desenvolver após exposição única ou prolongada a eventos ameaçadores ou terríveis. Pacientes com TEPT apresentam maior risco de ter problemas de saúde, incluindo sintomas somáticos cardiorrespiratórios, musculoesqueléticos, gastrointestinais e distúrbios imunológicos, além de comorbidades psiquiátricas e aumento do risco de suicídio. A prevalência de TEPT está entre 1,9 e 8,8% da população geral ao longo da vida[20]. Os sintomas incluem lembranças intrusivas persistentes, evitação de estímulos relacionados ao trauma, alterações negativas na cognição e humor e hiperexcitação[21].

O quadro clínico é composto por lembranças intrusivas e persistentes do evento traumático (p. ex., pensamentos ou memórias intrusivas, pesadelos); evitação de estímulos relacionados ao trauma (p. ex., evitar memórias, lugares ou situações que lembrem o evento traumático); alterações negativas na cogni-

Quadro 3 Critérios para diagnóstico de transtorno de estresse pós-traumático (TEPT) – DSM-5

Para atender os critérios para o diagnóstico, os pacientes devem ter sido expostos direta ou indiretamente a um evento traumático e devem ter os sintomas de cada uma das seguintes categorias durante ≥ 1 mês.
Sintomas de intrusão (≥ 1 dos seguintes):
- Ter memórias recorrentes, involuntárias, intrusivas e/ou perturbadoras
- Ter sonhos perturbadores recorrentes do evento
- Agir ou sentir como se o evento estivesse acontecendo de novo, desde *flashbacks* até perda total de consciência do ambiente atual
- Sentir sofrimento psicológico ou fisiológico intenso ao lembrar o evento

Sintomas de esquiva (≥ 1 dos seguintes):
- Evitar pensamentos, sentimentos ou memórias associados ao evento
- Evitar atividades, locais, conversas ou pessoas que desencadeiam memórias do evento

Efeitos negativos sobre a cognição e o humor (≥ 2 dos seguintes):
- Perda de memória para partes significativas do evento (amnésia dissociativa)
- Convicções ou expectativas negativas persistentes e exageradas sobre si mesmo, outros ou o mundo
- Pensamentos distorcidos persistentes sobre a causa ou consequências do trauma que levam a culpar a si mesmo ou outros
- Estado emocional negativo persistente (p. ex., medo, horror, raiva, culpa, vergonha)
- Diminuição acentuada do interesse ou participação em atividades significativas
- Sensação de distanciamento ou estranhamento em relação a outras pessoas
- Incapacidade persistente de experimentar emoções positivas (p. ex., felicidade, satisfação, sentimentos amorosos)

Reatividade e excitação alteradas (≥ 2 dos seguintes):
- Dificuldade para dormir
- Irritabilidade ou explosões exacerbadas
- Comportamento imprudente ou autodestrutivo
- Problemas de concentração
- Maior resposta de sobressalto
- Hipervigilância

Além disso, as manifestações devem causar sofrimento significativo ou prejudicar significativamente o funcionamento social ou ocupacional e não serem atribuíveis aos efeitos fisiológicos de uma substância ou de outra doença médica.

Fonte: American Psychiatric Association, 2022[4].

ção e humor (p. ex., não sentir mais afeto pela família) e hiperexcitação (p. ex., sobressaltar-se com facilidade, estar sempre hipervigilante).[4]

O diagnóstico é clínico, e segundo o DSM-5[4], todos os critérios precisam ser preenchidos.

Embora o TEPT no período perinatal comumente esteja associado a partos traumáticos*, as experiências de parto podem ser vivenciadas como psiquicamente traumáticas mesmo sem a real lesão, risco ou morte da mulher ou do recém-nascido.

Fatores de risco

O parto traumático não é em si determinante para o desenvolvimento de TEPT no pós-parto, dada a capacidade individual de processar as memórias e emoções do trauma e a percepção da experiência[21]. Além do trauma do parto, complicações obstétricas ou neonatais, cesarianas de emergência, procedimentos obstétricos de urgência e uso de fórceps ou vácuo, bebês prematuros e necessidade de suporte de UTI neonatal e morte neonatal são eventos potencialmente traumáticos que podem estar associados ao TEPT[22].

Os fatores de risco associados ao TEPT perinatal podem ser divididos em três grupos: experiências dissociativas peritrauma, respostas emocionais negativas e traumas anteriores.

O evento estressante pode provocar reações de despersonalização, desrealização, sentimento de estar fora do próprio corpo, alteração na percepção do tempo e redução da consciência do ambiente. Quanto mais doloroso o processo de parto e mais invasivas as intervenções, maiores as chances de dissociação[22,23].

Respostas emocionais negativas durante ou após o evento traumático também são preditores de TEPT, bem como de sua gravidade, como medo, pânico, tristeza e vergonha. Outros fatores de risco incluem: quadros depressivos gestacionais, transtornos psiquiátricos prévios, baixa capacidade de enfrentamento de problemas, pouco apoio familiar, expectativas muito diferentes do parto, sensação de perda de controle, procedimentos obstétricos de urgência e pouca informação da equipe de saúde[21].

Vítimas de violência sexual e violência doméstica na infância ou vida adulta são mais suscetíveis a desenvolver TEPT no pós-parto. Antecedente de abuso

---

* Parto traumático pode ser definido como um "um evento que ocorre durante o trabalho de parto ou no momento do parto que envolve real ou temida lesão física ou morte da mulher ou do recém-nascido. Durante esse evento, a parturiente experimenta medo intenso, desamparo, perda de controle e horror"[22].

sexual aumenta em 12 vezes a chance de ter parto traumático e, consequentemente, o risco de TEPT relacionado ao parto[22].

Fisiopatologia

Experiências traumáticas impactam o funcionamento neurocognitivo, provocando alterações funcionais e estruturais em regiões cerebrais sensíveis, como a amígdala, hipocampo e córtex cingulado anterior. Tais regiões podem ser particularmente vulneráveis a experiências traumáticas, devido à alta concentração de receptores de glicocorticoides que, em liberação prolongada, causam atrofia dendrítica e supressão da neurogênese nestes locais[24].

O cérebro humano é moldado não só pelo nível de sofrimento, mas também pelo momento em que o trauma ocorre na etapa do ciclo de vida. Os traumas que desafiam a integridade física do indivíduo, como, por exemplo, violência física ou sexual, resultam em alterações neurobiológicas diferentes dos traumas, que desafiam as necessidades básicas de sobrevivência, como a negligência. Metanálises de imagens estruturais de indivíduos com TEPT apontam redução do volume do hipocampo, giro para-hipocampal, amígdala, ínsula e córtex cingulado. Por outro lado, hipóteses que relacionam o TEPT às alterações do cortisol têm se mostrado inconsistentes[24].

Quadro clínico

Na gestação

A prevalência de TEPT durante a gestação na população geral é de 3,3%, podendo chegar até 18,9% em grupos de alto risco[25]. Embora os eventos traumáticos possam ser de toda sorte, fatores relacionados à saúde do bebê, como malformações ou morte, podem ser potencialmente traumáticos durante a gestação[22].

Na gravidez e periparto, as seguintes situações podem ser vividas como traumáticas: medo intenso de morrer ou de perder o bebê, dores fortes e prolongadas, perceber a assistência médica como inadequada, ausência de informação sobre os procedimentos, sensação de perda de controle ou vivência de situações humilhantes ou vexatórias.

Pacientes com antecedente de parto traumático apresentam risco aumentado de TEPT gestacional na gravidez subsequente[22]. A presença de TEPT perinatal está associada a baixo peso ao nascer e menores taxas de aleitamento materno[26].

No pós-parto

A prevalência de TEPT no pós-parto varia entre 5 e 8%, podendo chegar em 18,5% em grupos de alto risco[20,25]. O parto traumático é o principal evento estressor que desencadeia o transtorno e está fortemente associado ao TEPT no pós-parto[22].

Após o parto traumático, algumas mulheres passam a apresentar recordações aflitivas do parto, por meio de imagens, ideias, sonhos ou emoções, e desenvolvem esquiva de situações, pessoas, lugares ou pensamentos que as façam relembrar do parto. Associado a esse quadro de sintomas intrusivos e de esquiva, apresentam também maior reatividade e entorpecimento afetivo[22].

Diagnóstico diferencial

Outros transtornos psiquiátricos perinatais podem ter apresentação semelhante ao TEPT. Quadros depressivos que se desenvolvem após vivências traumáticas, agorafobia, fobias específicas, transtorno obsessivo-compulsivo e ansiedade de separação são exemplos de quadros que exigem uma avaliação diagnóstica mais apurada[21].

Sintomas psicóticos presentes em depressões psicóticas unipolares ou bipolares podem ser confundidos com os pensamentos intrusivos e *flashbacks* do TEPT perinatal. Traumas com lesões físicas podem afetar a percepção subjetiva da integridade corporal, desencadeando transtornos somatoformes e psicossomáticos. Por fim, o trauma pode romper com a linha biográfica da pessoa, impactando e alterando características da personalidade[27].

A tocofobia, termo que designa o medo patológico do parto, é uma fobia específica que pode se apresentar em diversos níveis de gravidade. É motivo comum de pedido de cesariana eletiva e está profundamente relacionada a experiências ou narrativas de violência obstétrica[28].

Evolução

Os eventos traumáticos e suas consequências são frequentemente minimizados pelas pacientes por fatores ligados ao próprio transtorno, como inexpressibilidade, vergonha, cognições negativas e medo do estigma, podendo gerar cronificação do quadro devido à falta de tratamento adequado. O TEPT perinatal, quando não tratado, pode levar a morbidade materno-infantil[29], o que justifica uma avaliação detalhada de gestantes e puérperas que vivenciaram eventos traumáticos no período perinatal, com encaminhamento para tratamento adequado com equipe de saúde mental.

TRANSTORNO OBSESSIVO-COMPULSIVO

O TOC caracteriza-se por imagens ou pensamentos intrusivos recorrentes, que causam sofrimento e são acompanhados por rituais mentais ou comportamentais para neutralizar ou diminuir a angústia desencadeada pelas obsessões. Afeta entre 1 e 2% da população geral e compartilha, juntamente com os outros transtornos de ansiedade, uma maior prevalência em mulheres[30], com maior incidência nas transições reprodutivas.

O TOC perinatal é um transtorno comum com ampla faixa de variação de incidência e prevalência, com tendência ao aumento das taxas no período pós-parto. Envolve sintomas mais centrados na relação com o bebê, que são de difícil relato espontâneo por parte das mães, causando sofrimento expressivo e baixas taxas de diagnóstico. Mulheres com TOC raramente cometem atos agressivos contra os bebês[31], sendo a característica egodistônica parte fundamental do diagnóstico e psicoeducação.

O TOC no período perinatal apresenta-se de forma particular e precisa ser bem avaliado. Gestantes e puérperas com TOC podem apresentar resistência em relatar as obsessões quando relacionadas ao bebê, pois muitas mulheres acreditam que isso as torna mães ruins ou até mesmo perigosas, evitando assim revelá-los numa entrevista clínica[31].

A conduta empática e acolhedora do entrevistador, com exemplos, facilita o processo de reconhecimento dos pensamentos intrusivos, causando, também, algum grau de alívio e maior segurança no cuidado do bebê.

Fatores de risco

Pessoas com transtornos psiquiátricos prévios ou antecedentes psiquiátricos familiares de transtornos de humor, ansiedade ou uso de substâncias apresentam maior risco de desenvolver TOC perinatal[32]. Pacientes com crises de pânico em particular apresentam maior risco de desenvolver TOC[33].

Além disso, as seguintes características psicológicas são fatores de risco para o surgimento do TOC: perfeccionismo, alto senso de responsabilidade, avaliação de risco aumentada, necessidade de controle e intolerância à dúvida[34].

Fisiopatologia

Variações nos níveis de serotonina e GABA provavelmente contribuem para o surgimento do TOC perinatal. A variação hormonal presente no ciclo gravídico puerperal, em especial de estrógeno e progesterona, contribui para a variação nos níveis serotoninérgicos[35]. Pacientes com TOC apresentam níveis alterados de GABA no córtex orbitofrontal e no giro cingulado anterior[36].

Quadro clínico

Na gestação

Estima-se uma prevalência de 7,8% de TOC na gestação[37,38]. Tanto as obsessões quanto as compulsões do TOC gestacional costumam ter a saúde do feto e da gestante como o centro das preocupações. As compulsões durante a gestação tendem a estar associadas a necessidade de controle de vitalidade fetal e realização de ecografias, bem como rituais de limpeza. O medo de contaminação é a obsessão mais frequente no período gestacional[39].

O TOC na gestação está relacionado a maus desfechos obstétricos e neonatais, como hipertensão gestacional, pré-eclâmpsia, restrição de crescimento fetal, nascimento pré-termo e elevação de marcadores inflamatórios no bebê. Também está associado a pior qualidade de vida, altos níveis de sofrimento e dificuldade na responsividade ao bebê[40,41].

No pós-parto

Estima-se uma prevalência de 16,9% de TOC no pós-parto[37,38]. Mais de 50% das puérperas relatam pensamentos intrusivos nos quais machucam intencionalmente seus bebês[31]. Tais obsessões são uma característica bastante comum da ansiedade perinatal[42].

Na gestação, as obsessões não são tão comuns quanto no puerpério. No pós-parto, são mais prevalentes os pensamentos intrusivos de cunho agressivo contra o bebê, com imagens violentas ou sexuais. A característica egodistônica do pensamento é a base para o diagnóstico diferencial com quadros psicóticos.

As compulsões no período perinatal, por sua vez, estão mais associadas a rituais relacionados à contaminação, como limpeza e esterilização de utensílios, e verificação da saúde do bebê, como checar se ele dorme, se respira, controle rígido das mamadas e do ganho de peso[39].

As obsessões podem culminar em comportamentos evitativos em relação ao bebê, com recusa em realizar alguns cuidados, a estar em determinados cômodos da casa ou manusear certos objetos por haver relação com as cenas dos pensamentos obsessivos.

Na maioria dos casos, não há prejuízo ao bebê, porém mulheres com quadros mais graves podem ferir a criança nos rituais de limpeza, ou submeter o filho a negligência devido a comportamentos evitativos. As perturbações no apego entre a figura de cuidado e o bebê pode deixá-lo mais vulnerável a transtornos psiquiátricos ao longo da vida[39].

Quadro 4   Sintomas de transtorno obsessivo-compulsivo perinatal

	Obsessões	Compulsões	Evitações
Gestação	Contaminação, doenças e morte do bebê	Rituais de limpeza Verificação de vitalidade fetal e monitoramento por ecografia	Negligência com o pré-natal
Pós-parto	Pensamentos ou imagens violentas ou agressivas contra o bebê Conteúdo sexual	Rituais de limpeza, como higienização e esterilização de utensílios do bebê; verificação da integridade física do bebê	Negligência com o cuidado básico do bebê

Fonte: Hudak, 2012[39].

Diagnóstico diferencial

Um ponto importante da avaliação clínica é diferenciar o TOC perinatal de outros transtornos mentais, em particular da psicose puerperal. No TOC, o juízo de realidade, em geral, encontra-se preservado e os pensamentos obsessivos trazem muito sofrimento às pacientes, enquanto na psicose puerperal a crítica está prejudicada e há instauração de crença delirante. Transtornos de humor, ansiosos e de personalidade também devem ser investigados[39].

Evolução

O TOC é um transtorno de difícil tratamento, no qual observamos muitas respostas parciais aos tratamentos e recaídas subjacentes[43]. No TOC perinatal, há impacto negativo no desfecho obstétrico, fetal, marital e no vínculo mãe-bebê, comprometendo diretamente a qualidade de vida da família.

A presença de comorbidade entre TOC e depressão perinatal é bastante alta, chegando a 70% em alguns estudos, com pior progressão clínica e maior risco de cronicidade[32].

CONSIDERAÇÕES FINAIS

Os transtornos de ansiedade são um grupo de patologias bastante prevalente no período perinatal, embora muito heterogêneo em sua apresentação. É importante que a equipe de saúde que acompanha a gestante e a mulher no pós-parto não minimize os sintomas ansiosos, tratando-os apenas como algo esperado para este período de vida.

Transtornos de ansiedade não diagnosticados e adequadamente tratados impactam não apenas a saúde e a qualidade de vida da paciente, mas também o bem-estar de toda a família, bem como a saúde física e emocional do bebê.

 REFERÊNCIAS

1. Wenzel A, Haugen EN, Jackson LC, Brendle JR. Anxiety symptoms and disorders at eight weeks postpartum. J Anxiety Disord. 2005;19(3):295-311.
2. Nielsen-Scott M, Fellmeth G, Opondo C, Alderdice F. Prevalence of perinatal anxiety in low- and middle-income countries: a systematic review and meta-analysis. J Affect Disord. 2022;306:71-9.
3. Field T. Postnatal anxiety prevalence, predictors and effects on development: A narrative review. Infant Behav Dev. 2018;51:24-32.
4. American Psychiatric Association (APA). Diagnostic and Statistical Manual of Mental Disorders, 5.ed., text revision (DSM-5-TR). Washington: APA; 2022.
5. Wittchen HU, Kessler RC, Pfister H, Lieb M. Why do people with anxiety disorders become depressed? A prospective-longitudinal community study. Acta Psychiatr Scand Suppl. 2000;(406):14-23.
6. Buist A, Gotman N, Yonkers KA. Generalized anxiety disorder: Course and risk factors in pregnancy. J Affect Disord. 2011;131(1-3):277-83.
7. Costello H, Gould RL, Abrol E, Howard R. Systematic review and meta-analysis of the association between peripheral inflammatory cytokines and generalised anxiety disorder. BMJ Open. 2019;9(7):e027925.
8. Nitschke JB, Sarinopoulos I, Oathes DJ, Johnstone T, Whalen PJ, Davidson RJ, et al. Anticipatory activation in the amygdala and anterior cingulate in generalized anxiety disorder and prediction of treatment response. Am J Psychiatry. 2009;166(3):302-10.
9. Inness BE, McCabe RE, Green SM. Problematic behaviours associated with generalized anxiety disorder during pregnancy and the postpartum period: a thematic analysis. Psychol Psychotherapy. 2022;95(4):921-38.
10. Dennis CL, Falah-Hassani K, Shiri R. Prevalence of antenatal and postnatal anxiety: systematic review and meta-analysis. Brit J Psychiatry. 2017;210(5):315-23.
11. Bayrampour H, Tomfohr L, Tough S. Trajectories of perinatal depressive and anxiety symptoms in a community cohort. J Clin Psychiatry. 2016;77(11):e1467-73.
12. Kossowsky J, Pfaltz MC, Schneider S, Taeymans J, Locher C, Gaab J. The separation anxiety hypothesis of panic disorder revisited: a meta-analysis. Am J Psychiatry. 2013;170(7):768-81.
13. Viswasam K, Eslick GD, Starcevic V. Prevalence, onset and course of anxiety disorders during pregnancy: a systematic review and meta-analysis. J Affect Disord. 2019;255:27-40.
14. Johnson PL, Truitt WA, Fitz SD, Lowry CA, Shekhar A. Neural pathways underlying lactate-induced panic. Neuropsychopharmacology. 2008;33(9):2093-107.
15. Bandelow B, Sojka F, Broocks A, Hajak G, Bleich S, Rüther E. Panic disorder during pregnancy and postpartum period. Eur Psychiatry. 2006;21(7):495-500.

16. Northcott CJ, Stein MB. Panic disorder in pregnancy. J Clin Psychiatry. 1994;55(12):539-42.
17. Chen YH, Lin HC, Lee HC. Pregnancy outcomes among women with panic disorder: do panic attacks during pregnancy matter? J Affect Disord. 2010;120(1-3):258-62.
18. Rambelli C, Montagnani MS, Oppo A, Banti S, Borri C, Cortopassi C, et al. Panic disorder as a risk factor for post-partum depression. J Affect Disord. 2010;122(1-2):139-43.
19. Batelaan NM, de Graaf R, Penninx BWJH, van Balkom AJLM, Vollebergh WAM, Beekman ATF. The 2-year prognosis of panic episodes in the general population. Psychol Med. 2010;40(1):147-57.
20. Dekel S, Stuebe C, Dishy G. Childbirth induced posttraumatic stress syndrome: a systematic review of prevalence and risk factors. Front Psychol. 2017;8.
21. Bisson JI, Cosgrove S, Lewis C, Roberts NP. Post-traumatic stress disorder. BMJ. 2015;h6161.
22. Zambaldi CF, Cantilino A, Sougey EB. Parto traumático e transtorno de estresse pós-traumático: revisão da literatura. J Bras Psiquiatr. 2009;58(4):252-7.
23. van Son M, Verkerk G, van der Hart O, Komproe I, Pop V. Prenatal depression, mode of delivery and perinatal dissociation as predictors of postpartum posttraumatic stress: an empirical study. Clin Psychol Psychother. 2005;12(4):297-312.
24. Fenster RJ, Lebois LAM, Ressler KJ, Suh J. Brain circuit dysfunction in post-traumatic stress disorder: from mouse to man. Nat Rev Neurosci. 2018;19(9):535-51.
25. Yildiz PD, Ayers S, Phillips L. The prevalence of posttraumatic stress disorder in pregnancy and after birth: a systematic review and meta-analysis. J Affect Disord. 2017;208:634-45.
26. Cook N, Ayers S, Horsch A. Maternal posttraumatic stress disorder during the perinatal period and child outcomes: a systematic review. J Affect Disord. 2018;225:18-31.
27. Auxéméry Y. Post-traumatic psychiatric disorders: PTSD is not the only diagnosis. Presse Med. 2018;47(5):423-30.
28. Sharma V, Sharma S. Tocophobia: a nosological quagmire. Arch Womens Ment Health. 2023;26(5):713-5.
29. Cirino NH, Knapp JM. Perinatal posttraumatic stress disorder: a review of risk factors, diagnosis, and treatment. Obstet Gynecol Surv. 2019;74(6):369-76.
30. Hudepohl N, MacLean J V., Osborne LM. Perinatal obsessive-compulsive disorder: epidemiology, phenomenology, etiology, and treatment. Curr Psychiatry Rep. 2022;24(4):229-37.
31. Fairbrother N, Woody SR. New mothers' thoughts of harm related to the newborn. Arch Womens Ment Health. 2008;11(3):221-9.
32. Sharma V, Sommerdyk C. Obsessive-compulsive disorder in the postpartum period: diagnosis, differential diagnosis and management. Womens Health (Lond). 2015;11(4):543-52.
33. Lensi P, Cassano GB, Correddu G, Ravagli S, Kunovac JL, Akiskal HS. Obsessive-compulsive disorder. Brit J Psychiatry. 1996;169(1):101-7.
34. Steketee G, Frost R, Bhar S, Bouvard M, Calamari J, Carmin C, et al. Psychometric validation of the Obsessive Beliefs Questionnaire and the Interpretation of Intrusions Inventory: Part I. Behaviour Research and Therapy. 2003;41(8):863-78.
35. Labad J, Menchón JM, Alonso P, Segalàs C, Jiménez S, Vallejo J. Female reproductive cycle and obsessive-compulsive disorder. J Clin Psychiatry. 2005;66(4):428-35.
36. Li Y, Zhang CC, Weidacker K, Zhang Y, He N, Jin H, et al. Investigation of anterior cingulate cortex gamma-aminobutyric acid and glutamate-glutamine levels in obsessive-compulsive disorder using magnetic resonance spectroscopy. BMC Psychiatry. 2019;19(1).
37. McGuinness M, Blissett J, Jones C. OCD in the perinatal period: is postpartum OCD (ppOCD) a distinct subtype? A review of the literature. Behavioural and cognitive psychotherapy. 2011;39(3):285-310.
38. Fairbrother N, Collardeau F, Albert AYK, Challacombe FL, Thordarson DS, Woody SR, et al. High prevalence and incidence of obsessive-compulsive disorder among women across pregnancy and the postpartum. J Clin Psychiatry. 2021;82(2).

39. Hudak R, Wisner KL. Diagnosis and treatment of postpartum obsessions and compulsions that involve infant harm. Am J Psychiatry. 2012;169(4):360-3.
40. Uguz F, Yuksel G, Karsidag C, Guncu H, Konak M. Birth weight and gestational age in newborns exposed to maternal obsessive-compulsive disorder. Psychiatry Res. 2015;226(1):396-8.
41. Challacombe FL, Salkovskis PM, Woolgar M, Wilkinson EL, Read J, Acheson R. Parenting and mother-infant interactions in the context of maternal postpartum obsessive-compulsive disorder: effects of obsessional symptoms and mood. Infant Behav Dev. 2016;44:11-20.
42. Miller ES, Hoxha D, Wisner KL, Gossett DR. Obsessions and compulsions in postpartum women without obsessive compulsive disorder. J Womens Health (Larchmt). 2015;24(10):825-30.
43. Skoog G, Skoog I. A 40-year follow-up of patients with obsessive-compulsive disorder. Arch Gen Psychiatry. 1999;56(2):121-7.

35
Psicose na perinatalidade

Igor Studart
Vera Tess

INTRODUÇÃO

O interesse médico acerca da complexa relação entre os quadros psicóticos e o ciclo gravídico-puerperal não é algo novo, como atestam as descrições conhecidas desde a antiguidade clássica. Contudo, foi apenas em meados do século XIX que ocorreu uma sistematização dos conhecimentos psiquiátricos sobre os quadros psicóticos perinatais, destacando características hoje bem estabelecidas, tais como a apresentação clínica multiforme e o risco de recaídas no puerpério[1].

Para fins didáticos, definiremos psicose como qualquer quadro clínico que apresenta uma desestruturação do campo da consciência e que comumente leva a delírios e alucinações[2]. Tal desestruturação ocorre na quebra da racionalidade implícita, senso de realidade ou na racionalidade explícita, juízo de realidade[3]. À quebra da racionalidade implícita correspondem os comportamentos desorganizados, enquanto os delírios se relacionam à quebra da racionalidade explícita. Portanto, nem todo quadro descrito aqui possui um componente delirante-alucinatório bem delimitado e isso assume particular importância no período perinatal, dada a apresentação multiforme da psicose puerperal. Nessa população, alterações formais do pensamento e da consciência são frequentes e ocorrem com maior frequência do que na população adulta em geral.

Abordaremos em primeiro lugar os transtornos do espectro da esquizofrenia, que tipicamente têm início fora do ciclo gravídico-puerperal para, em seguida, trazer uma situação clínica referente a um primeiro episódio psicótico no puerpério. Privilegiaremos aqueles tópicos que conectam a esquizofrenia ao período perinatal, sem pretendermos esgotar as informações sobre esse transtorno. Para isso, recomendamos livros-textos de Psiquiatria Clínica, como o *Clínica psiquiátrica*[4]. O transtorno bipolar será abordado em outro capítulo.

ESQUIZOFRENIA

A esquizofrenia é um transtorno psicótico crônico e acomete cerca de 1% da população mundial. Seu quadro clínico típico foi descrito ainda na primeira década do século passado por Kraepelin e Bleuler. No curso do último século, através do *Diagnostic Statistical Manual* (DSM) e da Classificação Internacional de Doenças (CID), enfatizou-se a definição da esquizofrenia como uma síndrome produtiva, com presença de delírios e alucinações, distinguindo-a de outras apresentações e formas leves. É necessário notar que esse transtorno não se apresenta como um agrupado de sintomas aleatórios, mas se organiza como um todo contextual, isto é, os sintomas se agrupam seguindo uma certa ordem implícita em que a unificação recairia em experiências alteradas do *self*[5].

A esquizofrenia tipicamente começa mais tarde em mulheres do que em homens, ainda que no início da vida da adulta, e também se apresenta com melhor prognóstico. Além disso, mulheres com esquizofrenia tendem a ter melhores padrões de funcionamento social pré-mórbido e menores taxas de suicídio que homens. Dados contemporâneos mostram um aumento de gestações nessa população, ainda que com frequência menor que na população em geral[5]. Classicamente, descreve-se um segundo pico de incidência em mulheres após a menopausa. Um detalhe de relevância clínica sobre esse segundo pico é que na população feminina acontece o inverso do já descrito: mulheres têm quadros mais graves e maior incidência que homens[6].

No campo etiológico, de forma sucinta, a esquizofrenia é explicada por um intricado modelo estresse-diátese, em que a vulnerabilidade genética se relaciona com a exposição ambiental desde a gestação. A hipótese estrogênica é de particular interesse aqui. Postula-se que o estrogênio tem uma função protetora contra a psicose e que a própria psicose rompe o equilíbrio do eixo hipotálamo-hipófise-gonadal[7]. Essa premissa se origina dos dados já mencionados sobre o curso diferente da esquizofrenia em homens e mulheres, além das exacerbações psicóticas no período pré-menstrual. A variação hormonal também se relacionaria à redução da sensibilidade em receptores D2, conectando com a hipótese dopaminérgica dos sintomas psicóticos[6].

A gravidez não protege ou atenua o curso da esquizofrenia. Pelo contrário, existe uma tendência ao aumento de internações no puerpério, ainda que não tão expressivo quanto o transtorno bipolar[8]. Essas pacientes têm maiores chances de receber parcos cuidados pré-natais, fazer uso de substâncias, possuírem comorbidades metabólicas e não terem um parceiro ao final da gestação[5]. Nos desfechos perinatais são mais frequentes a ocorrência de parto prematuro, anormalidades placentárias, sofrimento fetal e hemorragias pré-parto. Porém os dados ainda são frágeis a esse respeito devido às dificuldades intrínsecas das classificações dessas pacientes e da falta de atualização de sintomas que podem confundir o diagnóstico em estudos antigos[7].

Fatores modificáveis, como uso de tabaco, mais frequente em pacientes com esquizofrenia, podem responder a muitos dos desfechos perinatais negativos nessa população[9]. Esse dado pode nos orientar a priorizar a atuação em fatores modificáveis, ainda que não se possa alcançar um cenário isento de riscos.

Ao se suspeitar de esquizofrenia durante o ciclo gravídico-puerperal, uma sequência de passos deve ser seguida. Primeiramente deve-se excluir patologias orgânicas. O período perinatal apresenta uma pletora de diagnósticos diferenciais de psicoses orgânicas – das encefalites anti-NMDA[10] às psicoses peri-ictais relacionadas à eclâmpsia[11]. O ponto fulcral é que a esquizofrenia é um transtorno psicótico crônico, com um período prodrômico mais ou menos bem definido, ainda que de difícil diagnóstico transversal. Os sintomas produtivos na esquizofrenia apresentam-se de forma diacrônica, isto é, evoluem de forma gradual a partir de uma alteração de base da consciência, ao passo que nas psicoses orgânicas os sintomas aparecem de forma sincrônica ao estado mental alterado, de maneira aguda[2].

Uma investigação abrangente de possíveis causas médicas, a partir das particularidades de cada caso, deve ser realizada, assim como uma anamnese cuidadosa, privilegiando o olhar longitudinal sobre as experiências da paciente. Em uma parcela dos casos, como em pacientes gravemente agitados e agressivos, o diagnóstico só pode ser feito a partir da evolução do quadro[3].

PSICOSE PUERPERAL

A psicose puerperal (PP) é um diagnóstico que ocupa um lugar singular na psiquiatria contemporânea. A começar pelo seu próprio nome, que não nomeia uma entidade específica, como a maioria dos transtornos psiquiátricos, mas uma situação clínica e, afinal, qualquer transtorno que curse com psicose poderia se manifestar no puerpério. Entretanto, partindo-se da tradição psiquiátrica percebemos que não é exatamente isso que acontece. Tomemos como exemplo dessa situação clínica o primeiro episódio psicótico no puerpério (PEPP), caso a paciente já tiver apresentado episódios psicóticos fora do ciclo gravídico-puerperal, o diagnóstico resultará em um caso clínico diferente. Sua descrição de forma sistemática pode ser achada no *Tratado sobre a loucura de mulheres grávidas, puérperas e lactantes*, publicado por Marcé em 1858[1]. Ali já se encontram informações valiosas sobre a apresentação multiforme e o curso peculiar dessa doença, que seriam corroboradas por estudos mais recentes.

A despeito disso, nas classificações contemporâneas (DSM-5-TR e CID-11) não há categoria específica para a psicose puerperal. Os manuais orientam o diagnóstico como transtorno afetivo bipolar com especificador periparto, depressão unipolar psicótica, transtorno psicótico agudo e transitório/psicótico breve ou o inespecífico capítulo "Problema mental ou comportamental relacionado ao puerpério". A ausência de uma categoria própria para a psicose puerperal traz dificuldades em vários níveis. O primeiro deles, epidemiológico, uma vez que as notificações se tornam mais difíceis de ser avaliadas *post-hoc*[12]. O segundo, clínico, uma vez que a formação de profissionais com base em manuais faz que descrições que não estejam presentes nesses compêndios passem por um processo de ostracismo, pois a descrição oficinal dos manuais é comumente tomada como uma definição exaustiva desses transtornos[13]. O terceiro, pesquisa, pois como a psicose puerperal não figura entre os diagnósticos oficiais, há consideravelmente mais dificuldades para angariar fundos e a formação dos grupos de pacientes tende a ser heterogênea[11].

A frequência de estados psicóticos puerperais é estável no mundo e ao longo do tempo. A maioria das pesquisas mostra uma incidência de 1 caso para cada 1.000 partos. O principal fator de risco é a presença de um episódio psicótico puerperal prévio, com aumento de até 70% nas chances de um novo episódio. Outro fator relevante de risco é a história familiar e a primiparidade, uma vez que o risco tende a diminuir com múltiplas gestações se a paciente não tiver apresentado um episódio de psicose puerperal anteriormente. Apenas um terço das pacientes apresentou algum transtorno depressivo previamente e não tem relação com estressores psicossociais[12,14]. As puérperas também estão sujeitas a um maior risco de transtorno bipolar (aumento de 23 vezes), mas apresentam melhor prognóstico que aquelas em que o episódio índex ocorreu fora do puerpério[15].

As teorias etiológicas têm um campo fértil na psicose puerperal, uma vez que o fim da gestação provoca uma série de alterações em cascata. Entretanto, os resultados têm sido pouco consistentes e carecem de replicação[11]. A baixa frequência do transtorno, somada às dificuldades já descritas de classificação, faze que as teorias ainda permaneçam sem adequada fundamentação. A mais intuitiva considera que as pacientes com PP possuem algum tipo de vulnerabilidade às flutuações hormonais típicas do puerpério, já que todas as puérperas apresentam essas flutuações, mas só algumas desenvolvem PP.

Em um estudo[16], pesquisadores conseguiram mimetizar a depressão puerperal em pacientes com episódios prévios, a partir da queda experimental de estrogênio e progesterona. Apesar disso, estudos clínicos para tratamento da mesma condição com hormônios não se mostraram efetivos[11]. Um grupo holandês[17] constatou que 20% das pacientes com PP apresentam marcadores autoimunes, em especial tireoidianos, enquanto a prevalência fica em 5% da população em geral, mas o achado não foi replicado. A psicose puerperal também não apresenta relação estabelecida com o risco obstétrico ou complicações de parto[11].

O quadro clínico da PP é em grande parte único, por conta de sua delimitação temporal e não puramente sintomatológica, como no restante da psiquiatria. Dessa forma, uma ampla gama de sintomas pode estar presente. Marcé, em 1858 (apud Trede et al., 2009[1]), já atestava isso:

> "Ao tentar fornecer distinções nítidas entre as diferentes formas de alienação mental que ocorrem no pós-parto, devo apontar alguns pequenos cuidados. Em particular, encontramos nos estados puerperais um número de estados mistos [psiquiátricos] que são impossíveis de classificar ou definir claramente. Nós também encontramos entre as loucuras pós-parto curiosas transformações mórbidas [de sintomas] encontradas em outros transtornos".

Os sintomas começam tipicamente nas primeiras 72 horas após o parto e o pródromo é normalmente marcado por irritabilidade e alterações circadianas, estas mais difíceis de precisar por conta do ritmo da amamentação, guardando certa semelhança com estados hipomaníacos. A instalação dos sintomas psicóticos ou da confusão é abrupta e a manifestação tende a oscilar durante o dia, fazendo que a paciente precise ser avaliada em diversos horários devido à flutuação sintomática.

Podemos então classificar a psicose puerperal em três grandes grupos sintomáticos. Um primeiro grupo, em que a conotação depressiva é mais expressiva; um segundo, maniforme, geralmente disfórico; e um terceiro grupo que reúne estados confusionais-ansiosos que correspondem ao grupo das psicoses cicloides da classificação de Wernicke-Kleist-Leonhard. Esta classificação, que angariou adeptos na Alemanha e na Escandinávia, encontrou um terreno profícuo para investigação devido às características próprias da PP, descrita sumariamente como um quadro psicótico em que a confusão é marcante, associada a remissão completa e a oscilações rápidas de humor.

Alguns autores, especialmente britânicos, tendem a considerar que esses casos representariam formas atípicas de psicoses afetivas[18]. Em uma coorte com PP assim diagnosticada, viu-se que as pacientes apresentavam quadros afetivos típicos, de forma consecutiva ou entremeada aos episódios cicloides[11]. Ao primeiro grupo sintomático correspondeu 41% dos casos, seguido pelo maniforme com 34% e os casos de apresentação "atípica" (cicloide) com 25%. Os quadros com sintomas depressivos preponderantes tendem a demorar mais para serem diagnosticados[19]. Já a confusão presente na PP pode acontecer com ou sem desorientação temporoespacial e com graus variados de onirismo, descrição de cenas variadas com sensação de irrealidade e perplexidade[2]. A presença de sintomas incongruentes com o humor (SIH) também é frequente[20]; porém, ao contrário do transtorno afetivo bipolar (TAB), em que a presença de SIH é marcador de mau prognóstico[21], a PP tem bom prognóstico[15].

Como já mencionado na seção anterior, o principal diagnóstico diferencial é com psicoses orgânicas, especialmente pela confusão que amiúde é encontrada nesses casos. Há um recente interesse na interseção entre as psicoses de fundo autoimune e a PP, justificando a solicitação de exames complementares como hemograma, lactato, proteína C-reativa, anticorpos anti-NMDA, eletroencefalograma e neuroimagem. Contudo, o tratamento não deve ser postergado, já que esses pacientes melhoram com as medidas tradicionais (p. ex., neuroléptico ou estabilizador do humor)[10]. Outro diagnóstico importante é com um TAB de início fora do ciclo gravídico-puerperal, o que nem sempre é possível a partir da anamnese coletada apenas com familiares, já que normalmente a paciente não está em condições de uma entrevista pormenorizada.

Uma metanálise recente de 6 estudos que avaliaram apenas um primeiro episódio psicótico no puerpério (PEPP), com média de 16 anos de seguimento e 645 pacientes ao todo, mostrou que 36% das pacientes não tiveram novos episódios graves, 6,1% tiverem episódios, mas apenas no período perinatal e 56,5% tiveram novos episódios graves fora do puerpério[22]. Esses dados sugerem a existência de duas entidades distintas, ainda que dentro de um espectro afetivo, a de mulheres em que o episódio index de TAB foi no puerpério (transtorno afetivo com início perinatal) e mulheres que só têm episódios com gatilho puerperal (transtorno afetivo estritamente puerperal), sugerindo cautela no diagnóstico imediato de TAB após um PEPP.

CONCLUSÃO

Os transtornos do espectro da esquizofrenia têm um quadro clínico semelhante dentro e fora do período gravídico-puerperal. Uma atenção especial deve ser dada a condições clínicas modificáveis como tabagismo e síndrome metabólica, que influenciam os desfechos perinatais. A psicose puerperal, por sua vez, tem uma apresentação clínica volátil, com vários grupos de sintomas se sobrepondo. Uma parcela significativa das pacientes que apresentaram psicose puerperal não terá um transtorno mental fora do período perinatal.

CASO CLÍNICO ILUSTRATIVO

M., 30 anos, casada há três anos, advogada, puérpera de 27 dias após uma cesárea e está amamentando. Sua gestação foi planejada e o bebê nasceu a termo através de uma cesariana programada, sem intercorrências. Nos primeiros dias, M. teve dificuldades na amamentação e o bebê estava ganhando pouco peso. Melhorou após consulta com especialista em amamentação, mas o processo de amamentar continuou longo, restando-lhe pouco tempo de sono entre mamadas. Desenvolveu mastite e foi internada junto com o bebê, o que foi uma experiência extremamente estressante e traumática. Posteriormente, o bebê começou a ter cólicas, reduzindo ainda mais seu tempo de sono.

Na terceira semana do pós-parto, M. apresentou mudanças significativas de comportamento, incluindo comportamentos infantis, como falas pueris, birras e se jogar no chão. Além disso, tornou-se desorganizada, confusa, desenvolvendo interpretações delirantes, tomando situações cotidianas como ações intencionais para prejudicar seu bebê. Imaginava que alguém molhava propositalmente a roupa do bebê para prejudicá-lo; que sua sogra tinha um plano para matá-la para ficar com o bebê; e que seu marido era, na verdade, seu pai. Devido a esses sintomas, foi levada ao pronto-socorro, onde foi medicada com clonazepam e um antipsicótico, sendo recomendada internação. No entanto, a família optou por uma internação domiciliar.

Há três anos, M. teve um episódio depressivo ansioso durante um período de muito estresse no trabalho e após sua demissão. Foi tratada com escitalopram 10 mg, apresentando boa resposta, mas interrompeu a medicação quando decidiu engravidar. Estava há mais de um ano sem antidepressivos quando engravidou e manteve-se bem durante toda a gestação.

O histórico psiquiátrico familiar de M. é significativo: sua mãe foi vítima de abuso físico e sexual e é provável portadora de transtorno afetivo bipolar (TAB), tendo agredido fisicamente os filhos. A avó materna apresentava transtorno mental com características psicóticas; a tia materna foi diagnosticada com esquizofrenia. O avô materno era alcoólatra e praticava violência física e sexual contra as filhas. Das quatro irmãs, incluindo duas meias-irmãs, uma delas teve depressão pós-parto e posteriormente foi diagnosticada com um provável espectro bipolar; outra tratou transtorno do pânico, e uma terceira ainda já havia tratado de depressão.

Na primeira consulta, M. apresentou-se aérea e perplexa, com desorganização do pensamento. Demonstrava autorreferência e interpretações delirantes persecutórias. Exibia um humor ansioso, porém sem alterações de psicomotricidade. Não havia crítica e não foram observados sinais de ativação. Apesar dos sintomas, M. lembrava de tudo o que havia acontecido e expressava vergonha pelo ocorrido.

A hipótese diagnóstica era uma psicose puerperal.

REFERÊNCIAS

1. Trede K, et al. Treatise on insanity in pregnant, postpartum, and lactating women by Louis-Victor Marcé: a commentary. Harvard Rev Psychiatry. 2009;17(2):157-65.
2. Ey H, Bernand P, Brisset C. Manual de psiquiatria. Rio de Janeiro: Atheneu; 1981. 1262p.
3. Jansson L, Nordgaard J. The psychiatric interview for differential diagnosis. Springer; 2016.
4. Miguel EC, Lafer B, Elkis H, Forlenza OV (eds.). Clínica psiquiátrica, 2a ed, 3 vols. Barueri: Manole; 2021.
5. Dazzan P. Schizophrenia during pregnancy. Curr Opin Psychiatry. 2021;34(3):238-244.
6. Häfner H. What is schizophrenia? 25 years of research into schizophrenia-the Age Beginning Course Study. World J Psychiatry. 2015;5(2):167.
7. Nagle-Yang S, et al. Schizophrenia and related disorder. In: Hutner LA, Catapano LA, Nagle-Yang SM, Williams KE, Osborne LM, eds. Textbook of women's reproductive mental health. American Psychiatric Pub; 2021.
8. Munk-Olsen T, Laursen TM, Mendelson T, Pedersen CB, Mors O, Mortensen PB. Risks and predictors of readmission for a mental disorder during the postpartum period. Arch Gen Psychiatry. 2009;66(2):189-95.
9. Vigod SN, et al. Maternal schizophrenia and adverse birth outcomes: what mediates the risk? Social Psychiatry and Psychiatric Epidemiology. 2020;55:561-70.
10. Berglink V, et al. Autoimmune encephalitis in postpartum psychosis. Am J Psychiatry. 2015;172(9):901-8.
11. Brockington I. The psychoses of menstruation and childbearing. Cambridge University Press, 2017.
12. Jones I, Chandra PS, Dazzan P, et al. Perinatal psychiatry. In: Geddes JR, Andreasen NC, Goodwin GM (eds.). New Oxford textbook of psychiatry, 3.ed. Oxford University Press; 2020.
13. Kendler KS. The phenomenology of major depression and the representativeness and nature of DSM criteria. Am J Psychiatry. 2016;173(8):771-80.
14. Yang JMK, Jones I, Di Florio A. Puerperal Psychosis. Key topics in perinatal mental health. Cham: Springer; 2022. p. 139-154.
15. Berglink V, Rasgon N, Wisner KL. Postpartum psychosis: madness, mania, and melancholia in motherhood. Am J Psychiatry. 2016;173(12:1179-1188.
16. Bloch M, Schmidt PJ, Danaceau M, Murphy J, Nieman L, Rubinow DR. Effects of gonadal steroids in women with a history of postpartum depression. Am J Psychiatry. 2000;157:924-930.
17. Berglink V, et al. Prevalence of autoimmune thyroid dysfunction in postpartum psychosis. Br J Psychiatry. 2011;198(4):264-8.
18. Cutting J. Relationship between cycloid psychosis and typical affective psychosis. Psychopathology. 1990;23(4-6):212-9.
19. Kamperman AM, Veldman-Hoek MJ, Wesseloo R, Robertson Blackmore E, Berglink V. Phenotypical characteristics of postpartum psychosis: a clinical cohort study. Bipolar Disord. 2017;19(6):450-457.
20. Berglink V, Lambregtse-van den Berg MP, Koorengevel KM, Kupka R, Kushner SA. First-onset psychosis occurring in the postpartum period: a prospective cohort study. J Clin Psychiatry. 2011;72(11):1531-7.
21. Elowe J, et al. Psychotic features, particularly mood incongruence, as a hallmark of severity of bipolar I disorder. Int J Bipolar Disord. 2022;10(1):31.
22. Gilden J, Kamperman AM, Munk-Olsen T, Hoogendijk WJ, Kushner SA, Berglink, V. Long-term outcomes of postpartum psychosis: a systematic review and meta-analysis. J Clin Psychiatry. 2020;81(2):10750.

36
Transtornos alimentares no período perinatal

Maria Antonia Simões Rego

INTRODUÇÃO

Os transtornos alimentares são problemas psiquiátricos que se caracterizam por uma alteração do padrão alimentar, que podem acarretar prejuízos tanto no funcionamento psicossocial quanto na saúde clínica do indivíduo acometido[1].

Alguns desses quadros, como a anorexia nervosa (AN), a bulimia nervosa (BN) e o transtorno da compulsão alimentar (TCA), acometem predominantemente mulheres, e têm seu início em geral na adolescência, após a puberdade ou no início da vida adulta, ou seja: atingem as mulheres em seu período reprodutivo.

Antigamente se acreditava que, devido às alterações hormonais e menstruais que uma mulher com transtorno alimentar em geral apresenta, era muito improvável que ela pudesse engravidar. Porém, hoje sabemos que é possível que mulheres com transtornos alimentares engravidem e que isso pode ser mais comum do que se imagina[2]. Ter um transtorno alimentar na gestação pode acarretar repercussões para a saúde da mãe e do bebê.

Na anorexia nervosa é comum, com a evolução do quadro, que ocorra uma redução das taxas hormonais (hipogonadismo hipogonadotrófico) devido à desnutrição, o que pode acarretar amenorreia (interrupção da menstruação por pelo menos três ciclos consecutivos). Na bulimia e no transtorno de compulsão alimentar são mais comuns irregularidades menstruais[3].

Essas alterações hormonais podem causar uma falsa sensação de proteção contra uma gestação e ser um dos fatores que podem levar a uma maior taxa de gestações não desejadas e abortos, tanto espontâneos quanto induzidos, nessa população.

Vários estudos epidemiológicos estimam que aproximadamente 1 em 20 mulheres (5,1 a 7,5% das mulheres durante a gestação) podem apresentar um transtorno alimentar durante a gestação[4].

GESTAÇÃO

Fatores de risco

Os transtornos alimentares abordados neste capítulo, AN, BN e TCA, se relacionam a uma percepção distorcida do próprio corpo e/ou insatisfação corporal que levam a alterações do comportamento alimentar e a uma preocupação excessiva sobre peso ou forma corporal.

Muitos fatores de risco são relacionados ao desenvolvimento de um transtorno alimentar, abrangendo desde questões genéticas a questões psicológicas, fatores ambientais e também fatores culturais[1].

Essa percepção distorcida do corpo ou insatisfação pode ser especialmente delicada quando falamos da gestação, pois é um momento de intensas mudanças do corpo, que são necessárias para gerar um bebê, mas que, para mulheres que já têm dificuldade de aceitar seu próprio corpo, podem gerar muita angústia.

Estima-se que cerca de 22% de mulheres que já tiveram um transtorno alimentar prévio possam ter recidiva do quadro durante a gestação[4,5].

Fisiopatologia

A AN é um quadro que se caracteriza por uma perda significativa de peso, que tem início geralmente com uma dieta intencional, mas que vai aos poucos se intensificando e levando a um baixo peso. A desnutrição pode acarretar diversas complicações, tanto físicas, que vão desde queda de cabelo a alterações hormonais, de eletrólitos e problemas cardíacos como arritmia, quanto psicossociais, como irritabilidade, isolamento social e queda no rendimento acadêmico ou profissional.

Na anorexia, um dos sintomas marcantes é a distorção de imagem corporal ou a não percepção da magnitude da perda de peso. Observa-se que na anorexia nervosa a "crítica", ou seja, a percepção do paciente de que ele está adoecido, é prejudicada; portanto, não há na maioria das vezes um interesse em mudar o comportamento alimentar. Pelo contrário, a intenção é perder constantemente mais peso, levando ao agravamento do quadro.

A BN tende a começar também com uma dieta com objetivo de perda de peso, em geral com uma restrição alimentar intensa, que após um período acaba levando a episódios de compulsão alimentar, em que o paciente sente um descontrole e acaba ingerindo uma grande quantidade de comida, muito rapidamente. Após esse episódio há um sentimento de culpa intenso, que faz que o indivíduo tenha a ideia de compensar essa ingesta de alguma forma, seja induzindo vômito, usando laxantes, diuréticos ou outros métodos, e em seguida tentando retornar a uma dieta restritiva ou até períodos de jejum, o que acaba desencadeando novas compulsões. Assim, o ciclo da bulimia se instala.

No TCA acontecem as compulsões, com as mesmas características que observamos na bulimia nervosa, porém não há a tentativa de compensação. O indivíduo sente-se muito culpado, frustrado e com a autoestima comprometida após os episódios de compulsão. O quadro também pode ser desencadeado por uma tentativa de dieta para perda de peso, e ao longo do quadro observa-se uma tendência a oscilações de peso e a inúmeras tentativas de emagrecimento, sem sucesso. Entre indivíduos com TCA é frequente a comorbidade com obesidade.

Os critérios diagnósticos da anorexia nervosa, da bulimia nervosa e do transtorno de compulsão alimentar, segundo o Manual Diagnóstico e Estatístico de Transtornos Mentais 5ª edição – texto revisado (DSM-5-TR), estão descritos nos Quadros 1 a 3.

Quadro 1 Anorexia nervosa – DSM-5-TR

A. Restrição da ingesta calórica em relação às necessidades, levando a um peso corporal significativamente baixo no contexto de idade, gênero, trajetória de desenvolvimento e saúde física. Peso significativamente baixo é definido como um peso inferior ao peso mínimo normal ou, no caso de crianças e adolescentes, menor do que o minimamente esperado.
B. Medo intenso do ganho de peso ou de engordar, ou comportamento persistente que interfere no ganho de peso, mesmo estando com peso significativamente baixo.
C. Perturbação no modo como o próprio peso ou a forma corporal são vivenciados, influência indevida do peso ou da forma corporal na autoavaliação ou ausência persistente de reconhecimento da gravidade do baixo peso corporal atual.

Subtipos
- **F 50.01** Tipo restritivo: durante os últimos 3 meses, o indivíduo não se envolveu em episódios recorrentes de compulsão alimentar ou comportamento purgativo (i. e., vômitos autoinduzidos ou uso indevido de laxantes, diuréticos ou enemas). Esse subtipo descreve apresentações nas quais a perda de peso seja conseguida essencialmente por meio de dieta, jejum e/ou exercício excessivo.
- **F 50.02** Tipo compulsão alimentar-purgativo: nos últimos 3 meses, o indivíduo se envolveu em episódios recorrentes de compulsão alimentar purgativa (i. e., vômitos autoinduzidos ou uso indevido de laxantes, diuréticos ou enemas).

(continua)

Quadro 1 Anorexia nervosa – DSM-5-TR (*continuação*)

Especificar:
- Em remissão parcial (critério A ausente por tempo sustentado, com manutenção de critério B ou C).
- Em remissão total

Especificar gravidade atual:
- Leve: IMC > ou = 17 kg/m^2
- Moderado: IMC entre 16 e 16,99 kg/m^2
- Grave: IMC entre 15 e 15,99 kg/m^2
- Extremo: IMC < 15 kg/m^2

Fonte: American Psychiatric Association, 2022[6].

Quadro 2 Bulimia nervosa – DSM-5-TR

A. Episódios recorrentes de compulsão alimentar. Um episódio de compulsão alimentar é caracterizado pelos seguintes aspectos:
   1. Ingestão em um período determinado (p. ex., dentro de cada período de 2 horas), de uma quantidade de alimentos definitivamente maior do que a maioria dos indivíduos consumiria no mesmo período sob circunstâncias semelhantes.
   2. Sensação de falta controle sobre a ingestão durante o episódio (p. ex., sentimento de não conseguir parar de comer ou controlar o que e quanto se está ingerindo).
B. Comportamentos compensatórios inapropriados recorrentes a fim de impedir o ganho de peso como vômitos autoinduzidos, uso indevido de laxantes, diuréticos ou outros medicamentos, jejum ou exercício em excesso.
C. A compulsão alimentar e os comportamentos compensatórios inapropriados ocorrem, em média, no mínimo 1 vez por semana, durante 3 meses.
D. A autoavaliação é indevidamente influenciada pela forma e pelo peso corporais.
E. A perturbação não ocorre exclusivamente durante os episódios de anorexia nervosa.

Especificar se:
- Em remissão parcial
- Em remissão total

Especificar gravidade atual:
- Leve: média de 1 a 3 comportamentos compensatórios inapropriados por semana
- Moderado: média de 4 a 7 comportamentos compensatórios inapropriados por semana
- Grave: média de 8 a 13 comportamentos compensatórios inapropriados por semana
- Extremo: média de 14 ou mais comportamentos compensatórios inapropriados por semana

Fonte: American Psychiatric Association, 2022[6].

Quadro 3 Transtorno da compulsão alimentar – DSM-5-TR

A. Episódios recorrentes de compulsão alimentar. Um episódio de compulsão alimentar é caracterizado pelos seguintes aspectos:
   1. Ingestão em um período de tempo determinado (p. ex., dentro de cada período de 2 horas), de uma quantidade de alimentos definitivamente maior do que a maioria dos indivíduos consumiria no mesmo período sob circunstâncias semelhantes.
B. Os episódios de compulsão alimentar estão associados a três (ou mais) dos seguintes aspectos:
   1. Comer mais rapidamente do que o normal.
   2. Comer até se sentir desconfortavelmente cheio.
   3. Comer grandes quantidades de alimento na ausência de sensação física de fome.
   4. Comer sozinho por vergonha do quanto se está comendo.
   5. Sentir-se desgostoso de si mesmo, deprimido ou muito culpado em seguida.
C. Sofrimento marcante em virtude da compulsão alimentar.
D. Os episódios de compulsão alimentar ocorrem, em média, ao menos, 1 vez por semana durante 3 meses.
E. A compulsão alimentar não está associada ao uso recorrente de comportamento compensatório inadequado como na bulimia nervosa e não ocorre exclusivamente durante o curso de bulimia nervosa ou anorexia nervosa.

Fonte: American Psychiatric Association, 2022[6].

Entre mulheres com anorexia, a perda de peso excessiva pode comprometer o desejo sexual e a ovulação, o que pode dificultar a gestação. Em uma grande coorte, o *Avon Longitudinal Study of Parents and Children* (ALSPAC), encontrou-se que essas mulheres tinham mais chance de procurar um médico de fertilidade do que mulheres sem TA, embora elas não necessitassem de mais tratamentos de fertilidade do que mulheres sem TA[7].

Mulheres com anorexia parecem ter mais chance de procurar uma consulta médica antes da concepção, embora elas não pareçam ter maior risco de infertilidade (uma hipótese é que a procura se dê pela história de irregularidade menstrual ou amenorreia)[3].

Outro estudo apontou que mulheres com TA tinham seus filhos com idade um pouco superior a mulheres sem TA[8].

Na bulimia e no TCA não costuma haver interrupção da menstruação, mas é comum a irregularidade dos ciclos, o que muitas vezes gera a sensação de impossibilidade de uma gestação. Nesses quadros não costuma haver perda de libido. A ideia de não poder engravidar por conta das alterações menstruais pode contribuir para que essas mulheres tenham uma porcentagem maior de gestações não planejadas[3].

Quadro clínico

As mudanças corporais características da gestação, como aumento do volume abdominal e do quadril, podem fazer com que mulheres com transtorno alimentar se sintam "engordando", o que pode desencadear muito sofrimento. Acompanhar o aumento de peso nas consultas obstétricas também pode trazer desconforto, já que muitas mulheres se apegam a um peso específico que consideram ser o adequado.

A preocupação excessiva com o peso durante a gestação pode levar a uma maior ocorrência de comportamentos inapropriados, como indução de vômitos e uso de diuréticos sem indicação na gestação[4].

Esses comportamentos inadequados, embora tragam certo alívio para a paciente no sentido de prevenir o ganho de peso, também geram em muitas delas o medo de estarem colocando a saúde do bebê em risco, trazendo um conflito interno[2].

Algumas mulheres se sentem em um grande conflito pessoal em ter que colocar as necessidades do bebê acima do seu desejo de se engajar em seu transtorno alimentar. Muitas também sentem dificuldades em lidar com seus sentimentos de desvalorização com relação à sua imagem corporal. Muitas grávidas se sentem preocupadas com a saúde de seu filho por conta dos seus comportamentos alimentares e outras ainda demonstram preocupação com a resposta de pessoas à sua volta com relação à sua alimentação e suas práticas de controle de peso[3].

Além desses fatores, sabe-se que mulheres com TA na gestação têm taxas maiores de depressão e ansiedade em comparação a mulheres sem TA, sendo que a depressão perinatal pode atingir até cerca de 50 a 75% dessas mulheres[5].

Outras dificuldades que podemos observar em mulheres grávidas com um transtorno alimentar são:

- Resistência em mudar a alimentação para adaptá-la às novas necessidades: pessoas com transtornos alimentares podem ter uma alimentação rígida e monótona, comendo sempre as mesmas coisas e na mesma quantidade, pois é assim que se sentem seguras de que não irão engordar. Porém, sabemos que na gestação a necessidade de ingesta pode mudar, e essas mulheres podem demonstrar resistência a essas mudanças.
- Vergonha de falar sobre seu problema com o(a) obstetra: existe um medo de ser julgada por apresentar uma preocupação considerada "fútil" em um período tão nobre como a gestação. No entanto, sabemos que, para pessoas com TA, tais preocupações não são futilidades, mas sim fonte de um sofrimento muito grande.

- Disfarçar comportamentos alimentares alterados como sendo próprios da gestação: no curso de um TA é comum que os pacientes apresentem compulsões e métodos compensatórios, como restrição alimentar ou jejum, vômitos autoinduzidos, uso de laxantes etc. Na gestação, a restrição alimentar ou os vômitos podem ser "disfarçados" como decorrentes dos enjoos ou refluxo típicos dessa fase, ou as compulsões como decorrentes do aumento de apetite ou "comer por dois".

Diagnóstico diferencial

Quando se fala de um transtorno alimentar, é de fundamental importância descartar diagnósticos diferenciais que podem cursar com perda de peso intensa e/ou mudança dos hábitos alimentares.

Síndromes consumptivas, diabetes, doenças reumatológicas, doenças infecciosas como HIV, tuberculose e hepatites e hipertireoidismo são quadros que podem levar a perda de peso.

Doenças inflamatórias intestinais, doença do refluxo gastroesofágico e quadros de obstrução do trato digestivo também podem levar a alteração do comportamento alimentar.

Outros diagnósticos psiquiátricos, como depressão, fobias relacionadas a alimentação ou deglutição, transtorno obsessivo-compulsivo, abuso ou dependência de substâncias e alguns quadros delirantes também podem ser diferenciais que devem ser descartados.

Evolução

Em mulheres com um transtorno alimentar durante a gestação, além das questões psiquiátricas já relatadas de sofrimento com o corpo e maior risco de depressão e ansiedade, há risco aumentado de complicações clínicas perinatais.

Na anorexia, essas complicações incluem:

- Abortamentos.
- Partos prematuros.
- Restrição de crescimento intrauterino.
- Anemia.
- Hemorragia pré-parto.
- Hipotermia.
- Hipotensão e edema.
- Hipertensão.
- Maior necessidade de cesáreas[4,5,8,9].

Na bulimia nervosa, observa-se um risco maior de:

- Abortos induzidos.
- Hiperemese gravídica.
- Bebês com microcefalia.
- Bebês pequenos para a idade gestacional[4,5].

Alguns estudos apontam que AN ou BN na gestação se associam a crescimento fetal lento e bebês com baixo peso ao nascer. Por outro lado, mulheres que apresentam transtornos alimentares com compulsão podem ser mais propensas a terem bebês com peso aumentado ao nascer. Além disso, mulheres com TA são mais propensas a um consumo alto de cafeína na gestação, e também ao tabagismo[4].

Apesar de tudo isso, sabe-se que a gestação pode ter um efeito muito positivo entre mulheres com TA. De 29 a 78% das mulheres com transtornos alimentares relatam remissão dos sintomas e redução da preocupação com peso e forma corporal na gestação[3].

Mulheres com BN, em sua maioria, demonstram uma redução dos sintomas e dos episódios de restrição alimentar, levando a melhora do quadro. A maior parte das mulheres com TCA tem remissão do quadro.

Na AN também pode haver melhora em boa parte dos casos, sendo que fatores como senso de responsabilidade materna, mudança na percepção corporal na gestação e uma habilidade de separar a gestação do transtorno alimentar, além do suporte familiar, podem contribuir para uma maior chance de remissão[4].

PÓS-PARTO

Fatores de risco

No período após o parto, a insatisfação com o peso e forma corporais são comuns, mesmo em mulheres sem TA. No 1º mês após o parto, até 75% das mulheres podem estar preocupadas com o ganho de peso; e aos 4 meses após o parto, 70% das mulheres podem já estar tentando perder peso[4].

Expectativas não realistas de mulheres sobre seus corpos no pós-parto, levando à insatisfação, podem contribuir para uma recaída do transtorno alimentar no pós-parto, mesmo em mulheres que estiveram muito bem emocionalmente durante a gestação.

Há uma tendência à valorização de mulheres que perdem rapidamente o peso adquirido na gestação, sendo frequentes "elogios" como: "nem parece que estava grávida". Frequentemente são veiculadas manchetes com esse tipo de conteúdo sobre mulheres famosas na mídia, o que pode contribuir para essas expectativas, que acabam sendo frustradas.

Fisiopatologia

Durante esse período após o nascimento do bebê, é frequente as mulheres relatarem uma restrição alimentar importante, assim como evitação de alimentos e/ou aderência a regras alimentares específicas, como não comer chocolate, derivados de leite, feijão ou coisas que gerem gases no bebê, mesmo sem uma indicação médica.

Esse tipo de restrição ou tentativa de dieta podem contribuir para uma recidiva do quadro.

Quadro clínico

É importante observar, especialmente em mulheres com transtorno alimentar prévio, a evolução de peso e mudanças no comportamento alimentar no pós-parto. Uma perda muito rápida ou oscilações de peso, a ocorrência de vômitos nessa fase em que já não são mais esperadas náuseas ou uma tentativa precoce de dieta para perda de peso podem indicar uma relação ruim com o corpo ou uma recaída do quadro.

Existe certa controvérsia entre os estudos que investigaram sobre a perda de peso no pós-parto dessas mulheres, com alguns apontando maior perda de peso 6 meses após o nascimento do bebê em mulheres com TA e outros apontando uma maior retenção do peso nessas mulheres[2,4].

Outro ponto importante a se comentar no pós-parto é a respeito da amamentação. O retorno de um transtorno alimentar no período pós-parto pode resultar em experiências negativas com a amamentação e pode afetar a relação da mãe com o bebê e com seu(sua) parceiro(a).

Alguns estudos não observaram diferenças entre mães com TA e mães saudáveis na iniciação e na cessação da amamentação. Contudo, outros apontam que no caso da AN e do transtorno alimentar não especificado o risco de abandono da amamentação é maior. Entre as causas que podem se relacionar a isso estão: pouca confiança no corpo, dificuldade em expor as mamas e com a intimidade da amamentação, experiências negativas com a amamentação e até uma ingesta alimentar insuficiente[10].

Na BN algumas evidências apontam que pode haver um tempo maior de amamentação por uma tentativa da mãe de adiar a introdução alimentar do bebê[2,4,11].

Diagnóstico diferencial

Os diagnósticos diferenciais são semelhantes aos que devem ser considerados na gestação; vale lembrar que a depressão perinatal deve ser sempre levada em consideração, já que sabemos da gravidade dessa condição para a saúde da mãe e do bebê.

Evolução

O período pós-parto é um período de grande risco para mulheres com transtornos alimentares, mesmo aquelas que melhoraram durante a gestação. As dificuldades em assumir seu novo papel e as preocupações dessa fase podem ser fatores de risco para uma recaída e podem prejudicar a amamentação e a interação com o bebê[12].

Além disso, a insatisfação com o corpo no pós-parto muitas vezes causa um engajamento precoce em dietas ou restrições alimentares que podem precipitar o retorno do quadro. Em mulheres com AN que tiveram recuperação do peso durante a gestação, o fato de não terem mais que se preocupar com o bem-estar do bebê pode fazer que elas retomem comportamentos inadequados, levando a uma recaída[10].

Outra grande preocupação no pós-parto é a depressão, já que esse é um dos grandes desfechos perinatais que se observam em mulheres com transtornos alimentares.

> **PERSPECTIVAS E CONSIDERAÇÕES FINAIS**
>
> Transtornos alimentares são quadros que podem ser potencialmente graves e se associam a uma alta taxa de comorbidades psiquiátricas. Isso não parece ser diferente na gestação, já que eles podem trazer um risco grande de complicações clínicas para a mãe e para o bebê e aumentam o risco de depressão e outros transtornos mentais. Especialmente no caso da anorexia nervosa, essas complicações parecem estar relacionadas à desnutrição materna e ao estresse.
>
> Entretanto, apesar da gravidade desses transtornos, a maior parte das mulheres com TA que engravida demonstra ter uma melhora da sua psicopatologia durante a gestação.
>
> O pós-parto é outro período que demanda muita atenção, mesmo em mulheres que remitiram o quadro no período gestacional.

> Apesar de haver muitos estudos que investigaram a ocorrência de um transtorno alimentar na gestação e no pós-parto, ainda existem pontos que necessitam de maior esclarecimento, como a influência desses quadros na amamentação e na formação de vínculo da mãe com o bebê.
> Outro ponto que devemos pensar é o quanto a alimentação materna ou as preocupações com o corpo podem influenciar os filhos no desenvolvimento de uma relação saudável com a comida e o corpo.

 REFERÊNCIAS

1. Nascimento MIC, Machado PH, Garcez RM et al. Associação Americana de Psiquiatria. Manual Diagnóstico e Estatístico de Transtornos Mentais, 5a edição (DSM-5). 2013.
2. Fogarty S, Elmir R, Hay P, Schmied V. The experience of women with an eating disorder in the perinatal period: a meta-ethnographic study. BMC Pregnancy Childbirth. 2018;18(1):121.
3. Kimmel MC., Ferguson EH, Zerwas S, Bulik CM, Meltzer-Brody S. Obstetric and gynecologic problems associated with eating disorders. Int J Eating Disord. 2016;49(3):260-75.
4. Martínez-Olcina M, Rubio-Arias JA, Reche-García C, Leyva-Vela B, Hernández-García M, Hernández-Morante JJ, et al. Eating disorders in pregnant and breastfeeding women: a systematic review. Medicina (Kaunas, Lithuania). 2020;56(7):352.
5. das Neves MC, Teixeira AA, Garcia FM, Rennó J, da Silva AG, Cantilino A, et al. Eating disorders are associated with adverse obstetric and perinatal outcomes: a systematic review. Braz J Psychiatry. 2021:S1516-44462021005015201.
6. American Psychiatric Association. Diagnostic and statistical manual of mental disorders (5th ed., text rev.). 2022.
7. Easter A, Treasure J, Micali N. Fertility and prenatal attitudes towards pregnancy in women with eating disorders: results from the Avon Longitudinal Study of Parents and Children. BJOG. 2011;118(12):1491-8.
8. Meczekalski B, Podfigurna-Stopa A, Katulski K. Long-term consequences of anorexia nervosa. Maturitas. 2013;75(3):215-20.
9. Mantel Ä, Hirschberg AL, Stephansson O. Association of maternal eating disorders with pregnancy and neonatal outcomes. JAMA Psychiatry. 2020;77(3):285-93.
10. Galbally M, Himmerich H, Senaratne S, Fitzgerald P, Frost J, Woods N, et al. Management of anorexia nervosa in pregnancy: a systematic and state-of-the-art review. Lancet Psychiatry. 2022;9(5):402-12.
11. Bye A, Martini MG, Micali N. Eating disorders, pregnancy and the postnatal period: a review of the recent literature. Curr Opin Psychiatry. 2021;34(6):563-8.
12. Pettersson CB, Zandian M, Clinton D. Eating disorder symptoms pre- and postpartum. Arch Womens Ment Health. 2016;19(4):675-80.

Uso de álcool e drogas no período perinatal: psicopatologia

André Malbergier

IMPORTÂNCIA DO TEMA

Quase 90% das mulheres que apresentam transtornos por uso de substâncias (TUS) estão em idade reprodutiva. O uso de álcool, tabaco e outras drogas durante a gravidez é uma importante questão de saúde pública, com implicações significativas tanto para a gestante quanto para o feto. Apesar de não haver nenhuma quantidade segura de uso neste período e de frequentes recomendações para evitar este consumo, estima-se que 10% das grávidas na América do Norte usam álcool, 13 a 16% usam tabaco, 2 a 5% usam cannabis e 5 a 6% usam outras drogas ilícitas. Além disso, estudos recentes estimam que 5,1% das gestantes usam duas ou mais substâncias[1].

No Brasil, não há estudos abrangentes sobre o tema, mas alguns levantamentos mostram uma alta prevalência do uso de substâncias psicoativas (SPA) em gestantes. Em um estudo no centro de atenção à mulher da Universidade Estadual de Campinas (UNICAMP), o uso de alguma droga durante a gestação foi relatado por 17% das mulheres. O álcool foi utilizado por 10,8% e o tabaco por 9,9%. Das que usavam alguma droga, 63,9% faziam uso de álcool, 58,3% usavam tabaco, 4,6% usavam maconha, 9,2% usavam cocaína/crack e 0,9% inalantes. Outras drogas (opioides, anfetaminas, hipnóticos e alucinógenos) não foram relatadas pelas mulheres entrevistadas. Quase 30% declararam uso concomitante de mais de uma SPA[2].

Em amostras de clínicas pré-natais no Brasil, em torno de 18 a 19% das gestantes avaliadas relataram algum consumo de substâncias, sendo o álcool responsável por metade desses relatos, seguido pelo tabaco[3,4].

Como agravante, até 60% das mulheres que usam SPA na gravidez também sofrem de outros transtornos mentais, como depressão, ansiedade ou estresse pós-traumático, que podem ser agravados pelas alterações emocionais associadas ao consumo de substâncias[5].

A triagem para uso de substâncias durante a gravidez deve ser universal. O uso de substâncias na gravidez é pelo menos tão comum quanto muitas das condições médicas rastreadas e tratadas durante esse período. A baixa sensibilidade de muitos profissionais e serviços para o tema prejudica a triagem, intervenção e o encaminhamento para tratamento[6].

A Figura 1 mostra as prevalências estimadas de uso de drogas na gestação nas várias regiões do mundo[7].

FATORES DE RISCO

Alguns dos fatores de risco associados ao consumo de SPA durante a gravidez já são conhecidos: a) ambiente inseguro e violento; b) consumo de SPA antes da gravidez; c) dificuldade de acesso aos cuidados pré-natais e de saúde mental;

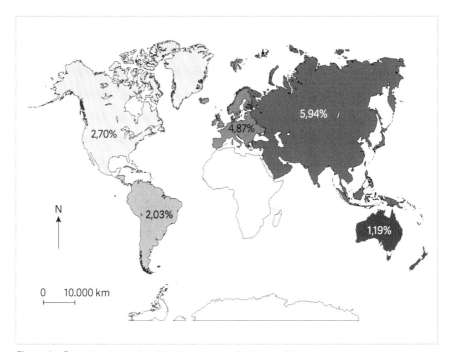

Figura 1 Prevalências estimadas de consumo de drogas ilícitas na gravidez.
Fonte: Tavela et al., 2020[7].

d) idade jovem; e) baixa escolaridade; f) uso de drogas pelo(a) parceiro(a); g) gravidez não planejada; h) desemprego e baixa renda; i) estresse associado à maternidade[8].

A dificuldade de acesso aos cuidados de saúde e aos serviços de tratamento da dependência de substâncias, agravados pelo estigma, preconceito, julgamentos morais e discriminação são barreiras para o cuidado dessas gestantes.

Estas barreiras de acesso são reforçadas pelo fato de que, frequentemente, as abordagens para prevenção do uso de SPA durante a gravidez são centradas no feto e, muitas vezes, associadas a abordagens punitivas em relação às gestantes[9].

Pode-se perceber que a maior parte dos fatores de risco para uso de drogas na gravidez estão associados a situações de vulnerabilidade que estão presentes antes da gravidez. Portanto, o cuidado integral à mulher ao longo de sua vida é a melhor forma de prevenir, entre outros agravos, o uso de álcool e drogas na gravidez.

FISIOPATOLOGIA

Os modelos fisiopatológicos da adição sugerem três fatores determinantes da dependência:

- Fase da intoxicação e busca da droga por prazer (reforço positivo).
- Fase do desprazer na falta da droga (reforço negativo).
- Perda de controle do uso e saliência do comportamento associado ao uso de drogas.

Este modelo baseia-se, no nível atual do conhecimento, em alterações de funcionamento no chamado circuito de recompensa/prazer, que é composto pela área ventral tegmentar, núcleo *accumbens* e córtex pré-frontal. A ativação do sistema dopaminérgico nesta região está associada ao desenvolvimento do TUS e suas alterações fisiopatológicas não parecem ser diferentes na gravidez.

Para maiores detalhes de fisiopatologia e neurobiologia das dependências, sugerimos a leitura do artigo de Koob e Volkow[10].

QUADRO CLÍNICO

O abuso de substâncias durante a gravidez pode levar ao aumento das taxas de doenças sexualmente transmissíveis e infecção pelo HIV, além complicações obstétricas como hemorragias, descolamento prematuro da placenta, crise hipertensiva e infarto do miocárdio. Essas condições estão frequentemente associadas à morbidade materna grave e morte.

No Brasil, assim como em outros países, as principais condições associadas à morbimortalidade materna estão relacionadas ao sangramento e à hipertensão. Em ambas as condições, o uso de drogas é um importante fator de risco. No entanto, as informações disponíveis sobre o uso de substâncias ilícitas entre as brasileiras gestantes e sua associação com resultados maternos/perinatais adversos são escassas.

No nosso país, não temos dados sobre mortes por overdose na gravidez, mas estatísticas norte-americanas apontam para frequências entre 11 e 20% das mortes neste período[11]. O uso de drogas também é uma das principais causas de suicídio na gravidez[12].

As drogas mais comumente usadas no Brasil serão abordadas neste capítulo.

Álcool

O álcool atravessa rapidamente a placenta para a corrente sanguínea fetal. O tempo necessário para obter um equilíbrio entre a concentração de álcool fetal e materna é de uma a duas horas. A álcool desidrogenase é a enzima responsável pelo metabolismo do etanol na mãe, na placenta, no feto e nos neonatos. A concentração e atividade dessa enzima variam nos diversos sistemas já citados. Os estudos disponíveis mostraram que a capacidade metabólica de um feto é limitada e que a maior parte do metabolismo do etanol para eliminar o etanol da unidade fetal-materna ocorre no corpo materno. Pequenas quantidades de etanol podem ser excretadas inalteradas através da via pulmonar e na urina fetal, gerando um acúmulo da substância no líquido amniótico. Foi demonstrado que a recaptação de líquido amniótico pelo feto tem um efeito importante na duração da exposição fetal ao álcool.

Algumas consequências do uso de álcool durante a gravidez são aborto espontâneo, trabalho de parto prematuro, natimorto e restrição de crescimento intrauterino, além de más-formações fetais nos rins, coração e craniofaciais, como visão, audição, fissuras palpebrais, filtro liso e borda vermelha do lábio.[13] Denomina-se síndrome alcoólica fetal (SAF) um conjunto de sinais e sintomas apresentados pelo feto em decorrência da ingestão de álcool pela mãe durante a gravidez.

Crianças com SAF podem apresentar características faciais anormais, baixa altura e/ou peso, perímetro cefálico pequeno, deficiência intelectual, alterações cognitivas, falta de atenção e coordenação e comportamentos hiperativos. A SAF é a principal causa modificável de deficiência intelectual e atraso no desenvolvimento nos Estados Unidos, com uma taxa semelhante à da síndrome de Down. Aproximadamente 1 em cada 13 bebês expostos ao álcool durante o período pré-natal desenvolverá SAF[9].

Além de abortos espontâneos, um estudo brasileiro mostrou que a dependência de substâncias foi fator fortemente associada ao aborto provocado[14].

Maconha

O uso de maconha está significativamente associado a natimortos, parto prematuro e diminuição do peso ao nascer. Estudos em animais e humanos sobre o efeito do delta-9-tetrahidrocanabinol (THC) no cérebro fetal demonstraram alterações estruturais, especialmente no núcleo *accumbens*.

O uso de maconha na gravidez é percebido por muitas mulheres como seguro. Seu uso é visto como recreativo ou para aliviar náuseas e enjoos matinais da gestação. Estudos em humanos e animais demonstraram que o THC atravessa rapidamente a placenta e que a sua concentração no sangue fetal se correlaciona com a do sangue materno. A fisiologia normal e os mecanismos de transporte da placenta são afetados pela maconha. A permeabilidade da barreira placentária às drogas lícitas e ilícitas é ampliada pela ação do canabidiol (CBD), aumentando assim a exposição fetal a outras drogas. Outros estudos em humanos confirmaram que a exposição pré-natal à cannabis reduz o fluxo sanguíneo placentário.

Devido à sua natureza lipofílica, os constituintes da *cannabis*, como o THC, podem facilmente atravessar a placenta e se depositarem no cérebro fetal. O THC liga-se aos receptores canabinoides tipo 1 (CB1), que são expressos no cérebro já nas cinco semanas de desenvolvimento fetal, impactando o sistema endocanabinoide nesta fase.

Pesquisas recentes associam a maconha a vários resultados adversos no nascimento e na infância, incluindo menor peso ao nascer, defeitos cardiovasculares, menor volume cerebral, alterações nas redes cerebrais funcionais e aumento do risco de problemas neurocomportamentais, como transtorno de déficit de atenção/hiperatividade. Consequências adversas do uso de maconha na gravidez também foram observadas décadas após o nascimento através de estudos que demonstraram funcionamento neurocognitivo comprometido (p. ex., memória de trabalho visuoespacial e inibição de resposta) e alterações na espessura cortical em adolescentes e adultos jovens.

Também as taxas elevadas de leucemia linfoide aguda (LLA), leucemia mieloide aguda (LMA), rabdomiossarcoma e neuroblastoma na população pediátrica sugerem implicações adicionais da genotoxicidade induzida por canabinoides[15].

Tabaco

O ato de fumar durante a gravidez é responsável por aumento nas taxas de aborto espontâneo, de parto pré-termo e, até mesmo, de morte perinatal[16]. Um em cada cinco bebês nascidos de mães que fumam durante a gravidez apresenta baixo peso ao nascer. As mães expostas ao fumo passivo durante a gravidez também têm maior probabilidade de ter bebês com baixo peso ao nascer.

Tanto os bebês cujas mães fumam durante a gravidez como os bebês que são expostos ao fumo passivo após o nascimento têm maior probabilidade de morrer de síndrome da morte súbita infantil do que os bebês não expostos.

Fumar durante a gravidez pode causar danos aos tecidos do feto, particularmente nos pulmões e no cérebro, e alguns estudos sugerem uma ligação entre o tabagismo materno e a fissura labial. Estudos também sugerem uma relação entre tabaco e aborto espontâneo. O monóxido de carbono na fumaça do tabaco pode impedir que o bebê em desenvolvimento receba oxigênio suficiente.

Na gravidez, muitas mulheres associam o tabaco a benefícios em sua saúde mental, como diminuição de ansiedade e alívio de estresse. No entanto, estudos mostram o oposto, ou seja, uma associação entre cessação do tabagismo e diminuição da depressão, ansiedade e estresse, bem como melhora no humor e na qualidade de vida[17].

Cocaína

A cocaína atravessa rapidamente as barreiras hematoencefálicas materna e fetal e a placenta por simples difusão, causando vasoconstrição generalizada ao afetar diretamente os vasos sanguíneos fetais e maternos. A vasoconstrição dos vasos maternos tem efeito sobre o feto, o que pode levar a insuficiência útero-placentária, acidose e hipóxia fetal[18].

Mulheres grávidas que usam cocaína correm maior risco de ter enxaquecas e convulsões, ruptura prematura da membrana e descolamento prematuro da placenta. A gravidez é acompanhada por alterações cardiovasculares e o uso de cocaína impacta nessas alterações, podendo levar a problemas sérios de pressão alta (crise hipertensiva), aborto espontâneo, trabalho de parto prematuro e parto difícil.

A Figura 2 traz de forma esquemática os potenciais efeitos cardiovasculares das SPA na gravidez.

Em resumo, a Tabela 1 traz uma síntese dos efeitos do uso de SPA durante a gravidez.

DIAGNÓSTICO

O vínculo da gestante com os serviços de pré-natal é fundamental para a detecção do uso de substâncias e de possíveis transtornos associados a esse uso. Provavelmente pelos estigmas associados, as gestantes tendem a não relatar o

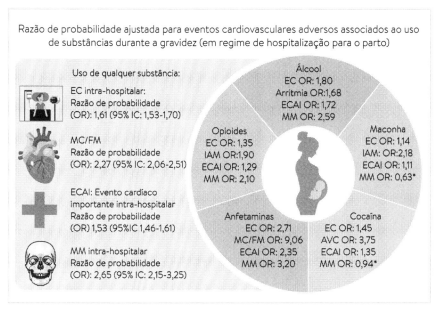

Figura 2 Potenciais efeitos cardiovasculares das substâncias psicoativas na gravidez.
* Resultado não estatisticamente significativo
Para melhor entendimento, um OR de 1,68 significa que usuárias daquela substância apresentam 68% mais chances do evento cardíaco em questão do que as não usuárias.
EC: evento cardiovascular; ECAI: evento cardíaco adverso importante; FM: falência miocárdica; IAM: infarto agudo do miocárdio; MC: miocardiopatia; MM: mortalidade materna; OR: razão de probabilidade
Fonte: Evans et al., 2023[19].

Tabela 1 Efeito das substâncias psicoativas (SPA) na gestação

	Álcool	Cocaína	Maconha	Tabaco	Anfetaminas	Opioides
Abortamento		X	X	X		X
Anormalidades placentárias		X		X		
Prematuridade		X	X	X	X	X
Prejuízo do crescimento intrauterino	X	X	X	X		
Baixo peso ao nascer	X	X	X	X	x	X

Fonte: Canadian Centre on Substance Abuse, 2013[40].

consumo de substâncias neste período. Diante disso, orientações sobre o tema devem ser dadas a todas as mulheres grávidas de forma empática e compreensiva, estimulando a discussão sobre o tema no pré-natal[20,21].

Os chamados 4 Ps® para detecção de uso de drogas na gravidez são uma das ferramentas de possível uso para esta avaliação (em tradução livre)[22]:

- P1: Pais – Algum dos seus pais já teve problemas com álcool ou drogas?
- P2: Parceiro(a) – Seu(Sua) parceiro(a) tem problemas com álcool ou drogas?
- P3: Passado – Você já bebeu cerveja, vinho ou destilados?
- P4: *Pregnancy* (Gravidez) – No mês antes de você saber que estava grávida, quantos cigarros você fumava, quantas cervejas, quanto vinho e quanta bebida alcoólica você bebia?

Outro questionário que pode ser usado para detecção de problemas relacionados ao álcool na gravidez é o T-ACE. Ele foi desenvolvido por um obstetra, especificamente para uso em consultórios obstétrico-ginecológicos, e contém três perguntas com respostas sim ou não: 1. As pessoas te incomodam ao criticar seu hábito de beber? 2. Você sentiu que deveria reduzir o consumo de álcool? 3. Você já teve que tomar uma bebida logo pela manhã para acalmar os nervos ou se livrar de uma ressaca? Soma-se a elas uma pergunta de quantificação (Tolerância: quantas doses são necessárias para fazer você se sentir "alta"?). O questionário leva menos de 1 minuto. Uma triagem positiva é uma resposta "sim" a duas ou mais perguntas. Para pergunta quantitativa, a triagem é positiva se a mulher indicar que são necessárias 2 ou mais doses para ela se sentir bem[23].

O uso de testes toxicológicos na gravidez ainda não é consenso e apresenta limitações clínicas e legais[24]. Todavia, a testagem parece aumentar a frequência da detecção do uso de drogas nas gestantes.

PÓS-PARTO

O abuso de substâncias no pós-parto pode ser considerado uma continuação do uso de álcool ou drogas que ocorreu antes da gravidez, durante a gravidez ou mesmo o início de um novo comportamento.

Embora algumas mulheres consigam interromper o uso durante a gestação, muitas retomam o consumo de substâncias durante o pós-parto, com efeitos adversos nas suas capacidades maternais e nas trajetórias de desenvolvimento dos seus filhos. O abuso materno de álcool e drogas pode contribuir para a negligência e o abuso infantil e para o número de crianças em lares adotivos[25].

Para gestantes usuárias de drogas para as quais a gravidez gerou redução do uso, a retomada da droga ocorre com maior frequência em 1-2 meses do puerpério, salientando a necessidade de abordagem intensiva da mulher no pós-parto imediato[26].

Nesta fase, o acompanhamento próximo da díade mãe-bebê é fundamental, e tanto os clínicos, ginecologistas, obstetras e os pediatras precisam ficar atentos ao consumo de drogas neste período.

Dados norte-americanos mostram que 14,9% das mulheres no pós-parto (crianças com idade < 1 ano) com idade entre 15 e 44 anos relataram uso excessivo de álcool e 8,5% relataram uso de drogas ilícitas ou não prescritas pelo médico no último mês[27]. Estas prevalências foram superiores às de mulheres grávidas da mesma idade e semelhantes ou superiores às relatadas em mulheres em geral. A diminuição inicial do consumo excessivo de drogas ilícitas e de álcool durante a gravidez, seguida de um aumento do consumo no pós-parto, sugere que os cuidados durante a gravidez podem não ter sido eficazes na abordagem do problema em questão. O consumo de álcool e drogas no pós-parto pode ter consequências graves porque pode limitar a capacidade da mãe de permanecer emocionalmente ligada ao seu bebê, ajustar-se aos seus ritmos e comportamentos e antecipar ou acompanhar o seu desenvolvimento.

Como na gravidez, mulheres no pós-parto que apresentam transtorno por uso de substâncias (TUS) tendem a apresentar outros transtornos de saúde mental concomitantes, agravando o estado físico e psíquico da mãe e do bebê.

Dentre as comorbidades associadas ao TUS, destaca-se a depressão pós-parto (DPP). Mulheres que usam drogas têm maior chance de desenvolverem DPP e vice-versa. A DPP correlaciona-se significativamente com o uso de substâncias por meio de múltiplos processos[28]:

- Aliviar o estresse e a ansiedade.
- Ajudar a adormecer.
- Aumentar a energia.
- Elevar o humor.
- Automedicação.

Outra grave complicação do uso de drogas no puerpério é o suicídio. Aproximadamente metade de todas as mortes relacionadas a drogas e suicídio ocorreram entre 6 semanas e um ano após o parto e outros 20% das mortes relacionadas a drogas ocorreram durante as primeiras 6 semanas após o parto. De fato, a proporção de mortes relacionadas a drogas e suicídio tem o seu pico nas mulheres em idade reprodutiva entre 43 e 365 dias após o parto. Este fenômeno pode ser devido à falta de cuidados no pós-parto imediato, falta de serviços especializados de saúde mental (incluindo uso de substâncias), aumento do estresse de cuidar de um recém-nascido, falta de apoios estruturais (p. ex., habitação estável), estigma ou medo de consequências punitivas, alterações hormonais e diminuição da tolerância após a abstinência durante a gravidez[29].

AMAMENTAÇÃO

No pós-parto, muitas mulheres amamentam e a presença de SPA no leite materno é motivo de preocupação e cuidados devido a vulnerabilidades dos recém-nascidos. A seguir, discutiremos a presença de SPA no leite materno e suas possíveis consequências.

Álcool

É improvável que o uso ocasional de álcool (como 1 copo de vinho ou de cerveja por dia) cause problemas de curto ou longo prazo no lactente, especialmente se a mãe esperar de 2 a 2,5 horas por dose de bebida antes de amamentar. Também essa quantidade não parece afetar a duração da amamentação. Por outro lado, o uso diário pesado de álcool (mais de 2 doses diárias) parece diminuir o tempo que as mães amamentam seus bebês. Os efeitos a longo prazo do uso diário de álcool na criança não são claros. Algumas evidências indicam que o crescimento infantil e a função motora podem ser afetados negativamente por mais de 1 dose por dia, mas outros estudos não confirmaram estes resultados. O uso materno intenso pode causar sedação excessiva, retenção de líquidos e desequilíbrios hormonais em bebês amamentados. O consumo maior de álcool pelas mães que amamentam pode afetar negativamente o futuro desempenho escolar dos seus filhos[30,31].

Cocaína

A cocaína e seus metabólitos são detectáveis no leite materno, embora os dados sejam provenientes de exames aleatórios do leite materno de mães que usaram cocaína para fins recreativos e não de estudos controlados. Os recém-nascidos são extremamente sensíveis à cocaína porque ainda não desenvolveram a enzima que a inativa e foram notificadas reações adversas graves em recém-nascidos expostos à droga através do leite materno.

As reações descritas nos lactentes foram irritabilidade, midríase, vômitos, diarreia, tremor, choro, reflexos hiperativos, instabilidade de humor e hipertensão.

É sugerido um período de interrupção da amamentação de 24 horas para mulheres que ocasionalmente usam cocaína, com base na eliminação da cocaína pela mãe[32].

Cannabis

O principal componente psicoativo da cannabis, o THC, é excretado no leite materno em pequenas quantidades. A duração da detecção de THC no leite variou de 6 dias a mais de 6 semanas em alguns estudos. Um estudo de 1 ano indicou que o uso diário ou quase diário pode retardar o desenvolvimento motor do bebê amamentado, mas não o crescimento ou o desenvolvimento intelectual. Todavia, em revisão, os resultados indicam resultados conflitantes em relação ao risco de exposição à cannabis no leite materno. As mulheres devem ser aconselhadas a abster-se do uso de cannabis durante a lactação ou a reduzir o consumo se a abstinência não for possível. Além disso, as mulheres devem ser aconselhadas a evitar a amamentação dentro de 1 hora após o uso fumado para reduzir a exposição à concentração mais elevada de cannabis no leite materno[33].

Tabaco

O tabagismo foi associado a um menor teor de lipídios, calorias e proteínas no leite materno. Além disso, o leite materno parece ter propriedades antioxidantes diminuídas e propriedades imunológicas alteradas. Mais estudos são necessários para investigar como essas mudanças podem alterar o desenvolvimento e os impactos nos recém-nascidos.[34] Apesar dos riscos, o Sistema Nacional de Saúde do Reino Unido e o CDC norte-americano (Centers for Disease Control and Prevention) recomendam a manutenção da amamentação para mulheres fumantes[35,36].

ASPECTOS ÉTICO-LEGAIS

Os aspectos ético-legais são um desafio à parte no cuidado das gestantes usuárias de drogas. As questões éticas e o projeto de cuidar e proteger tanto a mãe como o bebê podem gerar situações difíceis para os profissionais. Por exemplo, em Belo Horizonte/MG, várias normatizações facilitam a retirada de bebês de maternidades do Estado sem consentimento materno. Essas normatizações orientavam médicos, diretores, gerentes e outros responsáveis pelas maternidades a encaminharem recém-nascidos à Vara Cível da Infância e Juventude nos casos de negligência, maus-tratos ou em que a mãe seja usuária de drogas. Embora o bebê deva ser protegido, tal modelo pode dificultar ainda mais o acesso das gestantes aos serviços de saúde[37].

No Estado de São Paulo, a Defensoria Pública, em parceria com vários órgãos, publicou uma cartilha debatendo o tema[38]. No âmbito nacional, há uma nota técnica conjunta sobre Diretrizes, Fluxo e Fluxograma para a atenção integral às mulheres e adolescentes em situação de rua e/ou usuárias de álcool e/ou crack/outras drogas e seus filhos recém-nascidos, elaborados pelo Ministério do Desenvolvimento Social e Combate à Fome e a Secretaria Nacional de Assistência Social (SNAS)[39].

PERSPECTIVA E CONSIDERAÇÕES FINAIS

O uso de drogas na gravidez e no pós-parto é comum, mas ainda pouco discutido na prática clínica. Obstetras, pediatras e serviços de pré-natal parecem não estar preparados para abordar o assunto, e os riscos de estigma e punição temidos pelas gestantes podem dificultar o relato do uso neste período. Profissionais de saúde que realizam o pré-natal e o puerpério devem incluir a investigação do uso de drogas em suas anamneses, avaliações e acompanhamentos e mostrar atitudes compreensivas e isentas de julgamentos morais.

REFERÊNCIAS

1. Peltier MR, Roberts W, Verplaetse TL, Burke C, Zakiniaeiz Y, Moore K, et al. Licit and illicit drug use across trimesters in pregnant women endorsing past-year substance use: results from National Survey on Drug Use and Health (2009-2019). Arch Womens Ment Health. 2022;25(4):819-27.
2. Pereira CM, Pacagnella RC, Parpinelli MA, Andreucci CB, Zanardi DM, Souza R, et al. Drug use during pregnancy and its consequences: a nested case control study on severe maternal morbidity. Rev Bras Ginecol Obstet. 2018;40(09).
3. Kassada ST, Marcon SS, Pagliarini AM, Rossi MR. Prevalência do uso de drogas de abuso por gestante. Acta Paul Enferm. 2013;26(5):467-71.
4. Silva FTR, Fernandes CAM, Molena CA, Tamais MLB, Costa AB, Melo SCCS. Prevalência e fatores associados ao uso de drogas de abuso por gestantes. Rev. Bras. Saude Mater Infant. 2020;20(4).
5. Evans J, Heron J, Francomb H, Oke S, Golding J. Cohort study of depressed mood during pregnancy and after childbirth. BMJ. 2001;323(7307):257-60.
6. Wright TE, Terplan M, Ondersma SJ, Boyce C, Yonkers K, Chang G, Creanga AA. The role of screening, brief intervention, and referral to treatment in the perinatal period. Am J Obstet Gynecol. 2016;215(5):539-547.
7. Tavella RA, Abreu VOM, Muccillo-Baisch L, Silva Jr FMR. Prevalence of illicit drug use during pregnancy: a global perspective. Acad Bras Cienc. 2020;92(4):e20200302.
8. Cook JL, Green CR, de la Ronde S, Dell CA, Graves L, Ordean A, et al. Epidemiology and effects of substance use in pregnancy. J Obstet Gynaecol Can. 2017;39(10):906-15.
9. Popova S, Dozet D, Akhand Laboni S, Brower K, Temple V. Why do women consume alcohol during pregnancy or while breastfeeding? Drug Alcohol Rev. 2022;41:759-77.
10. Koob GF, Volkow ND. Neurobiology of addiction: a neurocircuitry analysis. Lancet Psychiatry. 2016;3(8):760-73.
11. Schiff DM, Nielsen T, Terplan M, Hood M, Bernson D, Diop H, et al. Fatal and nonfatal overdose among pregnant and postpartum women in Massachusetts. Obstet Gynecol. 2018;132(2):466-74.

12. Mangla K, Hoffman MC, Trumpff C, Grady SO, Monk C. Maternal self-harm deaths: an unrecognized and preventable outcome. Am J Obstet Gynecol. 2019;221:295-303.
13. Saxov KR, Strandberg-Larsen K, Pristed SG, Bruun NH, Kesmodel US. Maternal alcohol consumption and the risk of miscarriage in the first and second trimesters: A systematic review and dose-response meta-analysis. Acta Obstet Gynecol Scand. 2023;102(7):821-32.
14. Diehl A, Pillon SC, Santos MAD, Laranjeira R. Abortion and sex-related conditions in substance-dependent Brazilian patients. Cad Saude Publica. 2017;33(11):e00143416.
15. Evanski JM, Zundel CG, Baglot SL, Desai S, Gowatch LC, Ely SL, et al. The first "hit" to the endocannabinoid system? Associations between prenatal cannabis exposure and frontolimbic white matter pathways in children. Biological Psychiatry Global Open Science. 2023.
16. Pineles BL, Park E, Samet JM. Systematic review and meta-analysis of miscarriage and maternal exposure to tobacco smoke during pregnancy. Am J Epidemiol. 2014;179(7):807-23.
17. Taylor G, McNeill A, Girling A, Farley A, Lindson-Hawley N, Aveyard P. Change in mental health after smoking cessation: systematic review and meta-analysis. BMJ. 2014;348:g1151.
18. Smid MC, Metz TD, Gordon AJ. Stimulant use in pregnancy: an under-recognized epidemic among pregnant women. Clin Obstet Gynecol. 2019;62(1):168-84.
19. Evans K, Wu P, Mamas MA, Irwin C, Kang P, Perlow JH, et al. Substance use in pregnancy and its association with cardiovascular events. JACC: Advances. 2023;2(8):100619.
20. Garg M, Garrison L, Leeman L, et al. Validity of self-reported drug use information among pregnant women. Matern Child Health J. 2016;20:41-7.
21. Young-Wolff KC, Sarovar V, Tucker LY, Goler N, Conway A, Weisner C, et al. Validity of self-reported cannabis use among pregnant females in Northern California. J Addict Med. 2020;14(4):287-92.
22. Chasnoff IJ, Wells AM, McGourty RF, Bailey LK. Validation of the 4P's Plus screen for substance use in pregnancy validation of the 4P's Plus. J Perinatol. 2007;27(12):744-8.
23. Sokol RJ, Martier SS, Ager JW. The T-ACE questions: practical prenatal detection of risk-drinking. Am J Obstetrics Gynecol. 1989;160:863-71.
24. Siegel MR, Cohen SJ, Koenigs K, Woods GT, Schwartz LN, Sarathy L, et al. Assessing the clinical utility of toxicology testing in the peripartum period. Am J Obstet Gynecol MFM. 2023;5(7):100963.
25. Pajulo M, Pyykkönen N, Kalland M, Sinkkonen J, Helenius H, Punamäki RL, et al. Substance-abusing mothers in residential treatment with their babies: importance of pre- and postnatal maternal reflective functioning. Infant Ment Health J. 2012;33(1):70-81.
26. Wu ZH, Wu R, Brownell E, Oncken C, Grady J. Stress and drug use from prepregnancy, during pregnancy, to postpartum. J Racial Ethn Health Disparities. 2021;8(2):454-62.
27. Substance Abuse and Mental Health Services Administration [SAMHSA] The NHSDA Report, Substance Use during Pregnancy: 2002 and 2003 Update. Rockville: Substance Abuse and Mental Health Services Administration, Office of Applied Studies; 2005.
28. Lazareck S, Robinson JA, Crum RM, Mojtabai R, Sareen J, Bolton JM. A longitudinal investigation of the role of self-medication in the development of comorbid mood and drug use disorders: findings from the National Epidemiologic Survey on Alcohol and Related Conditions (NESARC). J Clin Psychiatry. 2012;73(5):e588-93.
29. Margerison CE, Roberts MH, Gemmill A, Goldman-Mellor S. Pregnancy-associated deaths due to drugs, suicide, and homicide in the United States, 2010-2019. Obstet Gynecol. 2022;139(2):172-80.
30. Drugs and Lactation Database (LactMed®) [Internet]. Bethesda (MD): National Institute of Child Health and Human Development; 2006-. Alcohol. [Updated 2023 Sep 15]. Disponível em: https://www.ncbi.nlm.nih.gov/books/NBK501469/
31. Etemadi-Aleagha A, Akhgari M. Psychotropic drug abuse in pregnancy and its impact on child neurodevelopment: A review. World J Clin Pediatr. 2022;11(1):1-13.

32. Drugs and Lactation Database (LactMed®) [Internet]. Bethesda (MD): National Institute of Child Health and Human Development; 2006-. Cocaine. [Updated 2023 Apr 15]. Disponível em: https://www.ncbi.nlm.nih.gov/books/NBK501588/
33. Ordean A, Kim G. Cannabis Use During Lactation: Literature Review and Clinical Recommendations. J Obstet Gynaecol Can. 2020;42(10):1248-53.
34. Macchi M, Bambini L, Franceschini S, et al. The effect of tobacco smoking during pregnancy and breastfeeding on human milk composition – a systematic review. Eur J Clin Nutr. 2021;75:736-47.
35. NHS. Disponível em: https://www.nhs.uk/conditions/baby/breastfeeding-and-bottle-feeding/breastfeeding-and-lifestyle/smoking/. Acesso em: 9 dez. 2023
36. CDC. Disponível em: https://www.cdc.gov/breastfeeding/breastfeeding-special-circumstances/vaccinations-medications-drugs/tobacco-and-e-cigarettes.html. Acesso em: 9 dez. 2023.
37. Pontes MG, Braga LS, Jorge AO. A dinâmica das violências na separação compulsória de mães e filhos em situação de vulnerabilidade. Interface (Botucatu). 2022;26:e210511.
38. Defensoria Pública do Estado de São Paulo. https://www.defensoria.sp.def.br/documents/20122/e0c47767-172b-d828-2373-b72c9a262372.
39. Ministério do Desenvolvimento Social e Combate à Fome – Secretaria Nacional de Assistência Social (SNAS) (2016). Nota Técnica conjunta sobre Diretrizes, Fluxo e Fluxograma para a atenção integral às mulheres e adolescentes em situação de rua e/ou usuárias de álcool e/ou crack/outras drogas e seus filhos recém-nascidos.
40. Canadian Centre on Substance Abuse; 2013. Disponível em: https://www.ccsa.ca/sites/default/files/2019-05/CCSA-Drug-Use-during-Pregnancy-Summary-2013-en.pdf.

38
Transtorno de personalidade emocionalmente instável (*borderline*) na perinatalidade

Fernanda Martins Sassi
Erlei Sassi Junior

INTRODUÇÃO

O transtorno de personalidade emocionalmente instável subtipo *borderline*, entre os transtornos de personalidade, é o mais prevalente. Dentre os transtornos mentais, é um dos que mais sofre preconceito. São considerados pacientes de "difícil manejo" ou mais adequadamente "de difícil acesso" em decorrência de oscilações de humor e comportamentos desadaptativos.

A gestação e o puerpério são um período muito importante e de grandes mudanças para a maioria das mulheres. O transtorno *borderline* costuma ser diagnosticado no fim da adolescência e início da idade adulta, coincidentemente com um período de grande atividade sexual, facilitando assim que a paciente engravide. O presente capítulo tem como objetivo ajudar o ginecologista obstetra e profissionais que atuem na perinatalidade a entender o transtorno *borderline*, sua psicopatologia e assim lidar melhor com essas pacientes, nesse período tão importante de suas vidas.

A literatura relacionada a transtorno *borderline* e gestação é escassa, bem como estudos sistemáticos. No Ambulatório Integrado de Transtornos de Personalidade e do Impulso, do Instituto de Psiquiatria do Hospital das Clínicas da Faculdade de Medicina da Universidade de São Paulo (IPq-HCFMUSP), fundado no meio da década de 1990, tivemos pacientes que engravidaram. O percurso da gestação foi, como toda gestação, único. Entretanto, o quadro clínico do transtorno de personalidade se exacerbou para todas as pacientes.

Afinal, o que seria uma pessoa com transtorno de personalidade emocionalmente instável, subtipo *borderline*? O melhor seria inicialmente definirmos o que é um transtorno de personalidade.

O transtorno de personalidade é, antes de tudo, uma forma muito particular que o indivíduo apresenta em relação ao pensar, perceber, se relacionar e agir. Evidencia um comportamento muito diferente e desarmônico em relação àquele geralmente observado numa determinada população. Essas atitudes, por sua vez, causam sofrimento ao indivíduo ou fazem outras pessoas sofrerem. É um quadro necessariamente duradouro. Sua manifestação não está restrita ao uso de substâncias ou a outras doenças mentais. Assim, se a pessoa se comportar de forma disruptiva apenas quando estiver intoxicada, ou por exemplo em estado maniforme, como visto no transtorno bipolar, necessariamente não é um quadro de transtorno de personalidade.

Existem muitas teorias que visam explicar a personalidade e os transtornos de personalidade. Algumas foram escritas em épocas remotas, em que o entendimento da personalidade era restrito. A interação da biologia/genética com aspectos psíquicos e sociais originou as teorias modernas. Segundo estas, as chamadas teorias tridimensionais, a personalidade seria a resultante de uma conjunção de fatores herdados e fatores psicossociais (adquiridos durante a vida).

O transtorno gera prejuízo em várias instâncias da vida do indivíduo: família, trabalho e relações afetivas-amorosas, caracterizando-se por um comportamento fora do esperado para a pessoa mediana de uma determinada cultura. Uma teoria tridimensional muito importante é a de sete fatores ou traços (Inventário de Temperamento e Caráter, TCI), desenvolvida por Cloninger. Nela, os fatores biológicos/genéticos são chamados de "temperamento" e os fatores desenvolvidos durante a vida são chamados de "caráter". Nos transtornos de personalidade, esses traços estão fora da média esperada.

Existem vários transtornos de personalidade. O transtorno de personalidade *borderline* é apenas um deles, embora seja o mais prevalente, em torno de 70% entre os transtornos. Atualmente temos muito mais recursos que os clínicos de décadas atrás para fazer um diagnóstico preciso do transtorno *borderline*. Entretanto, os diagnósticos ainda são imprecisos, às vezes muito baseados em aspectos contratransferenciais. Esses aspectos subjetivos da contratransferência, apesar de importantes, são responsáveis por muitos erros diagnósticos, com consequências para o tratamento do paciente. Nem todo paciente de difícil acesso ou com grandes dificuldades para estabelecer uma relação médico-paciente é um paciente *borderline*.

Com as classificações modernas (Classificação Internacional de Doenças e Problemas Relacionados à Saúde – CID-11, Manual Diagnóstico e Estatístico de Transtornos Mentais da Associação Americana de Psiquiatria, 5ª edição, texto revisado – DSM-5-TR), critérios diagnósticos mais precisos foram estabelecidos. No DSM-5-TR, o transtorno *borderline* é descrito a partir de nove critérios. Apenas com cinco de nove critérios preenchidos podemos fazer o diagnóstico de transtorno de personalidade *borderline*. Algo importante de se notar é que a combinação desses critérios resulta em muitos pacientes com características distintas e com o mesmo diagnóstico.

Nós recomendamos que os três primeiros critérios sejam tomados como principais: 1. medo do abandono; 2. perturbação da identidade (paciente muda muito de valores, crenças ou mesmo aparência física devido a influências externas); 3. relações intensas e instáveis movidas por idealizações e desidealizações. Atos impulsivos, sentimento crônico de vazio, uma dificuldade de se reconhecer como ser autônomo e capaz e de regular a intensidade das emoções também estão presentes com frequência.

PACIENTES *BORDERLINE* EXISTEM DESDE QUANDO?

Esses pacientes despertam o interesse científico e a tentativa de entendê-los e ajudá-los há muito tempo. Em 1938, muito antes das classificações de categorias atuais, quem se dedicava ao tratamento e estudo de sofrimentos mentais dividia os pacientes em dois grupos maiores: os psicóticos, representados em sua maioria por esquizofrênicos, e os neuróticos, pelos depressivos e ansiosos.

Um terceiro grupo que gerava controvérsias entre os médicos seria o de transtornos de personalidade. Não havia consenso se seria realmente considerado uma "doença" e se assim fosse, se esta seria possível de ser tratada. Eram os chamados "degenerados" ou "perversos". Eram pessoas que de forma muito desarmônica faziam pessoas sofrer em decorrência de seu comportamento, de sua impetuosidade. Em um quarto grupo, que podemos imaginar geograficamente no meio dos três já descritos, fazendo fronteira e às vezes resvalando em alguns estados desses grupos, encontrávamos pacientes que sofriam muito e faziam sofrer. Eram por natureza excêntricos, instáveis emocionalmente e com padrão de comportamentos desarmônicos. Adolf Stern, um psicanalista, nomeou esses pacientes como "o grupo de linha de fronteira", pois apresentavam características que lembram em alguns momentos o grupo dos pacientes psicóticos, em outros os pacientes neuróticos e às vezes até com características de pacientes perversos, mas nunca se encaixando completamente em nenhum deles.

Em 1940, Knight teorizou que esses pacientes "fronteiriços" sofreriam de uma constituição de ego frágil e por isso uma forma de tratá-los seria o fortalecimento das funções egoicas com psicoterapia. Em 1960, Kenrberg propõe o nome *borderline* delimitando de forma mais robusta características desse transtorno que poderiam ser utilizadas para seu diagnóstico, como defesas primitivas, o ego frágil e relações patológicas com o objeto internalizado. Gunderson, em 1975, propôs um instrumento de pesquisa que possibilitou melhorar o diagnóstico desses pacientes, facilitando um entendimento mais uniforme da patologia.

Em 1976, o termo esquizofrenia latente ou *borderline* aparece na 9ª edição da CID. Em 1992, na CID-10, adota-se o nome atual: transtorno de personalidade emocionalmente instável subtipo *borderline*.[4,6]

PSICOPATOLOGIA DO TRANSTORNO DE PERSONALIDADE *BORDERLINE*

Existem várias escolas que falam sobre a psicopatologia do transtorno de personalidade *borderline*. Uma das primeiras e mais importantes seria a das relações objetais. É uma teoria que se inicia com Freud, que a deixou de lado para se dedicar à teoria pulsional. A teoria das relações objetais, entretanto, foi bastante estudada de forma pioneira por Melanie Klein. Vários profissionais que se dedicavam ao atendimento de pacientes *borderline* foram desenvolvendo e acrescentando algo a essa teoria, algumas vezes modificando de tal forma que acabavam criando "novas escolas", como a teoria do apego do Bowlby.

Klein e outros teóricos das relações objetais valorizavam os aspectos da maternagem nos primeiros dias, meses e anos da vida do indivíduo, deixando de lado aspectos biologicos/genéticos, hoje sabidamente fundamentais para o entendimento e tratamento de transtorno de personalidade *borderline*. Existe uma tendência dos teóricos das "relações objetais" modernos a unirem a teoria pulsional de Freud com a relação de maternagem e cuidados, postulada por Klein. Essa correlação apresenta sincronia ao que é visto no TCI de Cloninger[1,4].

A relação objetal pode ser definida de forma simples como uma relação estabelecida entre o bebê e representações de uma pessoa ou partes dela (quem executa a maternagem) com a finalidade de diminuir a angústia. A angústia aqui é entendida como sofrimento relacionado à sensação de que a vida pode não progredir (fome, frio, dor). Essas relações primeiras são reencenadas ao longo da vida em outras relações. De forma mais simples ainda: estamos vivos hoje primariamente pelo amor e cuidado de alguém (maternagem), de forma secundária porque aprendemos a nos amar (fase narcísica não patológica) com relação direta à manutenção da vida e da espécie, quando aprendemos a amar e cuidar de outras pessoas.

Assim, o entendimento moderno da personalidade prevê que a mesma seja formada por fatores biológicos (herdados), psíquicos e sociais. Os fatores psíquicos e sociais seriam experimentados a partir das relações objetais. Segundo Kenrberg, o paciente *borderline* teria a formação de relações objetais com objetos introjetados muito partidos, totalmente bons ou totalmente maus. Essas pessoas não conseguiriam superar o medo do abandono dos pais, vivendo assim uma ansiedade crônica de separação. Isso se refletiria na observação clínica da baixa tolerância à ansiedade, precário controle dos impulsos, cisão com a realidade quando o paciente é submetido a fortes afetos ou situações desestruturantes e mecanismos de defesa primitivos[3,5].

Para Kernberg isso teria como causa o adoecimento psíquico de quem faz a maternagem ou um excesso de hostilidade do bebê. Modernamente postula-se que haveria uma relação entre a fragilidade mental do indivíduo (traços de personalidade biológicos) com a hostilidade do meio[3,5]. Assim torna-se muito importante a ajuda a mães com transtorno *borderline* a cuidarem de seus filhos. Essas pacientes geralmente relatam desejo de cuidar, mas não são em vários aspectos instrumentalizadas para tal.

QUADRO CLÍNICO

Apesar de os pacientes geralmente contarem que os sintomas se iniciaram no final da adolescência e/ou início da vida adulta, não raramente, durante a entrevista, os pais ou mães referem ter percebido que os filhos e filhas apresentavam alguns sintomas muito antes do final da adolescência. Quadros de ansiedade de separação, envolvimento sexual precoce, uso de álcool e outras drogas, dificuldade com amizades na escola e brigas no ambiente doméstico são frequentemente descritos e percebidos como algo diferente de uma adolescência considerada normal.

O entendimento do que é considerado anormal, ou seja, fora do comportamento comum e que causa sofrimento, é o objeto de estudo de psicopatologistas. Uma das características mais importantes da paciente com transtorno de personalidade *borderline*, que pode ser considerada diferencial de outros transtornos de personalidade do antigo cluster B (transtorno narcisista, histriônico e antissocial) é o medo intenso de ser abandonada.

As pacientes fazem esforços descritos como "frenéticos" para evitar o abandono e em muitas histórias demonstram uma grande falta de amor-próprio. Perturbações da identidade, muitas vezes relacionadas a esse medo do abandono, são observadas. É muito comum as pacientes verem as pessoas com quem se relacionam como totalmente boas ou totalmente más. Idealizam e desidealizam quase todo mundo, inclusive quem as atende como profissional na gestação. Esse olhar parcial leva a muitos conflitos nas relações, com ciclos de brigas/rompimentos, desculpas/reaproximações.

Esses três critérios iniciais devem receber atenção dos clínicos tendo em vista que o transtorno de personalidade emocionalmente instável compartilha vários componentes com outros transtornos: sensação de vazio crônico, desregulação emocional, impulsividade, episódios de automutilação, pensamentos e gestos suicidas e quadros dissociativos. Não raramente, por exemplo, pacientes apenas com desregulação emocional são confundidos com pacientes emocionalmente instáveis.

Assim, durante a entrevista, temos que dar muito valor à história de como a paciente lida com os abandonos, observação de comportamentos utilizados para evitar um possível abandono, as perturbações de identidade e a qualidade das relações. O transtorno de personalidade *borderline* pode ter um diferencial de se comportar como um transtorno das relações, seja com o próprio indivíduo ou com os outros.

As pacientes podem apresentar episódios de impulsividade que se traduzem como sexo desprotegido ou com desconhecidos, gastos desnecessários/não planejados em compras, uso e/ou abuso de substâncias lícitas e ilícitas, jogos de azar com perdas financeiras consideráveis, comportamento imprudente ou multas no trânsito e exposição a riscos. Expressão inapropriada da raiva, envolvimento em brigas ou danificando posses suas ou de outros, em que a reação é desproporcional ao estímulo.

A identidade pode estar comprometida tendo a paciente um histórico de mudar com frequência de aparência, valores e crenças por ser muito influenciada por fatores externos. Sensação crônica de vazio muitas vezes se manifestando em ausência de interesses para trabalho, lazer ou convivência social. As relações com frequência são intensas e instáveis, pois o paciente deposita muita expectativa nos outros e se frustra com facilidade. Comportamentos e pensamentos suicidas recorrentes podem estar presentes, assim como episódios de automutilação. O humor é instável, podendo mudar várias vezes ao dia por estímulos externos como frustrações ou desejos atendidos. Sob estresse esses pacientes podem apresentar episódios dissociativos ou psicóticos breves[1,4].

O QUE SE OBTÉM DE SINAIS DURANTE O EXAME PSÍQUICO?

Um exame psíquico possível[2]:

- Orientação quanto a si, ao espaço e ao tempo: preservada.
- Atenção: avaliada em dois fatores, vigilância e tenacidade, que se traduzem em capacidade de observar o ambiente e de sustentar um foco. Geralmente se encontram preservadas.
- Memória: geralmente preservada; entretanto, algumas pacientes podem referir que se lembram de forma mais seletiva de situações traumáticas, tristes ou de abandono.
- Pensamento: tem três componentes – curso, forma e conteúdo. A avaliação do pensamento é influenciada pelo momento em que o paciente está. O humor pode variar muito por estímulos externos e isso pode influenciar no

pensamento. Em alguns momentos por uma euforia transitória o pensamento pode estar mais acelerado, com fuga de ideias, arborizações ou mesmo conteúdo autorreferente ou grandioso. Já em momentos de maior tristeza, o pensamento pode se apresentar mais lentificado, com ideias de ruína.
- Juízo de realidade: componente importante da avaliação pode ser usado como indicador de gravidade. É comum a presença de ideias prevalentes egossintônicas, carregadas de intensidade afetiva fundamentadas em vivências passadas. Não são irredutíveis como um delírio. Podem representar uma visão muito parcial e particular de um evento ou vivência que familiares e amigos não compartilham com a paciente, mas que ela vive como verdade e que se apresenta ao médico como ponto de tensão entre a paciente e seu acompanhante.
- Afetividade: a capacidade de experimentar as emoções, sentimentos e paixões está alterada nessa paciente. Ao tônus basal do afeto damos o nome de humor. O humor nessa paciente muda muito rápido devido a estímulos externos, com algumas apresentando um patamar mais constante irritadiço. Outras têm esse tônus regulado para baixo, referindo uma tristeza constante. Em sua maioria apresentam dificuldade em reconhecer emoções e sentimentos, tendo um repertório reduzido. Podem ainda apresentar ambivalência e dissociação ideoafetiva (o afeto não é congruente com a ideia que estão narrando).
- Vontade: apresenta ambivalência, quer ou não quer a mesma coisa, mudando rapidamente sem uma explicação plausível.
- Sensopercepção: pode estar alterada quando a paciente é submetida a situações de maior estresse, manifestada através de estranhamento quanto a si ou ao local em que se encontram, ou na forma de apagões de memória.

TRANSTORNO DE PERSONALIDADE *BORDERLINE* NO PERÍODO PERINATAL

A prevalência de pacientes com transtorno de personalidade *borderline* no período perinatal é de 14%[7]. O período gestacional apresenta grande risco de exacerbação da sintomatologia *borderline*, em particular entre adolescentes grávidas[8]. Gestantes com esta patologia experimentam sofrimento psicossocial relevante, em geral consideram o parto com um evento muito traumático e diversas vezes pedem sua antecipação. Há maior risco de uso de substâncias e utilização de serviços de proteção à criança. Observa-se uma taxa aumentada de prematuridade, baixo Apgar ao nascer e maior encaminhamento à UTI neonatal[9].

Gestantes com transtorno de personalidade *borderline* em geral são mais jovens, apresentam nível socioeconômico mais baixo, fumam mais, têm abuso de substâncias e outros transtornos mentais subjacentes. Apresentam maior risco de desenvolver diabetes gestacional, descolamento prematuro de membranas, corioamnionite, tromboembolismo venoso, parto pré-termo e cesárea[10].

No pós-parto, mães com transtorno de personalidade *borderline* têm maior risco de desenvolverem interações desadaptativas com seus bebês, com uma maternagem que oscila entre insensível, superprotetora e hostil. Tal comportamento gera um padrão de apego inseguro e desregulação emocional na criança, com maior risco de desenvolvimento de sintomas internalizantes (incluindo depressão) e externalizantes, além de sintomatologia *borderline*[11].

> **TRANSTORNO DE PERSONALIDADE *BORDERLINE* TEM CURA?**
>
> A personalidade muda com o tempo, o transtorno de personalidade também. A personalidade é entendida hoje como algo dinâmico. As pessoas estão sempre mudando. Alguns traços de temperamento, aqueles herdados, ficam mais estáveis com o passar dos anos, principalmente depois da terceira ou quarta década de vida. Os traços de caráter, aqueles que são resultantes das experiências pessoais, são os que mais podem sofrer mudanças, principalmente se a paciente se engajar em um processo terapêutico indicado para o transtorno emocionalmente instável. É importante lembrar que esses traços, tanto de temperamento quanto os de caráter, são sensíveis ao uso de álcool e outras drogas e até mesmo a alguns medicamentos que sabidamente causam aumento da impulsividade. Vale muito o investimento no tratamento. Esse, por sinal, quanto mais precocemente acontecer, melhor.

 REFERÊNCIAS

1. Goncalves DM, Cloninger CR. Validation and normative studies of the Brazilian Portuguese and American versions of the temperament and character inventory-revised (TCI-R). J Affect Dis. 2010;124(1-2):126-33.
2. Jaspers K. Psicopatologia Geral: psicologia compreensiva, explicativa e fenomenológica. São Paulo: Atheneu; 2000. Vol. 1, 11-70.
3. Kernberg OF, Selzer MA, Koenigsberg HW, Carr, AC, Appelbaum AH. Psicoterapia psicodinâmica de pacientes borderline. Porto Alegre: Artmed; 1991. p. 22-33.
4. Sassi Junior E, Zito DM. Atualização da terapia das relações objetais para a clínica borderline.In: Dornelles VG, Alano DS. Trantorno da personalidade borderline:da etiologia ao tratamento. Nova Hamburgo: Sinopsys; 2021. p. 777-812.
5. Weiner MF, Mohi PC. Teorias da personalidade e psicopatologia: outras escolas psicodinâmicas. In: Kaplan HI, Sadock BJ. (org). Tratado de psiquiatria. Porto Alegre: Artmed; 1999. p. 535-556.
6. Zito DM. Ao terapeuta de paciente de difícil acesso: de terapeuta para terapeuta. São Paulo: Brilho Coletivo; 2022.

7. Prasad D, Kuhathasan N, de Azevedo Cardoso T, Suh JS, Frey BN. The prevalence of borderline personality features and borderline personality disorder during the perinatal period: a systematic review and meta-analysis. Arch Womens Ment Health. 2022;25(2):277-89.
8. Nannini S, Tung I, Northrup JB, Stepp SD, Keenan K, Hipwell AE. Changes in severity of depression and borderline personality disorder symptoms from pregnancy to three years postpartum in adolescent mothers. J Affect Disord. 2021;294:459-63.
9. Blankley G, Galbally M, Snellen M, Power J, Lewis AJ. Borderline personality disorder in the perinatal period: early infant and maternal outcomes. Australasian Psychiatry. 2015;23(6):688-92.
10. Pare-Miron V, Czuzoj-Shulman N, Oddy L, Spence AR, Abenhaim HA. Effect of borderline personality disorder on obstetrical and neonatal outcomes. Women's Health Issues. 2016;26(2):190-5.
11. Eyden J, Winsper C, Wolke D, Broome MR, MacCallum F. A systematic review of the parenting and outcomes experienced by offspring of mothers with borderline personality pathology: Potential mechanisms and clinical implications. Clin Psychol Rev. 2016;47:85-105.

SEÇÃO VII

Terapêutica

Depressão na perinatalidade: terapêutica

Milena Gross de Andrade
Renério Fráguas Júnior

INTRODUÇÃO

A depressão acomete 10 a 15% das mulheres no período perinatal, definido como aquele da concepção até o primeiro ano após o parto. Apesar de sua alta prevalência, a depressão nesse período é pouco detectada e pacientes deprimidas que se encontram no período perinatal têm menor chance de obter tratamento do que mulheres deprimidas em outros momentos da vida[1].

Muitos obstáculos dificultam que a mulher receba atenção adequada em saúde mental no período perinatal incluindo: estigma; dificuldade por parte da equipe de saúde em reconhecer o quadro depressivo; resistência da paciente, parceiro(a) e familiares em aceitar o diagnóstico e tratamento; falta de acesso a especialistas; custo; ausência de informações de qualidade sobre segurança dos tratamentos disponíveis e falta de segurança dos profissionais de saúde com a prescrição de tratamentos em saúde mental[2].

MANEJO

Uma vez realizado o diagnóstico de depressão perinatal, é fundamental avaliar se a paciente apresenta um quadro leve, moderado ou grave. Quadros leves ou moderados têm entre 5 e 6 sintomas depressivos, funcionalidade relativamente preservada e ausência de comportamento suicida. Já os quadros graves de depressão perinatal apresentam entre 7 e 9 sintomas depressivos, ideação e/ou comportamento suicida, significativo impacto na funcionalidade e risco elevado para desenvolvimento de sintomas psicóticos[3].

Quando o diagnóstico clínico de depressão é estabelecido, deve, de modo adequado, ser comunicado à paciente e, dependendo da situação, ao seu(sua) acompanhante. Este momento é chamado de comunicação diagnóstica e trata-se de um ponto crucial no tratamento, pois o profissional de saúde precisa considerar a necessidade de realizar uma psicoeducação.

A psicoeducação consiste em, no momento adequado, informar a paciente que a depressão perinatal é um problema de saúde, sobre os sintomas e seu curso, opções de tratamento disponíveis, bem como esclarecer quanto aos riscos de seguir com um quadro depressivo não tratado[4]. Além disso, na psicoeducação deve-se reforçar hábitos de vida saudáveis, como a prática de exercícios físicos (quando possível), alimentação e sono adequados, descanso e redução de estressores externos. O monitoramento dos sintomas deve ser realizado em avaliações médicas, podendo-se utilizar de escalas como a de Edimburgo.

A investigação de risco suicida deve ser realizada em todos os pacientes com diagnóstico de depressão. Havendo ideação suicida, deve-se aprofundar no questionamento, investigando tentativas anteriores, acesso a meios (remédios, armas de fogo) e planejamento. É importante estabelecer um diálogo aberto com a paciente sobre este assunto. Dependendo da gravidade, a participação do(a) parceiro(a) ou de um familiar pode ser necessária nesta discussão. Pacientes com risco suicida elevado devem ser encaminhadas para um serviço de emergência psiquiátrico. É fundamental contar com o auxílio de um psiquiatra para adequada avaliação do risco suicida[5].

O tratamento da depressão no periparto, assim como da depressão como um todo, requer a identificação e adequada abordagem terapêutica de fatores que contribuem para a ocorrência e continuidade da depressão, incluindo fatores biológicos (p. ex. doenças ou substâncias que acometem o sistema nervoso central levando à depressão) e psicossociais (p. ex., gravidez não planejada, problemas de relacionamento com o[a] parceiro[a]).

O presente capítulo tem por objetivo abordar as diversas possibilidades de tratamento da depressão perinatal. Para fins didáticos, o capítulo será dividido em dois blocos: gestação e pós-parto.

DEPRESSÃO NA GESTAÇÃO

Mudanças de hábitos

Todo tratamento em saúde mental deve avaliar a rotina do paciente e sugerir hábitos de vida saudáveis. Na gestação, existem situações particulares, como a condição física da paciente, possíveis impedimentos obstétricos e sobreposição de funções que dificultam o estabelecimento de uma rotina que priorize a qualidade de vida do indivíduo.

Mesmo assim, o profissional de saúde deve orientar a gestante a estabelecer uma prática de autocuidado, que inclui mais tempo de descanso, sono adequado, momentos de lazer, manutenção de uma rotina previsível, redução de estressores e busca de ajuda[6].

Evidências apontam para uma relação inversa entre prática de atividade física e sintomas depressivos e ansiosos na gestação[7]. Do mesmo modo, uma baixa qualidade de sono durante a gestação aumenta em três vezes o risco de depressão gestacional[8]. Portanto, a gestante com transtorno depressivo deve ser estimulada a praticar atividade física e regular seu ciclo de sono sempre que possível.

Tratamentos psicológicos

O acompanhamento psicológico deve ser considerado para todas as gestantes com quadro depressivo. Nos casos de sintomas leves a moderados, a psicoterapia é o tratamento de escolha. Já em quadros graves, a indicação da psicoterapia permanece, mas associada ao tratamento medicamentoso. A escolha do tratamento depende da gravidade do quadro e deve considerar a história de tratamentos prévios realizados, preferência da paciente e disponibilidade dos serviços.

A terapia interpessoal e a terapia cognitivo-comportamental (TCC) são as mais estudadas e que apresentam maior evidência de eficácia, sendo a primeira linha de tratamento nestes casos[9]. Ambas são psicoterapias estruturadas, que podem ser adaptadas a questões específicas relacionadas à gestação. Quando há um predomínio de crenças disfuncionais, a TCC é o tratamento mais indicado, com ênfase na reestruturação cognitiva. Por outro lado, caso a principal fonte de problemas venha de relacionamentos conflituosos, é preferível a terapia interpessoal.

As psicoterapias psicodinâmicas, em especial no formato de psicoterapia breve, apresentam uma redução na escala de Edimburgo compatível com remissão de quadros depressivos leves ou moderados[10]. Outras linhas de psicoterapia com evidência de resposta são: terapia de ativação comportamental, terapia cognitiva baseada em *mindfulness* (atenção plena no momento presente) e terapia de apoio/suportiva[11].

Entretanto, outras linhas de psicoterapia também são frequentemente utilizadas no tratamento destas pacientes. Caso a paciente tenha resposta prévia a outra linha de terapia, ela pode ser utilizada neste momento.

Tratamentos farmacológicos

O uso de psicofármacos na depressão gestacional é uma alternativa a ser considerada em todos os casos. Critérios como história psiquiátrica prévia, disponibilidade, gravidade do caso e preferências da paciente serão usados para direcionar a escolha do tratamento. Pacientes com episódio depressivo anterior com boa resposta medicamentosa são fortes candidatas a repetir este tratamento no período gestacional e, novamente, apresentar boa resposta.

Como regra geral, a literatura médica indica que os benefícios do tratamento com antidepressivos superam seus potenciais riscos. O uso de antidepressivos pode ser a 1ª ou 2ª linha de tratamento em casos de depressão gestacional leve a moderada. A psicoterapia sendo a 1ª linha a farmacoterapia, seria indicada aos casos não responsivos[11]. Antidepressivos são a 1ª linha de tratamento na depressão gestacional grave, e a psicoterapia é sempre recomendada como tratamento adjunto[11]. O objetivo do tratamento é a remissão do quadro.

Deve-se avaliar criteriosamente o risco do antidepressivo para cada gestante em particular e detectar possíveis vieses na visão de risco por parte da gestante e familiares. Muitas gestantes e familiares superestimam os riscos do uso de antidepressivos durante a gravidez e minimizam o impacto do quadro depressivo na saúde da mulher e do seu bebê. Abordar este viés é muito importante para favorecer a adesão ao tratamento medicamentoso quando esse é indicado.

Bebês expostos a antidepressivos, comparados com aqueles com mães com depressão que não receberam antidepressivos durante a gestação, têm sido considerados como tendo maior risco para menor idade gestacional; entretanto, a diferença é de pouca relevância clínica. Parto prematuro tem sido associado à depressão em si, sem um efeito relevante em decorrência de uso de antidepressivos[12].

Após o nascimento, descreve-se associação de uso de antidepressivo com maior risco para a má adaptação neonatal, incluindo desconforto respiratório, hipoglicemia e baixo tônus muscular.

Descreve-se ainda maior risco para convulsões/tremores e admissão em unidade de atenção especializada. Entretanto, gestantes que recebem antidepressivos provavelmente têm depressão mais grave e os estudos não controlam para a gravidade da depressão. Como dito anteriormente, o risco para o bebê de uma depressão materna grave tem sido considerado maior do que o tratamento antidepressivo[12].

Em relação à escolha do antidepressivo no período gestacional, alguns fatores a serem considerados são: tratamentos prévios, risco fetal, efeitos adversos, tolerabilidade, aleitamento e interações medicamentosas. Os fetos são expostos aos psicofármacos através da circulação umbilical e do fluido amniótico.

Um critério bem definido na escolha do antidepressivo é resposta prévia. Alguns fatores que auxiliam na escolha são: eficácia, boa tolerabilidade e ausência de um padrão característico de malformação fetal, o que sugere baixo risco de teratogênese (malformações fetais).

Os antidepressivos mais utilizados no tratamento de gestantes com quadro depressivo são os inibidores seletivos da recaptação da serotonina (ISRS). Entre as gestantes deprimidas que fazem tratamento medicamentoso, cerca de 80% estão em uso de um ISRS, em especial sertralina, fluoxetina ou escitalopram[13]. Em relação ao risco de teratogênese, os dados obtidos provêm de estudos observacionais, que são mais suscetíveis a diversos fatores de confusão. A grande maioria dos estudos não considera a classe dos ISRS como relevante do ponto de vista teratogênico, pois não apresenta associação com malformações congênitas específicas, sendo seu uso considerado seguro no período gestacional[14,15].

Entretanto, outros estudos indicam risco discretamente aumentado quando o uso de ISRS ocorre no primeiro trimestre da gestação. Em recente revisão sistemática incluindo diversos estudos de coorte, observou-se risco pequeno de malformações congênitas, em particular malformações cardíacas[16,17]. Cabe considerar que os resultados não foram ajustados para fatores de confusão como fumo, uso de álcool, idade materna e existe o viés de indicação de antidepressivos para quadros mais graves de depressão.

Até o momento, não há evidências robustas que diferenciem os antidepressivos entre si em relação à segurança da exposição fetal (com exceção dos inibidores da MAO [IMAO], que são contraindicados na gestação). Apesar disso, há uma tendência de evitar drogas mais recentes em favor do uso daquelas com perfil de segurança bem estabelecido. Costuma-se evitar o uso de paroxetina na gestação devido a relatos de discreto aumento de risco de malformação cardíaca fetal, apesar da presença de achados inconclusivos em estudos observacionais[16,18]. Descreve-se também discreto aumento de risco de malformação cardíaca para fluoxetina[16]. O uso dos ISRS na gestação também tem sido associado a um risco minimamente aumentado de hemorragia pós-parto e parto pré-termo (antes da 37ª semana)[19].

Em caso de ausência de resposta ao primeiro ISRS, apesar de ajuste de dose conforme tolerabilidade da paciente, a segunda linha de tratamento é a troca para outro ISRS. Caso esta mudança também não seja efetiva, o terceiro passo é a troca da medicação para um inibidor de recaptação de serotonina e noradrenalina (IRSN), venlafaxina ou duloxetina. A maioria dos estudos não considera a classe dos IRSN como relevante do ponto de vista teratogênico[15], porém recente revisão sistemática incluindo diversos estudos de coorte observou risco pequeno de malformações congênitas com o uso dos IRSN no 1º trimestre de gestação[16,17]. Cabe considerar que os resultados não foram ajustados para fatores de confusão como fumo, uso de álcool e idade materna, e existe o viés de indicação de antidepressivos para quadros mais graves de depressão. Descreve-se associação com aumento de pressão arterial e uma possível associação com pré-eclâmpsia para venlafaxina[20]. Além disso, o uso de venlafaxina ou duloxetina no final da gestação, assim como ocorre com os ISRS, tem sido associado a maior risco de hemorragia pós-parto[21].

Outros antidepressivos, como mirtazapina e bupropiona, apresentam baixo potencial teratogênico e são considerados alternativas válidas de tratamento. O uso dos antidepressivos tricíclicos costuma ser associado com baixa tolerabilidade pela gestante; caso seu uso seja necessário, a melhor opção é a nortriptilina[22].

Tratamentos por neuromodulação

Os tratamentos por neuromodulação consistem em procedimentos que visam alterar o funcionamento cerebral através de uma ação direta sobre áreas neuronais. Neste item, descreveremos a estimulação magnética transcraniana (EMT) e a eletroconvulsoterapia (ECT).

A EMT modula a atividade neuronal em regiões corticais específicas através da ação despolarizante de pulsos magnéticos de rápida alternância. Sua aplicação é realizada com o indivíduo acordado, através de uma bobina que é colocada sobre o couro cabeludo. São realizadas sessões diárias por 2 a 4 semanas, em média.

A EMT pode ser utilizada em gestantes depressivas que não responderam ao tratamento com antidepressivos. Em geral, mantém-se o uso da medicação durante a neuromodulação. Tanto o uso de EMT de alta frequência em córtex esquerdo quanto o uso de EMT de baixa frequência em córtex direito, com foco em área pré-frontal dorsolateral, possui evidência de eficácia na depressão gestacional. Embora mais estudos sejam necessários, estudos iniciais, incluindo um randomizado, sugerem que a EMT é eficaz para a depressão durante a gestação e é segura tanto para a gestante quanto para o feto[23].

A ECT utiliza uma corrente elétrica aplicada através de eletrodos para desencadear uma convulsão generalizada no paciente anestesiado. É um tratamento bastante eficaz para quadros depressivos; seu efeito ocorre pelo aumento da liberação de neurotransmissores monoaminérgicos, em especial, serotonina, dopamina e noradrenalina.

A ECT é indicada para gestantes com depressão grave que não responderam ao tratamento medicamentoso, para gestantes com grande risco de suicídio, presença de sintomas psicóticos ou grande lentidão psicomotora. Geralmente, são realizadas 3 sessões semanais em dias alternados, totalizando entre 10 e 20 aplicações[22]. Não existem estudos controlados sobre uso de ECT em gestantes. O conhecimento a respeito provém de relatos ou série de caso, resultando em uma amostra de casos que tendem a ser mais graves. Complicações descritas que poderiam estar relacionadas a ECT incluem variações pressóricas, sangramento vaginal, contrações uterinas e parto prematuro, além de bradiarritmia fetal transitória. Gestantes com indicação de ECT devem ser examinadas pelo obstetra para avaliação de riscos para si ou para o feto.

Tratamentos complementares

Além da terapêutica citada anteriormente, existem muitas alternativas adjuvantes para o tratamento da depressão gestacional, em especial quando leve a moderada. Aqueles que apresentam alguma eficácia de resposta são os seguintes: suplementação de ácido fólico, ácidos graxos ômega-3 e S-adenosil L-metionina (SAMe), acupuntura, yoga, grupos de apoio e fototerapia.

DEPRESSÃO PÓS-PARTO

Mudanças de hábitos

O período pós-parto é um momento bastante atípico na vida de uma mulher. Há mudança de papel social, familiar e conjugal, o aprendizado em relação aos cuidados do recém-nascido, alterações do ritmo de sono, do padrão alimentar e uma adaptação física e psíquica à amamentação.

Assim sendo, é bastante delicado sugerir mudanças de hábitos neste momento. Por exemplo, a atividade física, embora comprovadamente eficaz no manejo dos sintomas depressivos, apresenta como impeditivo o cansaço e a falta de tempo maternos para sua adequada realização.

Todavia, diversas publicações comprovam o impacto positivo do exercício físico no tratamento da depressão pós-parto. A prática de atividade física de moderada intensidade reduz consideravelmente os sintomas de depressão pós-parto[7] e deve ser incluída na rotina da paciente sempre que possível.

Um ponto fundamental de cuidado no pós-parto é o apoio psicossocial. Ele pode ser oferecido para a puérpera de diversas maneiras: pelo(a) companheiro(a), por familiares ou amigos[24], por profissionais contratados. A psicoeducação nunca deve se limitar à paciente, mas sempre incluir o(a) parceiro(a) e familiares próximos que estejam disponíveis para participar do cuidado da puérpera e do bebê.

O diagnóstico de depressão pós-parto deve ser comunicado e suas características como problema de saúde esclarecidas a fim de reduzir o estigma. Além disso, orienta-se redução da sobrecarga materna e maior participação dos demais envolvidos nos cuidados da casa e do recém-nascido, para que a paciente possa ter mais horas de sono e descanso.

Quando possível, há profissionais que podem ser acionados para auxiliar esta nova família: doulas de pós-parto, babás, enfermeiras noturnas, consultoras de amamentação e de sono. O objetivo da entrada destes profissionais é fornecer ferramentas ao casal para facilitar sua interação com o bebê, além de oferecer cuidados mais adequados[25].

Tratamentos psicológicos

Primeira linha de tratamento nos casos de depressão pós-parto leve a moderada, tratamento adjuvante na depressão grave, a psicoterapia tem lugar de destaque na terapêutica antidepressiva. Conforme explicado anteriormente, as linhas psicoterápicas mais estudadas e com maior nível de evidência de eficácia são a TCC e a terapia interpessoal[11,26]. Entretanto, há poucos estudos comparando a eficácia das diferentes linhas de psicoterapia entre si.

A TCC combina elementos da terapia cognitiva, que busca modificar pensamentos e crenças disfuncionais, com a terapia comportamental, que foca nos comportamentos inadequados decorrentes de tais crenças. Já a terapia interpessoal visa à melhora de relacionamentos disfuncionais; no pós-parto, as áreas mais comumente afetadas, de acordo com esta terapia, são: disputa de papéis e transição de funções. Em geral, essas psicoterapias são administradas em formato breve (6 a 12 sessões), o que facilita a adesão das pacientes. Essas terapias on-line também têm se mostrado eficazes para a depressão puerperal, favorecendo a acessibilidade e a organização de rotina da mulher no pós-parto.

Outras linhas de terapia com evidência de eficácia no tratamento da depressão pós-parto são: terapia de ativação comportamental (busca redução de comportamentos evitativos, foco na resolução de problemas) e psicoterapia psicodinâmica (derivação da psicanálise, com objetivo de tornar conscientes padrões de comportamento e emoções que estavam reprimidos; isso se dá através de interpretações que relacionam o conflito presente a situações do passado). Estas terapias podem ser feitas individualmente ou em grupo. Os grupos psicoterapêuticos são muito eficazes no período pós-parto, pois melhoram a comunicação interpessoal, trazem sentimentos de empatia, pertencimento e troca de experiências[27].

No caso de resposta parcial ou não resposta, algumas alternativas são: aumento da frequência (2 sessões por semana), mudança de linha (TCC pela interpessoal ou vice-versa) e associação de medicação antidepressiva[11].

Tratamentos farmacológicos

O uso de antidepressivos é indicado na depressão pós-parto grave e é uma alternativa nos casos de depressão leve a moderada (seja por falha da psicoterapia, preferência da paciente ou disponibilidade do serviço de saúde).

A grande maioria das mulheres tem intenção de amamentar seu recém-nascido. No mundo, a prevalência de aleitamento materno exclusivo até o 6º mês de vida do bebê é de 44%, com perspectivas da Organização Mundial da Saúde (OMS) de aumento destas taxas para 50% em 2025 e 70% em 2030[28]. Portanto, o profissional de saúde que acompanha uma paciente com depressão pós-parto precisa considerar um tratamento que seja compatível com o aleitamento materno.

Os antidepressivos são substâncias lipofílicas e o leite humano é rico em gordura. Dessa maneira, os antidepressivos são excretados no leite materno em concentrações variáveis. Apesar disso, o risco para o bebê devido à exposição à maioria dos antidepressivos via amamentação é de modo geral considerado baixo e de modo geral menor do que o risco de depressão pós-parto grave não tratada[11]. Caso a opção seja o aleitamento em conjunto com o uso de antidepressivo, é recomendado que o desenvolvimento do bebê seja acompanhado por um pediatra.

Quadros descritos em bebês que poderiam ser decorrentes de passagem de antidepressivos pelo leite têm sido considerados leves e transitórios, incluindo irritabilidade, inquietude, sonolência e insônia. Esses quadros são inespecíficos e podem decorrer de outros fatores, como viroses. Atualmente não se tem um limite objetivo de qual nível sérico de antidepressivo no bebê seria considerado seguro e não se tem como rotina realizar tal mensuração.

No caso de uso pregresso de antidepressivo com boa resposta, inclusive no período gestacional, a mesma medicação deve ser usada no pós-parto. A exposição do feto ao antidepressivo durante a gestação é 5 a 10 vezes maior do que a exposição do bebê ao antidepressivo no aleitamento.

Para pacientes sem histórico de tratamento psiquiátrico, os ISRS são a primeira linha de tratamento, devido ao seu perfil de boa resposta, tolerabilidade e segurança na amamentação. Antidepressivos com meia-vida curta e altamente ligados a proteínas plasmáticas permitem que o bebê fique menos exposto ao medicamento. Das pacientes com depressão pós-parto que estão em uso de antidepressivo, cerca de 90% usam um ISRS. Dentre os ISRS, a sertralina e a paroxetina têm sido consideradas preferenciais em função de apresentarem uma relativa menor passagem para o leite materno[29]. Citalopram e fluoxetina tendem a ter relativa maior concentração sérica nos bebês. Alternativas consideradas seguras são os IRSN (venlafaxina e duloxetina), embora se descreva maior passagem da venlafaxina para os bebês quando comparada a outros antidepressivos e ainda se tenha pouca informação sobre a duloxetina. Outras alternativas incluem a mirtazapina e a nortriptilina, dentre os tricíclicos[30].

Caso ocorra falha no primeiro tratamento, o antidepressivo deve ser trocado, respeitando os princípios já descritos. Em lactantes, o alvo é buscar a monoterapia sempre que possível. Entretanto, em caso de melhora parcial (redução sintomática entre 25 e 49%), uma segunda medicação pode ser adicionada, em geral um antipsicótico atípico, como aripiprazol, olanzapina, risperidona ou quetiapina[30].

Recentemente, novas alternativas medicamentosas foram aprovadas para o tratamento da depressão pós-parto. Trata-se da brexanolona e da zuranolona, que atuam como moduladores alostéricos positivos do receptor GABA-A.

A brexanolona é um análogo sintético do metabólito ativo da progesterona, a alopregnanolona. Sua aplicação é feita por via endovenosa, em infusão contínua ao longo de 60h em ambiente hospitalar, com monitoramento contínuo. Os principais efeitos colaterais são: sedação, perda de consciência e hipóxia[31].

A brexanolona é indicada para pacientes com quadro moderado a grave. Sua resposta é rápida (início logo após as 60 horas de infusão), com duração superior a 30 dias. A amamentação deve ser interrompida no início da droga, com retorno 4 dias após o término do tratamento[31].

Em 2023, a zuranolona obteve aprovação do Food and Drug Administration (FDA) para uso em depressão pós-parto. Seu mecanismo de ação é o mesmo da brexanolona, com a vantagem de ter ação via oral. É administrada por 14 dias consecutivos, com indicativo de rápida resposta[32].

Tratamentos por neuromodulação

O uso de ECT é reservado para casos de depressão pós-parto graves, nos quais uma resposta rápida e sustentada é fundamental. São quadros depressivos com sintomas psicóticos, ideação suicida/infanticida ou ainda recusa alimentar e desidratação[11,30].

A ECT é eficaz, bem tolerada e apresenta taxas de resposta para tratamento de depressão pós-parto em torno de 80%. Sua aplicação ambulatorial permite que a mãe siga participando dos cuidados do bebê, porém sempre de maneira supervisionada em casos de sintomas psicóticos ou com sintomas que coloquem o bebê em risco. O uso dos anestésicos não contraindica a amamentação[33].

A EMT também deve ser considerada para o tratamento da depressão pós-parto. Uma metanálise recente com mais de 800 mulheres com depressão pós-parto sugere que a EMT é segura, bem tolerada, reduz sintomas depressivos e melhora funções cognitivas[34]. Entretanto, os autores consideram que mais estudos ainda são necessários.

Tratamentos complementares

Existem tratamentos complementares com evidência comprovada para a depressão pós-parto, que podem ser associados a pelo menos uma das opções de primeira linha mencionadas anteriormente. Consistem em suporte social (doulas, enfermeiras noturnas), grupos de treinamento/educação parental, grupos de apoio e terapia de casal ou família[24,35].

> **PERSPECTIVAS E CONCLUSÃO**
>
> A depressão perinatal é um transtorno mental frequente que impacta não só a paciente, mas também o bebê, o casal e a família. Há uma grande gama de tratamentos disponíveis, tanto durante a gestação quanto no pós-parto. Psicoterapia e tratamento medicamentoso são tratamentos de primeira linha, com evidência de segurança e eficácia, e podem muitas vezes ser combinados para um resultado mais robusto.

 REFERÊNCIAS

1. Sanmartin MX, Ali MM, Chen J, Dwyer DS. Mental health treatment and unmet mental health care need among pregnant women with major depressive episode in the United States. Psychiatr Serv. 2019;70(6):503-6.
2. Osborne LM, Hermann A, Burt V, Driscoll K, Fitelson E, Meltzer-Brody S, et al. Reproductive Psychiatry: The gap between clinical need and education. Am J Psychiatry. 2015;172(10):946-8.
3. American Psychiatric Association (APA). Diagnostic and statistical manual of mental disorders, fifth edition, text revision (DSM-5-TR). Washington: APA 2022.
4. Chaudron LH. Complex challenges in treating depression during pregnancy. Am J Psychiatry 2013;170(1):12-20.
5. Practice guideline for the assessment and treatment of patients with suicidal behaviors. Am J Psychiatry. 2003;160(11 Suppl):1-60.
6. Yonkers KA, Wisner KL, Stewart DE, Oberlander TF, Dell DL, Stotland N, et al. The management of depression during pregnancy: a report from the American Psychiatric Association and the American College of Obstetricians and Gynecologists. Gen Hosp Psychiatry. 2009;31(5):403-13.
7. Dipietro L, Evenson KR, Bloodgood B, Sprow K, Troiano RP, Piercy KL, et al. Benefits of physical activity during pregnancy and postpartum: an umbrella review. Med Sci Sports Exerc. 2019;51(6):1292-302.
8. Fu T, Wang C, Yan J, Zeng Q, Ma C. Relationship between antenatal sleep quality and depression in perinatal women: a comprehensive meta-analysis of observational studies. J Affect Disord. 2023;327:38-45.

9. Stuart S, Koleva H. Psychological treatments for perinatal depression. Best Pract Res Clin Obstet Gynaecol. 2014;28(1):61-70.
10. Nanzer N, Sancho Rossignol A, Righetti-Veltema M, Knauer D, Manzano J, Palacio Espasa F. Effects of a brief psychoanalytic intervention for perinatal depression. Arch Womens Ment Health. 2012;15(4):259-68.
11. MacQueen GM, Frey BN, Ismail Z, Jaworska N, Steiner M, Lieshout RJ Van, et al. Canadian Network for Mood and Anxiety Treatments (CANMAT) 2016 Clinical guidelines for the management of adults with major depressive disorder. Can J Psychiatry. 2016;61(9):588-603.
12. Kautzky A, Slamanig R, Unger A, Höflich A. Neonatal outcome and adaptation after in utero exposure to antidepressants: a systematic review and meta-analysis. Acta Psychiatr Scand. 2022;145(1):6-28.
13. Petersen I, Gilbert RE, Evans SJW, Man SL, Nazareth I. Pregnancy as a major determinant for discontinuation of antidepressants. J Clin Psychiatry. 2011;72(07):979-85.
14. Malm H, Sourander A, Gissler M, Gyllenberg D, Hinkka-Yli-Salomäki S, McKeague IW, et al. Pregnancy complications following prenatal exposure to SSRIS or maternal psychiatric disorders: results from population-based national register data. Am J Psychiatry. 2015;172(12):1224-32.
15. Furu K, Kieler H, Haglund B, Engeland A, Selmer R, Stephansson O, et al. Selective serotonin reuptake inhibitors and venlafaxine in early pregnancy and risk of birth defects: population based cohort study and sibling design. BMJ. 2015;350.
16. Gao SY, Wu QJ, Sun C, Zhang TN, Shen ZQ, Liu CX, et al. Selective serotonin reuptake inhibitor use during early pregnancy and congenital malformations: a systematic review and meta-analysis of cohort studies of more than 9 million births. BMC Med. 2018;16(1):205.
17. Huang W, Page RL, Morris T, Ayres S, Ferdinand AO, Sinha S. Maternal exposure to SSRIs or SNRIs and the risk of congenital abnormalities in offspring: a systematic review and meta-analysis. PLoS One. 2023;18(11).
18. Larsen ER, Damkier P, Pedersen LH, Fenger-Gron J, Mikkelsen RL, Nielsen RE, et al. Use of psychotropic drugs during pregnancy and breast-feeding. Acta Psychiatr Scand. 2015;132:1-28.
19. Heller HM, Ravelli ACJ, Bruning AHL, de Groot CJM, Scheele F, van Pampus MG, et al. Increased postpartum haemorrhage, the possible relation with serotonergic and other psychopharmacological drugs: a matched cohort study. BMC Pregnancy Childbirth. 2017;17(1):166.
20. Uguz F. Is there any association between use of antidepressants and preeclampsia or gestational hypertension?: A systematic review of current studies. J Clin Psychopharmacol. 2017;37(1):72-7.
21. Huybrechts KF, Bateman BT, Pawar A, Bessette LG, Mogun H, Levin R, et al. Maternal and fetal outcomes following exposure to duloxetine in pregnancy: cohort study. BMJ. 2020;368.
22. Yonkers KA, Wisner KL, Stewart DE, Oberlander TF, Dell DL, Stotland N, et al. The management of depression during pregnancy: a report from the American Psychiatric Association and the American College of Obstetricians and Gynecologists. Gen Hosp Psychiatry. 2009;31(5):403-13.
23. Miuli A, Pettorruso M, Stefanelli G, Giovannetti G, Cavallotto C, Susini O, et al. Beyond the efficacy of transcranial magnetic stimulation in peripartum depression: a systematic review exploring perinatal safety for newborns. Psychiatry Res. 2023;326.
24. Misri S, Kostaras X, Fox D, Kostaras D. The impact of partner support in the treatment of postpartum depression. Can J Psychiatry. 2000;45(6):554-8.
25. Werner EA, Gustafsson HC, Lee S, Feng T, Jiang N, Desai P, et al. PREPP: postpartum depression prevention through the mother-infant dyad. Arch Womens Ment Health. 2016;19(2):229-42.
26. Stuart S, Koleva H. Psychological treatments for perinatal depression. Best Pract Res Clin Obstet Gynaecol. 2014;28(1):61-70.
27. Dennis CL. Psychosocial interventions for the treatment of perinatal depression. Best Pract Res Clin Obstet Gynaecol. 2014;28(1):97-111.
28. Org SU. Transforming our World: The 2030 Agenda for Sustainable Development United Nations United Nations Transforming our World: The 2030 Agenda for Sustainable Development.

29. Orsolini L, Bellantuono C. Serotonin reuptake inhibitors and breastfeeding: a systematic review. Hum Psychopharmacol. 2015;30(1):4-20.
30. Stewart DE, Vigod SN. Postpartum depression: pathophysiology, treatment, and emerging therapeutics. Annu Rev Med. 2019;70:183-96.
31. Powell JG, Garland S, Preston K, Piszczatoski C. Brexanolone (Zulresso): finally, an FDA-approved treatment for postpartum depression. Ann Pharmacother. 2020;54(2):157-63.
32. Food and Drug Administration. FDA approves first oral treatment for postpartum depression. [Internet]. Disponível em: https://www.fda.gov/news-events/press-announcements/fda-approves-first-oral-treatment-postpartum-depression
33. Rundgren S, Brus O, Båve U, Landén M, Lundberg J, Nordanskog P, et al. Improvement of postpartum depression and psychosis after electroconvulsive therapy: a population-based study with a matched comparison group. J Affect Disord. 2018;235:258-64.
34. Peng L, Fu C, Xiong F, Zhang Q, Liang Z, Chen L, et al. Effects of repetitive transcranial magnetic stimulation on depression symptoms and cognitive function in treating patients with postpartum depression: a systematic review and meta-analysis of randomized controlled trials. Psychiatry Res. 2020;290:113124.
35. Cuijpers P, Brännmark JG, Van Straten A. Psychological treatment of postpartum depression: a meta-analysis. J Clin Psychol. 2008;64(1):103-18.

40

Transtorno bipolar na perinatalidade: terapêutica

Joel Rennó Jr.
Alexandre Okanobo Azuma

INTRODUÇÃO

O transtorno afetivo bipolar (TAB) é uma condição crônica com períodos de maior estabilidade e agudizações. O quadro clínico pode ser complexo e o tratamento medicamentoso se faz necessário tanto na melhora do quadro agudo quanto na prevenção e diminuição da intensidade de recorrência de sintomas[1]. De acordo com o polo e os sintomas envolvidos há tratamentos com maiores evidências de eficácia na estabilização do humor, tanto na fase aguda quanto na manutenção[1].

O manejo do TAB no período perinatal pode ser complexo devido ao erro de diagnóstico, falta de rastreamento, confusão de sintomas com alterações de sono, apetite e de humor que podem ocorrer no período perinatal e pelas questões de riscos dos tratamentos neste período[2].

Há peculiaridades do manejo do TAB no período perinatal. Pesar os riscos associados à doença é essencial para comparar os riscos que o tratamento farmacológico pode trazer durante a gestação e a lactação, buscando as vias mais seguras para a saúde da mulher e do bebê[2].

Além dos tratamentos farmacológicos, o manejo do TAB se dá com abordagens de psicoterapia, orientações sobre o transtorno e riscos, e uma gama de terapêuticas complementares podem ser consideradas para otimizar o tratamento e qualidade de vida das pacientes.

MANEJO NO PERÍODO PERINATAL

A probabilidade de gestações não planejadas é maior em pacientes com TAB; por isso, o aconselhamento contraceptivo e o planejamento de uma gestação garantem maior segurança no manejo no período gestacional, permitindo mudanças no tratamento com melhor perfil de risco e que consigam manter estabilidade do humor. O *Canadian Network for Mood and Anxiety Treatments* (CANMAT) recomenda aconselhamento pré-gestacional no mínimo 3 meses antes da gestação[1,2].

O aconselhamento pré-gestacional também é relevante por questões de fertilidade, visto que medicações como antipsicóticos típicos e risperidona podem interferir nos níveis de prolactina, diminuindo as chances de uma gravidez ocorrer[2].

Mulheres com histórico familiar de TAB em parentes de primeiro grau, principalmente com descompensações na gravidez ou com psicose puerperal, devem ser encaminhadas para acompanhamento com psiquiatra caso apresentem sintomas, mesmo que de intensidade leve[2].

O tratamento recomendado na gestação deve levar em conta a severidade dos sintomas que a paciente apresenta em seu histórico, incluindo descompensações perinatais prévias, a intensidade de sintomas que a paciente está apresentando em uma descompensação atual, comorbidades clínicas e psiquiátricas associadas[2].

O entendimento individualizado dos riscos associados a uma descompensação em uma paciente permite avaliar o impacto do tratamento na melhor adesão a autocuidado e manejo das comorbidades, adesão a acompanhamentos médicos, incluindo pré-natal, redução do risco de suicídio, de quadros psicóticos, de infanticídio, do uso de substâncias e da necessidade de internações. Os sintomas de um quadro agudizado e a influência deles no seguimento clínico afetam o risco obstétrico e as chances de a mãe conseguir amamentar, ofertar cuidados e se vincular com o bebê[2,3].

MUDANÇAS DE HÁBITOS NO PERÍODO PERINATAL

Estudos envolvendo mudanças de estilo de vida e sua influência em qualidade de vida são amplos na população em geral, porém específicos para o TAB; ainda mais no período perinatal, carecem de dados robustos[4].

O TAB e efeitos adversos de seus tratamentos farmacológicos estão associados a dificuldades adicionais para os pacientes manterem hábitos saudáveis, como regularidade de sono, alimentação saudável e atividade física, o que contribui para maior risco de sedentarismo, ganho de peso, obesidade, síndrome metabólica e pode influenciar em outras condições de saúde da mulher, incluindo risco de pré-eclâmpsia e desfechos obstétricos desfavoráveis[4,5].

O tipo de abordagem mais eficaz para adesão a mudanças de hábitos de vida, se individual ou em grupo e como seria a melhor forma de propor tal mudança comportamental tem pouca convergência nos estudos, sendo recomendado individualizar para cada paciente a opção mais viável[4].

Há evidência que aponta para melhora de sintomas depressivos em intervenções envolvendo atividade física combinada com regulação da dieta e com intervenções para melhor higiene do sono[5].

Em revisão sistemática de 2022 com 132.399 pacientes, a atividade física durante a gestação estava associada à redução da chance de desenvolver os diagnósticos de depressão e ansiedade, bem como redução em sintomas depressivos e ansiosos, redução em níveis de estresse e aumento de qualidade de vida[6].

TRATAMENTOS PSICOLÓGICOS NO PERÍODO PERINATAL

Psicoterapia adjunta ao tratamento farmacológico é um bom suporte para TAB, com evidências de contribuir em episódios agudos de depressão, diminuir relapso de sintomas durante a fase de manutenção e melhorar a qualidade de vida da paciente e da família, porém sem evidência de que contribua para melhora de episódios de mania[1].

Entre as intervenções psicossociais, a psicoeducação, psicoterapia interpessoal, cognitivo-comportamental e psicoterapia focada na família são as com maiores evidências de resultados positivos no TAB em qualquer momento de vida[1].

Em revisão sistemática com 39 estudos controlados randomizados e 3.863 pacientes com TAB, psicoeducação teve melhores resultados quando orientações e habilidades de manejo eram passadas em grupo e para familiares do que individualmente, e a psicoeducação breve apresentou melhor adesão nos grupos de intervenção do estudo. Nesta mesma revisão, a terapia cognitivo-comportamental, psicoterapia interpessoal e familiar foram associadas à estabilização de sintomas depressivos, com maior efeito da primeira em relação às demais[7].

Apesar das crescentes evidências das intervenções psicossociais complementando o tratamento farmacológico no TAB, o período perinatal carece de estudos controlados tanto no período gestacional quanto no pós-parto. Entretanto, tais medidas são recomendáveis devido aos ganhos observados em estudos que compreendem outros períodos de vida e também pela associação com melhor manejo e qualidade de vida para a paciente e seus familiares, com o suporte de intervenções psicossociais ao longo do período perinatal[3,8].

TRATAMENTOS FARMACOLÓGICOS NA GESTAÇÃO

Ponderar os riscos da doença não tratada, tanto diretamente pelos sintomas e riscos do quadro e do histórico de descompensações, quanto pela sua influência nos cuidados de saúde geral da paciente, é fundamental para pesar o risco-benefício dos tratamentos farmacológicos.

Mulheres com transtorno bipolar na gestação têm maior prevalência de sobrepeso e de obesidade, piores hábitos alimentares, maior risco de utilizarem cigarro, álcool e outras substâncias. Também há associação do TAB com maior risco de diabetes gestacional, hipertensão, hemorragias, parto pré-termo, baixo peso ao nascer, podendo aumentar risco de o bebê nascer pequeno ou grande para a idade gestacional e parto cesárea. A Tabela 1 explicita alguns dos riscos associados ao TAB na gestação[1,3,9].

Tabela 1 Riscos associados ao transtorno afetivo bipolar durante a gestação

Riscos de saúde geral	Riscos de saúde mental	Riscos obstétricos
Diabetes	Menor qualidade de vida	Parto cesárea
Hipertensão	Suicídio	Parto pré-termo
Adesão a tratamentos	Infanticídio	Baixo peso
Adesão ao pré-natal	Internações hospitalares	PIG ou GIG
Pior hábito alimentar	Uso de substâncias	Hemorragia antenatal

Fonte: Yatham et al., 2018;[1] Batt et al., 2022;[3] McAllister-Williams et al., 2017.[9]
GIG: grande para idade gestacional; PIG: pequeno para idade gestacional.

A paciente pode ainda ter receio quanto aos efeitos do uso das medicações neste período, o que pode influenciar em menor adesão às recomendações terapêuticas. Assim, o acolhimento dos medos e fornecimento de informações para a paciente e familiares sobre os riscos e benefícios envolvidos no tratamento é fundamental, bem como a decisão conjunta sobre a melhor via de suporte e possíveis trocas medicamentosas[1,3].

A monoterapia é sempre preferível, quando possível, e na menor dose terapêutica necessária, com monitoração das doses e avaliação do impacto da gestação no metabolismo e excreção dos psicofármacos[1,3].

É necessário informar a paciente sobre as limitações de dados científicos, dos riscos associados de teratogênese, efeitos colaterais e possíveis impactos em comorbidades e riscos obstétricos, assim como manter contato com outros profissionais da equipe de saúde e suporte da paciente ao longo do período[1,3].

Serão discutidas neste capítulo algumas das principais terapêuticas de TAB com mais dados na literatura neste período, indicando seu perfil de eficácia, riscos e manejo específico, quando necessário.

Lítio

O lítio é uma das medicações de primeira linha para TAB, com possibilidade de resposta em monoterapia e eficácia observada tanto em episódios de mania, depressão, estado misto e na manutenção da estabilidade do humor[1].

No período gestacional há preocupação em relação ao seu efeito no aumento de risco de malformações. Um estudo de 1980 associou esta medicação a um risco aumentado de patologia cardíaca rara, a anomalia de Ebstein, cuja frequência é de 1:20.000 na população geral, mas estudos mais recentes mostram um baixo risco absoluto associado a esta alteração[9].

Ainda assim, mesmo quando comparado a grupos não expostos e que apresentavam transtornos afetivos, há associação do lítio com aumento do risco de anomalias congênitas como hipospadias, epispadias e fechamento do tubo neural quando exposto em qualquer momento da gestação e aumento no risco de malformações cardíacas, principalmente na exposição durante o primeiro trimestre[3,9,10].

Os riscos de aborto espontâneo, parto pré-termo e baixo peso parecem ocorrer em alguns estudos, mas em metanálises recentes este risco não é significativo quando comparado com pacientes não expostas ao lítio, mas que apresentavam transtornos afetivos, sugerindo a associação ser com o transtorno e não com a exposição[9,10].

Toxicidade neonatal também é observada em bebês expostos a lítio, incluindo em metanálises relatos de hipotonia, letargia, dificuldade respiratória, cianose, poliúria, *diabetes insipidus* nefrogênico, bócio e hipotireoidismo, alterações que levam à recomendação de o parto ser realizado em centro especializado com suporte neonatal[10,11].

Doses maiores que 900 mg/dia no primeiro trimestre chegam a triplicar o risco de malformações cardíacas quando comparadas a doses menores de 600 mg/dia, com maiores riscos de complicações neonatais cardíacas, hepáticas, neuromusculares, renais e respiratórias em pacientes com doses séricas maiores de 0,64 mEq/L[9,10].

Por estes dados, há recomendação de cogitar diminuir doses de lítio no primeiro trimestre para a dose mínima terapêutica, quando possível, e redução da dose do lítio nos dias que antecedem o parto, podendo minimizar efeitos sedativos no bebê ao nascer. Enquanto a diminuição do lítio dias antes do parto e a suspensão do lítio 24 horas após o parto pode contribuir para menores riscos de toxicidade no bebê, essa medida pode contribuir para diminuir suporte terapêutico do TAB em momento de grande flutuação hormonal e maior risco de descompensação, por isso esta ação deve ser individualizada[9,10].

A gestação cursa com aumento nas taxas de filtração glomerular, diminuindo níveis séricos de lítio com o aumento da excreção renal. Estima-se 24% de redução na dose sérica do lítio no primeiro trimestre, 36% no segundo e 21% no terceiro e com uma elevação de até 9% no pós-parto, sendo necessário monitorização de suas doses para ajuste adequado[3,9,10].

É recomendável dosar o lítio mensalmente até 34 semanas de gestação e dosagens semanais após este período, com cuidado caso a paciente apresente alguma condição que influencie em alterações de volemia, como é o caso de hiperêmese gravídica. Dosar o lítio 24 horas antes do parto e 24 horas após o parto também se faz necessário para ajuste da dose, podendo no pós-parto ser retomada a dose pré-gravídica eficaz de lítio que a paciente utilizava[9,10].

O risco-benefício do lítio apresenta ainda assim um perfil favorável, com um número necessário para tratar estimado em 3 para a prevenção de qualquer episódio de humor na gestação, enquanto um número necessário para fazer mal de 33 para risco de qualquer anomalia congênita[9].

O lítio é uma medicação com riscos consideráveis, porém com efeitos terapêuticos bem estabelecidos para o TAB. Quando possível estabilizar o quadro com medicações com menos riscos na gravidez, esta conduta é preferível, mas há casos graves em que o uso de lítio é necessário para estabilizar o humor e nestes casos seus benefícios superam os riscos.

Ácido valproico

Entre os anticonvulsivantes, o ácido valproico é primeira linha de tratamento no TAB, e em monoterapia pode ser suficiente para a estabilização do humor e com evidências de sua eficácia no tratamento de quadros de mania[1].

Apesar dos claros benefícios terapêuticos, o ácido valproico é associado a aumento no risco de malformações congênitas em até 3 vezes, sendo estimado de 5 a 17% enquanto na população geral o risco é de 2 a 4%. Além disso, estudos apontam redução de QI em crianças expostas ao valproato intraútero e aumento no risco de autismo. Os riscos são consideráveis e a maioria dos *guidelines* e especialistas contraindicam o uso de ácido valproico durante a gestação e recomendam cautela na sua prescrição para mulheres em idade fértil, sugerindo dar preferência a outros fármacos.

Carbamazepina

A carbamazepina é um dos anticonvulsivantes com efeito terapêutico no TAB, com o CANMAT considerando-a como segunda linha no tratamento de mania aguda e no tratamento de manutenção e terceira linha no tratamento de episódio depressivo[1].

O risco de teratogenicidade da carbamazepina varia entre estudos, sendo estimado em 3 a 5%, com maior risco para espinha bífida, enquanto estudo de coorte populacional recente não encontrou aumento de risco de teratogênese com carbamazepina em monoterapia[12,13].

Devido ao possível risco de aumento de teratogenicidade, por ter um perfil de interações medicamentosas amplo e eficácia colocada como segunda linha de tratamento, alguns *guidelines* e especialistas tendem a recomendar menos esta medicação neste período[1,9,12,13].

Lamotrigina

Episódios depressivos no transtorno bipolar e estabilização do humor no tratamento de manutenção são situações em que a lamotrigina é considerada primeira linha, porém sem evidência de proteção contra episódios de mania, não sendo recomendada como tratamento para este tipo de alteração[1].

Quanto ao risco de teratogênese, estudos indicam um perfil de segurança em doses de até 200 mg/dia, com crescente evidência da segurança do uso da lamotrigina em monoterapia, sem associação com abortamentos, parto pré-termo, natimortalidade, bebê pequeno para idade gestacional ou alterações de neurodesenvolvimento a longo prazo[9,10,12,14].

A metabolização da lamotrigina é principalmente realizada por glicorunidação e seu metabólito ativo é eliminado pelos rins. Esse processo metabólico é estimulado pelo estrogênio, o que leva a um aumento no *clearance* de lamotrigina ao longo da gestação, principalmente no terceiro trimestre e retornando ao seu metabolismo normal dentro das 3 a 4 semanas após o parto[15,16].

Existe recomendação para dosagem dos níveis terapêuticos de lamotrigina em pacientes que tratam antes de engravidarem, de forma que seja possível monitorar e tentar manter estes níveis ao longo da gestação, com ajustes de 20 a 25% da dose em caso de diminuição dos níveis ou se piora dos sintomas. É esperada uma maior redução dos níveis de lamotrigina no terceiro trimestre, o que leva a elevação das doses prescritas para manter o efeito terapêutico.

Uma redução de 20 a 25% da dose administrada no pós-parto pode ser necessária para diminuir o risco de toxicidade devido à redução do metabolismo e excreção de lamotrigina quando comparado com o terceiro trimestre[15].

ANTIPSICÓTICOS

A classe dos antipsicóticos no tratamento de TAB é utilizada para estabilização do humor mesmo quando não há vigência de sintomas psicóticos. Os antipsicóticos típicos, ou de primeira geração, possuem maior chance de efeitos colaterais extrapiramidais e por isso podem cursar com menor adesão ao tratamento.

No período gestacional, estudos com antipsicóticos no geral apontam para um risco de malformações congênitas e cardíacas similar à da população geral quando a análise de dados é ajustada para possíveis fatores de confusão, como a própria doença, uso de substâncias e idade materna. Estudos que não ajustam para estes fatores de confusão indicam possível risco de teratogenicidade, mas com risco absoluto ainda baixo, apontando para no máximo um efeito teratogênico baixo e cuja associação poderia ser pelos fatores não ajustados e não pela exposição[9,17,18].

Risco de prematuridade, risco de admissão em UTI neonatal e parto cesárea são associados aos antipsicóticos em geral. Baixo peso ao nascer pode ser um risco associado, mas que não é significativo em estudos que ajustam para fatores de confusão. Abortamento, pré-eclâmpsia e aumento de natimortalidade não aumentam com uso destes medicamentos[17,18,19].

Os antipsicóticos atípicos têm maior influência no risco de diabetes gestacional, elevando este risco em até duas vezes. Em estudo populacional sueco com 1.307.487 gestantes, o risco de diabetes gestacional e de o bebê nascer grande para a idade gestacional foi associado principalmente a clozapina, olanzapina e quetiapina, mas não a outros antipsicóticos. O diabetes gestacional teve risco aumentado principalmente em mulheres tratadas no início da gravidez; aquelas que utilizaram no final não apresentaram esta associação[19].

Toxicidade neonatal no parto, com alterações musculares, estresse respiratório, alterações gastrointestinais e hipoatividade estão associados ao uso dos antipsicóticos, com maior risco no uso de antipsicóticos típicos e geralmente com resolução dentro de horas a dias após o parto. Esta toxicidade influencia no risco de admissão em UTI neonatal e é recomendável acesso a este tipo de suporte no momento do parto[18].

Quanto a riscos de desenvolvimento a longo prazo, há um possível efeito diminuindo os escores da *Bayley Scales of Infant and Toddler Development* (BSID-III) na área cognitiva, social, motora e adaptativa em crianças de 2 meses, porém escores normalizados em segundo acesso nestas crianças aos 12 meses[17].

Seguem alguns dos principais antipsicóticos utilizados no tratamento de TAB e o perfil de riscos no período gestacional de cada medicação.

Haloperidol

Antipsicótico típico com efeito mais incisivo, é recomendável em quadros de agitação e no tratamento de mania, sendo considerado pelo CANMAT como segunda linha, não por baixa eficácia, mas por questões de efeitos adversos. Não apresenta maior eficácia no tratamento de manutenção ou de episódios depressivos, a não ser que estes apresentem sintomas psicóticos[1].

Seu uso na gestação já foi associado a malformações em membros por relatos de caso, porém estudos maiores ajustando para fatores de confusão não correlacionam uso de haloperidol a um efeito teratogênico.

Baixo peso ao nascer e bebê pequeno para idade gestacional, além de um perfil de risco maior do que atípicos para toxicidade neonatal, são riscos que os estudos associam a seu uso[17-19].

Quetiapina

Esta medicação é um antipsicótico atípico, ou de segunda geração considerado pelo CANMAT como primeira linha no tratamento de episódios agudos depressivos e maníacos no TAB, reduz sintomas ansiosos comórbidos e tem efeito preventivo na fase de manutenção[1].

Sua passagem via placenta é a mais baixa dentre os antipsicóticos mais usados no tratamento de TAB, cerca de 23,8%, e pelo seu perfil de eficácia é uma das medicações mais utilizadas para estabilizar o humor no período perinatal[20,21].

Entre os riscos de seu uso na gestação temos: diabetes gestacional, bebê grande para idade gestacional, parto pré-termo, parto cesárea e toxicidade neonatal com maior admissão em UTI neonatal[17-19].

Risco de teratogenicidade e malformações cardíacas não observado em estudos que ajustam para fatores de confusão[17,18].

Olanzapina

Antipsicótico atípico com boa eficácia no tratamento de mania aguda e prevenção na manutenção, sendo segunda linha neste tratamento, e para depressão no TAB é segunda linha quando associada à fluoxetina[1].

Apresenta perfil de risco semelhante à quetiapina na gestação tanto em termos metabólicos quanto com riscos obstétricos no parto, toxicidade para o bebê e teratogenicidade, porém com uma passagem placentária estimada em 72,1%[17-19].

Risperidona

Antipsicótico atípico com boa eficácia no tratamento de mania e menor efeito na prevenção de episódios de humor, sem eficácia para tratamento agudo de fases depressivas[1].

Em uma coorte nacional norte-americana com 1,36 milhões de gestantes, a risperidona apresentou um aumento em 25% no risco relativo de malformações, sendo estimado neste estudo de aproximadamente 3% para a população em geral e até 5% no grupo exposto à risperidona na gestação, aumentando o risco de malformações cardíacas de 1% para 2%[9,17,18].

Aripiprazol

Primeira linha no tratamento de episódios de mania e na prevenção destes, porém sem eficácia em episódios depressivos[1].

Dados com aripiprazol no período perinatal são escassos, apontam para perfil semelhante da classe dos antipsicóticos de segunda geração, sem risco de teratogenicidade, porém o uso na gestação deve ser individualizado e pesados os riscos do quadro[22,23].

Lurasidona

Eficácia no tratamento de episódios agudos depressivos, sendo primeira linha para estes e segunda linha na prevenção de episódios depressivos, mas sem efeito em episódios de mania[1].

Apesar de poucos dados, estudo de coorte recente, com 2.293 mulheres, das quais 134 expostas a lurasidona, foi observado baixo risco absoluto de teratogênese e sem padrão de malformações, indicando um perfil de segurança[24].

TRATAMENTOS FARMACOLÓGICOS NO PÓS-PARTO

O período pós-parto apresenta um desafio para estabelecer uma farmacoterapia adequada. É um momento em que a amamentação tem benefícios tanto para mãe quanto para o bebê, porém há um risco alto de descompensação do TAB, que, por sua vez, pode prejudicar os cuidados com o bebê, impactando o vínculo e a amamentação[3,25].

A principal preocupação se dá na passagem de fármacos pelo leite e seu impacto em efeitos adversos e desenvolvimento da criança, por isso são preferíveis medicações com menor passagem pelo leite e com menor meia-vida.

Monitorar a criança é sempre recomendável, a maioria dos dados existentes são com bebês nascidos a termo, por isso deve-se ter um cuidado ainda maior se pré-termo, baixo peso ao nascer ou presença de condição clínica de base. Em caso de terapêutica prévia eficaz não é recomendado trocar, sendo a exposição intraútero maior do que a observada na amamentação[25]. A recomendação de bombear e descartar leite tem pouco efeito e pode gerar dificuldades práticas no aleitamento[25].

Amamentar é o ideal, mas não a qualquer custo. Deve-se considerar riscos e benefícios, estabilização do TAB e perfil de descompensações na paciente. A dose relativa na criança (*relative infant dose* – RID) é uma medida da relação entre a dose na criança via leite dividido pela dose materna, gerando um valor que correlaciona o quanto da dose materna foi passada para a criança. Um RID menor que 10% sugere segurança maior para o uso de um fármaco por ser uma medicação que passará menos para o bebê[26].

O RID sozinho ainda fornece pouca informação para a segurança do uso de medicações na amamentação e Uguz et al. propuseram um escore envolvendo, além do RID, o tamanho das amostras de crianças expostas, o tamanho das amostras de crianças envolvidas no cálculo do RID, níveis plasmáticos encontrados em dosagens nas crianças, a prevalência de efeitos colaterais e ocorrências de efeitos colaterais graves. De acordo com estes critérios, classificou-se o perfil de segurança de diferentes medicações durante a amamentação. A Tabela 2 mostra o perfil de uso das medicações e este escore de segurança na amamentação[27].

Lítio

A concentração do lítio no leite é altamente variável, com RID chegando a 58% em alguns casos relatados. Muitos autores contraindicam seu uso, porém há relatos de uso seguro do lítio com monitorização do bebê realizando dosagens de lítio, creatinina, ureia e TSH a cada 4 a 12 semanas, com cautela para toxicidade por lítio em bebês pré-termo, desidratados ou com alguma infecção, sendo recomendado reduzir ou cessar aleitamento se doses elevadas de lítio na criança[28,29].

O acompanhamento clínico do bebê também deve ser cauteloso, com dosagens dos exames se o bebê apresentar alterações comportamentais, agitação, alterações de desenvolvimento, dificuldade de crescimento, de ganho de peso ou de amamentar[28].

Segundo o escore de Uguz et al., ele é considerado uma medicação com perfil de segurança baixo, indicando possibilidade de uso desta medicação com cautela[27].

Tabela 2 Perfil de eficácia no TAB e segurança de uso dos psicofármacos com aleitamento

Fármaco	Lítio	Ácido valproico	Carbamazepina	Lamotrigina	Haldol	Quetiapina	Olanzapina	Risperidona	Aripiprazol
Mania	1ª linha	1ª linha	2ª linha	0	2ª linha	1ª linha	1ª linha	1ª linha	1ª linha
Depressão	1ª linha	2ª linha	3ª linha	1ª linha	0	1ª linha	2ª linha	0	0
Manutenção	1ª linha	1ª linha	2ª linha	1ª linha	0	1ª linha	1ª linha	2ª linha	1ª linha
Tamanho da amostra em relatos	+++	+++	+++++	+++++	+++	++	+++++	++	+
RID máximo	–	+++	+++	+	+	++++	+++	+++	++
Amostra no cálculo de RID	++	+	+	+++	+	+	++	+	+
Dose no plasma do bebê	Poucos dados	Detectável em mais de 50% dos casos	Detectável em mais de 50% dos casos	Detectável em mais de 50% dos casos	Detectável em mais de 50% dos casos	Indetectável em mais de 50% dos casos	Detectável em mais de 50% dos casos	Indetectável em mais de 50% dos casos	Poucos dados
Relatos de efeitos adversos	5,1-15,0%	Menos de 2%	5,1-15,0%	2,1-5,0%	2,1-5,0%	5,1-15,0%	5,1-15,0%	15,1-25,0%	15,1-25,0%
Relatos de efeitos adversos graves	Sem ocorrência	Sem ocorrência	Sem dados	Sem dados	Sem ocorrência	Sem ocorrência	Sem ocorrência	Poucos dados	Poucos dados
Segurança	Baixo Possível com cautela	Moderado Possível uso	Moderado Possível uso	Moderado Possível uso	Baixo Possível com cautela	Moderado Possível uso	Bom Aceitável	Baixo Possível com cautela	Muito baixo Não recomendável

Fonte: adaptada de Yatham et al., 2018;[1] Uguz, 2019.[27]

Em termos práticos, o manejo do lítio no período periparto é complexo, sua suspensão 24 a 48 horas antes do parto é recomendada e reintrodução no pós-parto em doses menores do que as do terceiro trimestre é necessária, usualmente retomando doses pré-gravídicas. A dosagem periódica de exames no bebê e o seguimento próximo para monitorar clinicamente nem sempre são possíveis e por isso muitos contraindicam seu uso na amamentação[28,29].

Ácido valproico

Os relatos envolvendo uso de ácido valproico apontam para uma concentração no leite de 5 a 10% da dose circulante na mãe, sendo estimado que em mulheres com uso de 1.000 mg/dia de ácido valproico passariam cerca de 6 mg para o bebê a cada litro de leite e dosagens em bebês amamentados foram usualmente baixas ou indetectáveis[30].

Relatos de sedação em neonatos existem, mas com uso conjunto de primidona; e este efeito pode ser atribuído a esta medicação ou ao uso conjunto. Entre outras alterações relatadas, anemia, trombocitopenia, petéquias e hematúria discreta foram relatadas em um caso e alterações normalizaram após suspensão da amamentação[30].

As evidências apontam que a exposição ao ácido valproico na amamentação não alterou desenvolvimento e inteligência de crianças aos 6 meses, 18 meses, 36 meses, 3 anos e 6 anos de idade em diferentes estudos que comparam com crianças amamentadas sem exposição a drogas antiepilépticas[30,31].

Apresenta um perfil de segurança moderado e com uso possível na amamentação[27].

Carbamazepina

As doses de carbamazepina apresentam variabilidade alta entre estudos e relatos, pois muitas vezes seu uso foi realizado com outras drogas anticonvulsivantes com interações medicamentosas[32].

Relatos de seu RID variam entre 4% e 70%, sendo em média abaixo de 10%. As dosagens em bebês amamentados geralmente se mostram abaixo da faixa terapêutica e a maioria não apresenta efeitos adversos. Alguns dos efeitos relatados foram em mães que utilizavam outras medicações psicotrópicas em associação[31,32].

Quanto ao desenvolvimento, os dados indicam que bebês expostos a carbamazepina na amamentação possuem melhor perfil de QI do que bebês que não foram amamentados; e não houve diferença em desenvolvimento aos 6, 12 e 18 meses, quando comparados bebês expostos na amamentação com bebês não expostos e que foram amamentados[31,32].

Entre os sintomas relevantes de se monitorar estão sedação, dificuldade de sucção e monitorização de enzimas hepáticas devido a relatos de casos de disfunção hepática. Seu perfil de segurança é moderado e seu uso é possível na amamentação[27].

Lamotrigina

As doses de lamotrigina em estudos é altamente variável, devido ao uso concomitante de outros fármacos. O RID em estudos apresenta variações de 2% a 31%, geralmente convergindo para uma média próxima de 9%[31,33].

Bebês expostos à lamotrigina no aleitamento apresentaram QI e habilidades verbais superiores a bebês não amamentados aos 6 anos de idade, sugerindo benefícios da amamentação mesmo com uso desta medicação para o desenvolvimento a longo prazo[31,33].

Entre os efeitos adversos, *rash* cutâneo, apneia, má sucção e sedação devem ser monitorizados; e se ocorrer *rash* a indicação é descontinuar a amamentação. Além disso, monitorar enzimas hepáticas e contagem de plaquetas no acompanhamento do bebê e monitorar dosagem de lamotrigina sérica no lactente são sugestões em estudos que recomendam cuidados no seu uso[33].

Seu perfil de segurança é moderado, com uso possível na amamentação[27].

Haloperidol

Dados com haloperidol na amamentação são poucos, mas doses de até 10 mg geram concentrações baixas no leite e não há relatos de efeitos adversos nos bebês[34,35].

O desenvolvimento motor em crianças parece se dar de forma normal entre 1 e 4 meses de idade, e a exposição conjunta com clorpromazina levou a uma pontuação limítrofe para atraso de desenvolvimento no escore de *Bayley Scales of Infant Development* aos 12 e 18 meses de idade[35]. Assim, é importante monitorar sedação e atrasos no desenvolvimento, principalmente em doses acima de 10 mg/dia[34].

Devido às amostras menores e escassez de dados seu perfil de segurança na amamentação é definido como baixo, sendo possível seu uso com cautela e monitorização próxima.[27]

Quetiapina

A concentração de quetiapina no leite é baixa e o RID é estimado em 0,07% a 0,1% em doses de 400 mg/d e com secreção indetectável no leite em doses de até 75 mg/dia[35,36].

Quanto ao desenvolvimento a longo prazo há dados limitados, sugerindo desenvolvimento normal[36]. Sedação e atrasos no desenvolvimento são os principais dados clínicos a serem monitorizados no bebê[35,36].

É um dos antipsicóticos mais recomendados em revisões envolvendo esta classe de medicação durante a amamentação, apresentando um perfil de segurança moderado e seu uso é possível[27,36].

Olanzapina

É um dos antipsicóticos de segunda geração com mais dados. Seu RID apresenta variações de 0,3 a 4% entre estudos e em doses de até 20 mg/dia foi indetectável no sangue dos bebês[35,37].

Quanto ao neurodesenvolvimento, não houve alterações em bebês de 1 e 2 anos expostos a doses de até 6,25 mg e não há relatos de atrasos a longo prazo[35,37]. Entre os efeitos adversos possíveis estão sedação, irritabilidade e tremores, porém a maior parte dos relatos indica ausência de efeitos adversos[35,37].

Seu perfil de segurança é bom e com uso aceitável no aleitamento[27].

Risperidona

É uma medicação com poucos dados na literatura quanto ao aleitamento. Seu RID é estimado em 2,3 a 9,1% e doses de até 6 mg levam a baixas doses no leite, enquanto dosagens no bebê da risperidona e da paliperidona, seu metabólito-ativo, são baixas ou indetectáveis no bebê[35,38].

Alguns dos efeitos adversos em bebês expostos são sedação, agitação, movimentos musculares anormais e alterações respiratórias, existindo recomendações de monitorar estes sintomas, além de ganho de peso, frequência respiratória e marcos do desenvolvimento[35,38].

Segundo o escore de Uguz et al., seu perfil de segurança é baixo, com uso possível no aleitamento, porém com cautela. É válido ter atenção e cautela nos neonatos e principalmente em bebês pré-termo[27,35].

Aripiprazol

Os dados disponíveis são bem escassos[22,35,39]. Os que existem apontam que doses até 15 mg apresentam baixa concentração no leite, porém há relatos de casos em que o uso de aripiprazol levou a diminuições de prolactina, com diminuição e interrupção do aleitamento[35,39].

É uma medicação com perfil de segurança muito baixo, por isso seu uso na lactação não é recomendável. Apesar disso, é uma medicação eficaz no tratamento do TAB e seu risco-benefício deve ser pensado dentro de uma recomendação terapêutica[22,27].

Outros antipsicóticos

Entre os principais utilizados como recomendação no tratamento de TAB e não discutidos com maior aprofundamento nesta seção estão: clozapina, lurasidona e ziprasidona, todas com poucos dados na literatura, mas esta última com um perfil um pouco melhor, apesar de ter ainda um perfil de segurança baixo pela baixa quantidade de evidências[27,35].

TRATAMENTOS POR NEUROMODULAÇÃO NO PERÍODO PERINATAL

Eletroconvulsoterapia (ECT)

A eletroconvulsoterapia é uma modalidade de tratamento que requer cuidados especiais em sua aplicação, sendo necessária anestesia geral e todos os cuidados envolvidos neste tipo de procedimento. Há ainda muito estigma envolvido nesse tratamento, apesar de dados apontarem para sua segurança quando realizados os procedimentos adequados, geralmente com efeitos adversos envolvendo cefaleia, déficit cognitivo, principalmente com prejuízo de memória no dia da aplicação e efeitos adversos das medicações e do procedimento anestésico[40].

O ECT é segunda linha no tratamento de depressão bipolar e mania aguda, com efeitos na manutenção da remissão do quadro de humor. Pode ser associado à farmacoterapia e tem ação rápida na reversão de sintomas agudos graves, sendo também recomendado quando há sintomas de catatonia concomitantes ou em quadros refratários[1,40].

ECT na gestação

Quanto à aplicação de ECT na gestação, há poucos dados na literatura e com variabilidade metodológica verificando seus riscos, mas o maior peso de evidências aponta para um perfil seguro, inclusive no primeiro trimestre.

Alguns dos riscos associados ao procedimento são arritmia fetal, ameaça de abortamento, dor abdominal, contrações uterinas e sangramento vaginal. Nos estudos há ainda um relato de morte fetal, mas sem associação com o procedimento[41].

Realizando adaptações para aumentar a segurança na gestação, ECT é uma opção possível e eficaz em quadros refratários aos psicofármacos ou quadros severos. Anestesia e relaxantes musculares diminuem risco de convulsão, sendo preferível uso de propofol e glicopirrônio ao invés de atropina[41,42].

Na gestação é recomendável ainda que o ECT seja realizado próximo a centro obstétrico, monitorando batimentos cardíacos fetais antes e depois do procedimento e realizar decúbito lateral esquerdo com hidratação e suporte de oxigênio para melhorar a oxigenação do feto[42].

ECT no pós-parto

Quanto ao uso no pós-parto, apresenta também eficácia e resposta rápida em quadros graves e se necessidade de internação psiquiátrica, a recomendação é que seja realizado em uma unidade mãe-bebê, sendo um tratamento associado à diminuição de tempo de internação.

O aleitamento é possível, efeitos adversos farmacológicos estão associados ao procedimento anestésico, e postergar a amamentação algumas horas após o procedimento ou realizar coleta e armazenamento previamente à aplicação são manejos para diminuir a chance de passagem dos fármacos para o bebê[43].

Estimulação magnética transcraniana (EMT)

O uso do EMT em transtorno bipolar tem mais evidências em quadros depressivos, mas estudos apresentam variabilidade metodológica e os dados ainda são poucos, por isso seu uso tanto em quadros de mania quanto de depressão é classificado como terceira linha; e a recomendação é seu uso concomitante com farmacoterapia[1,44].

Dados de EMT no período perinatal são ainda mais escassos. A princípio é um procedimento com estímulo local, sem uso de psicofármacos e com efeitos colaterais leves envolvendo irritabilidade local na pele da área de aplicação e cefaleia, sem relatos de eventos graves fora do período perinatal. É considerada uma opção a ser mais estudada, existindo mais dados com seu uso para depressão perinatal unipolar. Os dados disponíveis apontam um perfil seguro tanto na gestação quanto no puerpério; e pode existir associação com parto pré-termo[45].

PERSPECTIVAS E CONCLUSÃO

A terapêutica do TAB é complexa em todos os períodos; e na suspeita deste quadro o acompanhamento com psiquiatra é recomendável. Tratamentos complementares não farmacológicos auxiliam no quadro; e abordagens com hábitos de vida saudáveis, higiene do sono, alimentação regular e adequada e atividade física sempre são recomendáveis.

O suporte social, a psicoeducação da paciente e familiares e contato com profissionais envolvidos nos cuidados são fundamentais no seguimento adequado, com apoio psicológico e suporte psicossocial contribuindo para melhor qualidade de vida e adesão a tratamentos de saúde mental e de saúde geral ao longo do período perinatal.

O risco-benefício dos tratamentos farmacológicos na gestação e no aleitamento precisa ser avaliado, de acordo com o quadro individual da paciente e considerando os riscos de uma descompensação para a adesão da paciente a todos os cuidados de saúde e comportamentos de risco que podem vir associados.

Neste período de risco para o TAB descompensar, a disseminação de informações adequadas, atualização com as evidências e dados mais recentes e construção da relação médico-paciente e do vínculo terapêutico garantem a escolha dos caminhos com menos riscos e maior qualidade de vida para a paciente, o que se reflete também no bem-estar do bebê e da família como um todo.

 REFERÊNCIAS

1. Yatham LN, Kennedy SH, Parikh SV, Schaffer A, Bond DJ, Frey BN, et al. Canadian Network for Mood and Anxiety Treatments (CANMAT) and International Society for Bipolar Disorders (ISBD) 2018 guidelines for the management of patients with bipolar disorder. Bipolar Disord. 2018;20(2):97-170.
2. Sharma V, Sharma S. Peripartum management of bipolar disorder: what do the latest guidelines recommend? Expert Rev Neurotherapeutics. 2016;17(4):335-44.
3. Batt MM, Olsavsky AK, Dardar S, Celeste St John-Larkin, Johnson RK, Sammel MD. Course of illness and treatment updates for bipolar disorder in the perinatal period. Curr Psychiatry Rep. 2022;24(2):111-20.
4. Bauer IE, Gálvez JF, Hamilton JE, Balanzá-Martínez V, Zunta-Soares GB, Soares JC, et al. Lifestyle interventions targeting dietary habits and exercise in bipolar disorder: a systematic review. J Psychiatric Research. 2016;74(74):1-7.

5. Simjanoski M, Patel S, Boni RD, Balanzá-Martínez V, Frey BN, Minuzzi L, et al. Lifestyle interventions for bipolar disorders: A systematic review and meta-analysis. Neuroscience & Biobehavioral Rev. 2023;152:105257.
6. Cai C, Busch S, Wang R, Sivak A, Davenport MH. Physical activity before and during pregnancy and maternal mental health: a systematic review and meta-analysis of observational studies. J Affect Dis. 2022;309:393-403.
7. Miklowitz DJ, Efthimiou O, Furukawa TA, Scott J, McLaren R, Geddes JR, et al. Adjunctive psychotherapy for bipolar disorder. JAMA Psychiatry. 2020;78(2).
8. Friedman R, Giampaolo J, Vanhaecke L, Jarrett RB. Advancing health through research: A scoping review of and model for adjunctive psychosocial interventions to improve outcomes for perinatal women with bipolar disorder. J Affect Dis. 2021;294:586-91.
9. McAllister-Williams RH, Baldwin DS, Cantwell R, Easter A, Gilvarry E, Glover V, et al. British Association for Psychopharmacology consensus guidance on the use of psychotropic medication preconception, in pregnancy and postpartum 2017. J Psychopharmacol. 2017;31(5):519-52.
10. Fornaro M, Maritan E, Ferranti R, Zaninotto L, Miola A, Anastasia A, et al. Lithium exposure during pregnancy and the postpartum period: a systematic review and meta-analysis of safety and efficacy outcomes. Am J Psychiat. 2020;177(1):76-92.
11. Poels EMP, Bijma HH, Galbally M, Bergink V. Lithium during pregnancy and after delivery: a review. Int J Bipolar Dis. 2018;6(1).
12. Belzeaux R, Sanguinetti C, Murru A, Verdolini N, Pacchiarotti I, Hidalgo-Mazzei D, et al. Pharmacotherapy for the peripartum management of bipolar disorder. Expert Opinion on Pharmacotherapy. 2019;20(14):1731-41.
13. Cohen JM, Alvestad S, Cesta CE, Bjørk M, Leinonen MK, Nørgaard M, et al. Comparative safety of antiseizure medication monotherapy for major malformations. Ann Neurology. 2022;93(3):551-62.
14. Pariente G, Leibson T, Shulman T, Adams-Webber T, Barzilay E, Nulman I. Pregnancy outcomes following in utero exposure to lamotrigine: a systematic review and meta-analysis. CNS Drugs. 2017 22;31(6):439-50.
15. Clark CT, Klein AM, Perel JM, Helsel J, Wisner KL. Lamotrigine dosing for pregnant patients with bipolar disorder. Am J Psychiat. 2013;170(11):1240-7.
16. Ding Y, Tan X, Zhang S, Guo Y. Pharmacokinetic changes and therapeutic drug monitoring of lamotrigine during pregnancy. Brain Behav. 2019;9(7):e01315.
17. Edinoff AN, Sathivadivel N, McNeil SE, Ly AI, Kweon J, Kelkar N, et al. Antipsychotic use in pregnancy: patient mental health challenges, teratogenicity, pregnancy complications, and postnatal risks. Neurology Int. 2022;14(1):62-74.
18. Betcher HK, Montiel C, Clark CT. Use of antipsychotic drugs during pregnancy. Curr Treat Options Psychiatry. 2019;6(1):17-31.
19. Heinonen E, Forsberg L, Nörby U, Wide K, Källén K. Antipsychotic use during pregnancy and risk for gestational diabetes: a national register-based cohort study in Sweden. CNS Drugs. 2022;36(5):529-39.
20. Newport DJ, Calamaras MR, DeVane CL, Donovan J, Beach AJ, Winn S, et al. Atypical antipsychotic administration during late pregnancy: placental passage and obstetrical outcomes. Am J Psychiatry. 2007;164(8):1214-20.
21. Cohen LS, Church TR, Freeman MP, Gaccione P, Caplin PS, Kobylski LA, et al. Reproductive safety of lurasidone and quetiapine: update from the national pregnancy registry for psychiatric medications. J Women's Health. 2023.
22. Cuomo A, Goracci A, Fagiolini A. Aripiprazole use during pregnancy, peripartum and lactation. A systematic literature search and review to inform clinical practice. J Affec Dis. 2018;228:229-37.
23. Freeman MP, Viguera AC, Góez-Mogollón L, Young AV, Caplin PS, McElheny SA, et al. Reproductive safety of aripiprazole: data from the Massachusetts General Hospital National Pregnancy Registry for Atypical Antipsychotics. Arch Women's Mental Health. 2021;24(4):659-67.

24. Cohen LS, Church TR, Freeman MP, Gaccione P, Caplin PS, Kobylski LA, et al. Reproductive safety of lurasidone and quetiapine: update from the national pregnancy registry for psychiatric medications. J Women's Health. 2023.
25. Gandotra S, Ram D. Antidepressants, anxiolytics, and hypnotics in pregnancy and lactation. Ind J Psychiatry. 2015;57(6):354.
26. Verstegen RHJ, Anderson PO, Ito S. Infant drug exposure via breast milk. Br J Clinical Pharmacology. 2020.
27. Uguz F. A new safety scoring system for the use of psychotropic drugs during lactation. Am J Therapeutics. 2019.
28. Lithium [Internet]. PubMed. Bethesda (MD): National Library of Medicine (US); 2006. Disponível em: https://www.ncbi.nlm.nih.gov/books/NBK501153/
29. Heinonen E, Tötterman K, Bäck K, Sarman I, Svedenkrans J, Forsberg L. Lithium use during breastfeeding was safe in healthy full term infants under strict monitoring. Acta Paediatrica. 2022;111(10):1891-8.
30. Valproic Acid [Internet]. PubMed. Bethesda (MD): National Institute of Child Health and Human Development; 2006. Disponível em: https://www.ncbi.nlm.nih.gov/books/NBK501274/
31. Breastfeeding while on treatment with antiseizure medications: a systematic review from the ILAE Women Task Force. Epileptic Disorders. 2022;24(6):1-13.
32. Carbamazepine [Internet]. PubMed. Bethesda (MD): National Library of Medicine (US); 2006. Disponível em: https://www.ncbi.nlm.nih.gov/books/NBK501271/
33. Lamotrigine [Internet]. PubMed. Bethesda (MD): National Library of Medicine (US); 2006. Disponível em: https://www.ncbi.nlm.nih.gov/books/NBK501268/
34. Haloperidol [Internet]. PubMed. Bethesda (MD): National Institute of Child Health and Human Development; 2006. Disponível em: https://www.ncbi.nlm.nih.gov/books/NBK500910/
35. Niforatos J, Swetlik C, Viguera A. Antipsychotics and Lactation. Perinatal Psychopharmacology. 2019;169-80.
36. Quetiapine [Internet]. PubMed. Bethesda (MD): National Library of Medicine (US); 2006. Disponível em: https://www.ncbi.nlm.nih.gov/books/NBK501087/
37. Olanzapine [Internet]. PubMed. Bethesda (MD): National Library of Medicine (US); 2006. Disponível em: https://www.ncbi.nlm.nih.gov/books/NBK501056/
38. Risperidone [Internet]. PubMed. Bethesda (MD): National Library of Medicine (US); 2006. Disponível em: https://www.ncbi.nlm.nih.gov/books/NBK501095/
39. Aripiprazole [Internet]. PubMed. Bethesda (MD): National Library of Medicine (US); 2006. Disponível em: https://www.ncbi.nlm.nih.gov/books/NBK501016/
40. Elias A, Thomas N, Sackeim HA. Electroconvulsive therapy in mania: a review of 80 years of clinical experience. Am J Psych. 2021;178(3):229-39.
41. Coshal S, Jones K, Coverdale J, Livingston R. An overview of reviews on the safety of electroconvulsive therapy administered during pregnancy. J Psychiatric Practice. 2019;25(1):2-6.
42. Rose S, Dotters-Katz SK, Kuller JA. Electroconvulsive therapy in pregnancy: safety, best practices, and barriers to care. Obstetrical & Gynecological Surv. 75(3):199-203.
43. Gressier F, Rotenberg S, Cazas O, Hardy P. Postpartum electroconvulsive therapy: a systematic review and case report. Gen Hospital Psych. 2015;37(4):310-4.
44. Konstantinou G, Hui J, Ortiz A, Kaster TS, Downar J, Blumberger DM, et al. Repetitive transcranial magnetic stimulation (rTMS) in bipolar disorder: A systematic review. Bipolar Disord. 2021.
45. Lee HJ, Kim SM, Kwon JY. Repetitive transcranial magnetic stimulation treatment for peripartum depression: systematic review & meta-analysis. BMC Pregnancy and Childbirth. 2021;21(1).

41
Transtornos de ansiedade na perinatalidade: terapêutica

Milena Gross de Andrade
Patrícia Cristine Piper

INTRODUÇÃO

Os transtornos de ansiedade na perinatalidade, embora bastante prevalentes, são amplamente subdiagnosticados e não adequadamente tratados. Como o período perinatal, que engloba do momento da concepção até o 1º ano após o parto, é uma fase repleta de mudanças na vida da mulher, espera-se naturalmente um aumento da ansiedade. Isso faz que a equipe de saúde, o(a) parceiro(a) e a própria paciente minimizem os sintomas de ansiedade, que podem surgir com diferentes apresentações.

O objetivo deste capítulo é elencar alternativas seguras de tratamento dos transtornos de ansiedade que ocorrem no período perinatal em suas diferentes formas: transtorno de ansiedade generalizada (TAG), transtorno do pânico, transtorno do estresse pós-traumático (TEPT) e transtorno obsessivo-compulsivo (TOC).

MANEJO

O manejo em psiquiatria tem início na investigação e comunicação diagnóstica. Quando nomeamos a condição clínica da paciente, ela se sente legitimada e percebe que há caminhos para atingir uma melhora. O(A) parceiro(a) ou outro familiar deve ser incluído na avaliação e comunicação diagnóstica, sempre com a anuência da paciente, favorecendo uma comunicação clara e aberta sobre o transtorno e modos de tratamento.

Outro item que norteia o tratamento é a gravidade do quadro. Quadros leves a moderados são primariamente tratados com abordagens não medicamentosas, como psicoterapia e mudanças de hábitos, enquanto as apresentações graves geralmente cursam com a associação de medicações. Para fins didáticos, vamos dividir a abordagem terapêutica entre o período gestacional e o pós-parto.

NA GESTAÇÃO

Mudanças de hábitos

É dever de todos os profissionais de saúde envolvidos no cuidado de gestantes favorecer a prática de hábitos de vida saudáveis, como higiene do sono, atividade física e alimentação balanceada. Entretanto, muitas vezes a própria gravidez traz desafios físicos difíceis de serem superados, sendo muitas vezes a causa da piora do quadro ansioso.

A prática de atividade física deve ser sempre encorajada, desde que não haja algum impedimento obstétrico neste sentido. A frequência e a intensidade do exercício devem ser adequadas ao condicionamento físico pré-gestacional da paciente. Além de um impacto positivo em sintomas ansiosos e depressivos, a atividade física favorece a prevenção de muitas patologias obstétricas[1].

A prática de exercícios favorece uma melhor qualidade de sono. Gestantes com sono inadequado apresentam risco aumentado de desenvolver transtornos depressivos e ansiosos no pós-parto[2], por isso todas as pacientes devem ser orientadas quanto a formas de atingir uma boa higiene do sono.

A dieta é outro ponto muito importante na gestação. Segundo a Organização Mundial da Saúde (OMS), devemos incentivar as gestantes a seguirem uma dieta rica em vegetais, frutas, gorduras poli-insaturadas e carboidratos ricos em fibras e com ingesta adequada de micronutrientes, como ferro, vitamina D, cálcio, folato e carotenoides. Uma alimentação adequada favorece o desenvolvimento de uma microbiota intestinal saudável, com impacto em sintomas ansiosos e de humor[3].

Tratamentos psicológicos

O objetivo do tratamento é reduzir os sintomas ansiosos e melhorar a funcionalidade da gestante. A primeira linha de tratamento para transtornos de ansiedade leve a moderados no período perinatal é a psicoterapia. Dentre as diversas linhas existentes, a terapia cognitivo-comportamental (TCC) é a que apresenta mais evidências de sucesso e remissão de sintomas[4].

A TCC utiliza diversas ferramentas para promover uma reestruturação cognitiva, visando à redução de pensamentos e comportamentos disfuncionais. No TOC, em particular, uma das técnicas de TCC mais utilizadas é a exposição e prevenção de resposta. O indivíduo precisa se expor a situações que normalmente desencadeiam pensamentos obsessivos, porém sem a realização do ritual compulsivo que costuma ocorrer na sequência.

A psicoterapia psicodinâmica também apresenta evidência de boa resposta no controle da ansiedade, porém é menos estudada do que a TCC. Seu foco é no conflito intrapsíquico e nos mecanismos de defesa inconscientes empregados. O estabelecimento de uma aliança terapêutica positiva favorece a superação do padrão de apego do tipo inseguro, frequente nos transtornos ansiosos[5].

Tratamentos farmacológicos

O tratamento medicamentoso dos transtornos de ansiedade é uma alternativa a ser considerada em todos os casos. Deve-se levar em conta a história de tratamentos prévios realizados, a disponibilidade de acesso e a preferência da paciente. A primeira linha de tratamento farmacológico inclui o uso dos inibidores seletivos de recaptação de serotonina (ISRS) ou dos inibidores da recaptação de serotonina e norepinefrina (IRSN)[6].

Em relação à escolha do antidepressivo no período gestacional, alguns fatores a serem considerados são: respostas anteriores, risco fetal, efeitos adversos, tolerabilidade, aleitamento futuro e interações medicamentosas. Os fetos são expostos aos psicofármacos por meio da circulação umbilical e do fluido amniótico.

A classe mais utilizada pelas gestantes na atualidade é a dos ISRS: sertralina, fluoxetina, citalopram, escitalopram e fluvoxamina. Costuma-se evitar o uso de paroxetina na gestação devido a relatos de discreto aumento de risco de malformação cardíaca fetal, apesar da presença de achados inconclusivos em estudos observacionais[6].

Alguns fatores que motivam a escolha dos ISRS são: eficácia, boa tolerabilidade e ausência de um padrão característico de malformação fetal, o que sugere baixo risco de teratogênese. Em caso de ausência de resposta ao primeiro ISRS, apesar de ajuste de dose conforme tolerabilidade da paciente, a segunda etapa de tratamento é a troca para outro ISRS. Caso esta mudança também não seja efetiva, o terceiro passo é a troca da medicação para um IRSN.

A classe dos IRSN (venlafaxina, desvenlafaxina e duloxetina) é bastante utilizada para o tratamento dos transtornos ansiosos. Entretanto, devido à sua ação sobre o sistema noradrenérgico, possivelmente apresenta um risco discretamente aumentado de pré-eclâmpsia e eclâmpsia no 2º e 3º trimestres de gestação, devendo ser limitada a pacientes com baixo risco para estas patologias[7].

Outra classe farmacológica bastante utilizada para o tratamento dos transtornos ansiosos é a dos benzodiazepínicos e hipnóticos. Na gestação, seu uso deve ser limitado a momentos pontuais, em geral nas crises de ansiedade/pânico. Os benzodiazepínicos de meia-vida curta, como o lorazepam, são os mais indicados. Embora não exista um padrão típico de malformações fetais associado a esta classe, a diretriz atual sugere limitar seu uso a momentos estritamente necessários, em especial no 1º trimestre[8].

O uso crônico de benzodiazepínicos no período periparto está associado a sintomas de toxicidade e abstinência no recém-nascido. Os sintomas incluem: apneia, hipotermia, hipotonia, hiperreflexia, irritabilidade, letargia, inquietude, baixa pontuação de Apgar, tremores, diarreia e vômitos. Bebês pré-termo apresentam risco aumentado de desenvolver este quadro, que em geral é revertido em dias, mas pode durar até 3 meses[9].

Tratamentos por neuromodulação

Os tratamentos por neuromodulação consistem em procedimentos que visam alterar o funcionamento cerebral através de uma ação direta sobre áreas neuronais específicas. Neste item, descreveremos a estimulação magnética transcraniana (EMT), a eletroconvulsoterapia (ECT) e estimulação cerebral profunda (ECP).

A EMT modula a atividade neuronal em regiões corticais específicas através da ação despolarizante de pulsos magnéticos de rápida alternância. Sua aplicação é realizada com o indivíduo acordado, através de uma bobina que é colocada sobre o couro cabeludo. São realizadas sessões diárias por 2 a 4 semanas, em média.

Já o ECT utiliza uma pequena corrente elétrica aplicada por meio de eletrodos para desencadear uma convulsão generalizada no paciente anestesiado. Seu efeito ocorre pelo aumento da liberação de neurotransmissores monoaminérgicos, em especial, serotonina, dopamina e noradrenalina. O uso de ECT, embora seguro no período gestacional, não é preconizado para o tratamento dos transtornos ansiosos.

O método de neuromodulação mais pesquisado para o tratamento dos transtornos ansiosos é a EMT, em particular em gestantes com TAG[10]. Entretanto, deve ser usado apenas como um recurso complementar, quando o tratamento com psicoterapia e farmacoterapia não atingiu a remissão do quadro.

Para quadros graves e refratários de TOC e em alguns casos de TEPT, uma alternativa bastante estudada é a ECP. Trata-se de um procedimento neurocirúrgico que consiste na implantação de eletrodos que emitem impulsos elétricos para locais específicos do cérebro, realizando neuromodulação ajustável e reversível. Por se tratar de um método bastante invasivo, é reservado para pacientes refratários, fora do período gestacional[10].

Tratamentos complementares

O uso de técnicas de atenção plena (*mindfulness*) no manejo de transtornos de ansiedade vem sendo cada vez mais estudado. Trata-se de um treinamento atencional com foco no momento presente, sem julgamento de valor. Muitos estudos comprovam a eficácia da técnica de atenção plena no controle de sintomas ansiosos[5,11].

Nos quadros ansiosos, o paciente costuma focar muito em eventos futuros, em geral catastróficos. A atenção plena reduz este funcionamento mental por meio do exercício constante de retornar a atenção para o momento presente, muitas vezes focando em funções corporais naturais, como a respiração. Outros tratamentos com evidência de eficácia para os transtornos ansiosos são: yoga, acupuntura, outras técnicas meditativas, atividade física aeróbica.

NO PÓS-PARTO

Os transtornos de ansiedade no pós-parto têm recebido crescente atenção nos últimos anos e, por causa de sua alta prevalência, justificam a necessidade de triagem, diagnóstico e tratamentos adequados[12].

A prevalência de casos autorrelatados de sintomas de ansiedade na revisão sistemática e metanálise de Dennis, Falah-Hassani e Shiri, com 221.974 mulheres de 34 países, foi de 15% em 1 a 24 semanas de pós-parto[13]. Fawcett et al.[14] sugerem que 1 em cada 5 mulheres no período perinatal atendem aos critérios diagnósticos de algum transtorno ansioso, demonstrando que a ansiedade é muito mais prevalente do que se imaginava anteriormente.

A ansiedade está associada a consequências adversas no nascimento e desfechos neonatais ruins, como risco de parto prematuro e baixo peso ao nascer[15-17], vinculação mãe-bebê prejudicada e associação com depressão pós-parto[15,18].

Mudanças de hábitos

O manejo dos transtornos de ansiedade no período pós-parto é frequentemente negligenciado, uma vez que se atribui os sintomas ao estado de transição à maternidade. Alguns sintomas ansiosos específicos do período pós-parto precisam ser avaliados na sua intensidade, duração e comprometimento nas funções de autocuidado e cuidado com o bebê.

Além disso, o cuidado com o sono da puérpera precisa ser compreendido como uma medida de proteção à saúde mental e que é central no manejo da ansiedade[2]. Para que a qualidade do sono seja atingida num contexto de privação devido aos cuidados com o bebê, é necessário que outras pessoas auxiliem na rotina de sono e na madrugada, favorecendo que a puérpera possa dormir adequadamente um sono reparador.

A higiene do sono está indicada sempre e com a presença de outros cuidadores, uma vez que a amamentação não precisa estar ligada aos demais cuidados noturnos e na madrugada. Mulheres que persistem com dificuldades ou incapacidade de adormecer após a interrupção do sono para cuidar do bebê precisam considerar a possibilidade de delegar esta tarefa para outro cuidador. Em casos mais graves, o uso de medicamentos que auxiliem o sono deve ser avaliado.

Sintomas específicos de ansiedade no contexto do pós-parto

- Medo de fazer mal ao bebê, como evitação de certos alimentos por medo de cólicas no bebê, medo de dar banho.
- Aumento da necessidade de controle:
  - Rotina: horários de mamadas, horários de sonecas, rotina de fim do dia, banho do bebê, intolerância a mudanças na rotina.
  - Mamadas: controle do rodízio das mamas, volume de leite ingerido, peso das fraldas, controle e preocupações com ganho de peso infantil.
- Intolerância a mudanças na rotina ou novos compromissos.
- Verificações sobre a vitalidade do bebê, como checar se está acordado, se está respirando.
- Cobrança excessiva sobre as tarefas de cuidado com o bebê, performance de cuidado meticulosa ou preocupada.
- Sobressaltos e taquicardia diante do choro do bebê.
- Tensão e dificuldade em adormecer, mesmo com cansaço.

Tratamentos psicológicos

O período do pós-parto impõe uma limitação prática ao acesso das pacientes ao tratamento psicológico dos transtornos de ansiedade, que é a disponibilidade de tempo e organização de rotina para seguir com sessões semanais de acompanhamento. Embora muito eficaz para o tratamento dos sintomas ansiosos, o acesso à psicoterapia no pós-parto é bastante impactado pelas mudanças de vida impostas no cuidado do recém-nascido, em particular quando há amamentação envolvida.

Quando possível, a psicoterapia é indicada, em particular a TCC, que possui ferramentas práticas e de fácil aplicação para o manejo dos transtornos ansiosos.[4] Outras linhas de psicoterapia, como a psicoterapia psicodinâmica, a interpessoal e técnicas de *mindfulness* também apresentam evidência de eficácia no controle de sintomas dos transtornos ansiosos[5,11].

Tratamentos farmacológicos

O tratamento farmacológico deve ser instituído sempre que necessário em casos moderados a graves. É preciso atentar a dois pontos importantes: segurança para o bebê na amamentação e segurança diante dos cuidados noturnos com o bebê pelo risco de sonolência e quedas, especialmente na prescrição de benzodiazepínicos e hipnóticos.

Conforme explicado anteriormente, o tratamento medicamentoso dos transtornos ansiosos é realizado com o uso de ISRS e IRSN. Estas medicações são consideradas seguras na amamentação e normalmente não colocam os cuidados noturnos em risco[19]. Considerando que o leite materno é rico em gorduras e que os psicotrópicos são lipossolúveis, as medicações utilizadas costumam estar presentes no leite materno, em concentrações variadas.

A paroxetina é a medicação com menor secreção no leite materno, sendo considerada primeira linha de tratamento em pacientes que amamentam. Entretanto, a escolha do antidepressivo deve ser individualizada levando em consideração a história clínica, antecedentes psiquiátricos e efeitos colaterais.

Os benzodiazepínicos podem ser utilizados para manejo de crises, preferencialmente os agentes de curta duração. Monitorar efeitos de sedação no bebê ou possível dependência se faz importante, especialmente em casos de uso recorrente dessas drogas. A cama compartilhada deve ser proscrita em mulheres que amamentam e usam ansiolíticos ou hipnóticos[20].

Tratamentos por neuromodulação

Em oposição aos quadros depressivos, o uso de neuromodulação para o tratamento de transtornos ansiosos no pós-parto não apresenta evidência de eficácia robusta. Dentre as opções encontradas, aquela que apresenta maior eficácia comprovada é a EMT[10]. Mesmo assim, seu uso fica restrito a uma alternativa para pacientes que não respondem bem ao tratamento padrão, composto por psicoterapia e medicação. A frequência das sessões de EMT atua também como um ponto negativo para a utilização desta ferramenta.

Tratamentos complementares

As intervenções não farmacológicas complementares podem ser associadas ao tratamento dos transtornos ansiosos no pós-parto. Podem ser uma opção em casos leves ou quando há resistência no uso de psicofármacos por parte da gestante.

Yoga, musicoterapia e relaxamento são as ferramentas mais eficazes para controle de ansiedade durante a gestação, enquanto no pós-parto o treinamento pré-natal é a estratégia não farmacológica mais eficiente para redução da ansiedade[21]. O pré-natal psicológico é uma metodologia de intervenção de treinamento pré-natal que pode auxiliar nos casos de ansiedade pós-parto, reduzindo a insegurança e medos dos pais e deve ser considerado como ferramenta de promoção à saúde mental para todas as gestantes.

PERSPECTIVAS E CONCLUSÕES

Os transtornos de ansiedade perinatais são patologias frequentes, que comprometem a funcionalidade da paciente e impactam a qualidade de vida de toda a família. Entretanto, seguem sendo pouco diagnosticados e não adequadamente tratados. Devem ser manejados no sentido da remissão dos sintomas, evitando-se atribuir a ansiedade somente ao período de transição da maternidade.

O cuidado com o sono é central e desafiador, no contexto das necessidades de cuidado do bebê, porém deve ser priorizado. O acompanhamento psicológico deve ser sempre incentivado como ferramenta de controle dos sintomas. Quanto ao tratamento farmacológico, os antidepressivos são comumente bem tolerados, não oferecem riscos na amamentação e devem ser prescritos sempre que necessário, seguindo a avaliação individualizada de cada caso.

Outros métodos não farmacológicos de alívio da ansiedade parecem não ser muito eficazes quando aplicados no pós-parto, devendo ser priorizados já na gestação como estratégias de promoção à saúde mental e prevenção de transtornos ansiosos no pós-parto.

 REFERÊNCIAS

1. Ribeiro MM, Andrade A, Nunes I. Physical exercise in pregnancy: benefits, risks and prescription. J Perinat Med. 2022;50(1):4-17.
2. Gueron-Sela N, Shahar G, Volkovich E, Tikotzky L. Prenatal maternal sleep and trajectories of postpartum depression and anxiety symptoms. J Sleep Res. 2021;30(4).
3. Mate A, Reyes-Goya C, Santana-Garrido Á, Vázquez CM. Lifestyle, maternal nutrition and healthy pregnancy. Curr Vasc Pharmacol. 2020;19(2):132-40.
4. Carl E, Witcraft SM, Kauffman BY, Gillespie EM, Becker ES, Cuijpers P, et al. Psychological and pharmacological treatments for generalized anxiety disorder (GAD): a meta-analysis of randomized controlled trials. Cogn Behav Ther. 2020;49(1):1-21.
5. Leichsenring F, Salzer S, Jaeger U, Kachele H, Kreische R, Leweke F, et al. Short-term psychodynamic psychotherapy and cognitive-behavioral therapy in generalized anxiety disorder: a randomized, controlled trial. Am J Psychiatry. 2009;166(8):875-81.

6. Larsen ER, Damkier P, Pedersen LH, Fenger-Gron J, Mikkelsen RL, Nielsen RE, et al. Use of psychotropic drugs during pregnancy and breast-feeding. Acta Psychiatr Scand. 2015;132:1-28.
7. Venlafaxine: more dangerous than most "selective" serotonergic antidepressants. Prescrire Int. 2016;25(170):96-9.
8. Reis M, Källén B. Combined use of selective serotonin reuptake inhibitors and sedatives/hypnotics during pregnancy: risk of relatively severe congenital malformations or cardiac defects. A register study. BMJ Open. 2013;3(2):e002166.
9. Wikner BN, Stiller C, Bergman U, Asker C, Källén B. Use of benzodiazepines and benzodiazepine receptor agonists during pregnancy: neonatal outcome and congenital malformations. Pharmacoepidemiol Drug Saf. 2007;16(11):1203-10.
10. Freire RC, Cabrera-Abreu C, Milev R. Neurostimulation in anxiety disorders, post-traumatic stress disorder, and obsessive-compulsive disorder. Adv Exp Med Biol. 2020;331-46.
11. Hoge EA, Bui E, Mete M, Dutton MA, Baker AW, Simon NM. Mindfulness-based stress reduction vs escitalopram for the treatment of adults with anxiety disorders. JAMA Psychiatry. 2023;80(1):13.
12. Vogazianos P, Motrico E, Domínguez-Salas S, Christoforou A, Hadjigeorgiou E. Validation of the generalized anxiety disorder screener (GAD-7) in Cypriot pregnant and postpartum women. BMC Pregnancy Childbirth. 2022;22(1).
13. Dennis CL, Falah-Hassani K, Shiri R. Prevalence of antenatal and postnatal anxiety: systematic review and meta-analysis. Br J Psychiatry. 2017;210(5):315-23.
14. Fawcett EJ, Fairbrother N, Cox ML, White IR, Fawcett JM. The prevalence of anxiety disorders during pregnancy and the postpartum period: a multivariate bayesian meta-analysis. J Clin Psychiatry. 2019;80(4).
15. Grigoriadis S, Graves L, Peer M, Mamisashvili L, Tomlinson G, Vigod SN, et al. Maternal anxiety during pregnancy and the association with adverse perinatal outcomes: systematic review and meta-analysis. J Clin Psychiatry. 2018;79(5).
16. Farré-Sender B, Torres A, Gelabert E, Andrés S, Roca A, Lasheras G, et al. Mother-infant bonding in the postpartum period: assessment of the impact of pre-delivery factors in a clinical sample. Arch Womens Ment Health. 2018;21(3):287-97.
17. Field T. Postnatal anxiety prevalence, predictors and effects on development: a narrative review. Infant Behav Dev. 2018;51:24-32.
18. Robertson E, Grace S, Wallington T, Stewart DE. Antenatal risk factors for postpartum depression: a synthesis of recent literature. Gen Hosp Psychiatry. 2004;26(4):289-95.
19. Larsen ER, Damkier P, Pedersen LH, Fenger⊠Gron J, Mikkelsen RL, Nielsen RE, et al. Use of psychotropic drugs during pregnancy and breast⊠feeding. Acta Psychiatr Scand. 2015;132(S445):1-28.
20. Payne JL. Psychiatric medication use in pregnancy and breastfeeding. Obstet Gynecol Clin North Am. 2021;48(1):131-49.
21. Domínguez-Solís E, Lima-Serrano M, Lima-Rodríguez JS. Non-pharmacological interventions to reduce anxiety in pregnancy, labour and postpartum: a systematic review. Midwifery. 2021;102.

42
Psicose na perinatalidade: terapêutica

Igor Studart
Vera Tess

INTRODUÇÃO

O tratamento da maior parte dos quadros psicóticos no puerpério inicia-se ainda na gestação. Além do diagnóstico, recomenda-se ao clínico idealmente o início de um tratamento que seja seguro tanto na gestação quanto na lactação. Nos quadros psicóticos, apesar da importância das diferentes modalidades de tratamentos, a base do tratamento agudo e crônico é psicofarmacológica. Em linhas gerais, os antipsicóticos são uma das classes de psicofármacos mais seguras para uso no período perinatal, em que pese que a qualidade dos dados não é boa em decorrência de limitações metodológicas.

Devido à gravidade dos casos, a não exposição a antipsicóticos raramente é factível quando tratamos de quadros psicóticos perinatais. Já que a exposição não pode ser evitada, é fundamental que se escolha fármacos que figurem entre os mais seguros e eficazes para o tratamento da condição em questão.

PSICOSE NA GESTAÇÃO (ESQUIZOFRENIA)

A gestação não protege contra novos surtos de esquizofrenia. O risco de episódios agudos é aumentado nos dois primeiros meses após o parto, mas não tanto quanto no transtorno afetivo bipolar[1]. Um preditor importante de problemas no puerpério é a saúde mental na gestação[2]. Pese-se que mulheres com esquizofrenia em geral têm pior saúde física e piores condições sociais[3]. Essa combinação de fatores as coloca em risco para uma série de desfechos obstétricos e neonatais negativos. Geralmente, o tratamento do quadro deverá se basear nos mesmos princípios do tratamento de esquizofrenia em adultos, isto é, preferir antipsicóticos atípicos, levando-se em conta os riscos metabólicos, atingir doses antipsicóticas efetivas e evitar a polifarmácia. Uma exceção é evitar a prescrição de medicações de depósito, contraindicado na gestação[4].

Os antipsicóticos de primeira geração (APG) foram tradicionalmente a escolha principal durante a gravidez, devido à sua longa história de uso e à maior quantidade de dados sobre sua segurança reprodutiva. No entanto, o uso de antipsicóticos de segunda geração (ASG) – especialmente olanzapina, quetiapina, risperidona e aripiprazol – aumentou significativamente nos últimos dez anos. E atualmente esse aumento das informações indica que o risco teratogênico desses medicamentos é muito baixo ou inexistente[5].

No período inicial do pós-parto (entre 2 e 6 dias), o uso de antipsicóticos típicos tem sido associado a sintomas extrapiramidais no recém-nascido, tais como inquietação, tremor, dificuldade de sucção, aumento do tônus muscular e sintomas de parkinsonismo. Felizmente, esses sintomas em geral não têm consequências a longo prazo[6]. Algumas complicações podem estar relacionadas ao uso concomitante de agentes anticolinérgicos e histaminérgicos. Além disso, antipsicóticos de baixa potência, como a clorpromazina, podem causar taquicardia, sedação e hipotensão, sintomas que também tendem a ser de curta duração[6-8].

Os antipsicóticos atípicos, incluindo olanzapina, clozapina e quetiapina, têm sido sistematicamente associados à síndrome metabólica e ao risco aumentado de diabetes gestacional, embora em menor grau com a risperidona[9]. Considerando que o diabetes gestacional pode levar a complicações obstétricas graves, o uso desses antipsicóticos durante a gravidez deve ser feito com cautela. Especificamente, a clozapina foi associada ao risco maior de síndrome do bebê mole e agranulocitose no recém-nascido[10]. As informações disponíveis sobre possíveis sequelas neurocomportamentais ainda são muito limitadas, não permitindo conclusões definitivas[11].

PSICOSE NO PUERPÉRIO

O primeiro passo em todo manejo clínico psiquiátrico é decidir em que ambiente se dará o tratamento. É consenso que o início de tratamento para PP se dará quase sempre de forma hospitalar. Essa é uma etapa importante tanto para a titulação de doses como também para avaliar a segurança do binômio mãe-bebê e realizar a investigação diagnóstica. As taxas de suicídio e infanticídio ficam na faixa de 5% nesse período[12].

A psicose puerperal ocorre tipicamente nas primeiras duas semanas do puerpério, mas pode acontecer até 9 meses após o parto, apesar de as chances serem decrescentes. O início, abrupto, tende a piorar com a privação de sono[13], dessa forma a primeira atitude é garantir que a paciente consiga conciliar o ciclo sono-vigília. Por conta disso, a amamentação é contraindicada de forma relativa, sempre tendo em vista a segurança da díade; e o uso de sedativos e/ou hipnóticos deve ser considerado. Em países de baixa e média renda, a alimentação por fórmula pode ser difícil por conta do preço e das condições de higiene. Em algumas situações, quando a medicação prescrita é segura na amamentação, é possível o aleitamento diurno[14].

A contraindicação da amamentação também se reflete na escolha da farmacoterapia, uma vez que o carbonato de lítio, o agente estabilizador de humor mais estudado, possui contraindicação relativa à amamentação[15]. Ainda não há ensaios clínicos randomizados para o tratamento de PP. A maioria dos estudos disponíveis para tomada de decisão são séries de caso ou adaptações de tratamento para fora do período puerperal (p. ex., *guidelines* para tratamento de transtorno afetivo bipolar em adultos).

Medicações sedativas/hipnóticas como benzodiazepínicos (BZD) são uma escolha frequente para controlar a inquietação e insônia dessas pacientes. Sempre se deve dar preferência às medicações de meia-vida curta e baixa excreção no leite. O lorazepam em doses baixas é seguro e deve ser o BZD mais adequado em lactentes[14]. O alprazolam, embora apresente meia-vida intermediária, tem metabólito ativo e maiores relatos de efeitos adversos nos bebês[16]. Os BDZ de meia-vida mais longa (clonazepam e diazepam) devem ser evitados pelo risco maior de sedação, hipotonia e perda de peso[17].

O tratamento com neurolépticos é geralmente instituído na prática clínica como primeira medida no tratamento da PP. A eleição da medicação normalmente recai nos atípicos que, com exceção da clozapina, são seguros na gestação e na amamentação. A olanzapina (em doses até 20 mg/dia) e a quetiapina (doses até 400 mg/dia) estão associadas a baixos níveis no leite, sem eventos adversos descritos na maioria dos casos e sem relatos de prejuízos de longo prazo, embora existam relatos de sedação neonatal. São consideradas por alguns autores as drogas antipsicóticas de primeira escolha na amamentação[17-19].

Dentre os antipsicóticos típicos, a clorpromazina e o haloperidol podem ser utilizados com cautela e supervisão médica regular. Em monoterapia apresentam baixas concentrações no leite e são raros os efeitos como sedação e sintomas extrapiramidais. Apesar de ser uma estratégia terapêutica popular, apenas 50% das pacientes com PP tratadas com monoterapia de neurolépticos (haloperidol entre 2-6 mg/dia) mantiveram a remissão após 9 meses do episódio índex de PP[20], o que, para alguns autores, justificaria a associação de um estabilizador de humor para profilaxia de novos episódios[14].

O carbonato de lítio (CBLi) é o estabilizador de humor com maior número de dados sobre sua eficácia para tratar e prevenir episódios afetivos nesse período.

A visão de que o CBLi é contraindicado de forma absoluta no ciclo gravídico-puerperal vem sendo questionada repetidas vezes na literatura recente[21].

As taxas mundiais do uso de lítio em transtornos afetivos de forma geral vêm caindo às custas da utilização de neurolépticos atípicos, especialmente para o tratamento de manutenção. Isso está intimamente relacionado a uma superestimação tanto dos efeitos colaterais do CBLi quanto da capacidade de profilaxia a novos episódios dos neurolépticos atípicos[22]. Em um estudo clínico sequencial com 64 mulheres com PP, 98,4% obtiveram a remissão do quadro clínico com uma combinação de haloperidol, carbonato de lítio (litemia sérica 0,8-1,2 mmol/L) e lorazepam[20]. Na profilaxia com lítio (litemia sérica 0,6-0,8 mmmol/L), 88% das pacientes conseguiram se manter livres de sintomas nos 9 meses subsequentes ao parto[20]. O ideal é evitar sempre que possível a polifarmácia e simplificar a tomada da medicação. Durante o puerpério, o CBLi pode ser prescrito em tomada única à noite. Na primeira semana pós-parto, os níveis séricos devem ser monitorizados duas vezes por semana, uma vez por semana na 2ª e 3ª semana e depois conforme necessidade clínica[23,24]. Há apenas um pequeno estudo (N = 26) sobre a efetividade do valproato de sódio para tratar mulheres vulneráveis a quadros afetivos puerperais, não resultando diferente do placebo.

Antidepressivos não devem ser prescritos de forma rotineira para psicose puerperal com características depressivas. Não há estudos que avaliem a sua eficácia; além disso, a prescrição de antidepressivos no TAB é cercada de controvérsias. Caso sejam prescritos, devem obrigatoriamente ser acompanhados de algum fármaco antimaníaco, sendo mantidos até a remissão dos sintomas depressivos e suspensos em seguida[14].

Uma opção para pacientes que apresentam episódio com características depressivas, catatonia, risco de suicídio importante ou refratariedade do tratamento é a eletroconvulsoterapia (ECT). A eletroconvulsoterapia não deve ser considerada como tratamento de "último recurso" nem ser utilizada apenas se todas as outras medidas falharem. Pelo contrário, tem indicações precisas e deve ser utilizada precocemente, e a depressão psicótica é um reconhecido preditor de resposta à ECT[25].

No período perinatal, a ECT parece ter taxas de resposta mais alta que fora dele[26], sendo semelhante a taxa de efeitos colaterais. A ECT não é uma contraindicação à amamentação. Um tópico de estudo recente dentro do campo da Psiquiatria Intervencionista é a cetamina/escetamina. Não há dados sobre a efetividade da aplicação de tais medicações em psicoses puerperais com características depressivas, e os dados da população adulta em geral sugerem que a depressão psicótica responde melhor à ECT[27].

Devido à apresentação polimorfa, alguns autores consideram que a psicose puerperal possa ser mais bem entendida como um quadro afetivo misto[13].

Seguindo essa conceitualização e pela ausência de estudos de intervenção, o tempo de tratamento de manutenção varia entre 6 e 12 meses após remissão do quadro, seguindo as recomendações do tratamento de mania aguda em geral[14,28].

Um percentual importante de mulheres – cerca de 43% – que já apresentaram uma psicose puerperal corresponderão ao que se chama de "psicose puerperal isolada", em que o transtorno afetivo só aparece com o gatilho perinatal. Uma vez que essas mulheres não devem ser diagnosticadas como bipolares "comuns", coloca-se a questão se haveria uma forma de prevenir novos episódios afetivos puerperais nessa população. O CBLi em doses que alcancem a litemia de 0,8 mmol/L, iniciado no pós-parto imediato, em dose única noturna, também se mostrou eficaz na prevenção de novos episódios[23,24].

CONCLUSÃO

O tratamento de quadros psicóticos na perinatalidade segue as regras gerais do tratamento em adultos, especialmente devido à segurança das medicações antipsicóticas na gestação e na amamentação. Uma ressalva deve ser feita às psicoses puerperais, nas quais a introdução de carbonato de lítio ajuda a diminuir as chances de recaída. Antidepressivos não devem ser usados de forma rotineira, e a eletroconvulsoterapia se coloca como uma intervenção importante, mas subutilizada nessa situação.

CASO CLÍNICO ILUSTRATIVO

M. foi diagnosticada com um quadro psicótico puerperal. O tratamento incluiu orientação familiar quanto ao diagnóstico e manejo, internação domiciliar com vigilância 24 horas e cuidados do bebê pelos familiares. Foram realizados exames de sangue, EEG e tomografia de crânio. Ela foi orientada a não amamentar e iniciou tratamento com risperidona 4 mg/dia e clonazepam 2 mg para insônia, além de contatos telefônicos diários.

Após cinco dias, M. apresentou melhora geral, sem interpretações delirantes e com melhor crítica. Dormia à noite com clonazepam 2 mg, mas ainda apresentava estranhamento e apreensão no final da tarde, além de medo de reviver as sensações. Após tomar risperidona à noite, sentia muita inquietação motora. Tirava leite com um extrator e expressou desejo de amamentar. O diagnóstico foi de melhora progressiva com acatisia. Foi reduzida a risperidona para 2 mg/dia, mantendo o clonazepam 2 mg/noite e recomendando-se caminhadas diárias de 15 a 30 minutos.

Após oito dias, houve melhora total dos sintomas, embora ainda apresentasse medo de piorar. Ficava com o bebê acompanhada do marido ou de um familiar, e a inquietação motora melhorou. Foi orientada sobre a possibilidade de o quadro ser o primeiro episódio de um TAB devido ao histórico familiar e à importância de cuidados com a privação de sono e exercícios físicos diários de 30 minutos.

Após duas semanas, M. relatou estar "normal", com o marido cuidando do bebê à noite. Continuava tirando leite com o extrator e assumiu os cuidados do bebê. Foi recomendada a diminuição gradual e retirada do clonazepam, mantendo a risperidona 2 mg à noite.

Após três semanas, M. continuava bem, sem clonazepam, dormindo bem e cuidando da casa e do bebê junto com o marido. O pediatra autorizou a amamentação com risperidona. A dose de risperidona foi reduzida para 1,5 mg/noite, com orientação para amamentar durante o dia, dormir à noite e fazer exercícios físicos.

Com cinco semanas (bebê com dois meses), M. estava bem, amamentando duas vezes por dia com pouco leite. O marido voltaria a trabalhar, mas ela se sentia segura de ficar com o bebê durante o dia. Dormia bem e fazia exercícios 3 a 4 vezes por semana. Foi autorizada a ficar sozinha com o bebê, continuando a terapia e exercícios físicos, mantendo risperidona 1,5 mg/noite.

No pós-parto de três meses, o quadro psicótico havia remetido há dois meses. Parou de amamentar porque o bebê não quis mais, lidando com isso na terapia. Dava conta da casa e do bebê, dormia bem e fazia exercícios físicos 3 a 4 vezes por semana. Foi recomendada a diminuição da risperidona para 1 mg/noite.

No pós-parto de cinco meses, M. estava bem, ainda produzindo leite e com dificuldade de perder peso. Parou a terapia por não achar mais necessária. Houve troca da risperidona por trifluoperazina devido à hiperprolactinemia. A dose foi ajustada para trifluoperazina 2 mg/noite e observação sem terapia.

No pós-parto de sete meses, M. continuava bem e voltou a trabalhar há 15 dias, com o bebê no berçário. Tinha bom desempenho no trabalho, dormia bem e fazia exercícios físicos regularmente, perdendo peso gradualmente. Planejava sair de férias em um mês e foi recomendado diminuir a trifluoperazina para 1 mg/noite durante as férias.

No pós-parto de nove meses, M. estava bem, de férias, há 15 dias com 1 mg/dia de trifluoperazina sem alterações no sono e humor. Mantinha exercícios físicos frequentes e a medicação foi mantida.

No pós-parto de 12 meses, M. estava bem, com bom desempenho no trabalho e havia voltado ao peso anterior à gestação. No período pré-menstrual, apresentou irritabilidade e raiva por uma semana, mais intensa do que antes da gestação. Se não dormia bem, também ficava irritada. Foi mantida a trifluoperazina 1 mg/dia e orientada a consultar a ginecologista para um anticoncepcional que bloqueasse o ciclo menstrual.

No pós-parto de 1,5 anos, M. estava bem, trabalhando muito e foi promovida. Fazia um curso de especialização à noite duas vezes por semana. O sono era ótimo e usava anticoncepcional hormonal, sem menstruar e sem alterações de humor no período pré-menstrual. A prática de exercícios físicos era irregular. Foi combinado que a medicação só seria retirada quando voltasse a fazer exercícios regularmente.

Parou de tomar a medicação em abril de 2023, após dois anos de tratamento com antipsicóticos.

 REFERÊNCIAS

1. Munk-Olsen T, et al. Risk of postpartum psychiatric episodes in women with prior psychiatric history. Arch Gen Psychiatry. 2009;66(9):1032-40.
2. McAllister-Williams RH, Baldwin DS, Cantwell R, Easter A, Gilvarry E, Glover V, et al.; endorsed by the British Association for Psychopharmacology. British Association for Psychopharmacology consensus guidance on the use of psychotropic medication preconception, in pregnancy and postpartum 2017. J Psychopharmacol. 2017;31(5):519-52.
3. Louzã MR, et al. Transtornos da personalidade, 2. ed. Porto Alegre: Artmed; 2020.
4. Barnes GD. Combining antiplatelet and anticoagulant therapy in cardiovascular disease. Hematology Am Soc Hematol Educ Program. 2020;2020(1):642-8.
5. Damkier P, et al. The safety of psychotropic medication in pregnancy and breastfeeding. J Clin Psychopharmacology. 2018;38(2):101-9.
6. Hogan A, et al. Perinatal mental health: clinical practice guidelines for depression and related disorders. Australian N Zealand JPsychiatry. 2016;50(10):972-1004.
7. Epstein RA, et al. Antipsychotic use in pregnancy: a prospective cohort study. J Clin Psychiatry. 2015;76(5):623-631.
8. Khan M, et al. Atypical antipsychotics and metabolic syndrome in patients with severe mental illness. J Clin Psychopharmacol. 2016;36(1):5-15.
9. Park YM, et al. Safety and efficacy of atypical antipsychotic use during pregnancy. J Clin Psychopharmacol. 2018;38(2):122-30.
10. Mehta U, et al. Adverse effects of antipsychotic drugs in pregnancy and postpartum: a systematic review and meta-analysis of cohort studies. BMC Psychiatry. 2016;16(1):1-14.
11. Gentile S, Fusco ML. Safety of newer antipsychotics in pregnancy and breastfeeding. Exp Opin Drug Safety. 2017;16(5):535-542.
12. Focht A, et al. Mother-child bond and risk of postpartum psychosis. J Perinatal Neonatal Nurs. 2012;26(3):252-260.
13. Sharma V, Mazmanian D. Postpartum psychosis: an alternate explanation for symptom specificity. Braz J Psychiatry. 2023;45(5):387-8.
14. Jairaj S, et al Postpartum psychosis: A proposed treatment algorithm. J Psychopharmacol. 2023;37(10):960-970.
15. Fiorillo A, et al. The use of lithium and other mood stabilizers during pregnancy and the postpartum period. J Afect Dis. 2021;294:786-793.
16. Kronenfeld JP, et al. Newer antipsychotic drugs during pregnancy: are they safe? J Psychiatric Practice. 2017;23(5):308-314.
17. Grover S, et al. Antipsychotic treatment during pregnancy. Ind J Psychiatry. 2015;57(6):7-12.

18. Uguz F. Safety of antipsychotic drugs in nursing infants: a systematic review. J Clin Psychopharmacol. 2016;36(3):289-96.
19. Pacchiarotti I, et al. The International Society for Bipolar Disorders (ISBD) task force report on antidepressant use in bipolar disorders. Am J Psychiatry. 2016;173(9):884-97.
20. Bergink V, Rasgon N, Wisner KL. Postpartum psychosis: madness, mania, and melancholia in motherhood. Am J Psychiatry. 2016;173(12):1179-88.
21. Tondo L, et al. The use of lithium for the treatment of bipolar disorder: recommendations from clinical practice guidelines. J Affect Dis. 2022;296:391-8.
22. Malhi GS, et al. Lithium: A reappraisal of its clinical efficacy and effectiveness. Australian N Zealand J Psychiatry. 2023;57(2):99-110.
23. Bergink V, et al. First-onset psychosis occurring in the postpartum period: a prospective cohort study. J Clin Psychiatry. 2011;72(11):13340.
24. Bergink V, et al. Prevalence of autoimmune thyroid dysfunction in postpartum psychosis. Br J Psychiatry. 2011;198(4):264-8.
25. Rasmussen KG, et al. ECT for severe depression in the perinatal period: a review of the literature. J ECT. 2019;35(1):1-7.
26. Rundgren S, et al. Electroconvulsive therapy during pregnancy: efficacy and safety. World J Biological Psychiatry. 2018;19(6):403-11.
27. Andrade MJM, Savino Neto S. A eletroconvulsoterapia (ECT) como tratamento em transtorno depressivo maior: revisão integrativa da literatura. Saúde Redes. 2022;8(Sup1):249-60.
28. Yatham LN, Kennedy SH, Parikh SV, Schaffer A, Bond DJ, Frey BN, et al. Canadian Network for Mood and Anxiety Treatments (CANMAT) and International Society for Bipolar Disorders (ISBD) 2018 guidelines for the management of patients with bipolar disorder. Bipolar Disord. 2018;20(2):97-170.

43

Transtornos alimentares no período perinatal: terapêutica

Maria Antonia Simões Rego

INTRODUÇÃO

O tratamento dos transtornos alimentares deve ser sempre feito de forma multidisciplinar, e a equipe mínima necessária deve ser composta de um médico psiquiatra, um nutricionista e um psicólogo. São necessárias várias frentes de tratamento para abordar todos os aspectos dos quadros, e o emprego de apenas uma modalidade de tratamento em geral não traz resultados significativos.

As metas de tratamento envolvem: regularizar o padrão alimentar para uma ingesta adequada às necessidades nutricionais, interromper as compulsões e os comportamentos compensatórios inapropriados e, nos casos em que há baixo peso, atingir um peso adequado. Além disso, visa-se melhorar a relação do paciente com seu corpo e com a comida.

NA GESTAÇÃO

Manejo

Pouquíssimos estudos se debruçam especificamente sobre o tratamento dos transtornos alimentares no período da gestação e do pós-parto. Os *guidelines* de tratamento fornecem informações muito limitadas ou nem sequer mencionam como deve ser feita a avaliação e o manejo das pacientes que estão passando por essa fase. Portanto, muitas das recomendações deste capítulo são baseadas em poucos estudos que avaliaram essa fase especificamente, mas também na experiência clínica e nas evidências disponíveis a respeito das complicações mais comuns nessa população.

Na gestação, além de todos os profissionais já recomendados, é de fundamental importância a interação da equipe com o obstetra, uma vez que será necessária uma atenção adicional às questões que envolvem a gestação e o bebê.

Sabemos, por exemplo, que é rotina nas consultas obstétricas a pesagem das pacientes, e que esse é um dado importante de acompanhamento da gestação. Porém, para pacientes com transtornos alimentares, o peso em ascensão é um fator de grande angústia e pode fazer que a paciente deixe de seguir as orientações nutricionais, mesmo sabendo que na gestação o ganho de peso é esperado.

De forma geral, no tratamento dos transtornos alimentares, principalmente no caso de pacientes com anorexia nervosa e bulimia nervosa, considera-se fazer a pesagem "às cegas", ou seja, o paciente é pesado de costas e apenas os profissionais sabem do peso. Isso para diminuir a chance de o paciente se frustrar com um peso diferente do esperado, e estimular que ele se engaje em melhorar os hábitos alimentares. Pode ser discutida com o obstetra a possibilidade de pesagem às cegas durante a gestação, desde que não comprometa o acompanhamento.

Na gestação há uma cobrança ainda maior para que a gestante tenha uma "alimentação saudável" e que não ganhe peso em excesso para não comprometer o bebê. No entanto, essa busca por uma "alimentação saudável", no caso de quem sofre com um transtorno alimentar, pode se tornar obsessiva e deixar de ser de fato saudável. Um nutricionista especializado em transtornos alimentares pode ajudar a paciente a ter uma alimentação equilibrada, sem radicalismos e que atenda a todas as necessidades dessa fase.

Embora tenhamos um parâmetro de qual deve ser o ganho de peso na gestação de acordo com o IMC prévio da mãe, não existe um parâmetro de ganho para mulheres com IMC bem abaixo do normal (p. ex., em torno de 15 ou 16). Além disso, o IMC durante a gestação pode não ser um bom parâmetro para avaliar o estado nutricional da gestante, por conta do aumento do peso devido à própria gestação[1].

Um dos poucos estudos que trata especificamente do tratamento da anorexia nervosa durante a gestação traz a recomendação de fatores que devem ser monitorados cautelosamente nessas mulheres: concentração sérica de sódio, de potássio e de cloro, perfil de ferro, nível de vitamina D e densidade mineral óssea, glicemia, hemoglobina glicada, função hepática e enzimas hepáticas, hemograma com plaquetas, marcadores inflamatórios como proteína C reativa, temperatura corporal e a função cardíaca (com eletrocardiograma, ecocardiograma, pressão arterial, e frequência cardíaca)[1].

Sabe-se que o risco de complicações clínicas para a mãe e o bebê se correlaciona principalmente à má nutrição materna e ao estresse[2]. Por conta disso, em casos graves, quando há risco para a mãe ou para o feto por conta do comportamento alimentar da mãe, pode ser considerada a internação psiquiátrica. Algumas situações em que a internação pode ser considerada: recusa ou restrição alimentar intensa, perda de peso ou ausência do ganho de peso esperado em uma mulher com IMC já previamente baixo, sintomas purgativos muito intensos, e no caso de outros sintomas psiquiátricos graves, como ideação suicida e depressão grave.

Manejo de ideação suicida

Sabemos que há uma taxa significativa de suicídio em transtornos alimentares e que a comorbidade com depressão é alta, o que aumenta o risco de suicídio. Em gestantes com transtornos alimentares, o principal desfecho psiquiátrico parece ser a depressão perinatal, que pode atingir até 50 a 75% delas, e a depressão tende a ser de maior gravidade e com risco aumentado de suicídio nessa população[2,3].

Portanto, diante de uma gestante com ideação suicida, é de fundamental importância se investigar a presença de comorbidades psiquiátricas e se instituir rapidamente o tratamento adequado. Fatores como gestação não planejada, pouco suporte do(a) parceiro(a) e familiares e más condições socioeconômicas podem contribuir para o risco suicida, assim como a insatisfação com o peso ou a imagem corporal.

No manejo da ideação suicida, é importante avaliar o risco de uma tentativa de suicídio e buscar maneiras de garantir a segurança do paciente de acordo com a avaliação do risco. Isso pode ser feito desde buscando um suporte familiar, fazendo uma internação domiciliar com vigilância da paciente em tempo integral, e em alguns casos com uma internação hospitalar.

Mudanças de hábitos: atividade física e higiene do sono

O tratamento de um transtorno alimentar pressupõe uma readequação do padrão alimentar, de forma a ter um hábito alimentar verdadeiramente saudável no sentido de comer sem culpa, sem restrições e sem comportamentos compensatórios inadequados.

Sabemos dos benefícios da atividade física tanto na saúde física quanto mental, e por isso ela tende a ser sempre recomendada por profissionais da saúde. No entanto, quando tratamos pacientes com anorexia nervosa em que existe uma perda importante de peso, levando a um peso baixo, a atividade física pode ter que ser interrompida. No caso da gestação, havendo uma perda de peso ou a ausência do ganho esperado de peso, a atividade física pode ser contraindicada, com o intuito de prevenir uma perda ainda maior de peso ou de promover o ganho. Isso deve ser feito apenas de maneira temporária, e ela pode ser retomada assim que o ganho de peso e a alimentação estiverem adequados.

Em muitos casos, a atividade física também é usada pelos pacientes de forma a compensar o que foi ingerido, e por isso é feita de forma exaustiva, até o momento em que a pessoa acredita ter gastado as calorias que consumiu. Quando existe esse tipo de prática, a atividade física também deve ser desaconselhada ou limitada a uma prática segura.

Cerca de 50% das mulheres apresentam insônia durante a gestação[3]. E o sono das pacientes com transtorno alimentar já pode ser prejudicado. Pacientes com anorexia frequentemente queixam-se de insônia, tanto inicial quanto intermediária ou terminal, que pode ser atribuída ao próprio quadro e à desnutrição.

No caso de pacientes que tenham compulsões, como na maior parte das vezes as compulsões acontecem à noite, isso pode levar a uma dificuldade de dormir, tanto pelos indivíduos se sentirem empanturrados com o volume da ingesta quanto por azia, pirose ou até sensação de fome após a indução de vômitos, no caso da bulimia. Esses fatores, somados à gestação, podem fazer que as pacientes tenham uma qualidade de sono ainda pior.

É muito importante investir em higiene do sono nesses casos, mas também investigar com as pacientes como os horários das refeições, as restrições alimentares e as compulsões estão interferindo no padrão de sono em cada caso.

Em pacientes com anorexia, a melhora da alimentação e a inserção de uma ceia leve pode contribuir para um sono mais adequado, assim como investir em reduzir as compulsões noturnas nos pacientes que as tem, ou até atrasar o horário de ir para a cama, para diminuir a chance de refluxo e outros sintomas gástricos que piorem o padrão de sono.

Tratamentos psicológicos

É comum na anorexia nervosa (AN) que os pacientes nos descrevam que sentem uma grande necessidade de controle de aspectos de sua vida. Essa obsessão pelo controle se volta para o controle do corpo e da alimentação. A gestação, devido a todas as mudanças que ocorrem nesse período, tende a desencadear uma certa sensação de "descontrole", o que pode contribuir para o agravamento do quadro.

A terapia psicológica individual pode criar uma relação com o indivíduo com AN que o faça refletir acerca de sua condição e sobre os fatores que favoreceram o desenvolvimento do quadro e sua manutenção. As evidências atuais apontam para um melhor resultado das linhas de terapia comportamental[4].

Os modelos de terapia com maior nível de evidência na AN em adultos são: a terapia cognitivo-comportamental para transtornos alimentares (CBT-ED), o Modelo Maudsley de Tratamento da Anorexia Nervosa para Adultos (MANTRA), e a *Specialist Supportive Clinical Management*. Como segunda linha de evidência está a psicoterapia psicodinâmica focal[5].

As intervenções psicológicas de primeira linha sugeridas para bulimia nervosa (BN) e transtorno da compulsão alimentar (TCA) são: a CBT-ED e a terapia cognitivo-comportamental de autoajuda guiada, com evidência na redução da compulsão alimentar e purgação. Como segunda linha de tratamento estão a psicoterapia interpessoal e a psicoterapia de grupo[5]. Atualmente, a TCC-Fairburn é o modelo de psicoterapia considerado padrão-ouro no tratamento da BN e do TCA.

Em alguns casos pode ser importante incluir a família do paciente no tratamento[6,7]. A terapia familiar também pode ser utilizada.

Tratamentos farmacológicos

O tratamento farmacológico pode ser uma das ferramentas no tratamento de um transtorno alimentar, mas diferentemente de outros quadros psiquiátricos em que seu uso é imprescindível, nos transtornos alimentares seu uso é complementar e não dispensa a necessidade das outras abordagens terapêuticas.

Na AN, algumas medicações foram pesquisadas com o objetivo de que trouxessem melhora do peso dos pacientes, além de alívio dos sintomas psicopatológicos, como a distorção de imagem corporal.

Diversos antidepressivos inibidores seletivos da recaptação de serotonina (ISRS) foram testados, e a fluoxetina foi a droga mais investigada. Um estudo observou menores taxas de recaída após a hospitalização para recuperação de peso de pacientes com AN. No entanto, esse resultado não foi replicado em estudo subsequente, que não evidenciou diferença com o placebo. Apesar disso, essas medicações podem trazer benefício no tratamento das comorbidades psiquiátricas, como no caso da depressão e da ansiedade.

Entre os antipsicóticos, a olanzapina foi o mais estudado, com um ensaio clínico randomizado, duplo-cego e controlado por placebo mostrando um ganho de peso superior ao placebo, porém sem mudança na psicopatologia da AN.

Na BN há maiores evidências do uso de medicações no tratamento do quadro. A fluoxetina é a primeira escolha de medicação, sendo a única com aprovação da Food and Drug Administration (FDA) para tratamento da bulimia, na dose de 60 mg/dia. A fluoxetina se mostrou eficaz em reduzir o número de episódios de compulsão alimentar e reduziu sintomas depressivos e ansiosos nos estudos em que foi avaliada.

A sertralina e a fluvoxamina também foram avaliadas em estudos, levando à redução dos episódios de compulsão alimentar e purgação. Outra medicação estudada e que demonstrou efeito foi a duloxetina[8].

Tanto a fluoxetina quanto a sertralina são medicações amplamente utilizadas na gestação, não oferecendo riscos ao bebê. A olanzapina também parece não trazer riscos de malformação ou outras complicações na gestação[9].

Outra medicação frequentemente utilizada no tratamento na bulimia é o anticonvulsivante topiramato. Em ensaios clínicos randomizados, ele demonstrou reduzir a frequência dos episódios de compulsão alimentar, além de reduzir o peso corporal e mostrar melhora dos sintomas relacionados à preocupação com o peso, o desejo de comer e as purgações. Porém, na gestação o topiramato pode se associar a uma maior chance de complicações e, portanto, deve ser evitado[10].

No TCA, três são os desfechos almejados com o tratamento: redução dos episódios de compulsão alimentar, melhora dos sintomas psicopatológicos e melhora metabólica. A única medicação aprovada pelo FDA para o tratamento do TCA é a lisdexanfetamina (aprovada para o TCA moderado a grave na dose de 50 a 70 mg/dia). Ela se mostrou eficaz em reduzir os episódios de compulsão alimentar, além de melhorar a gravidade global do transtorno. Porém, não há segurança estabelecida para o uso da lisdexanfetamina durante a gestação[9]. Outras medicações utilizadas no TCA são as mesmas que utilizamos na BN para redução das compulsões, como a fluoxetina, a sertralina e o topiramato.

Tratamentos por neuromodulação

Embora a eletroconvulsoterapia (ECT) tenha sua eficácia comprovada no tratamento da depressão, não há nenhum ensaio clínico randomizado e controlado que evidencie sua eficácia no tratamento dos transtornos alimentares. Há uma série de casos de 30 adolescentes com transtornos alimentares, depressão grave e ideação suicida e refratárias ao tratamento com antidepressivos. O ECT nestas pacientes trouxe melhora do quadro depressivo, dos sintomas alimentares e do peso. Após vários anos da interrupção do tratamento, 46,6% das pacientes se mantiveram sem sintomatologia depressiva, sem risco de suicídio e sem sintomas alimentares, e outros 23% apresentavam apenas sintomas alimentares[11].

Sobre quadros que cursam com compulsão, as evidências são mais escassas. Uma revisão recente incluiu um relato de caso em que foi empregado o ECT em paciente com TCA e depressão, com melhora da compulsão alimentar. Segundo essa revisão, as evidências para o uso de ECT no tratamento dos transtornos alimentares são limitadas[12,13].

Uma metanálise de 15 estudos que avaliaram o uso da estimulação magnética transcraniana repetitiva (EMTr ou rTMS – do inglês *repetitive transcranial magnetic stimulation*) em pacientes com transtornos alimentares ou obesidade encontrou que a EMTr levou a melhora do IMC em pacientes com obesidade. Entretanto, efeitos clínicos nulos foram obtidos para desfechos de IMC, compulsão alimentar, comportamentos compensatórios, urgência para comer e na severidade dos sintomas alimentares em indivíduos com AN, BN e outros transtornos alimentares. A EMTr mostrou efeitos terapêuticos moderados em sintomas afetivos em indivíduos com transtornos alimentares[14].

Entretanto, não há estudos que tenham avaliado o uso de ECT ou da EMT em pacientes com transtornos alimentares no período gestacional.

Tratamentos complementares

Tratamento nutricional

O tratamento nutricional é parte fundamental da terapêutica dos transtornos alimentares. Na AN, é consenso que a renutrição criteriosa e a restauração do peso são passos importantíssimos para a recuperação. Na bulimia e no TCA, o acompanhamento nutricional também é necessário para interromper as compulsões.

Os objetivos gerais do tratamento nutricional dos transtornos alimentares incluem: adequação do peso e estado nutricional; a cessação das práticas de restrição, compulsão e compensação; a melhora do consumo, da estrutura e dos comportamentos alimentares; correção das complicações clínicas.

O acompanhamento nutricional deve ser feito de forma cuidadosa, por profissionais com formação e experiência em transtornos alimentares. A abordagem nutricional não deve se restringir apenas a suprir deficiências nutricionais ou preveni-las e a adequar o estado nutricional e do consumo alimentar, mas também fazer a psicoeducação nutricional para modificar os comportamentos alimentares inadequados e melhorar a relação do paciente com a comida. Durante a gestação, a intervenção nutricional deve ser adaptada para as necessidades dessa fase[15].

Em geral, não há uma prescrição de dieta, é feito o acompanhamento da alimentação da paciente através do registro do diário alimentar e a cada semana o nutricionista propõe mudanças de acordo com as necessidades do paciente.

NO PÓS-PARTO

Embora seja frequente que mulheres com transtornos alimentares melhorem de sua sintomatologia na gestação, no pós-parto há um risco de os sintomas retornarem aos níveis prévios à gestação. Após o parto é frequente que as mulheres apresentem insatisfação com o peso e a forma corporais, e isso faz que muitas se engajem prontamente em dietas ou restrições alimentares específicas, o que favorece uma recidiva do quadro e pode comprometer a amamentação e até mesmo o vínculo com o bebê e com o(a) parceiro(a)[3,16].

Manejo (ideação suicida)

O manejo da ideação suicida deve ser o mesmo feito durante a gestação, sendo que no pós-parto é de fundamental importância avaliar a interação da mãe com o bebê. Caso seja observado qualquer risco para a mãe ou para o bebê, deve-se considerar a internação.

Mudanças de hábitos: atividade física, higiene do sono

Sabemos o quanto o sono da puérpera pode ficar prejudicado por conta dos frequentes despertares do bebê durante a noite. Isso pode influenciar na alimentação da mãe, que talvez tenha mais fome a noite por passar um tempo maior acordada.

Mulheres com transtornos alimentares que cursam com compulsão podem ter piora das compulsões especialmente no período da noite, hora em que em geral estão sozinhas com o bebê e se sentem mais angustiadas com a privação de sono, desencadeando a ingesta excessiva e levando à perda de controle. Isso pode ser agravado se há tentativa de restringir a alimentação durante o dia, ou se há perda dos horários das refeições, o que é bem frequente de acontecer nessa fase.

A atividade física pode ser importante nesse período, porém sempre evitando-se que seja feita de forma a compensar o que foi ingerido, e sim inserida dentro de uma rotina saudável. Na AN, como já descrito na gestação, a atividade física pode ter que ser contraindicada ou limitada em pacientes que estejam com peso abaixo do normal ou perdendo muito peso.

Tratamentos psicológicos

Os tratamentos psicológicos são os mesmos durante a gestação ou após. É importante frisar que muitas mulheres, mesmo que tenham feito psicoterapia durante a gestação, abandonam esse acompanhamento no pós-parto, alegando falta de tempo, já que estão dedicadas ao bebê. No entanto, a psicoterapia no pós-parto pode contribuir para a melhora do transtorno ou pode evitar a recaída daqueles quadros que melhoraram na gestação.

Tratamentos farmacológicos

Os tratamentos farmacológicos também não diferem na gestação ou no pós-parto, exceto que no pós-parto, para as mães que não amamentam seus filhos, as medicações que não apresentam segurança para uso na gestação, como o topiramato e a lisdexanfetamina, podem ser utilizadas, aumentando o arsenal terapêutico nessa fase. Porém, para as mães que amamentam seus filhos, essas medicações ainda são contraindicadas e só devem ser introduzidas após o desmame.

Tratamentos por neuromodulação

Conforme já descrito previamente, as evidências para o uso de ECT e EMT no tratamento dos transtornos alimentares são limitadas até o momento.

Tratamentos complementares
Tratamento nutricional

O tratamento nutricional é de extrema importância no pós-parto. Assim como o abandono da psicoterapia é comum, é frequente o abandono do acompanhamento nutricional por causa de uma redução do tempo dedicado aos cuidados consigo e aumento do tempo dedicado ao bebê. No entanto, esse acompanhamento com o nutricionista pode ser de grande importância na prevenção de recaídas e deve ser estimulado pelos outros profissionais em contato com a paciente.

PERSPECTIVAS E CONCLUSÃO

Poucos estudos avaliam o tratamento dos transtornos alimentares na gestação e no pós-parto. O tratamento desses quadros durante a gestação e o pós-parto tende a ser o mesmo empregado em pacientes com transtornos alimentares fora desse período, adaptando-se às necessidades das mulheres nessa fase.

Um cuidado especial deve ser tomado com relação às medicações, já que algumas não são consideradas seguras para serem usadas durante a gestação e a amamentação. Com relação ao manejo, podem ser necessárias suplementações além das já recomendadas na gestação, a depender dos transtornos alimentares e de sua gravidade, e mais exames ou um monitoramento mais frequente pode ser recomendado em casos de maior risco de complicações.

Mais estudos são necessários em populações de mulheres com transtornos alimentares gestantes ou no pós-parto para que um tratamento direcionado seja instituído.

 REFERÊNCIAS

1. Galbally M, Himmerich H, Senaratne S, Fitzgerald P, Frost J, Woods N, et al. Management of anorexia nervosa in pregnancy: a systematic and state-of-the-art review. Lancet Psychiatry. 2022;9(5):402-12.
2. das Neves MC, Teixeira AA, Garcia FM, Rennó J, da Silva AG, Cantilino A, et al. Eating disorders are associated with adverse obstetric and perinatal outcomes: a systematic review. Braz J Psychiatry. 2021;S1516-44462021005015201.
3. Martínez-Olcina M, Rubio-Arias JA, Reche-García C, Leyva-Vela B, Hernández-García M, Hernández-Morante JJ, et al. Eating disorders in pregnant and breastfeeding women: a systematic review. Medicina (Kaunas, Lithuania). 2020;56(7):352.
4. Zipfel S, Giel KE, Bulik CM, Hay P, Schmidt U. Anorexia nervosa: aetiology, assessment, and treatment. Lancet. Psychiatry. 2015;2(12):1099-111.

5. Academy for Eating Disorders. A guide to selecting evidence-based psychological therapies for eating disorders; 2020.
6. Wade TD. Recent research on bulimia nervosa. Psychiatr Clin North Am. 2019;42(1):21-32.
7. Hilbert AW, Hoek H, Schmidt R, Evidence-based clinical guidelines for eating disorders: international comparison. 2017.
8. Appolinario JC, Hiluy JC. Tratamento farmacológico dos transtornos alimentares. In: Appolinario JC, Nunes M, Cordás T. Transtornos alimentares: diagnóstico e manejo. Porto Alegre: Artmed; 2022. p. 261-274.
9. Raffi ER, Nonacs R, Cohen LS. Safety of psychotropic medications during pregnancy. Clin Perinatol. 2019;46(2):215-34.
10. Veroniki AA, Cogo E, Rios P, Straus SE, Finkelstein Y, Kealey R, et al. Comparative safety of anti-epileptic drugs during pregnancy: a systematic review and network meta-analysis of congenital malformations and prenatal outcomes. BMC Med. 2017;15(1):95.
11. Shilton T, Enoch-Levy A, Giron Y, Yaroslavsky A, Amiaz R, Gothelf D, et al. A retrospective case series of electroconvulsive therapy in the management of comorbid depression and anorexia nervosa. Int J Eat Disord. 2020;53(2):210-218.
12. Appolinario J, Nunes M, Cordás T. Outras intervenções biológicas para os transtornos alimentares. Porto Alegre: Artmed; 2022. p. 277-83.
13. Pacilio RM, Livingston RK, Gordon MR. The use of electroconvulsive therapy in eating disorders: a systematic literature review and case report. J ECT. 2019;35(4):272-8.
14. Cavicchioli M, Sarzetto A, Erzegovesi S, Ogliari A. Is repetitive transcranial magnetic stimulation (RTMS) a promising therapeutic intervention for eating disorders and obesity? Clinical considerations based on a meta-analytic review. Clin Neuropsychiatry. 2022;19(5):314-27.
15. Appolinario J, Nunes M, Cordás T. Avaliação e manejo nutricional dos transtornos alimentares. Porto Alegre: Artmed; 2022. p. 205- 220.
16. Fogarty S, Elmir R, Hay P, Schmied V. The experience of women with an eating disorder in the perinatal period: a meta-ethnographic study. BMC Pregnancy Childbirth. 2018;18(1):121.

44
Transtornos por uso de substâncias no período perinatal: terapêutica

André Malbergier

INTRODUÇÃO

O uso de substâncias psicoativas (SPA) em gestantes e puérperas é comum, embora subdiagnosticado, pouco abordado e raramente tratado. São várias as razões para este subdiagnóstico. Por parte da paciente, podemos citar omissão do relato de uso devido a vergonha, estigma, medo de repercussões legais e desconforto para discutir o tema no serviço de saúde pré-natal. Por parte dos serviços de saúde, citamos a desinformação sobre o problema entre profissionais e pouco treinamento para que investiguem e tratem o problema.

Como a gravidez e o pós-parto são períodos de mudanças significativas na mulher e geralmente há um aumento do contato com os serviços de cuidados de saúde, todos os profissionais têm a obrigação de investigar, avaliar e apresentar informações, recursos e apoio neste tema[1].

As Diretrizes da Organização Mundial da Saúde (OMS) para a identificação e gestão do uso de substâncias e dos transtornos por uso de substâncias (TUS) na gravidez também recomenda que os profissionais perguntem a todas as mulheres grávidas sobre o uso de álcool e outras substâncias (uso passado, presente, prescrito, lícito e ilícito) o mais cedo possível durante a gravidez e em cada visita de acompanhamento[2]. Estudos mostram que a redução do consumo de SPA espontânea e após intervenções reforça a gravidez como janela de oportunidade para abordagem e tratamento do uso de drogas[3].

GESTAÇÃO

Manejo

Idealmente, o uso de substâncias e os TUS devem ser investigados de forma empática e sem julgamentos em todas as gestantes; e os cuidados precisam ser prestados de forma abrangente e conjunta, preferencialmente através da integração do tratamento da dependência aos cuidados pré-natais. O modelo de cuidado integrado é considerado o "padrão-ouro" de tratamento e é associado a melhores resultados no parto e no puerpério. Todavia, são muito poucos os serviços que integram os cuidados pré-natais aos de uso de substâncias. E, mesmo oferecendo o cuidado integrado, algumas mulheres com quadros mais graves necessitam de um nível mais especializado de tratamento.

Diante disso, a American Society of Addiction Medicine (ASAM) categoriza o tratamento da dependência em níveis de atendimento que variam de ambulatorial a hospitalar. O nível de cuidado deve ser constantemente avaliado e adaptado conforme as necessidades. As medicações devem estar disponíveis em todos os níveis de cuidados, assim como os serviços de cuidados infantis. Suas ausências são consideradas barreiras aos cuidados às gestantes. Além disso, o tratamento deve abordar também os transtornos de saúde mental comórbidos[4].

Os objetivos do tratamento dos TUS durante a gravidez e no pós-parto são norteados por algumas premissas[5]:

- Abstinência ou redução do uso de substâncias quando a primeira não for possível.
- Prevenção de efeitos adversos do uso para a gestante e feto.
- Adesão aos serviços, o que também pode facilitar a prevenção, o diagnóstico e o tratamento dos TUS e de outras condições.
- Redução dos comportamentos de alto risco, como o uso de drogas injetáveis, uso ou reutilização de equipamentos não esterilizados e o compartilhamento de equipamentos de injeção visando evitar complicações relacionadas, como infecções e overdose.
- Melhora da qualidade de vida e outras condições sociais, como emprego, habitação estável e risco de encarceramento.

Para efeitos didáticos, neste capítulo, as abordagens serão apresentadas separadamente para cada substância.

Álcool

Aspectos gerais do tratamento do transtorno por uso de álcool na gravidez e no pós-parto[5]:

- Todas as gestantes que relatam uso de álcool devem ser avaliadas para possível diagnóstico de transtorno por uso de álcool (TUA) e recomendadas a interromper o uso neste período e no pós-parto.
- Se uma gestante não conseguir diminuir ou cessar o uso de álcool, o médico deve discutir a farmacoterapia para TUA e envolver a paciente na tomada de decisão compartilhada em relação ao seu uso.
- Se uma paciente engravidar enquanto estiver tomando medicação para TUA ou solicitar medicação durante a gravidez e pós-parto, os médicos devem informá-la sobre os riscos e benefícios dos medicamentos durante estes períodos.
- O tratamento do TUA na gravidez inclui as abordagens psicológicas e farmacológicas.

Abordagem psicológica

As abordagens terapêuticas através da terapia cognitivo-comportamental (TCC) têm sido apontadas como as mais eficazes para o tratamento do TUA em geral. Elas foram testadas e validadas na gravidez e incluem terapia motivacional, intervenções breves e manejo de contingência. Uma revisão sistemática indica que as intervenções psicológicas ou educacionais "podem encorajar as mulheres a absterem-se de álcool durante a gravidez". Portanto, as intervenções psicossociais podem constituir uma parte importante do tratamento para qualquer paciente grávida com TUA[6].

A forma mais comum de intervenção breve em mulheres grávidas é a entrevista motivacional, que motiva os indivíduos a mudarem comportamentos explorando e resolvendo discrepâncias e ambivalências. Tem sido especificamente eficaz em ajudar mulheres que bebem de forma problemática a prevenir a exposição ao álcool neste período.

A redução de danos é outra abordagem que se revelou útil para ajudar as mulheres a minimizarem os danos associados ao consumo de substâncias e a estabelecer metas realistas e alcançáveis para diminuir o consumo de álcool enquanto se organizam para possivelmente atingir a abstinência. Este método visa afastar a mulher do estigma, da culpa, do confronto e da vergonha e trabalha em direção ao empoderamento.

O modelo de manejo de contingência (abordagem baseada em recompensas para mudanças de comportamento como uso de álcool e drogas) merece destaque, já que vários artigos têm sugerido maior eficácia na gravidez para tratamento não só de TUA mas de todas as drogas, incluindo nicotina[7].

Tratamento farmacológico

Em mulheres grávidas, se confirmada a presença de TUA, deve-se recomendar a abstinência como objetivo ideal. Ao interromper o consumo, há a possibilidade de desencadeamento de uma síndrome de abstinência. Em casos moderados a graves, o manejo do quadro deve ser em regime de internação hospitalar. Para avaliação da gravidade da síndrome de abstinência do álcool (SAA) pode-se utilizar a escala *Clinical Institute Withdrawal Assessment for Alcohol, Revised* (CIWA-Ar), já traduzida para o português[8]. Escores ≥ 10 são considerados indicadores de cuidados hospitalares. A história de *delirium tremens* e pressão arterial sistólica basal de 140 mmHg ou superior estão associadas a uma probabilidade aumentada de apresentar quadro semelhante de *delirium tremens* ou convulsão, reforçando a indicação de internação.

Há pouca informação sobre o tratamento da SAA durante a gravidez, mas os artigos existentes sugerem que os princípios descritos para os pacientes em geral devem nortear os cuidados, sendo os benzodiazepínicos as drogas de escolha. Em gestantes, as doses devem ser as mais baixas possíveis e pelo menor período possível.

O uso de medicações para tratamento de sintomas de abstinência do álcool pode ser feito em qualquer fase da gravidez. Este é um momento de alto risco, já que a SAA pode levar ao descolamento prematuro da placenta, parto prematuro, sofrimento fetal ou morte. Recomenda-se, portanto, um ambiente de internação, com monitorização frequente da mãe, dos movimentos fetais e da frequência cardíaca.

O uso de benzodiazepínicos durante a gravidez não aumenta o risco de malformações fetais graves, e o clordiazepóxido e o diazepam parecem ser mais seguros que o clonazepam e o alprazolam. No entanto, os benzodiazepínicos no terceiro trimestre têm sido associados à síndrome do bebê hipotônico, à síndrome de abstinência neonatal e à desregulação da temperatura. Alguns médicos recomendam o lorazepam como o benzodiazepínico preferido no terceiro trimestre, porque seu efeito rápido e meia-vida curta reduzem a abstinência neonatal[9]. O consenso brasileiro sobre tratamento da SAA, apesar de antigo, ainda está atual e pode servir de base para o tratamento durante a gestação[8].

Além do manejo da abstinência, o tratamento do TUA requer uma abordagem específica do problema por um tempo prolongado. Uma revisão de literatura analisou os danos associados ao uso de álcool e TUA durante a gravidez e amamentação à luz dos benefícios potenciais de medicamentos para este transtorno, incluindo acamprosato (indisponível no momento no Brasil), naltrexona e dissulfiram. Há poucas evidências publicadas para apoiar a segurança desses medicamentos na gravidez. No entanto, a partir da investigação disponível, é provável que apenas o dissulfiram tenha potencial para causar danos fetais graves. Embora sejam necessárias mais pesquisas, o acamprosato e a naltrexona não parecem estar associados a riscos substanciais de malformações congênitas ou outras consequências graves. Dados os riscos potenciais associados ao consumo de álcool durante a gravidez, em alguns casos, o uso de acamprosato e naltrexona deve ser considerado (embora não haja dados consensuais de eficácia) para o tratamento de mulheres grávidas com TUA com base nas evidências atuais[10].

Nicotina/tabaco

Embora 50% das mulheres parem de fumar durante a gravidez, até 90% voltam a fumar dentro de 1 ano após o parto. Intervenções comportamentais, como TCC ou manejo de contingências, continuam a ser os tratamentos padrões para a cessação do tabagismo neste período[11-13].

Para pacientes grávidas com transtorno por uso de nicotina (TUN), os aspectos gerais do tratamento são[5]:

- Aconselhar as pacientes a interromperem ou minimizarem o uso do cigarro (inclusive o eletrônico) durante a gravidez para evitar danos a si mesmas e ao feto.
- Oferecer terapia de reposição de nicotina (TRN) com ou sem bupropiona após discutir os riscos e benefícios.
- Realizar aconselhamento e apoio psicossocial ou encaminhar para serviços especializados (para casos mais complexos).

Abordagem psicológica

É importante discutir com as gestantes todos os recursos disponíveis para apoiar a cessação do tabagismo (inclui cigarros eletrônicos). Também é necessário fornecer apoio contínuo e abordar os estressores psicossociais no período pós-parto para garantir a manutenção da cessação.

Uma metanálise de 2017 reforça a eficácia do tratamento psicológico da linha comportamental não somente no consumo de nicotina, mas nos desfechos associados à gravidez e ao bebê. Este estudo encontrou uma redução de 17% na frequência de baixo peso ao nascer, um peso médio ao nascer significativamente maior e uma redução de 22% nas internações em terapia intensiva neonatal entre bebês nascidos de grávidas que participaram de intervenções psicossociais para o uso do tabaco quando comparadas às que não se submeteram ao tratamento[14].

Tratamento farmacológico

As medicações utilizadas para cessação do tabagismo são:

- Terapia de reposição de nicotina (TRN): as TRN comercializadas no Brasil são na forma de adesivos, gomas de mascar e pastilhas. É digno de nota que, devido às diferenças no sistema do citocromo P450, no número de receptores nicotínicos de acetilcolina beta-2, nos efeitos hormonais e na modulação do humor nas mulheres, a TRN pode ser menos eficaz no sexo feminino do que em homens[15]. Para potencialmente minimizar a exposição do feto e do lactente à TRN, as pacientes podem optar por usar uma forma de TRN de liberação imediata, como goma de mascar, em vez de uma forma de liberação lenta, como o adesivo.
- O adesivo libera medicação continuamente enquanto a usuária pode controlar a dosagem quando usa pastilhas e gomas de mascar. Se a paciente estiver usando adesivo de nicotina, removê-lo à noite pode minimizar a exposição fetal à nicotina. É importante informar as pacientes que a taxa de metabolismo da nicotina aumenta em gestantes, o que pode prejudicar a eficácia da TRN e necessitar de um aumento de dose. Os dados relativos à eficácia da TRN ainda não são definitivos na população de gestantes e não há consenso quanto à sua eficácia[16]. Além disso, há poucas evidências de que a TRN durante a gravidez tenha efeitos positivos ou negativos nos resultados do parto.
- Bupropiona: este antidepressivo com atividade dopaminérgica e noradrenérgica pode ser prescrito concomitantemente com a TRN para gestantes[17]. O uso de bupropiona durante a gravidez não parece estar associado ao aumento do risco de malformações congênitas graves[18].
- Vareniclina: não há evidências (poucos estudos) suficientes para apoiar uma recomendação desse medicamento, um agonista parcial dos receptores nicotínicos α4β2, durante a gravidez e no pós-parto. Num estudo de coorte de base populacional entre gestantes no primeiro trimestre de gravidez, os investigadores encontraram uma redução significativa no risco de qualquer evento perinatal adverso e nenhum risco aumentado de anomalias congênitas graves em bebês expostos à vareniclina em comparação com aqueles expostos à TRN[19].

Cocaína

O manejo de contingências, também conhecido como incentivos motivacionais, oferece recompensas para comportamentos desejados (ou seja, teste de drogas negativo) e a retenção de privilégios para comportamentos indesejados (ou seja, recaída). Esta técnica parece ser mais eficaz para o tratamento de transtornos por uso de cocaína durante a gravidez[20], aumentando as chances de atingir a abstinência.

Não existem medicamentos aprovados pela Food and Drug Administration (FDA) dos Estados Unidos nem pela Agência Nacional de Vigilância Sanitária (ANVISA) para tratar transtornos por uso de cocaína.

Cannabis

Em uma revisão sobre eficácia de psicoterapia para transtorno pelo uso de cannabis, foram identificados 9 estudos com amostras variando de 15 a 658 gestantes. As intervenções envolveram aconselhamento breve, TCC, entrevista motivacional (EM), terapia de aprimoramento motivacional + terapia cognitivo-comportamental (TAM-TCC), psicoterapia realizada por computador e psicoeducação. As intervenções que foram eficazes utilizaram principalmente EM, TCC e/ou TAM. Houve apenas um estudo que implementou uma intervenção domiciliar e outro que explorou a psicoterapia baseada em computador.

Os estudos sugerem que as intervenções que envolvem TCC e/ou EM demonstram ser promissoras na redução do consumo de cannabis durante a gravidez. Há necessidade de estudos de alta qualidade centrados nesta população, e o potencial para intervenções remotas e baseadas em computador pode ser mais explorado[21].

Não existem medicamentos aprovados para o tratamento do transtorno por uso de cannabis.

O PARTO

A avaliação da saúde mental é um componente importante na admissão e no manejo da paciente durante a hospitalização para o parto. Para as pessoas que apresentam TUS não tratadas, a hospitalização para o parto pode ser um momento crítico para iniciar o tratamento e servir de sensibilização para a continuidade dos cuidados.

Testes toxicológicos podem ser utilizados, mas deve-se ter muito cuidado em sua interpretação. Um resultado positivo no teste de drogas não é evidência de TUS, não é, necessariamente, critério para separação do recém-nascido da mãe e não é essencial para o diagnóstico de síndrome de abstinência neonatal.

PÓS-PARTO

O pós-parto é um momento de grande vulnerabilidade para retorno ao uso, recorrência do TUS, overdose e morte por overdose. Os cuidados, que antes eram centrados na pessoa grávida, tornam-se menos frequentes e passam da mãe para o bebê. Após o parto, a combinação de privação de sono, alterações hormonais e cuidados com o bebê causa estresse, tornando a recuperação contínua um desafio.

Nos Estados Unidos, as mortes maternas têm aumentado e dados populacionais recentes mostram que o pico de incidência das lesões autoprovocadas (especificamente overdose e suicídio) ocorre 9 a 12 meses após o parto. Com isso em mente, é importante garantir consultas seriadas para a puérpera neste período, mantendo, se possível, uma equipe que possa oferecer cuidados obstétricos/ginecológicos, pediátricos, psiquiátricos, psicológicos e sociais.

Muitas mulheres que não têm acesso a cuidados de saúde adequados durante o período de pós-parto correm o risco de consequências devastadoras, como o suicídio[22].

Para as mulheres com TUS, há desfechos extremamente graves durante o período pós-parto. Diante disso, os obstetras estão numa posição única para assumir a liderança na facilitação da colaboração multidisciplinar com especialistas em dependência e psiquiatras para tentar garantir o envolvimento e a adesão da puérpera ao tratamento da dependência[23].

Considerando o período pós-parto imediato, os profissionais responsáveis pelo tratamento dos TUS devem ser incentivados a colaborar com as equipes obstétricas, pediátricas e de serviço social durante a hospitalização para o parto, visando garantir coesão da equipe quanto às mensagens e aos problemas relacionados ao uso de substâncias. Esta experiência durante o parto pode impactar as taxas de adesão e sucesso do tratamento do TUS[23].

Os cuidados do pós-parto devem incluir o planejamento reprodutivo e fornecimento de contracepção num contexto de tomada de decisão partilhada. Ter um TUS está associado a taxas mais elevadas de gravidez indesejada em comparação com a população em geral, especialmente no período pós-parto imediato.

AMAMENTAÇÃO

Um fator de extrema relevância no pós-parto é a amamentação. A amamentação em mulheres que usam substâncias ou são dependentes é uma questão complexa, e as decisões clínicas relativas ao aleitamento devem basear-se nos princípios da bioética, incluindo o respeito pela autonomia corporal.

Associações profissionais e entidades públicas divergem sobre as indicações e contraindicações da amamentação para mulheres que usam drogas. Há falta de uniformidade e consenso na opinião de especialistas, e essas divergências dificultam a atuação dos profissionais que se deparam com os múltiplos desafios na orientação dessas mães. A Sociedade Brasileira de Pediatria, diferentemente da Organização Mundial da Saúde, não é favorável a que mães usuárias de drogas amamentem seus filhos. Orienta que mães que consomem drogas ocasionalmente devem suspender o aleitamento por tempo que varia de acordo com a droga consumida[24].

As orientações para amamentação dependem da substância consumida. Segundo o Centers for Disease Control (CDC) norte-americano, pacientes que usam álcool e estão amamentando devem esperar pelo menos 2 horas por dose para depois amamentar. Por exemplo, após 2 doses, a mãe deve esperar pelo menos 4 horas antes de amamentar. O leite materno também pode ser bombeado e descartado após o consumo de álcool para diminuir a exposição do bebê à substância[25].

Apesar de não ser uma contraindicação absoluta para amamentar, mulheres fumantes devem ser estimuladas a parar de fumar neste período. Elas devem evitar fumar imediatamente antes de amamentar, devem sair do ambiente da criança para fumar e trocar roupa e lavar as mãos após fumar. O tabagismo materno é um importante fator de risco para a síndrome da morte súbita infantil, já que a nicotina reduz o conteúdo de dopamina dos corpos carotídeos e a capacidade do bebê de reagir aos episódios de hipóxia[26].

A cocaína e seus metabólitos são detectáveis no leite materno. Os recém-nascidos são extremamente sensíveis à cocaína porque ainda não desenvolveram a enzima que a inativa e foram notificadas reações adversas graves em recém-nascidos expostos à cocaína através do leite materno. A cocaína não deve ser usada por mães que amamentam nem fumada (como acontece com o "crack") por qualquer pessoa que esteja perto de bebês, pois eles podem ser expostos ao inalar a fumaça. Foi sugerido um período de abstinência da amamentação de 24 horas para mulheres que ocasionalmente usam cocaína durante a amamentação, com base na rápida eliminação da cocaína pela mãe[27].

Existem poucos dados disponíveis sobre os riscos do consumo de cannabis durante a amamentação e não existem orientações claras sobre o período de espera após seu consumo antes de amamentar. Ao orientar os pacientes, é importante discutir potenciais riscos do uso e razões para interrompê-lo. O Δ9-tetrahidrocanabinol (THC), o principal composto psicoativo da maconha, está presente no leite humano em concentração até oito vezes maior que os níveis plasmáticos maternos. Metabólitos são encontrados nas fezes infantis, indicando que o THC é absorvido e metabolizado pela criança. Além dos possíveis efeitos adversos dos canabinoides no leite materno, o uso paterno de cannabis também pode aumentar o risco de síndrome de morte súbita infantil em bebês amamentados. A cannabis não deve ser fumada por ninguém nas proximidades de crianças[28].

Tratamento farmacológico para TUS durante a amamentação

Álcool

Para tratamento farmacológico do TUA, naltrexona parece ser uma droga segura, com baixa exposição do lactente à medicação; porém, não há estudos suficientes para confirmação desta segurança[29].

A naltrexona é excretada no leite materno e uma discussão com a paciente quanto aos riscos/benefícios do seu uso durante a amamentação é indicada nestas situações. A dosagem inicial para a maioria das pacientes é de 25 mg (meio comprimido) por alguns dias e, se bem tolerada, sua dose deve ser aumentada para 50 mg ou mais, dependendo de cada caso. Os efeitos colaterais mais comuns são náuseas, vômito, dor de cabeça, tontura e fadiga. Dosagens seriadas de enzimas hepáticas devem ser indicadas pelo potencial risco (relativamente baixo) de hepatotoxicidade do medicamento.

Tabaco

Em animais, a exposição à nicotina pode interferir no desenvolvimento pulmonar, mas os riscos não estão bem estabelecidos para a exposição à nicotina em bebês humanos. Portanto, a bupropiona pode ser preferível a TRN. Em doses de até 300 mg por dia, este medicamento produz níveis baixos no leite materno que não devem causar efeitos adversos em bebês. Embora os dados sobre bebês amamentados sejam escassos, o tratamento com bupropiona em mães que amamentam não é uma contraindicação à amamentação[30]. Não há dados suficientes para avaliação da vareniclina durante a amamentação.

> **CONCLUSÃO**
>
> Apesar de não estar suficientemente estudado e discutido, o tratamento de TUS em mulheres grávidas e puérperas está associado a uma diminuição significativa da morbidade e mortalidade materna, incluindo complicações no parto. Embora as grávidas sejam consideradas uma população prioritária, barreiras estruturais que existem para todas as pessoas com TUS persistem durante a gravidez e pioram no pós-parto tanto no acesso como na adequação dos serviços às especificidades dos pacientes.
>
> Os prestadores de cuidados da díade mãe-filho podem servir como protagonistas do rastreio e do tratamento (ou encaminhamento) dos TUS. Embora muitas mulheres consigam interromper ou diminuir o uso durante a gravidez, o pós-parto é um período de alto risco de recaída e os profissionais de saúde precisam intensificar os cuidados neste período[31].

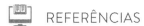

REFERÊNCIAS

1. Rutman D, Hubberstey C, Poole N, et al. Multi-service prevention programs for pregnant and parenting women with substance use and multiple vulnerabilities: program structure and clients' perspectives on wraparound programming. BMC Pregnancy Childbirth. 2020;20(1):441.
2. Organização Mundial da Saúde (OMS). https://iris.who.int/bitstream/handle/10665/107130/9789241548731_eng.pdf;jsessionid=44B3EDEA8D95C76CE7258EB7DD-2411FB?sequence=1.
3. Tamashiro EM, Milanez HM, Azevedo RCS de. "Because of the baby": reduction on drug use during pregnancy. Rev Bras Saude Mater Infant. 2020;20(1):313-7.
4. American Society of Addiction Medicine (ASAM). Substance use and substance use disorder among pregnant and postpartum people; 2022. Disponível em: https://www.asam.org/advocacy/public-policy-statements/details/public-policy-statements/2022/10/12/substance-use-and-substance-use-disorder-among-pregnant-and-postpartum-people. Acesso em: 10 dez. 2023.
5. Ramsey KS, Cunningham CO, Stancliff S, et al. Substance Use Guidelines Committee. Substance use disorder treatment in pregnant adults. Baltimore: Johns Hopkins University; 2021.
6. DeVido J, Bogunovic O, Weiss RD. Alcohol use disorders in pregnancy. Harv Rev Psychiatry. 2015;23(2):112-21.
7. Higgins ST. Behavior change, health, and health disparities 2023: Contingency management for treating substance use disorders and promoting health in vulnerable populations. Prev Med. 2023;176:107746.
8. Laranjeira R, Nicastri S, Jeronimo C, Marques AC. Consenso sobre a Síndrome de Abstinência do Álcool (SAA) e o seu tratamento. Braz J Psychiatry. 2000;22(2).
9. Day E, Daly C. Clinical management of the alcohol withdrawal syndrome. Addiction. 2022;117:804-14.
10. Kelty E, Terplan M, Greenland M, Preen D. Pharmacotherapies for the treatment of alcohol use disorders during pregnancy: time to reconsider? Drugs. 2021;81(7):739-48.
11. Wilson SM, Newins AR, Medenblik AM, Kimbrel NA, Dedert EA, Hicks TA, et al. contingency management versus psychotherapy for prenatal smoking cessation: a meta-analysis of randomized controlled trials. Womens Health Issues. 2018;28(6):514-23.
12. van der Windt M, van Zundert SKM, Schoenmakers S, Jansen PW, van Rossem L, Steegers-Theunissen RPM. Effective psychological therapies to improve lifestyle behaviors in (pre)pregnant women: a systematic review. Prev Med Rep. 2021;24:101631.
13. Kock LS, Erath TG, Coleman SRM, Higgins ST, Heil SH. Contingency management interventions for abstinence from cigarette smoking in pregnancy and postpartum: a systematic review and meta-analysis. Prev Med. 2023;176:107654.
14. Chamberlain C, O'Mara-Eves A, Porter J, et al. Psychosocial interventions for supporting women to stop smoking in pregnancy. Cochrane Database Syst Rev. 2017;2(2):Cd001055.
15. Martin CE, Scialli A, Terplan M. Addiction: sex and gender evidence in alcohol, tobacco use and nicotine addiction, and opioid use disorders. How sex and gender impact clinical practice: an evidence-based guide to patient care, 1st ed. Academic Press; 2020.
16. Claire R, Chamberlain C, Davey MA, et al. Pharmacological interventions for promoting smoking cessation during pregnancy. Cochrane Database Syst Rev. 2020;(3).
17. Cressman AM, Pupco A, Kim E, et al. Smoking cessation therapy during pregnancy. Can Fam Physician. 2012;58(5):525-7.
18. Byatt N, Deligiannidis KM, Freeman MP. Antidepressant use in pregnancy: a critical review focused on risks and controversies. Acta Psychiatr Scand. 2013;127(2):94-114.
19. Tran DT, Preen DB, Einarsdottir K, et al. Use of smoking cessation pharmacotherapies during pregnancy is not associated with increased risk of adverse pregnancy outcomes: a population-based cohort study. BMC Med. 2020;18(1):15.

20. Smid MC, Metz TD, Gordon AJ. Stimulant use in pregnancy: an under-recognized epidemic among pregnant women. Clin Obstet Gynecol. 2019;62(1):168-84.
21. Groff D, Bollampally P, Buono F, Knehans A, Spotts H, Bone C. Interventions addressing cannabis use during pregnancy: a systematic review. J Addiction Med. 2023;17(1):47-53.
22. Admon LK, Dalton VK, Kolenic GE, Ettner SL, Tilea A, Haffajee RL, et al. Trends in suicidality 1 year before and after birth among commercially insured childbearing individuals in the United States, 2006-2017. JAMA Psychiatry. 2021;78(2):171-6.
23. Smid MC, Schauberger CW, Terplan M. Early lessons from maternal mortality review committees on drug-related deaths: time for obstetrical providers to take the lead in addressing addiction. Am J Obstet Gynecology MFM. 2020;2(4):100177.
24. Ribeiro SFT, Fernandes RAQ. Nutrizes usuárias de drogas e o desfecho da amamentação: estudo de coorte. SMAD. Rev Eletrônica Saúde Mental Álcool e Drogas. 2021;17(1):32-38.
25. American Society of Addiction Medicine (ASAM). The ASAM Principles of addiction medicine, 6th ed. Philadelphia: Wolters Kluwer; 2019.
26. Drugs and Lactation Database (LactMed®). Bethesda (MD): National Institute of Child Health and Human Development; 2006-. Nicotine. Disponível em: https://www.ncbi.nlm.nih.gov/books/NBK501586
27. Drugs and Lactation Database (LactMed®) [Internet]. Bethesda (MD): National Institute of Child Health and Human Development; 2006-. Cocaine. Disponível em: https://www.ncbi.nlm.nih.gov/books/NBK501588/
28. Reece-Stremtan S, Marinelli KA. ABM clinical protocol #21: guidelines for breastfeeding and substance use or substance use disorder, revised 2015. Breastfeed Med. 2015;10(3):135-41
29. Drugs and Lactation Database (LactMed®) [Internet]. Bethesda (MD): National Institute of Child Health and Human Development; 2006. Cannabis.
30. Chan CF, Page-Sharp M, Kristensen JH, O'Neil G, Ilett KF. Transfer of naltrexone and its metabolite 6,beta-naltrexol into human milk. J Hum Lact. 2004;20(3):322-6.
31. LactMed. Drugs and Lactation Database (LactMed). National Library of Medicine (US). Bupropion 2021.
32. Barber CM, Terplan M. Principles of care for pregnant and parenting people with substance use disorder: the obstetrician gynecologist perspective. Front Pediatr. 2023;11:1045745.

45
Transtorno de personalidade emocionalmente instável (*borderline*): terapêutica

Fernanda Martins Sassi
Erlei Sassi Junior

INTRODUÇÃO

O transtorno de personalidade emocionalmente instável subtipo *borderline* (TPB) está listado no *Manual Diagnóstico e Estatístico de Transtornos Mentais*, 5ª edição, texto revisado (DSM-5 TR), como um transtorno crônico de saúde mental. Caracteriza-se por um padrão generalizado de instabilidade nas relações interpessoais, problemas de autoimagem, dificuldade em gerenciar emoções e uma incapacidade de se autorregular adequadamente[1].

Além disso, os sintomas associados ao transtorno de personalidade *borderline* podem interferir no funcionamento do indivíduo em sua vida diária. Os sintomas presentes no transtorno de personalidade *borderline* podem ser confundidos com outras patologias, como transtorno de personalidade histriônica, transtorno de personalidade narcisista e transtorno afetivo bipolar.

No entanto, é importante frisar que é uma patologia muito heterogênea e por isso cada paciente deve ser avaliada de forma individualizada. Para o diagnóstico médico categorial dessa condição, o paciente deve preencher 5 de 9 critérios descritos no manual diagnóstico (CID-11 ou DSM-5-TR). Visto que são possíveis 256 combinações entre os critérios diagnósticos acrescidos de sua gravidade (leve, moderado, grave), a gama de possíveis fenótipos é quase infinita. Desse modo, apenas o diagnóstico não basta para uma definição de conduta, temos pacientes com disfuncionalidades, sofrimentos e vivências diferentes compartilhando o mesmo diagnóstico, sendo de suma importância a relação entre a paciente e o profissional de saúde para uma avaliação caso a caso.

Neste capítulo abordaremos em linhas gerais o que mais comumente é visto na literatura mundial. Sua prevalência está em torno de 2% da população em geral, 15 a 20% dos pacientes em ambulatório de saúde mental e pode chegar a 50% da população internada em unidades psiquiátricas. A incidência é a mesma em ambos os sexos[2].

NA GESTAÇÃO

Mulheres com TPB ficam grávidas e têm filhos, muitas vezes durante o período em que os sintomas da patologia surgem e se intensificam (final da adolescência e início da vida adulta), pois coincide com o período mais fértil da mulher.

Tal situação gera desafios adicionais à gestação e ao puerpério. A gravidade do quadro, doenças comórbidas, ausência de apoio sociofamiliar e de acompanhamento psiquiátrico e uso de drogas podem deixar a conduta clínica muito difícil.

Segundo Genna[1], pacientes portadoras de TPB têm mais gestações na adolescência e gestações não planejadas, as quais se associam a relacionamentos intensos e instáveis e a impulsividade e gravidade da manifestação do transtorno. No entanto, em relação à taxa de abortos, o fator predominante no estudo foi a condição socioeconômica da mulher e não a presença do transtorno psiquiátrico.

Chen[3] e Harned[4] associam o uso de substâncias em pacientes com transtorno *borderline* a maiores índices de doenças sexualmente transmissíveis (DST), as mais frequentes sendo: gonorreia, herpes genital, sífilis, *Trichomonas*, papilomavírus e HIV. Estas doenças estão relacionadas a sexo desprotegido, baixa condição socioeconômica e atividade profissional relacionada ao sexo.

Pacientes com TPB estão mais vulneráveis a violência conjugal doméstica[5]. Segundo Madalena[5], pacientes do sexo masculino com transtorno de personalidade antissocial e *borderline* são os mais frequentemente envolvidos como autores de violência e as pacientes *borderline* do sexo feminino como vítimas da violência, possivelmente pelo repertório restrito para resolução de conflitos e dificuldade em conter a intensidade das emoções.

Pare-Miron[6] relaciona a presença de TPB com maior número de cesárias eletivas ou de urgências obstétricas, principalmente por medo do parto vaginal, dificuldade de suportar o estresse do trabalho de parto e pela pressão exercida sobre a equipe obstétrica. Essas pacientes têm maiores índices de diabetes gestacional, tromboembolismo, partos prematuros, corioamnionite, bebês pequenos para a idade gestacional e números menores de Apgar, além de complicações relacionadas ao uso de tabaco e outras drogas. Segundo o autor, há uma dificuldade desse grupo de se engajar a mudanças de estilo de vida e ao uso de medicamentos prescritos.

Pacientes com esse diagnóstico podem representar até 50% das pacientes em unidades de internação obstétricas, por questões psicológicas (agressividade e ideação suicida) ou físicas (infecções, trabalho de parto prematuro)[7].

Terapêutica

A gravidez é um período de muitas emoções e estressores, mesmo para pacientes hígidas. No caso das pacientes com transtorno *borderline*, essas particularidades se intensificam e criam desafios que devem ser considerados no acompanhamento dessa população.

Ajudar a paciente a criar uma rede de apoio e evitar que um grande número de profissionais diferentes acompanhe o caso aumenta as chances de se formar uma aliança terapêutica, envolvendo mais a paciente em seu autocuidado. Por isso, priorize que sempre os mesmos profissionais atendam e acompanhem a paciente, gerando uma rotina e criando uma sensação de segurança.

Incentive a gestante a identificar e buscar serviços psiquiátricos e/ou de apoio emocional. Se a mesma já estiver em tratamento, tente estabelecer um canal de contato com o serviço de saúde mental, pois o trabalho coordenado entre a obstetrícia e a saúde mental traz melhores resultados[8].

Se a paciente necessitar fazer uso de medicação psiquiátrica para estabilidade dos sintomas, discuta com o psiquiatra a prescrição e envolvam a paciente no processo, explicando o porquê de se manter a medicação e que riscos estarão assumindo. Incluir a paciente nesse procedimento estabelece um vínculo de confiança, melhora o engajamento no tratamento e ajuda a paciente a se responsabilizar pelo seu bem-estar e do bebê, em uma postura menos passiva e mais protagonista de seu tratamento. Encontros psicoeducacionais oferecidos pelas maternidades sobre as mudanças corporais da mulher que ocorrem durante a gestação e os estágios de desenvolvimento do bebê, além de leituras sobre o assunto, podem ajudar a mãe a criar um referencial sobre rotinas de cuidado e a experimentar uma sensação de mais segurança quanto ao que esperar desse momento. As mães com transtorno *borderline* desejam exercer o papel materno, mas apresentam um repertório emocional mais restrito, sendo recomendável que se estimule a construção de rede de apoio com o pai, familiares e até com profissionais que possam oferecer escuta ou mesmo um auxílio prático em situações em que a mãe se sinta desamparada ou sem saber como proceder.

Mudanças de hábitos

Pacientes com TPB geralmente apresentam um sono de baixa qualidade, e muitas usam medicação para dormir. Pela dificuldade de organizar e sustentar uma rotina, não costumam manter uma atividade física regular.

Incentive a gestante a se concentrar em fazer escolhas diárias saudáveis (p. ex., comer de forma nutritiva, estabelecer bons padrões de sono etc.). Envolver-se em exercícios regulares pode ser vantajoso, pois promove a liberação de endorfinas e aumenta os níveis de serotonina.

Tratamentos psicológicos

Indispensáveis para o atendimento dessas pacientes com eficácia reconhecida no tratamento do transtorno de personalidade. As modalidades mais praticadas seriam a terapia focada na transferência (TFP) de orientação psicodinâmica, terapia dialetica comportamental (DBT) e mentalização. Todas têm igual efetividade e devem ser indicadas no acompanhamento da gestante e puérpera com TPB.

Tratamentos farmacológicos

Ao considerar o uso de medicamentos em gestantes e puérperas, devemos considerar o risco-benefício entre tratar ou não a patologia psiquiátrica. Entre 2007 e 2013, nos Estados Unidos, 7% das mortes maternas estavam relacionadas a doença mental. O transtorno de personalidade *borderline* é uma doença com mortalidade de até 10% ao longo da vida. Comorbidades como depressão, uso e abuso de substâncias, quadros psicóticos breves e ansiedade são encontradas frequentemente, fato que pode aumentar a mortalidade. Assim, a necessidade de tratamento se faz presente[9].

Antes de decidir por um tratamento farmacológico, alguns itens podem ajudar:

- Entenda a doença da paciente e sua gravidade.
- Converse com ela e se possível com o(a) parceiro(a) para entender o quanto são conhecedores da doença e de seus riscos gerais e na gestação.
- Explore se já foram tentados tratamentos não farmacológicos e quais foram sua eficácia no controle dos sintomas. Ofereça como uma alternativa a ser discutida com o psiquiatra.
- Entenda o tratamento atual com uma análise de risco do uso de cada medicamento durante a gestação e amamentação, pensando em sugerir a menor prescrição possível.

Apesar de muitos *guidelines* não recomendarem o uso de medicamentos para TPB, existe extensa literatura que justifica o uso de medicamentos para controle de alguns sintomas devido a alterações em vias neurais e em ativação de áreas cerebrais nesses pacientes. Sintomas como instabilidade de humor, impulsividade e agressividade podem ser abordados farmacologicamente[10,11]. Medicações como antipsicóticos, estabilizadores de humor e antidepressivos são frequentemente usadas.

Em linhas gerais, nenhum antidepressivo é completamente contraindicado na gestação, sendo os inibidores de recaptação de serotonina os com mais estudos realizados e por isso os mais utilizados. Em sua maioria, há baixos níveis de transferência para o leite materno. Muitas pacientes com transtorno *borderline* utilizam esses medicamentos para impulsividade ou quadros de depressão associados[12]. Existe uma ressalva no caso da paroxetina, que pode estar associada a um maior índice de malformações cardíacas[13].

Entre os estabilizadores de humor, os mais comumente usados são a lamotrigina, a carbamazepina e o ácido valproico, sendo os dois últimos contraindicados durante a gestação pelo risco de malformações relacionadas ao tubo neural e à face. A lamotrigina tem uma contraindicação relativa por ter alguns estudos relacionando-a a alterações no palato de recém-nascidos. Vale ressaltar que não são medicações de primeira escolha para o TPB e que possivelmente houve uma dificuldade no controle dos sintomas. No entanto, recomendamos, se possível, a suspensão dessa classe medicamentosa pelo menos no primeiro trimestre. Todas passam pelo leite materno, mas apenas com recomendação de acompanhamento clínico pelo pediatra[14].

Entre os antipsicóticos não foi encontrada nenhuma evidência robusta de malformação, mas parece haver uma recomendação pelo uso de risperidona e paliperidona. Quetiapina e olanzapina foram relacionadas a um maior risco de diabetes gestacional[16].

Tratamentos por neuromodulação (ECT e TMS)

Tratamentos biológicos são os tratamentos que usam de corrente elétrica ou ondas eletromagnéticas para alterar o funcionamento do sistema nervoso central.

Existem fortes evidências de que quadros de humor e psicóticos associados ao TPB durante a gestação e puerpério são tratados com segurança através de eletroconvulsoterapia (ECT), que é oferecida pelo SUS. Apesar de existirem publicações que apontam para uma melhora parcial da depressão em pacientes com TPB pelo ECT comparados a outras patologias, ele permanece como uma indicação válida. As medicações antidepressivas ou antipsicóticas fazem sinergismo com o ECT e podem ser mantidas durante o procedimento ou o tratamento biológico pode ser usado isoladamente. Apenas medicamentos anticonvulsivantes devem ser suspensos ou diminuídos[9,15].

O uso de estimulação elétrica transcraniana também é uma opção que tem efeito sobre quadros depressivos e para sintomas do TPB, como instabilidade de humor e impulsividade[8,16], sendo considerada segura durante a gestação e no puerpério, apesar dos poucos estudos publicados. Infelizmente se encontra disponível apenas no setor particular[17,18].

NO PÓS-PARTO

Akman[19] relaciona o maior risco de depressão pós-parto com a presença de transtornos de personalidade, pois baixo suporte social, instabilidade financeira e emocional, baixa autoestima, eventos relacionados a saúde do recém-nascido e/ou da puérpera são fatores de risco para o desenvolvimento desse quadro.

Pacientes com TPB tendem a ter menos anos de educação formal e menor apoio dos parceiros quando comparadas com mães controle (com ansiedade ou depressão) e com mães com outros transtornos de personalidade. Percebem as responsabilidades em relação aos bebês de forma mais comprometedora e negativa, sentindo-se mais sobrecarregadas e isoladas no cuidado com a criança[20]. Por isso, esclarecer essas possíveis dificuldades e estimular que soluções práticas sejam construídas, como dividir as tarefas relacionadas ao recém-nascido, acionar pessoas em caso de necessidade, trazer o pai da criança e os familiares próximos para auxiliar nesse primeiro momento pode ser muito proveitoso.

Nesse sentido, a parceria com o psiquiatra e o terapeuta é muito rica, pois pode ajudar a paciente a se perceber e aceitar ajuda sem se sentir menos capaz no papel materno. O obstetra ou o pediatra podem sugerir uma rotina básica de cuidados com o bebê e como hierarquizar ações diante de situações do cotidiano. Por exemplo: choro que não passa, o sono desregulado ou dificuldades de alimentação.

Algumas pacientes se recusam a fazer uso de medicação durante a gestação ou mesmo na amamentação[11], o que pode trazer momentos de descompensação com instabilidade de humor, impulsividade, pensamentos suicidas ou agressividade. Essa possibilidade deve ser explicada para a paciente e familiares para que possam entender os riscos dessa decisão e estar mais atentos a esses sinais. Caso se torne necessária uma intervenção medicamentosa ou terapêutica, essa deve ser feita precocemente.

Não só a saúde mental da mãe, mas também do recém-nascido, deve ser alvo de preocupação. Estudos apontam que filhos de mães *borderlines* tendem a desenvolver vínculos inseguros, sintomas ansiosos e dificuldade na regulação emocional, visto que nos primeiros anos de vida muito do desenvolvimento mental depende da interação entre o bebê e a mãe[2], sendo no momento a intervenção preventiva possível o cuidado da saúde mental da mãe, visando proporcionar um meio mais estável para o desenvolvimento da criança.

Manejo

Recomenda-se que as pacientes mantenham a psicoterapia durante todo o processo da gestação e do puerpério.

É preciso orientar a paciente e os familiares para um risco aumentado de descompensação do quadro psiquiátrico, ou do desenvolvimento de sintomas depressivos e/ou ansiosos. Estimulando que a puérpera procure um serviço de saúde mental se notar mudanças no seu humor ou se apresentar sintomatologia que possa ser relacionada com sintomas dissociativos (como apagões, comportamentos bizarros ou discurso desconexo episódico) ou psicóticos (como ideias autorreferentes ou de cunho persecutório).

PERSPECTIVAS E CONCLUSÃO

O enfoque principal deste capítulo foi desmistificar que o transtorno de personalidade emocionalmente instável em si inviabiliza uma gestação tranquila e segura.

As pacientes apresentam níveis de gravidade muito diferentes entre si, necessitando uma avaliação personalizada, quanto ao risco para complicações. O acompanhamento conjunto da obstetrícia e da saúde mental aumentam as chances de uma gestação saudável e um puerpério tranquilo.

 REFERÊNCIAS

1. Genna NM, Feske U, Larkby C, Angiolieri T, Gold MA. Pregnancies, abortions, and births among women with and without borderline personality disorder. Womens Health Issues. 2012;22(4):e 371-7.
2. Serrano A, Teissier E, Guerin Franchitto L, Revet A, Raynaud JP, Cailhol L. Mère souffrant de trouble de personnalité limite: quels soins spécifiques en période périnatale? Une revue de la littérature. Santé Mentale au Québec. 2022;47(2):235-67.
3. Chen EY, Brown MZ, Lo TTY, Linehan MM. Sexually transmitted disease rates and high-risk sexual behaviors in borderline personality disorder versus borderline personality disorder with substance use disorder. J Nerv Ment Disz. 2007;195(2):125-9.
4. Harned MS, Pantalone DW, Ward-Ciesielski EF, Lynch TR, Linehan MM. The prevalence and correlates of sexual risk behaviors and sexually transmitted infections in outpatients with borderline personality disorder. J Nerv Ment Dis. 2011;199(11):832-8.

5. Madalena MBA, Falcke D, Carvalho LF. Violência conjugal e funcionamentos patológicos da personalidade. Arq Bras Psicologia. Rio de Janeiro. 2015;67(2):122-139
6. Pare-Miron V, Czuzoj-Shulman N, Oddy L, Spence AR, Abenhaim HA. Effect of borderline personality disorder on obstetrical and neonatal outcomes. Women's Health. 2016;26(2):190-195.
7. Yelland C, Girke T, Tottman C, Willians AS. Clinical characteristics and mental health outcomes for women admitted to an Australian Mother–Baby Unit: a focus on borderline personality disorder and emotional dysregulation? Australasian Psychiatry. 2015;23.
8. Sverak T, Linhartova P, Gajdos M, Kuhn M, Latalova A, Lamos M, et al. Brain connectivity and symptom changes after transcranial magnetic stimulation in patients with borderline personality disorder. Front Psychiatry. 2022;12:770353.
9. Rose S, Dotters-Katz SK, Kuller JA. Electroconvulsive therapy in pregnancy: safety, best practices, and barriers to care. Obstetrical and Gynecological Survey. 2022;75(3).
10. Stanley B, Perez-Rodriguez M, Labouliere C, Roose S. A neuroscience-oriented research approach to Borderline personality disorder. J Personality Dis. 2018;32:1-39.
11. Williams AS, Hill R. The management of perinatal borderline personality disorder. J Clin Med. 2023;12:6850.
12. Romaine E, McAllister-Williams RH. Guidelines on prescribing psychotropic medication during the perinatal period. J Hospital Med. 2019;80(1).
13. Borges LP. Impactos do uso de antidepressivos em gestantes e lactantes. Curso de farmácia-bioquímica. Faculdade de Ciências farmacêuticas da Universidade de São Paulo. 2020. Trabalho de conclusão de curso.
14. Betcher H K, Wisner KL. Psychotropic treatment during pregnancy: research synthesis and clinical care principles. J Womens Health. 2020;29(3).
15. Nicolini AP, Sienaert P. Borderline personality disorder and outcome of electroconvulsive therapy in patients with depression: a systematic review. J ECT. 2023;39(2):74-80.
16. Konstantinou GN, Trevizol AP, Downar J, McMain SF, Vila-Rodriguez F, Daskalakis ZJ, et al. Repetitive transcranial magnetic stimulation in patients with borderline personality disorder: a systematic review. Psychiatry Res. 2021;304:114-145.
17. Miuli A, Pettorruso M, Stefanelli G, Giovannetti G, Cavallotto C, Susini O, et al. Beyond the efficacy of transcranial magnetic stimulation in peripartum depression: a systematic review exploring perinatal safety for newborns. Psychiatry Res. 2023;326:115-51.
18. Pridmore S, Turnier-Shea Y, Rybak M, Pridmore W. Transcranial magnetic stimulation (TMS) during pregnancy: a fetal risk factor. Australasian Psychiatry. 2021;29(2):226-9.
19. Akman C, Uguz F, Kaya N. Postpartum-onset major depression is associated with personality disorders. Comprehensive Psychiatry. 2007;48:343-347.
20. Ramsauer B, MühlhanC, Mueller J, Schulte Markwort M. Parenting stress and postpartum depression/anxiety in mothers with personality disorders: indications for differential intervention priorities. Eur Child Adolesc Psychiatry. 2015.

SEÇÃO VIII

Condições socioculturais

Gênero, parentalidade e saúde mental da população LGBTQIAPN+

Saulo Vito Ciasca

INTRODUÇÃO

Entende-se por família um agrupamento de pessoas devido a vínculos biológicos, de convivência ou baseados no afeto. O reconhecimento de novos laços familiares, mais relacionados à afetividade e à ideia de pertencimento entre as pessoas tem substituído gradativamente a noção de família baseada em vínculos biológicos exclusivamente.

A ideia de família, parentalidade e afetividade foi construída historicamente em uma lógica dita heterocisnormativa, em que a heterossexualidade e a cisgeneridade são entendidas como a regra do modelo que será valorizado pela sociedade. As outras formas de existência e de relações acabaram sendo, dentro dessa lógica, deslegitimadas, estigmatizadas e oprimidas, com consequências importantes para a saúde mental dessas pessoas. Por outro lado, novos arranjos, como famílias transcentradas (com responsáveis que se identificam como pessoas trans), homoparentais (com pessoas do mesmo gênero), anaparentais (sem pais, com responsáveis sendo os parentes colaterais como irmãos, p. ex.), monoparentais (com um responsável) e pluriparentais (mais de dois responsáveis) têm sido cada vez mais presentes e vêm reivindicando reconhecimento, respeito, cuidado e acolhimento. Para discutir essa questão e seu impacto na saúde mental de casais dissidentes em relação à norma, faz-se necessário entender o próprio conceito de gênero e sexualidade.

CONCEITOS RELACIONADOS A CORPO, GÊNERO E ORIENTAÇÃO AFETIVO-SEXUAL

Sexo biológico

O conceito de sexo biológico se refere a uma somatória de diversas características corporais, elencadas como "sexos": há o sexo cromossômico (46,XX, 46,XY, 46, X0, 47, XXY etc.), sexo gonadal (ovários, testículos, ovoteste ou ausência dos mesmos), sexo genital (vagina, pênis, pênis e vagina, genitálias atípicas, ausência de pênis ou de vagina etc.) e sexo fenotípico (que se refere ao ambiente hormonal preponderante ou uma combinação de estrogênios e androgênios, o que determina distribuição de gordura corporal, pilificação, musculatura e outras características denominadas caracteres sexuais secundários). O sexo cromossômico não necessariamente corresponde tipicamente ao sexo genital e assim por diante: por exemplo, há a possibilidade de uma pessoa ser XY, ter testículos, mas ter síndrome de insensibilidade congênita ao receptor de andrógenos e, por conseguinte, ter uma vulva.

Na espécie humana, então, não há apenas dois sexos biológicos; há três grandes categorias: endossexo masculino, endossexo feminino e intersexo. Tipicamente, pessoas do sexo (ou endossexo) masculino possuem um padrão cromossômico XY, presença de testículos, produção endógena de testosterona e a presença de pênis como genitália. As pessoas consideradas do sexo feminino, por sua vez, apresentam tipicamente padrão cromossômico XX, presença de útero e ovários, produção endógena de progesterona e estrógeno e possuem vulva e vagina como genitália. Pessoas intersexo são indivíduos cuja anatomia sexual e/ou reprodutiva não se alinha com as definições típicas do sexo masculino ou feminino. Dessa forma, intersexo se constitui como uma identidade sociopolítica autoatribuída a partir da presença e/ou vivência de diferenças no desenvolvimento do sexo (diferenças corporais).

A questão colocada é que o sexo biológico seria uma convenção que envolve a somatória dos diferentes sexos. Não é possível diferenciar o que é biológico e social, já que o meio social interage de forma contínua, aplicando significados a como se compreende o que é biológico. Oyèrónke Oyěwùmí ensina que a lógica é biológica, ou seja, o que é conhecido como essencial e "biológico" é um olhar cultural sobre corpos e funcionamentos; corpos físicos são sempre corpos sociais[1].

Utilizar, portanto, os termos "homem" ou "mulher" para se referir a sexo biológico é um erro. Por exemplo, se determinada pessoa tem cariótipo XY e tem vulva, seria considerada homem por ser XY ou mulher por ter vulva? No caso, trata-se de uma pessoa intersexo que poderá se identificar como homem, mulher ou não binária, independentemente do sexo biológico. Como será discutido, é importante diferenciar identidade de gênero de sexo biológico.

Gênero

Gênero, segundo a Organização Mundial da Saúde, se refere às "características socialmente construídas de mulheres e homens, como normas, papéis e relações existentes entre eles. As expectativas de gênero variam de uma cultura para outra e podem mudar ao longo do tempo. Também é importante reconhecer identidades que não se encaixam nas categorias binárias de gênero masculino ou feminino"[2]. O conceito de gênero, portanto, refere-se a um construto sociocultural que determina papéis, comportamentos, atividades, atributos e responsabilidades que determinada sociedade considera adequados para homens e mulheres.

Historicamente muitas sociedades ocidentais e eurocentradas produziram estruturas de funcionamento com maiores poderes e ocupações de espaços destinados a homens em detrimento às mulheres, situação cujos reflexos ainda são encontrados atualmente. Na compreensão de que indivíduos são sujeitos sociais, categorias que marcam diferenças como raça/etnia, classe, gênero e orientação sexual têm sido construídas de forma a designar uma hierarquização e classificação sociais que são estruturantes e relacionadas a diversas desigualdades com diferentes formas de opressão. A interseccionalidade é uma ferramenta utilizada para analisar os diversos marcadores sociais que interagem no processo de saúde e adoecimento de forma simultânea e integral. Por exemplo, um casal de mulheres trans brancas periféricas terá diferentes perspectivas e acessos em comparação a um casal de mulheres trans negras de classe média. Não é possível compreender as pessoas e suas relações em sua integralidade sem analisar todos os marcadores sociais que atuam em conjunto, que se interseccionam produzindo diferentes reflexos nas vivências em sociedade[3].

A identidade de gênero é a convicção subjetiva de pertencimento a um determinado gênero. Ela é autodeterminada a partir das próprias vivências da pessoa e não depende do gênero que foi designado no nascimento[4]. Didaticamente, pode-se dizer que existem três categorias maiores de identidade de gênero: homem (cis ou trans), mulher (cis ou trans) e não binária. A formação da identidade cis ou trans é multifatorial e sofre influência de aspectos psicossociais e também corporais, com estudos recentes reforçando a importância do ambiente intrauterino na sua gênese. Cada pessoa nasceria, portanto, com um aparato biológico sob o qual experiências vividas do mundo externo podem ser assimiladas, tornando-se mais ou menos significativas para a construção identitária[5,6].

Quando uma pessoa nasce, é realizada automaticamente em nossa sociedade uma designação de um gênero a partir do reconhecimento do sexo (em geral genital e, às vezes, cromossômico). Uma pessoa cisgênero é uma pessoa que se identifica com o gênero designado ao nascimento. Por exemplo, uma pessoa foi designada como menina ao nascer devido à presença de vulva. No seu desenvolvimento, identifica-se como pertencente ao gênero feminino. A palavra transgênero, por sua vez, é um termo "guarda-chuva" que se refere à identidade de gênero de pessoas que não se reconhecem como pertencentes ao gênero que lhes foi designado no nascimento[7].

É comum a generalização de que pessoas transexuais seriam pessoas que não se identificam com o sexo biológico, ou com o próprio corpo. Porém estar ou não confortável com o próprio corpo não é o que define se uma pessoa é trans ou não. Há pessoas trans que se sentem confortáveis com o próprio corpo, sem reivindicações de modificações corporais, e isso não as deslegitima como trans. A identidade de gênero é autoatribuída e pessoal, sendo subjetivamente construída a partir das experiências de cada um.

Diz-se que a identidade é binária quando está dentro da expectativa sociocultural do que é considerado "homem/masculino" e "mulher/feminino". A pessoa que se reconhece como fora dessa padronização de categorias dicotômicas pode se reconhecer como não binária (homem e mulher ao mesmo tempo, ou nem homem nem mulher, ou agênero, gênero fluido e outras)[8].

Expressão de gênero é um termo utilizado para designar a forma como alguém expressa seu gênero pela aparência física (incluindo estilo e corte de cabelo, vestimenta, uso de acessórios, maquiagens), maneirismos, fala e prosódia, padrões comportamentais, nomes e referências pessoais[9]. Há também três possibilidades: expressão masculina, feminina ou não binária. Intercambiavelmente, utiliza-se o termo leitura social ou identidade visual para a forma como uma pessoa é lida e identificada pela sociedade a partir dos elementos visuais produzidos. Uma pessoa que se expressa de forma não binária pode querer utilizar elementos masculinos e femininos ao mesmo tempo (p. ex., barba e maquiagem com batom rosa), ou produzir uma neutralidade na expressão (cores pretas), dentre diversas possibilidades que fogem às normas do que se considera masculino ou feminino em determinada época e sociedade.

Orientação afetivo-sexual

A orientação afetivo-sexual pode ser definida como a tendência persistente a sentir (ou não) atração sexual, fantasias, desejos e a se relacionar sexualmente com determinada parceria. A orientação do desejo pode ser sexual, quando se relaciona ao interesse em práticas sexuais com outras pessoas, ou afetiva, quando se refere ao desejo de trocar afetos e manter vínculos emocionais. A orientação sexual se relaciona a três fatores: identidade sexual, comportamento sexual e direção do desejo/atração, se presente[10]. Desta forma, considera-se orientação homossexual quando a direção do desejo é para pessoas com o mesmo gênero; heterossexual quando a orientação se dá para pessoas de outro gênero; bissexual quando se direciona para mais de um gênero e pansexual quando se direciona independentemente do gênero. Atualmente, a distinção entre bissexualidade e pansexualidade vem sendo cada vez mais atenuada, com alguns grupos defendendo que não há diferença conceitual entre ambas, apenas histórica, devido a uma maior abrangência do conceito da bissexualidade (de dois gêneros no passado para mais de um gênero na concepção atual, chegando a todos os gêneros). Por fim, assexuais são pessoas que não sentem, ou raramente sentem, atração sexual. Podem ter práticas sexuais, respeitando seus direitos, por outras razões que não atração sexual, e podem sentir atração romântica e afeto por outras pessoas. Outras identidades sexuais vêm ganhando maior notoriedade, como a demissexualidade (pessoas que só sentem atração física quando sentem alguma conexão romântica com a pessoa) e sapiossexualidade (pessoas que sentem atração pela inteligência da pessoa).

A Tabela 1 explicita os conceitos discutidos anteriormente. É fundamental a compreensão de que são constructos independentes entre si, diferentemente do que a episteme heterocisnormativa defende. Heterocisnormatividade é uma estrutura social que impõe um padrão heterossexual e cisgênero na definição do que seria permitido e autorizado ao ser humano. Nesta norma, quem nasce com pênis é designado do sexo/gênero masculino, deve se identificar como homem, seguir os papéis e maneiras de se vestir e de se comportar conforme o esperado para homens em uma determinada sociedade, e ter atração sexual por mulheres. A mesma lógica se impõe a quem nasce com vulva (será do sexo/gênero feminino, deverá se comportar "como" mulher e ter atração por homens). A heterocisnormatividade equivocadamente aglutina os conceitos de sexo biológico, identidade de gênero, expressão de gênero e orientação afetivo--sexual, compreendendo-os como interdependentes. Ou seja, uma pessoa terá sua identidade como homem reforçada quanto mais masculino, mais gostar de mulher, e mais atributos corporais masculinos tiver (pênis grande, musculatura desenvolvida, altura etc.). Fugir da heterocisnormatividade é reconhecer que esses constructos são independentes entre si, que o binarismo de gênero e de sexo é uma falácia e que há mais identidades e orientações possíveis para além da cis heterossexual[11].

A sigla LGBTQIAPN+ se refere a pessoas lésbicas, gays, bissexuais, travestis/transexuais/transgênero, queer (pessoas que não se identificam como cis ou heterossexuais), intersexo, assexuais, pansexuais, não binárias e todas as outras diversidades de corpo, gênero e orientação afetivo-sexual. O que há de comum em relação a esses agrupamentos é uma vivência de alteridade inferiorizada em relação às pessoas cis heterossexuais, com a imposição de vergonha, estigma e discriminação pela diferença. Daí nasce a luta de um movimento organizado para construção de subjetividades e modos de existência que produzam orgulho ao invés da vergonha[12].

Tabela 1 Conceitos

Sexo biológico	Identidade de gênero	Expressão de gênero	Orientação afetivo-sexual
Pênis/XY/testículo	Homem cis Mulher trans Travesti Pessoa não binária	Masculina Feminina Não binária	Homossexual Heterossexual Bissexual Pansexual Assexual
Vulva/XX/ovários	Mulher cis Homem trans Pessoa não binária		
Intersexo	Homem cis ou trans Mulher cis ou trans Pessoa não binária		

IMPACTO DA HETEROCISNORMATIVIDADE NAS CONSTITUIÇÕES FAMILIARES

Parentalidade é a relação de responsabilidade pela criação de alguém mais novo, incluindo aspectos afetivos e educacionais. Pode ser exercida individualmente ou não, ser um projeto conjugal ou não, estabelecido por meio da reprodução, adoção formal ou criação. A coparentalidade se dá quando maiores de idade compartilham entre si as responsabilidades pela criação, garantia de bem-estar e educação da criança ou adolescente. Neste caso, a relação entre as pessoas envolvidas não se estabelece a partir de vínculos biológicos obrigatórios ou relações conjugais, como no caso de um casal cis gay junto com um casal cis lésbico cuidando os quatro da mesma criança.

Formações conjugais diversas têm lutado por uma maior visibilidade e reconhecimento. Novas tecnologias de reprodução assistida (gestação de substituição e gestação compartilhada, p. ex.) vêm trazendo a possibilidade de gestação em casais com pessoas de mesmo gênero. A flexibilização da compulsoriedade entre prática sexual e procriação e o questionamento de laços monogâmicos estabelecidos pela instituição matrimonial têm aberto caminhos para uma maior legitimação de modelos homo/transafetivos.

Pessoas de mesmo gênero podem exercer a parentalidade por meio de algumas formas: adoção, coparentalidade, reprodução assistida e terem filhos gerados de um relacionamento heterossexual anterior. A adoção por casais de mesmo gênero é permitida no Brasil desde 2005. Técnicas de indução de lactação em mulheres trans e cis lésbicas que não geraram, além da gestação de homens trans, são possibilidades atualmente.

Apesar dos avanços, ainda é nítido o impacto da ignorância e consequente violência e abjetificação de casais homoafetivos e transafetivos. Um dos reflexos é o preconceito em relação à saúde dos filhos desses casais. Há a preocupação de que filhos de casais homo/transafetivos teriam problemas de saúde mental devido ao estigma ou teriam maior chance de serem homo/transafetivos. Mulheres trans ou travestis também precisam lidar com o estigma de que mulheres cis seriam mais bem preparadas para cuidar dos filhos que elas, além de terem que lidar com a discriminação e, muitas vezes, violência física e psicológica.

Inúmeros estudos foram realizados comparando filhos de casais homossexuais com os de casais heterossexuais. Os estudos concluem que a sexualidade dos pais e das mães não é fator determinante no bem-estar e ajustamento psicológico dos seus filhos[13,16]. Em 2005, a Associação Psiquiátrica Americana (APA) emitiu uma nota oficial a respeito da homoparentalidade gay e lésbica, incluindo a asserção: "Nenhum estudo demonstrou que crianças de arranjos homoafetivos estejam em desvantagem em qualquer aspecto em relação aos filhos de casais heterossexuais."[17]

Mães cis lésbicas, bissexuais e pansexuais

Em geral, a homoparentalidade feminina é mais bem aceita que a masculina, dada a naturalização da maternidade na sociedade. Casais de duas mulheres podem, em geral, escolher quem será a pessoa que engravidará e as duas poderão amamentar. A técnica ROPA (Recepção de Óvulos pela Parceira) possibilita a gestação compartilhada, com a geração de um embrião a partir do óvulo de uma e implantação dele no útero da outra.

Muitos casais optam pela inseminação caseira, com a injeção de sêmen doado diretamente no canal vaginal de quem optou por engravidar. Apesar de mais "fácil" metodologicamente, traz alguns problemas de ordem social: a parceira da pessoa que está grávida muitas vezes não será legitimada como mãe "de verdade" e terá maior dificuldade para registrar a criança em seu nome nesse caso.

Mulheres cis bissexuais têm elevadas taxas de gravidez indesejada, sendo a abordagem em saúde reprodutiva focada nessa população uma ação prioritária[18].

Pais cis gays, bissexuais e pansexuais

A gestação por substituição, além da adoção, tem sido utilizada entre casais de homens quando há o desejo de filhos biológicos. A resolução do Conselho Federal de Medicina permite que se envolva mulheres cis da família com até 4º grau de parentesco[19].

Na ideia da masculinidade heterossexual hegemônica, homens em geral não são entendidos como sujeitos que exercem o cuidado, mas como os trabalhadores e provedores. Há uma desconfiança quanto à capacidade dos homens de cuidarem das crianças com a mesma competência que mulheres. Há pais que sofrerão uma pressão maior para serem "pais perfeitos", com uma ansiedade em corresponder a esses questionamentos. Também seguindo dessa lógica, o exercício de paternidade entre gays pode ser visto como a "salvação da promiscuidade gay", com o potencial de "despatologização" da homossexualidade, por ganhar status social de "responsáveis", reflexo de diversos preconceitos arraigados em relação às uniões homoafetivas. Ter filhos garantiria a estabilidade do relacionamento gay, sempre colocado à prova devido às dificuldades naturalmente impostas pela suposta libido masculina.

Homens gays que desejam exercer a paternidade vêm tentando quebrar essas expectativas sociais e responder ao estigma a partir da construção de novos modelos parentais com cuidado compartilhado e mais horizontais. Modelos de cuidado com divisão de tarefas domésticas e laborais vêm se mostrando benéficos para todo o agrupamento familiar.

Parentalidades trans

Recentes mudanças culturais em atitudes sociais e comunitárias vêm possibilitando uma maior abertura para homens trans desejarem paternidade através da gravidez. É importante frisar que nem todo homem trans faz transição de gênero a partir de modificações corporais, seja por falta de recursos financeiros, pior acesso à saúde, baixo suporte social ou por escolherem se expressar de uma forma diferente que a esperada para um homem típico.

O acompanhamento de homens trans com a perspectiva de se tornarem pais traz algumas questões que deverão ser trabalhadas desde o planejamento até o acompanhamento do pré-natal e parto. O primeiro é a assunção de que a gravidez representa na sociedade o maior bastião da identidade feminina, sendo a maternidade vista como central e uma expressão de sucesso da feminilidade seria fundada na própria fertilidade e capacidade reprodutiva. Inclusive, muitas vezes a família e a sociedade serão reticentes com a transição de gênero do homem trans pelo receio da rejeição desse aspecto. Muitas pessoas trans, para serem legitimadas no seu processo de transição, terão uma resistência ativa e rejeição desse "mandato de maternidade" na sua juventude. Daí a perspectiva de se tornar uma pessoa grávida urge por ressignificações, com a criação de narrativas alternativas, por exemplo, a mudança de identidade de uma "mãe potencial" para um "pai potencial", através de uma negociação com a identidade masculina[20].

Muitos homens trans optam pela hormonização com a testosterona para atingirem modificações corporais consideradas masculinas: aumento de pelos, barba, voz, musculatura, distribuição de gordura corporal. Se a testosterona for usada na gravidez, principalmente no 1º trimestre, ocorrerão alterações no desenvolvimento da genitália do bebê, como sinéquia de lábios internos, alterações vaginais, persistência do seio urogenital e clitoromegalia. Por conta disso, recomenda-se a suspensão das aplicações da testosterona durante a gravidez, ou mesmo antes de engravidar, a fim de aumentar as chances de ovulação. A hormonização com testosterona, mesmo que a pessoa esteja em amenorreia, não impede a fertilidade, e métodos contraceptivos devem ser orientados se o homem trans ou pessoa transmasculina não deseja engravidar[21].

Homens trans grávidos precisam lidar com a associação automática da gravidez com a feminilidade, além de terem de cessar o uso de testosterona (se estiverem usando). Isso trará o retorno de características consideradas femininas no momento da gravidez, o que poderá ser especialmente estressante para eles: perda de força muscular, perda de energia, oscilações de humor, aumento das mamas e assim por diante. Muitos homens trans grávidos terão seu gênero tratado de forma errônea na sociedade em decorrência das mudanças corporais. Isso é foco de intenso sofrimento para essas pessoas, o desrespeito e a deslegitimação de ser quem se é. As mudanças físicas associadas à carga emocional e psicológica no período podem representar maiores riscos para transtornos mentais, sobretudo depressão e ansiedade. O corpo grávido pode ser vivenciado como "assustador", "estressante", "difícil de lidar", trazendo um sentimento de disforia corporal associada à gravidez, principalmente se esta não for planejada. Podem ocorrer distanciamento, separação e dissociação para com o corpo como formas de lidar com essa realidade[21].

Pessoas trans em geral acessam menos serviços de saúde devido ao despreparo e ao risco de discriminação nesses espaços. Estudos mostram que metade das pessoas trans renunciam ao uso de serviços de saúde quando precisam devido à discriminação, metade teve que ensinar seus profissionais como prover cuidado apropriado para eles e um terço foi recusado por profissionais por serem pessoas trans. A gravidez pode ser vista como um ato de "transgressão", com os homens trans não recebendo suporte e encorajamento nesse período[22].

É importante acessar como a pessoa lida com o próprio corpo para a escolha da via de parto. Há homens trans que podem sentir especial desconforto com a exposição da genitália por longos períodos durante o trabalho de parto, optando por cesárea. Um trabalho humanizado e sensível para essas questões pode ajudar a prepará-lo a lidar com esse momento.

A indução da lactação é uma estratégia que pode ser indicada para a pessoa não gestante do vínculo familiar. Para a indução, a conversa idealmente deve acontecer antes do início do terceiro trimestre, sendo indicada para mulheres cis lésbicas, bi ou pansexuais, além de homens trans e mulheres trans e travestis. O leite produzido por indução é semelhante ao leite que é produzido pela pessoa que gestou em torno do 10º dia após o parto. Apesar de poder não ser suficiente para aleitamento exclusivo, permite o desenvolvimento de vínculo com o bebê, maior compartilhamento de tarefas e a vivência da amamentação nas pessoas que não gestaram[23].

ESTRESSE DE MINORIAS E DISPARIDADES EM SAÚDE MENTAL NA POPULAÇÃO LGBTQIAPN+

O conceito de estresse de minorias (ou pessoas minorizadas/vulnerabilizadas) foi proposto por Meyer e compreende que determinadas parcelas da população apresentam estressores adicionais, para além dos vivenciados pela população geral. Minoria aqui se refere a uma população que é sub-representada em espaços de poder, de representação ou de lideranças, não necessariamente tendo relação com quantidade de pessoas[24]. Por exemplo, pessoas negras são maioria na população brasileira, mas sub-representadas em espaços de poder, o que lhes confere o status de população minorizada.

As pessoas LGBTQIAPN+ estão sujeitas a altas taxas de discriminação, violência e rejeição devido à diversidade sexual ou de gênero, que produzem um impacto negativo em sua saúde física e mental. Meyer considera três possibilidades de preconceito: o percebido, antecipado e internalizado. Há a vivência da discriminação propriamente dita por pertencer a uma minoria de gênero ou sexual, o receio e antecipação de sofrer rejeição em determinados contextos e, por fim, a internalização de atitudes sociais negativas que reflete a autoestima da pessoa[24].

O estresse de minorias impacta a formação de subjetividade, a construção de autopercepção e autocuidado, bem como a construção de relações sociais, incluindo as familiares. Alguns sintomas da internalização de atitudes sociais negativas podem ser vistos na Tabela 2.

Tabela 2 Sintomas da LGBTQIAfobia internalizada

Negação da própria identidade de gênero ou orientação sexual
Falta de reconhecimento das próprias atrações sexuais e românticas
Tentativas de mudar a própria identidade de gênero ou orientação sexual
Tentativas de passar por heterossexual e/ou cisgênero, podendo se relacionar e casar com outras pessoas de outro gênero para ter aceitação social
Sentir que nunca é "suficientemente bom/boa", com maior tendência a perfeccionismo
Pensamentos obsessivos e/ou compulsivos a respeito da identidade de gênero e orientação sexual
Crescente medo e afastamento de amigos e familiares
Fraco sucesso escolar e/ou profissional, ou sucesso excepcional, como forma de compensação, para ser aceito ou reconhecido
Desenvolvimento emocional e/ou cognitivo atrasado
Baixa autoestima e imagem negativa do próprio corpo
Desprezo pelos membros considerados mais "assumidos" e "óbvios" da comunidade LGBTQIA+ ou por aqueles que já saíram do armário ou fizeram transição social de gênero
Projeção de preconceitos em outro grupo alvo (reforçado pelos preconceitos já existentes na sociedade)
Tornar-se psicológica ou fisicamente abusivo
Permanecer em um relacionamento abusivo
Rebaixar-se ou desvalorizar perante outra pessoa
Colocar-se vulnerável e permissivo demais, como busca de aceitação, carinho e afeto
Controle contínuo dos seus comportamentos, maneirismos, crenças e ideias
Fazer chacotas por meio de mímicas exageradas dos estereótipos negativos da sociedade em relação às pessoas LGBTQIA+
Vergonha, raiva, defensividade e ressentimento
Ansiedade e depressão

Fonte: adaptado de Antunes, 2016[25].

Portanto, há uma associação positiva entre disparidades de saúde mental e ser pertencente a uma minoria sexual e/ou de gênero. Observa-se na população LGBTQIAPN+ uma maior prevalência de ansiedade, depressão, comportamento suicida, autolesão não suicida, abuso de substâncias, maior risco para IST/HIV e transtornos alimentares[26]. Há maior risco de depressão, ansiedade, tabagismo, uso abusivo de álcool, obesidade, risco de suicídio e maior violência conjugal entre mulheres cis lésbicas em comparação a mulheres cis heterossexuais[27]. Entre homens cis gays observa-se 1,5x maior prevalência de ansiedade, 3x maior prevalência de depressão, 7x mais chance de tentarem suicídio, maior risco de transtorno alimentar como anorexia nervosa e questões relacionadas com a imagem corporal, como a vigorexia, abuso de cocaína, cannabis, poppers, LSD, ecstasy, GHB e metanfetamina, quando comparados a homens cis heterossexuais[28]. Pessoas bissexuais e pansexuais sofrem estigmas e preconceitos até dentro da comunidade LGBTQIAPN+, sendo taxadas como promíscuas, confusas e não confiáveis. Tais questões associadas a maior invisibilidade social e científica fazem que essa população tenha piores índices de saúde mental que pessoas cis lésbicas e gays, em relação a risco de suicídio, uso problemático de substâncias, ansiedade e depressão[28].

Pessoas trans apresentam com maior frequência diversos fatores psicossociais como vivências de violência física e sexual, *bullying*, baixa escolaridade, evasão escolar, pobreza, baixo suporte familiar, violência por parceria íntima, transfobia internalizada, trabalho sexual, além de maior dificuldade de acesso à saúde. Isso acarreta índices piores de saúde mental, com alta prevalência de sofrimento psíquico, quadros depressivos e ansiosos, transtornos alimentares, autolesão não suicida, ideação suicida, suicídio e uso de substâncias[29]. A presença de sintomas depressivos na população de mulheres transexuais e travestis varia em estudos, mas fica na ordem de 50 a 67%, de 5 a 10 vezes maior que o encontrado na população geral[30]. Em relação ao suicídio, diversos estudos mostram que cerca de 40% das mulheres transexuais e travestis apresentaram alguma tentativa ao longo da vida e ideação, em torno de 80%[31].

No cuidado em saúde integral da população LGBTQIAPN+ é necessária a atenção com os fatores associados a vulnerabilização e resiliência dessa comunidade. Alguns fatores protetores que interferem positivamente nos desfechos em saúde dessa população, devendo ser buscados pelos profissionais de saúde, são orgulho identitário, esperança, otimismo, conectividade comunitária, suporte social de pares e familiares, treinamento de profissionais, crenças espirituais, ativismo e responsabilidade social. É fundamental e urgente que seja reduzida a distância entre a falta de conhecimento dos profissionais e as diversas demandas e especificidades de saúde dessas pessoas.

REFERÊNCIAS

1. Oyěwùmí O. A invenção das mulheres: construindo um sentido africano para os discursos ocidentais de gênero. Bazar do Tempo Produções e Empreendimentos Culturais; 2021. 342 p.
2. Organização Pan-Americana da Saúde (OPAS/OMS). Equidade de gênero em saúde. Disponível em: https://www.paho.org/pt/topicos/equidade-genero-em-saude.
3. Collins PH, Bilge S. Interseccionalidade. São Paulo: Boitempo; 2021. 373 p.
4. Ciasca SV, et al. Definições da sexualidade humana. In: Ciasca SV. Saúde LGBTQIA+ práticas de cuidado transdisciplinar. Barueri: Manole; 2021.
5. Ehrensaft D. From gender identity disorder to gender identity creativity: true gender self child therapy. J Homosex. 2012;59(3):337-56.

6. Foreman M, Hare L, York K, Balakrishnan K, Sánchez FJ, Harte F, et al. Genetic link between gender dysphoria and sex hormone signaling. J Clin Endocrinol Metab. 2019;104(2):390-6.
7. São Paulo. Secretaria Municipal de Saúde. Coordenação da Atenção Básica. Protocolo para o atendimento de pessoas transexuais e travestis no município de São Paulo. Disponível em: https://www.prefeitura.sp.gov.br/cidade/secretarias/upload/saude/Protocolo_Saude_de_Transexuais_e_Travestis_SMS_Sao_Paulo_3_de_Julho_2020.pdf. Acesso em: 4 maio 2021.
8. Coleman E, Bockting W, Botzer M, Cohen-Kettenis P, DeCuypere G, Feldman J, et al. Standards of care for the health of transsexual, transgender, and gender-nonconforming people, version 7. Int J Transgenderism. 2012;13(4):165-232.
9. The Yogyakata principles. The second international panel of experts in international human rights law, sexual orientation, gender identity, gender expression and sex characteristics to complement the Yogyakarta Principles. Geneva; 2017. Disponível em: https://yogyakartaprinciples.org/wp-content/uploads/2017/11/A5_yogyakartaWEB-2.pdf. Acesso em: 4 maio 2021.
10. Organização Mundial da Saúde. Sexual health. 2006. Disponível em: https://www.who.int/health-topics/sexual-health#tab=tab_2. Acesso em: 3 abr. 2023.
11. Aguião S. A produção de identidades e o reconhecimento de sujeitos e direitos: algumas possibilidades da perspectiva interseccional e da articulação de marcadores sociais da diferença. Curso de Especialização em Gênero e Sexualidade – EGeS. Disciplina 3 – Sexualidade. Material Suplementar. Rio de Janeiro, CLAM/IMS/UERJ. 2015.
12. Hsiang E, Ritchie AM, Lall MD, Driver L, Moll J, Sonn B, et al. Emergency care of LGBTQIA+ patients requires more than understanding the acronym. AEM Educ Train. 2022;6(Suppl1):S52-6.
13. Bos HHMW. Planned gay father families in kinship arrangements. ANZJFT. 2010;31(4):356-71.
14. Erich S, Kanenberg H, Case K, Allen T, Bogdanos T. An empirical analysis of factors affecting adolescent attachment in adoptive families with homosexual and straight parents. Children Youth Serv Rev. 2009;31(3):398-404.
15. American Academy of Pediatrics. US National Longitudinal Lesbian Family Study. Psychological adjustment of 17-year-old adolescents. Disponível em: https://publications.aap.org/pediatrics/article-abstract/126/1/28/68310/US-National-Longitudinal-Lesbian-Family-Study?redirectedFrom=fulltext.
16. Gartrell N, Bos H, Peyser H, Deck A, Rodas C. Family characteristics, custody arrangements, and adolescent psychological well-being after lesbian mothers break up. Family Relations: An Interdisciplinary Journal of Applied Family Studies. 2011;60(5):572-85.
17. American Psychological Association (APA). Lesbian and gay parenting: theoretical and conceptual examinations. Disponível em: https://www.apa.org/pi/lgbt/resources/parenting. [citado 18 de fevereiro de 2024].
18. Grossi MP. Gênero e parentesco: famílias gays e lésbicas no Brasil. Cad Pagu. 2003;261-80.
19. Conselho Federal de Medicina. Resolução CFM n. 2.265/2019 Published at 01/09/2020. Session I, p. 96. "Dispõe sobre o cuidado específico à pessoa com incongruência de gênero ou transgênero e revoga a Resolução CFM n. 1.955/2010." Acesso em 10/30/24. Disponível em: https://sistemas.cfm.org.br/normas/visualizar/resolucoes/BR/2019/2265.
20. Charter R, Ussher JM, Perz J, Robinson K. The transgender parent: Experiences and constructions of pregnancy and parenthood for transgender men in Australia. Int J Transgenderism. 2018;19(1):64-77.
21. Krempasky C, Harris M, Abern L, Grimstad F. Contraception across the transmasculine spectrum. Am J Obstetrics Gynecol. 2020;222(2):134-43.
22. Obedin-Maliver J, Makadon HJ. Transgender men and pregnancy. Obstet Med. 2016;9(1):4-8.
23. Goldfarb L, Newman J. The protocols for induced lactation. A guide for maximizing breastmilk production; 2015. Disponível em: http://www. mamadearest. ca/en/download/newman/induced-lactation.pdf.
24. Meyer IH. Prejudice, social stress, and mental health in lesbian, gay, and bisexual populations: conceptual issues and research evidence. Psychol Bull. 2003;129(5):674-97.

25. Antunes PPS. Homofobia internalizada: o preconceito do homossexual contra si mesmo; 2016. Disponível em: https://repositorio.pucsp.br/xmlui/handle/handle/17142
26. Hatzenbuehler ML, Pachankis JE. Stigma and minority stress as social determinants of health among lesbian, gay, bisexual, and transgender youth: research evidence and clinical implications. Pediatr Clin North Am. 2016;63(6):985-97.
27. Knight DA, Jarrett D. Preventive health care for women who have sex with women. Am Fam Physician. 2017;95(5):314-21.
28. Ciasca SV, Hercowitz A (eds.). Saúde LGBTQIA+: práticas de cuidado transdisciplinar. Barueri: Manole, 2021.
29. James SE, Herman JL, Rankin S, Keisling M, Mottet L, Anafi M. The Report of the 2015 U.S. Transgender Survey. National Center for Transgender Equality; 2016.
30. Bockting WO, Miner MH, Swinburne Romine RE, Hamilton A, Coleman E. Stigma, mental health, and resilience in an online sample of the us transgender population. Am J Public Health. 2013;103(5):943-51.
31. Chinazzo ÍR, Lobato MIR, Nardi HC, Koller SH, Saadeh A, Costa AB. Impacto do estresse de minoria em sintomas depressivos, ideação suicida e tentativa de suicídio em pessoas trans. Ciência Saúde Coletiva. 2021;26:5045-56.

47
Desigualdade entre papéis parentais: sobrecarga materna e saúde

Erika Novaes

INTRODUÇÃO

Refletir sobre desigualdade de gênero nos papéis parentais, e sobre como essa desigualdade afeta negativamente a saúde mental das pessoas envolvidas nos cuidados com crianças e adolescentes, principalmente as mulheridades que se entendem e são lidas como mães, é uma tarefa desafiadora que deve ser abordada considerando a perspectiva de que essas relações se compõem a partir de constructos sociais e históricos, que moldam nossa cultura e sociedade, e são moldados, levando em conta a interseccionalidade destas construções.

Neste contexto, discutimos as diversas influências que têm afetado e continuam a afetar o campo simbólico no exercício da parentalidade, especialmente no que diz respeito à maternidade e suas pluralidades, destacando as perspectivas decolonial, feminista e interseccional presentes nessa construção.

FAMÍLIA, AMOR E GÊNERO

Aquilo que entendemos como natural e inerente acerca das categorias mulher/homem, mãe/pai, não o é. Ao se comparar diversos grupos sociais e suas convicções sobre gênero, e seus papéis dentro da instituição familiar, no decorrer da história da humanidade, pode-se ver que existem diferenças cruciais, que moldam toda a maneira como funciona aquele grupo. São essas diferenças que evidenciam que as diversas culturas enxergam a criação de crianças e as funções parentais de formas absolutamente diferentes. Portanto, o que compreendemos como espontâneo e instintivo é, na verdade, um emaranhado de construções que existem a partir de nossos lugares sócio-históricos, culturais, geográficos e climáticos, e das interações entre um e outro grupo social e suas diferenças[1].

Na tentativa de contextualizar as categorias utilizadas neste trecho, é importante resgatar os escritos de Engels[2], sobre a forma como a passagem de uma sociedade nômade para uma sociedade agricultora desencadeou uma série de eventos e transformações que desembocam no que entendemos como sociedade ocidental pós-moderna: da detenção dos excedentes de produção agrícola pelos homens à consequente separação hierárquica dos universos público/social e doméstico; do crescimento da igreja católica e o advento do romantismo com sua ideia falaciosa de amor como um sentimento que surge espontaneamente, e sobre o qual não se tem controle algum; à construção do que seria característico do feminino e masculino, e uma subsequente divisão de tarefas sociais por gênero; do nascimento da propriedade privada, da herança e da monogamia como forma de garantir certo controle sobre os corpos com vulva, em sua esmagadora maioria, mulheres. Em tudo que concerne este pedaço da nossa história, a que podemos chamar de patriarcado, o capital surge como erva daninha sobre os vínculos humanos e sobre como lidamos com mães e crianças.

O próprio entendimento de família parece carregar em si um significado que não tem a ver nem com dados da realidade, tampouco com a história do seu nascimento. Isso provoca uma espécie de dualidade que segue funcionando como ferramenta de manutenção das categorias família, amor e gênero como as entendemos. Ao mesmo tempo que acreditamos, coletivamente, que família seja a união de pessoas baseada em amor, respeito mútuo, intimidade e vínculo sanguíneo, ao revisarmos a história dos elementos diversos da nossa própria cultura sobre a função desta instituição, constatamos o contrário, só restando mesmo o vínculo sanguíneo ou do contrato "no papel"[3]. O papel é o único possível substituto do sangue. A família, como entendemos ainda hoje, nasceu com o intuito de proteger o capital privado dos homens através da garantia ofertada pela monogamia, de forma que as crianças nascidas daquela união fossem, biologicamente, filhos e filhas daquele patriarca e, por consequência, seus futuros herdeiros[4].

O patriarcado e o capital asfixiaram o afeto. O matrimônio passou a se dar por conveniência, sendo institucionalizado, com a única finalidade de assegurar o patrimônio do patriarca chefe de família. E, por mais que pensemos que essa realidade contratual e capitalista do casamento e da família esteja muito distante de nós, não é isso que nossa linguagem, leis e valores nos mostra. Neste momento, é preciso lembrar que o casamento por amor, esse amor que conhecemos ainda hoje, vem de um ideário burguês, forjado no tempo em que a Igreja católica e suas proibições já não bastavam para pôr fim aos adultérios e um maior e mais eficiente controle dos corpos com vulva se fazia necessário. E para que uma norma se perpetue, é estritamente necessário que haja pessoas dispostas, livremente, a cumpri-la. Essa disposição vem a partir do ideal da escolha, da liberdade e de uma suposta autonomia e igualdade que o capitalismo produziu.

Mas essa liberdade em si não existe, apenas mascara interesses unicamente patrimoniais, visto que a família segue sendo concebida e praticada sob os mesmos valores da Idade Média. O primeiro Código Civil Brasileiro[5], de 1916 e vigente até o ano de 2002, foi inteiramente pensado e produzido dentro dos ideais patrimonialistas e individualistas. Todos os vínculos e relações intra-familiares seguiram sujeitas e submetidas ao poderio masculino, e os papéis parentais, divididos por gênero e sexo, respondiam e respondem às mesmas visões de mundo de antes.

Até hoje, esses ideais hedonistas seguem fazendo parte do escopo cultural de nossa sociedade ocidental. Essa suposta liberdade apenas existe, e em partes, para um pequeno grupo de homens cisgênero heterossexuais e brancos que, como os antigos patriarcas, detêm o poder e gozam de todos os privilégios sociais. Fica evidente que ainda vivemos sob o manto da Idade Média, com porções generosas de uma burguesia falida.

PÓS-MODERNIDADE E NEOLIBERALISMO

Como indícios de que ainda vivemos, não como nossos pais, mas como nossos tataravós, temos que foi só em 1977, por exemplo, que uma dissolução oficial do casamento ordenado jurídico[6] foi possível. E foi em 2010 que passou a ser possível se divorciar, sem necessidade de separação judicial anterior, através de uma emenda constitucional[7]. Até a Constituição Federal de 1988[8], filhos fora do casamento, considerados bastardos ou ilegítimos, não tinham direito à herança. Crianças estas comumente criadas pelo casal, como se fossem filhos biológicos daquelas duas pessoas, mas herdar os bens do homem? Não!

Mais um indício claro de que ainda vivemos às sombras de todo esse ideário é a Lei n. 14.443/2022[9], sancionada apenas em 2022, que reduz de 25 para 21 anos a idade mínima de mulheres para realizarem laqueadura, não dependendo mais de autorização do pai ou do cônjuge realizar o procedimento. Como estas, existem muitas outras conquistas recentes o bastante para que, no mínimo, coloquemos em xeque a ideia ilusória de que a igualdade e equidade de gêneros existem. Não há dúvidas de que estas medidas são importantes no sentido de nos impulsionar para mudanças necessárias; no entanto, é imprescindível que se compreenda que a cultura, os símbolos e as crenças demoram muito mais tempo para mudar.

A necessidade de se viver sob afirmações identitárias tão rígidas parece um sintoma de febre quando se está vivendo com alguma infecção. A febre pode significar que o corpo está tentando dar conta de falha no sistema, de um vírus, uma bactéria que tenha invadido o corpo, que se esforça na tentativa de se proteger de algo de fora, que não é capaz de reconhecer. Como o grande outro que é diferente de nós. As afirmações identitárias fixas e rígidas desvelam a existência de uma falha no sistema social. Quando as delimitações de papéis são tão claras e se apresentam, como em nossa sociedade, tão impossíveis de serem transmutadas, pode nos fazer refletir que, talvez, exista nessa rigidez uma tentativa de o indivíduo se proteger de uma espécie de estrangeiro que lhe soa como uma ameaça, pondo em xeque suas crenças sobre o mundo e seu modo de vida. Pode sim ser "necessária para uma luta de resistência", como trazem Maria Homem e Calligaris[10], mas tem sido, no caso dos papéis de gênero vigentes em nossa sociedade, uma maneira desesperada de segurar-se na árvore de privilégios socioculturais e resistir às mudanças necessárias e inevitáveis.

O patriarcado, como qualquer outro sistema de controle, contém e faz conter em si dispositivos diversos que, naturalizados, são entendidos como aspectos inerentes da sociedade e do próprio ser humano, tornando-os inquestionáveis e irrevogáveis. Desvelar o véu da naturalidade destes dispositivos é revelar ao mundo um outro mundo, cheio de pluralidades, inconstâncias e incoerências lindas e diversas.

MITOLOGIA DA MATERNIDADE

Ainda há pouco tempo, a maternidade era tida como tarefa obrigatória para a mulher, tratada como sua principal, senão única, função e propósito de vida. A existência de um chamado instinto materno não era colocada em xeque simplesmente por ser considerado um fato. Desta maneira, ter um filho era uma forma evidente de manutenção do patriarcado e de colocação da mulher e dos corpos com vulva, em papel social inferior ao do homem em aspectos diversos. Uma diferenciação sobre o que seria dever da mulher ou do homem era muito clara. Graças à primeira onda do movimento feminista e, a partir do advento dos anticoncepcionais, as pessoas com útero saudável, sobretudo mulheres, passaram a controlar a reprodução, e a decisão de se ter ou não filhos, aparentemente, passou a ser delas. Com isso, foi notada uma enorme mudança no comportamento das mulheres cisgênero*, que passaram a ter filhos mais tarde e em menor quantidade, além de haver aquelas que não tiveram ou não terão nenhum filho.

---

* Às outras pessoas com vulva, até hoje, não lhes é permitido sequer pensar em ter uma família. Essa é uma realidade que vem mudando devagar e gradativamente.

Eis então que "o hedonismo alcança o primeiro lugar das motivações para se ter um filho, sem que se trate jamais de sacrifícios e do Dom de si,"[11] e a taxa de natalidade de países ditos desenvolvidos passou a cair vertiginosamente, mostrando uma heterogeneidade no que tange ao desejo pela maternidade como sendo algo de ordem instintiva e mandatória.

Ao avaliar, historicamente, os processos culturais que envolvem a maternidade, percebe-se que as diferenças são tantas que acabam por demonstrar claramente que existe uma enorme variabilidade em relação às atitudes e aos posicionamentos em maternidade[12]. Esta falta de homogeneidade não reflete um período específico, mas todos os compreendidos no decorrer da história ocidental eurocêntrica.

Apesar de uma série de mudanças sociais terem ocorrido para beneficiar as mulheridades, a desigualdade matrimonial continuou sendo aumentada pela maternidade, já que as mães foram incentivadas a desbravar o mundo externo ao da família e dos afazeres de casa, mas os homens não se interessaram em tomar maior espaço dentro do ambiente doméstico, fazendo que as mulheres ficassem sobrecarregadas com duplas e triplas jornadas de trabalho.

Seguimos, então, vivendo imersos nessas sensações de que a principal função da mulher está no processo biológico de gestar, parir e amamentar, como se todas as mulheres o pudessem fazer, como se as outras pessoas que podem, fossem todas mulheres, e como se todas as que podem, quisessem. A maternidade é uma categoria a serviço do que, para o ocidente, é parte fundante do que compõe o universo feminino, que por sua vez se encontra a serviço da manutenção do sistema patriarcal neoliberal. Biologizar a maternidade como fazemos nos fornece a justificativa perfeita para tudo continue em seus lugares, e que mulheridades continuem subsistindo como seres inferiores e servis.

Não é preciso ir muito longe para se deparar com alguém que ainda acredite que "mulheres sabem parir", que "mãe só tem uma", "nasce uma mãe, nasce uma culpa", ou que "fulana sabia, é o instinto materno". Não apenas nossas leis, costumes e histórias, mas também nossa linguagem, desnuda quais são os papéis designados à mulher e ao homem pós-modernos. E, enquanto naturalizarmos os lugares simbólicos em que inscrevemos a categoria mãe, seguiremos impedidos de nos aproximar do que existe entre os processos reprodutivos e as criações de vínculo materno/paternal, mantendo mães em sofrimento[13]. Ainda temos dificuldade em nos despedir de conceitos como o de instinto materno, de amor incondicional. Engatinhamos ainda na separação entre o que as crianças precisam em relação ao que é ser mãe/pai, olhando sempre numa perspectiva que nos leva a crer que a figura da mãe é insubstituível, infalível e imprescindível. Assim, não há meios de se pensar em saúde mental materna sem antes examinarmos nossa historicidade e mitologia social.

VIOLÊNCIAS E ADOECIMENTO

Essa norma de costumes eurocêntrica não parece estar beneficiando ninguém, nem mesmo os homens que, cada vez mais, buscam a si mesmos, na tentativa de encontrar-se com seus próprios sentimentos em narrativas diferentes das que lhes foram impostas. E se a forma como lidamos com as questões de gênero pode adoecer até mesmo o ainda patriarca, podemos bem imaginar em que estado se encontram as mulheres mães e, indo mais além, as mães negras, indígenas, as famílias LGBTQIAPN+, sobretudo a população trans, que vêm reafirmando seus direitos a construir uma família nos moldes ditos tradicionais e reivindicando, inclusive, seu direito à parentalidade.

Torna-se cada vez mais evidente que a forma como a maternidade tem sido vivida até os dias de hoje não é mais sustentável, resultando no adoecimento diário das mães. Olhar para a saúde mental de mães e crianças é urgente e é uma questão de saúde pública, devendo ser assunto de responsabilidade coletiva e comunitária. A maternidade não pode mais funcionar como ferramenta de aprisionamento de mulheres, colocando-as em situação de vulnerabilidade social e sofrimento físico e psíquico.

Ao nomear o que compõe a cultura materna, observamos que mães são violentadas das mais diversas formas, mesmo que estas sejam tão naturalizadas que ainda não sejamos capazes de nomear como violência. Apesar disso, poderíamos facilmente encaixar as vivências de uma mãe brasileira qualquer no que chamamos de experiências de violência doméstica, social e institucional. A desigualdade de gênero, que se manifesta de diversas formas, como na divisão desigual do trabalho doméstico e cuidado infantil, na falta de apoio emocional e prático dos parceiros e na discriminação no local de trabalho, contribui para o aumento do estresse e da sobrecarga das mulheres. Mães enfrentam jornadas duplas ou triplas de trabalho, trabalho doméstico não remunerado, destituindo-as da possibilidade de crescimento profissional e, consequentemente, lesando-as patrimonialmente, exclusão dos ambientes coletivos, isolamento e a carga mental não reconhecida como mais um trabalho de gestão não remunerado. Quais desses exemplos não poderiam ser incluídos como atos de violência doméstica? A Lei Maria da Penha[14] nos trouxe a possibilidade de começarmos a nomear os atos contra a mulher dentro do âmbito particular, e define como violência "qualquer ação ou omissão baseada no gênero que lhe cause morte, lesão, sofrimento físico, sexual ou psicológico e dano moral ou patrimonial". A violência tem a ver com a violação de qualquer direito de existência, perpetrada por alguém em posição de superioridade social.

Dentre os fatores de risco sociais para transtornos como depressão pós-parto, depressão puerperal tardia, ansiedade ou síndrome de *burnout* parental, temos uma lista bastante parecida com o que é comum nas vivências maternais, como falta de apoio social, exposição ao estresse prolongado e intenso, falta de sono adequado, violência intrafamiliar e violência obstétrica.

Uma pesquisa amplamente conhecida do IBGE[15], feita em 2017, aponta que, em média, as mulheres brasileiras dedicavam o dobro do tempo dos homens a afazeres domésticos e cuidados de pessoas: 20,9 horas por semana gastas por elas, contra 10,8 horas por semana gastas por eles. Reconhecer uma atividade qualquer como sendo um trabalho traz para ela algum status e dignidade. O fato de o trabalho doméstico não ser visto como um trabalho acaba por "invalidar as contribuições essenciais das mulheres para a vida social e comunitária e, desta forma, promove a reprodução da desigualdade de gênero"[16].

Ainda sobre saúde mental, segundo a pesquisa "Nascer no Brasil"[17], a cada quatro mulheres, mais de uma apresenta sintomas de depressão no período de 6 a 18 meses após o nascimento do bebê, chegando a 25% a taxa de mães com depressão puerperal, no ano da pesquisa. Uma revisão sobre a prevalência de depressão puerperal indica que, no Brasil, cerca de 30% a 40% das mulheres atendidas em UBS, na ESF ou com perfil socioeconômico baixo apresentam elevados níveis de sintomas depressivos, em média, oito meses após o parto[18].

Os dados são alarmantes e refletem a compulsoriedade da maternidade, a falta de acesso a serviços de saúde mental adequados e a estigmatização em torno da saúde mental, que dificultam ainda mais o cuidado e o tratamento das mães.

CONSIDERAÇÕES FINAIS

A saúde mental materna e a desigualdade de gênero estão intrinsecamente ligadas, estando ambas conectadas à misoginia e à violência de gênero. As mulheres e outras pessoas com vulva enfrentam uma série de desafios e pressões sociais diariamente. É fundamental abordar a desigualdade de gênero e promover políticas e programas que apoiem a saúde mental materna, garantindo o acesso igualitário a serviços de saúde mental e promovendo uma distribuição equânime das responsabilidades de cuidado e trabalho doméstico.

Não restam dúvidas de que o processo de se tornar mãe pode ser vivido como uma experiência intensa e traumática, e que os processos de gestar e parir também colocam pessoas em situação de vulnerabilidade psíquica, ainda que essas pessoas não se tornem as mães dos bebês que gestam. Desde o momento da escolha por um filho e durante todo o restante do percurso terão que lidar com a quebra de diversos de seus ideais. O ideal de feminino, de mulher, de mãe, do bebê... Só isso já é grande o bastante para trazer uma sensação de, potencialmente, estar enlouquecendo.

E apesar do que já é dado como crítico em relação à maternidade, é mesmo natural que se sintam culpadas, exaustas ao extremo, adoecidas todas as mães?

O que parece ter recaído sobre os ombros das mães é o peso de uma cultura essencialista e imediatista que acaba por coibir qualquer tipo de espontaneidade em relação ao exercício na maternidade. Ao que se sugere, o que ganhamos enquanto sociedade não se limita às conquistas de gênero, mas estende-se por conceitos sobre o feminino e a maternidade, que parecem não se aplicar à realidade das mães atuais, e tampouco aos seus desejos. Gênero, amor, tampouco família, podem ser universais ou perdurar como o são hoje, por toda a eternidade.

Infelizmente, a humanidade ainda resiste em transgredir categorias muito simplistas e que já se mostraram ineficazes. É urgente que possamos desnaturalizar essas categorias no sentido de que cuidar da saúde integral de mães e crianças não é possível sem repensar os papéis de gênero em nossa sociedade. Desnaturalizar e descolonizar os conceitos de gênero, família, maternidade e paternidade, masculino e feminino, são os pontos de partida para se olhar profundamente para a saúde mental materna.

REFERÊNCIAS

1. Sterns PN. História das relações de gênero. São Paulo: Contexto; 2018.
2. Engels F. A origem da família, propriedade privada e do Estado. Rio de Janeiro: Bestbolso; 2020.
3. Duby G (org.), Duby G, Arriès P. História da vida privada, vol. 2. São Paulo: Cia das Letras; 1990.
4. Ariès P. História social da criança e da família. Rio de Janeiro: LTC; 1981.
5. Estados Unidos do Brasil. Código Civil. Lei n. 3.071 de 1 de janeiro de 1916. Rio de Janeiro; 1916.
6. Brasil. Lei n. 6.515 de 26 de dezembro de 1977. Dispõe sobre a dissolução da sociedade conjugal e do casamento, seus efeitos e respectivos processos, e outras providências. Brasília: Presidência da República. Casa Civil; 1977.
7. Brasil. Constituição 1988. Emenda constitucional n. 66, de 13 de julho de 2010. Lex: legislação federal e marginália. 2010.
8. Brasil. Constituição 1988. Constituição da República Federativa do Brasil. Art. 6. Brasília: Senado; 1988.
9. Brasil. Lei n. 14.443 de 2 de setembro de 2022. Altera a Lei n. 9.263, de 12 de janeiro de 1996, para determinar prazo para oferecimento de métodos e técnicas contraceptivas e disciplinar condições para esterilização no âmbito do planejamento familiar. Brasília: Diário Oficial da União; 2022; Pag. 5, col.1.
10. Homem M, Alligaris C. Coisa de meninas? Uma conversa sobre gênero, sexualidade, maternidade e feminismo. Campinas: Papirus 7 Mares; 2019.
11. Badinter E. O conflito: a mulher e a mãe; tradução de Vera Lúcia dos Reis. Rio de Janeiro: Record; 2011.
12. Badinter E. Um amor conquistado: o mito do amor materno. Rio de Janeiro: Nova Fronteira; 1980.
13. Iaconelli V. Manifesto Maternalista, psicanálise e políticas de reprodução. 1ª ed. Rio de Janeiro: Zahar; 2023.
14. Brasil. Lei n.11.340 de 7 de agosto de 2006. Lei Maria da Penha. Brasília: Presidência da República. Secretaria-Geral; 2006.

15. Instituto Brasileiro de Geografia e Estatística (IBGE), Diretoria de Pesquisas, Coordenação de Trabalho e Rendimento, Pesquisa Nacional por Amostra. Coordenação Geral Dra. Maria do Carmo Leal. Nascer no Brasil. 2011/2012.
16. Souza GS. Corpo Cerceado: um breve estudo sobre maternidade, violência doméstica e trabalho. Graduação. Campo dos Goytacazes, 2020.
17. ENSP-Fiocruz. Grupo de pesquisa saúde da mulher, da criança e do adolescente – determinantes sociais, epidemiologia e avaliações políticas, programas e serviços Nascer no Brasil. 2011/2012.
18. Teixeira MG, Carvalho CMS de, Magalhães JM, Veras JM de MF, Amorim FCM, Jacobina PKF. Early detection of postpartum depression in primary health care. J Nurs Health. 2021;11(2).

"Você é filha(o) de quem?" – Condições socioeconômicas desfavoráveis e mapeamento de risco para saúde mental perinatal

Daniela Roberta Antonio Rosa

INTRODUÇÃO

A pergunta que dá nome a este capítulo pode ser rapidamente reconhecida como parte de um questionamento comum em muitas localidades de nosso país, especialmente as menos populosas, em que diante de uma pessoa cuja referência de pertencimento àquela localidade não esteja evidenciada, a filiação é questionada como forma de estabelecer uma conexão de pertencimento, ou não, àquela comunidade. O famoso questionamento "você é filho, ou filha, de quem?" já se tornou inclusive um mote da cultura *pop* e pode ser lido em camisetas, canecas ou *souvenirs* que brincam com a grande ocorrência desta indagação e até remetem a uma certa memória afetiva que une pessoas vindas de localidades em que esta indagação se faz presente em diálogos iniciais.

Mas o fato é que a resposta pode, potencialmente, situar a pessoa indagada em um contexto não evidenciado pela imagem que ela apresenta. Imagem esta que já terá fornecido logo à primeira vista elementos como: pertencimento racial, sexo e gênero, por exemplo. Características que, por si só, já terão colaborado para a elaboração de uma conceituação prévia por parte da pessoa que indaga. Conceituação que só se fará completa à medida que se tornar conhecida a origem, posição social, influência, capital social ou material que a filiação poderá representar naquele cenário e que poderá também determinar o tipo de tratamento recebido pela pessoa que ao responder, finalmente, satisfaz a curiosidade a seu respeito.

O exemplo prosaico utilizado nesta introdução foi um recurso encontrado para, através de um possível acesso a uma memória afetiva, abrir o caminho para a reflexão central que este texto deseja propor: as experiências humanas são atravessadas por fatores diversos que determinam a forma como serão vivenciadas e também seus desfechos, e a perinatalidade, ou o período de gestação, parto e pós-parto – fase de profundas transformações psicossociais e fisiológicas – é uma destas experiências.

DOS ATRAVESSAMENTOS SOCIAIS

Existem grandes possibilidades de ganhos e avanços à medida que o campo da perinatalidade vai sendo pensado de um ponto de vista que agrega olhares das mais diversas áreas do conhecimento. E é à medida que os atravessamentos sociais passam a ser considerados como determinantes em saúde, e avaliados como elemento central neste cenário que, outrora, já foi pensado como algo a cargo apenas da fisiologia, que podemos desenhar um futuro com garantias de direitos civis e de acesso a políticas públicas desde a chegada ao mundo.

As diversas definições de determinantes sociais de saúde (DSS) expressam, com maior ou menor nível de detalhe, o conceito atualmente bastante generalizado de que as condições de vida e trabalho dos indivíduos e de grupos da população estão relacionadas com sua situação de saúde. Para a Comissão Nacional sobre os Determinantes Sociais da Saúde (CNDSS), os DSS são os fatores sociais, econômicos, culturais, étnicos/raciais, psicológicos e comportamentais que influenciam a ocorrência de problemas de saúde e seus fatores de risco na população[1].

A Organização Mundial da Saúde (OMS), também no âmbito de sua Comissão Sobre os Determinantes Sociais da Saúde, apresenta uma definição mais sucinta, "segundo a qual os DSS são as condições sociais em que as pessoas vivem e trabalham",[1] mas em ambas observamos que existe um conjunto de marcadores sociais que são definidores da experiência dos indivíduos em nossa sociedade: raça, gênero, sexo, regionalidade, nacionalidade ou religião, por exemplo. E são eles que podem determinar o acesso à renda, educação ou diversos direitos. São eles que também determinam vivências na perinatalidade. É importante destacar, no entanto, que este conjunto de características podem estar presente conjuntamente na vida de um grupo. Sobrepondo-se e interagindo, e a isso se dá o nome de interseccionalidade. Conceito cunhado pela professora estadunidense de teoria crítica de raça Kimberle Crenshaw ao conhecer o caso da trabalhadora Emma DeGraffenreid, que havia movido um processo judicial contra uma empresa sob alegação de não ter sido contratada por ser uma mulher negra.

O parecer do judiciário para esta contenda despertou em Crenshaw a necessidade de um conceito que pudesse dar conta de uma sentença tão ardilosa. Na ocasião, DeGraffenreid perdeu a causa, pois o juiz considerou seu argumento falho, uma vez que havia na fábrica trabalhadores negros e também trabalhadoras mulheres. O que a análise não atentou foi o fato de não existirem ali mulheres negras no quadro de funcionários. Tampouco foi observado que os homens negros desempenhavam todos funções de manutenção, em que havia apenas homens, e as mulheres brancas estavam todas ligadas ao trabalho administrativo, ou seja, não houve por parte do sistema judiciário um empenho em reconhecer a presença da intersecção entre o racimo e o machismo na causa.

Antes mesmo de se tornar um conceito, a ideia de interseccionalidade já estava presente no pensamento e no ativismo de mulheres negras que já compreendiam a necessidade de pensar suas vidas a partir destes dois determinantes sociais e geradores de opressões, mas ao estabelecer as bases do conceito Crenshaw traçou a seguinte definição:

> A interseccionalidade é uma conceituação do problema que busca capturar as consequências estruturais e dinâmicas da interação entre dois ou mais eixos da subordinação. Ela trata especificamente da forma pela qual o racismo, o patriarcalismo, a opressão de classe e outros sistemas discriminatórios criam desigualdades básicas que estruturam as posições relativas de mulheres, raças, etnias, classes e outras. Além disso, a interseccionalidade trata da forma como as ações e políticas específicas geram opressões que fluem ao longo de tais eixos, constituindo aspectos dinâmicos ou ativos do desempoderamento[2].

É por isso que ao considerar a sociedade brasileira e utilizar o conceito de raça como um importante definidor de posições sociais, acesso a bens, educação e direitos precisamos firmá-lo como socialmente relevante e analiticamente insubstituível para se dimensionar o quanto a nossa estrutura social tem suas bases lançadas a partir de um sistema que usou da violência física e simbólica como método de dominação para aquisição de mão de obra escravizada de um grupo racial específico, o que ainda se reflete em nossos dias.

E neste momento preciso fazer um importante adendo para o caso de você que me lê estar se questionando a esta altura a respeito da inexistência de raças humanas para a biologia. Estou sim ciente disso, mas neste ponto devo dizer que o uso de tal conceito se faz ao longo de todo este texto da mesma perspectiva apresentada pelo sociólogo, pesquisador e professor Antônio Sérgio Guimarães de que "as raças são, cientificamente, uma construção social e devem ser estudadas por um ramo próprio da sociologia ou das ciências sociais, que trata das identidades sociais."[3]

Isso quer dizer que há um ramo do conhecimento, que dialoga e qualifica outras áreas, as ciências humanas e sociais, para o qual falar em raça faz sentido e, mais do que isso, nos ajuda a dar sentido aos dados a que chegamos à medida que estratificamos resultados de pesquisas quantitativas. O resumo a seguir, extraído do artigo "A Cor da dor: iniquidades raciais na atenção pré-natal e ao parto no Brasil", apresenta algumas análises a partir da decomposição desses números:

> Este estudo teve como objetivo avaliar as iniquidades na atenção pré-natal e parto de acordo com a raça/cor, utilizando o método de pareamento baseado nos escores de propensão. Os dados são oriundos da pesquisa Nascer no Brasil: Pesquisa Nacional sobre Parto e Nascimento, um estudo de base populacional de abrangência nacional com entrevista e avaliação de prontuários de 23.894 mulheres em 2011/2012. Regressões logísticas simples foram utilizadas para estimar as razões de chance (OR) e respectivos intervalos de 95% de confiança (IC95%) da raça/cor associada aos desfechos analisados. Em comparação às brancas, puérperas de cor preta possuíram maior risco de terem um pré-natal inadequado (OR = 1,6; IC95%: 1,4-1,9), falta de vinculação à maternidade (OR = 1,2; IC95%: 1,1-1,4), ausência de acompanhante (OR = 1,7; IC95%: 1,4-2,0), peregrinação para o parto (OR = 1,3; IC95%: 1,2-1,5) e menos anestesia local para episiotomia (OR = 1,5 [IC95%: 1,1-2,1]). Puérperas de cor parda também tiveram maior risco de terem um pré-natal inadequado (OR = 1,2; IC95%: 1,1-1,4) e ausência de acompanhante (OR = 1,4; IC95%: 1,3-1,6) quando comparadas às brancas. Foram identificadas disparidades raciais no processo de atenção à gestação e ao parto, evidenciando um gradiente de pior para melhor cuidado entre mulheres pretas, pardas e brancas[4].

A vivência da perinatalidade enquanto um processo de gestar, parir, receber uma criança e cuidar se estabelece como um momento de profundas transformações e rearranjos na vida de mães, pais e cuidadores. Portanto, este já se constitui enquanto um cenário de potencial vulnerabilização da saúde mental, tema que nos últimos anos vem ganhando grandes contribuições de pesquisadoras e pesquisadores das áreas da psicologia e psiquiatria com o visível crescimento de abordagens em Psicologia Perinatal como medida para amenizar e compreender este fenômeno que, conforme evidenciado na citação, pode ter ainda como fatores de agravamento um de nossos principais marcadores sociais: raça.

QUEM SOMOS E COMO ESTAMOS

Como já ficou evidenciado até aqui, a abordagem da reflexão que apresento é outra, embora intrinsecamente ligada às pesquisas da área de saúde mental. O convite é para que pensemos nos múltiplos atravessamentos – aqui descritos e apresentados como marcadores sociais ou determinantes sociais (conceitos correlatos, mas diferentes), e em sua relação com o aumento de risco de sofrimento mental perinatal.

Até agora vimos de que maneira a vida pode ser atravessada por estas características historicamente construídas, e também observamos de que forma traços específicos são determinantes para vivências principalmente dos grupos mais vulneráveis economicamente.

Quem "somos" do ponto de vista econômico, social, racial, sexual etc., pode sim ser determinante de como "estamos" e é a partir desta constatação que se faz necessária a defesa de uma formação profissional ou capacitação continuada que apresente dados e análises a partir dos referenciais das ciências humanas. Acolhendo o indivíduo a partir de uma totalidade, e fazendo isso em uma rede de atenção que precisa também estar atenta aos processos das políticas públicas existentes para além de sua área de atuação.

> A pobreza, que de uma perspectiva epidemiológica significa baixo status socioeconômico (medido por classe social ou renda), desemprego, baixo nível de escolaridade e de suporte familiar, permeia muitos domínios da qualidade de vida em família[5].

Observar de forma crítica e consciente cada marcador social que pode estar presente na vida de pessoas que acessam os serviços de atenção perinatal, tornando a interseccionalidade um referencial constante na análise do material advindo da escuta de cada paciente, é fundamental para uma atuação preventiva e realmente acolhedora, capaz de mapear possíveis riscos de adoecimento mental ou de desfechos desfavoráveis nesta fase da vida, independentemente da filiação.

 REFERÊNCIAS

1. Buss PM, Filho AP. A saúde e seus determinantes sociais. PHYSIS: Rev. Saúde Coletiva, Rio de Janeiro. 2007;17(1):77-93.
2. Crenshaw KW. Documento para o Encontro de Especialistas em Aspectos da Discriminação Racial Relativos ao Gênero". Estudos Feministas. 2002. ano 10, n. 1/2002, p. 171-188.
3. Guimarães ASA. Como trabalhar com "raça" em sociologia. Educ Pesqui. 2003;29(1):93-107.
4. Leal M do C, Gama SGN da, Pereira APE, Pacheco VE, Carmo CN do, Santos RV. A cor da dor: iniquidades raciais na atenção pré-natal e ao parto no Brasil. Cad Saúde Pública. 2017;33:e00078816.
5. Silva DF, Santana PR de S. Transtornos mentais e pobreza no Brasil: uma revisão sistemática. TEMPUS. 2012;6(4):175-185.

49

Racismo estrutural, assistência perinatal e saúde mental

Maria Ribeiro

É objetivo deste capítulo apresentar a equação conceitual que põe juntos os termos exibidos no título e que associam "racismo estrutural", "assistência perinatal" e "saúde mental", emprestando ênfase para o fato – estatisticamente comprovado – de que os marcadores sociais da diferença incidentes sobre determinados grupos populacionais brasileiros convergem para um modelo de assistência ao nascimento que pode ser caracterizado como manicomial. Considerando o nosso compromisso com as terminologias, haveremos antes de abrir a nossa caixa de ferramentas, favorecendo a criação de um comum que contemple as palavras-chaves aqui compartilhadas. Assim, é nossa tarefa precípua concluir uma perspectiva diagnóstica que ofereça às perspectivas de enfrentamento do racismo e do sexismo um horizonte terapêutico, por meio do reconhecimento de violências as mais diversas que se repetem no país há, pelo menos, cinco séculos, apenas alternando suas tecnologias de subalternização reserva de condições materiais de existência degradantes e perversas. São degradantes as condições materiais de existência quando, desde a circunstância do ciclo gravídico-puerperal, sequestram o acesso de pessoas gestantes negras às evidências científicas apoiadoras do nascimento humanizado. São perversas as condições materiais de existência não desde uma leitura moral de "perverso", mas porque são fomentadoras de consequências biopolíticas cuja culminância é a transmissão sociogenética dos efeitos deletérios do racismo e do sexismo para o binômio gestante-bebê; atingindo, num único golpe, a pessoa que gera, bem como suas pessoas descendentes.

A afirmação de que o racismo alcança a população brasileira há, pelo menos, cinco séculos, está baseada no compilado de cenas e dados sistematizados por organizações da sociedade civil – em especial, movimentos negros e associações de mulheres negras – interessadas em popularizar a tese de que a chegada das naus portuguesas em território indígena teria inaugurado, no Brasil, um modo de se estar-com a diferença orientado pela classificação e hieraquização dos corpos humanos. Tal classificação distribui as pessoas nascidas entre "brancas"/"não brancas" e "homens"/"mulheres", assegurando às "brancas"/"homens" cadeias significantes inequivocamente mais privilegiadas que às "não brancas"/"mulheres"; cuidando a nossa afirmação de contemplar entre os grupos sujeitados aqueles desobedientes da norma de gênero e que são as pessoas não autoidentificadas com as expectativas sociais depositadas sobre as suas genitálias. Sabemos que as pessoas nascidas com pênis são laudadas "homens" e – laudo doravante – serão coagidas a tomar para si determinações que são anteriores a sua capacidade individual de inscrever sua própria presença no mundo. Os efeitos das determinações de gênero são inúmeros, amplamente divulgados pela literatura e pelos noticiários, e cujos impactos sobre a saúde mental poderiam ser abreviados por dinâmicas sociais antecipatórias que tornam o nascer "mulher" e o "nascer mulher negra" um defeito de cor, conforme retrato desenhado pela escritora negro-brasileira Ana Maria Gonçalves, em livro homônimo. Um defeito de cor e um defeito de gênero, por contágio, posto as mulheridades ocuparem – no interior do arranjo societário capitalista e patriarcal – a função de manter em ordem a casa que é o núcleo privado de cuidado planetário por excelência. Todas as pessoas do mundo passam pela casa e a inexistência de um abrigo regular e adequado configura, instantaneamente, a rua como habitação primeira, desfavorecendo vínculos familiares, por meio do rompimento do contrato social entre indivíduo e Estado e por meio do isolamento social involuntário. Em situação de rua, resta às pessoas o mercado informal de trabalho, a inexistência de garantias sanitárias promotoras de saúde, a discriminação em função da classe social e todas as interdições civis decorrentes da desumanização tornada uma política pública quando fomentada por órgãos governamentais, eles mesmos, ilustradores das opressões de raça e gênero desde os organogramas institucionais.

 Ocorre que, ao passar pelo espaço íntimo doméstico, o homem, "aquele nascido com pênis", precisa ser alimentado, vestido e amparado nas suas necessidades, ao passo que à mulher caberá a responsabilização pelas demandas domésticas que incluem um conjunto mais ou menos vasto de tarefas não remuneradas, historicamente ignoradas como "trabalho". Ora, não sendo "trabalho", o cumprimento forçosamente diário de tarefas de cuidado foi, então, integrado à lista de obrigações biológicas da mulher, "aquela nascida com vagina"; obrigações para com a sociedade da qual ela faz parte e uma sociedade que insiste em não reconhecê-la como sujeito de direitos. Evidente está que todas as conclusões a que chegamos, sem qualquer esforço cognitivo, conformam a matéria bruta que informa a agenda de enfrentamento ao sexismo empunhada por mulheres brancas feministas e cujas reivindicações por equidade remontam ao século XIX. Quando mulheres brancas arrancaram os sutiãs, queimando-os publicamente, o mundo capitalista e patriarcal recebeu a notícia de que aquelas mulheres brancas não mais permaneceriam em casa, submetendo seus impulsos de vida a uma gramática degradante de sujeição política. Também uma segunda notícia, quase nada difundida na época, dava conta de que as mulheres negras – chamadas "mulheres de cor" – estariam convocadas a apoiar a autonomia de mulheres brancas, assumindo todas as casas do planeta Terra como sua incumbência.

Na obra *Teoria Feminista: da margem ao centro*[1], escrita pela intelectual e ativista estadunidense bell hooks – cujo nome e sobrenome são grafados em minúsculas a fim de desviar a atenção da sua insularidade como pesquisadora e autora na direção de um projeto de libertação continental comum –, lemos o seguinte. "O impacto positivo das reformas liberais na vida das mulheres não deve ser confundido com a erradicação do sistema de dominação. Em nenhuma parte dessas reivindicações se encontra a proposta de erradicação política de dominação, e ela seria certamente rejeitada, se fosse incluída"[1].

Tudo dito para dizer que quando o feminismo branco – a que nos habituamos chamar de "feminismo" fosse o seu cronograma para a liberdade um plano universal de libertação – reivindica o fato de que mulheres devem usufruir das mesmas condições de existência que os homens, lemos nas suas entrelinhas a autorização para que o status quo siga sujeitando mulheres outras que não as brancas à lógica antecipatória racial e de classe. Entende *bell hooks*, também citando a socióloga brasileira Heleieth Saffioti, que o feminismo branco negocia com o patriarcado sua entrada política no sistema, descomprometendo-se com uma proposta revolucionária de implosão do supremacismo branco, capitaneado pela burguesia masculinista branca.

E aí quando, uns parágrafos antes, afirmamos que os movimentos negros e as alianças entre mulheres não brancas operam um resgate daquelas mulheres ignoradas pelo feminismo universal não racializado, devemos fazer menção à abolicionista afro-americana Sojourner Truth que, na Convenção de Akron, no estado de Ohio, em maio de 1851, lançou mão da pergunta que encontra entre nós ressonância, ainda hoje, 172 anos passados: "não sou uma mulher?".[2] A resposta estatística à questão é a de que todos os piores índices socioeconômicos alcançam, antes e prioritariamente, mulheres não brancas, caracterizando a guerra racial como um protocolo que nos busca já no útero das pessoas que nos gestam, por determinação da violência obstétrica e do destino impingindo ao bebê negro nas suas primeiras experiências de exterioridade plena; à criança negra em fase de escolarização que lê livros didáticos em que a escravização é apresentada como uma fatalidade histórica que se mantém incólume na contemporaneidade; à pessoa adolescente negra perseguida pelas forças de segurança pública e ensinada a todo tempo a portar um documento de identificação como escudo contra o assassínio; à pessoa negra assassinada e desaparecida pelo Estado, para quem sua manifestação dermatológica é um atestado de criminalidade potencial.

Nós vivemos uma guerra colonial e não será preciso exibir números ou tabelas estatísticas para convencer todas as pessoas daquilo que todas as pessoas já sabem. Precisamos ultrapassar a dimensão diagnóstica que repete percentuais fossem os percentuais uma informação ainda não sabida, ainda não conhecida. Ultrapassar a etiologia e o diagnóstico em direção ao compromisso terapêutico, ético-político com um comum da diferença. Ou seja, uma ideia de comunidade biótica que caminhe para o crescimento da razoabilidade concreta no mundo. E não é, absolutamente, razoável que, no século XXI, puérperas não brancas tenham pré-natal adequado, não tenham uma maternidade de referência, que recebam menos anestesia local para episiotomia, que tenham negado o direito a uma pessoa acompanhante[3]. A episiotomia – o corte no períneo para aumentar a passagem do parto e proteger o períneo de lacerações – é um procedimento que data do ano de 1742. No ano de 2023, não existe evidência científica que sustente a episiotomia de rotina.

Lembro-me de que, em 2018, no Simpósio Internacional de Assistência ao Parto, o SIAPARTO, escutei uma apresentação sobre a Casa Angela. A Casa Angela, sediada na zona sul da cidade de São Paulo, é um centro de parto humanizado, uma Organização Social (OS) que tem convênio com o Sistema Único de Saúde (SUS), também mantendo seus serviços em funcionamento por meio de doações. Então, no ano anterior ao simpósio, era 2017, a Casa Angela havia registrado ZERO laceração. Quer dizer que, deixadas em paz para parir, tendo sido respeitadas as fisiologias, e os tempos dos diferentes nascimentos. Tendo sido respeitadas as pessoas gestantes na circunstância do nascimento, a Casa Angela registrou nenhuma laceração. Se a episiotomia fosse de rotina, todas as pessoas gestantes teriam sido submetidas a um procedimento cirúrgico desnecessário. E o nome de procedimentos cirúrgicos desnecessários, na circunstância do ciclo gravídico puerperal, é também aquilo que chamamos de violência obstétrica. É nosso dever ético-político incluir aqui a informação de que a maioria das gestantes atendidas pela Casa Angela é branca, pós-graduada e moradora de territórios livres de vulnerabilidades sociais. O que queremos sublinhar, precisamente, é que quando as pessoas implicadas na assistência ao nascimento passam ao largo de evidências científicas, tais quais a prevalência – na população negra – de anemia falciforme, de diabetes tipo II e de hipertensão arterial,[4] as pessoas implicadas na assistência ao nascimento estão reproduzindo violência obstétrica e racismo, simultaneamente, por negar o acesso da população negra gestante àquilo que a ciência já produziu sobre população negra gestante. E o que a ciência já produziu sobre o assunto nos apresenta um diagrama que combina determinantes socioeconômicos e organização do sistema de saúde para a produção de saúde, assim como aprendemos por meio da Política Nacional de Saúde Integral da População Negra, criada no ano de 2006, como um instrumento do SUS. Dentre os determinantes socioeconômicos está o racismo como causa primeira.

A George Washington University[5] se dedicou a estudar o nascimento de 1,8 milhões de bebês no estado da Flórida, tendo concluído que recém-nascidos negros tiveram redução na taxa de mortalidade de 39% a 58% quando assistidos por pessoas médicas negras. Dito de outro modo, recém-nascidos negros tiveram três vezes mais chances de morrer quando cuidados por pessoas médicas brancas. Portanto, nós podemos classificar como racista e classista isso de prestarmos assistência desinformada sobre as consequências do quesito raça/cor. Racista e classista, considerando que 67% da população atendida pelo SUS é negra e a maioria das pessoas usuárias exibem faixa de renda entre um quarto e meio salário-mínimo[6]. Mais da metade das mortes maternas acontece em ambientes frágeis e contextos de crises humanitárias, de acordo com a Organização Pan-Americana de Saúde; e, no Brasil, o racismo ainda não nos autoriza a ler os dados desde o entendimento de que somos um país cuja crise humanitária pode ser atestada pelo fato de que 9 em cada 10 mortes maternas é evitável.

Então, dissemos que raça é um determinante social. E um outro determinante, um outro importante marcador social da diferença é uma categoria chamada "mãe". Na nossa sociedade, a pessoa que cria pessoas é chamada de "mãe". Essa figura chamada "mãe" será convocada, pela sociedade e pelo Estado, a ser a primeira responsável pela existência da pessoa que do corpo dela, da "mãe", saiu. "Aquele um ali saiu de você". Também a "mãe" é a pessoa que não encontrará uma rede pública de apoio ao cuidado que ela deve, por lei, garantir para aquela pessoa recém-chegada à comunidade. As pessoas genitoras têm responsabilidade civil pelas suas pessoas menores de idade – e o fato dá já notícias de como a nossa sociedade se organiza. Responsabilidade civil prevista no Código Civil que é o conjunto de leis que regula os nossos direitos e deveres enquanto pessoas que somos. A sociedade entende que a criança pertence ao poder parental, ao poder familiar, ao pátrio poder – que, aliás, está previsto no Código Civil desde o ano de 1916. E, no interior da família, assim entende a sociedade: a criança pertence à mãe, a criança é de responsabilidade da mãe. No acontecimento do nascimento, o corpo da pessoa recém-nascida se separa do corpo gestante para se juntar às demais pessoas da sociedade. Até que a criança possa cuidar de si mesma, sozinha, é a mãe a primeira responsável por quaisquer outros acontecimentos que digam respeito à criança. Se uma pessoa menor de idade chegar ao hospital machucada, a pergunta número um a ser escutada será. "Onde está a mãe da criança?". Todo tempo. "Onde está a mãe da criança?". Portanto, a mãe é um lugar social que está submetido às normas sociais e a principal norma social é: a mãe deve estar todo tempo onde a criança está. Se a mãe não está com a criança, a mãe está em estado de falta. A mãe é a primeira responsável pela "criança que ela põe no mundo". A mãe é a primeira a ser responsabilizada pela adolescente em restrição de liberdade, por exemplo. A primeira a ser responsabilizada pela adolescente grávida. Pelo cabelo com piolho, pela nota baixa, pela desnutrição, pela bulimia, pelo roubo, pela bebedeira, pela panela de óleo quente na perna, pela afetação, pela falta de limites, pela falta. A sociedade entende que a mãe é responsável por aquilo que à criança falta.

Do ponto de vista da política pública, há uma única condição que pode mudar o rumo de toda a h(H)istória que eu contei.

A condição é ser uma pessoa não branca.

Se você é uma pessoa não branca, a sociedade espera que você sobreviva da maneira que conseguir. Que você dê à luz da maneira que conseguir. Que você estude até quando conseguir. Que você se alimente da maneira que conseguir. E, se você conseguir, que ponha crianças neste mundo da maneira como conseguir. Quando eu engravidei do meu primeiro filho, a sociedade passou também a me chamar de "mãe". Quando eu me descobri a mim mesma a "mãe negra" de uma "criança branca", decidi pesquisar. E pesquisei quatro anos seguidos – e ainda hoje – para concluir que trabalhos como aquele, realizados por doulas e por coletivos – coletivos instalados em territórios tornados vulneráveis por políticas de Estado – têm desenhado importantes cronogramas para liberdade. Doulas são pessoas profissionais reconhecidas pelos principais centros de atenção à gestação em todo o planeta Terra; com exceção de alguns países, a exemplo do Brasil. Uma doula é um nó crucial e estratégico da rede de atenção à gestação porque, em primeiro lugar, é uma pessoa que pode circular nos ambientes de pré-parto/pré-natal, parto e pós-parto, tornando-se uma pessoa de referência para a pessoa gestante. Um artigo publicado pela Fiocruz, e posso depois compartilhar a referência, demonstra que a presença da doula na cena do parto diminui em 50% os índices de cesáreas, diminui em 25% a duração do trabalho de parto, em 60% os pedidos de analgesia peridural, em 40% o uso de ocitocina e em 40% o uso de fórceps.[6] Uma doula é uma estratégia de saúde.

E muitos dos cronogramas para a liberdade estão apoiados na escuta. A escuta é um outro gesto em direção ao lado de fora, ao extra eu, em direção ao mundo extraordinário do outro. Daquele que, em razão da sua singularidade, é radicalmente diferente de mim. Se jamais poderei voltar para dentro do corpo que me gerou, para sempre poderei seguir em direção a uma outra pessoa, em direção às relações entre seres viventes. A escuta é um gesto em direção a outra pessoa. A escuta é aquilo que funda uma comunidade. Sobonfu Somé é o nome de uma escritora negra nascida em um país da África Ocidental – Mali, Gana, Costa do Marfim – chamado Burkina Faso. Sobonfu escreveu um livro muito bonito chamado *O Espírito da Intimidade: Ensinamentos Ancestrais Africanos Sobre Maneiras de Se Relacionar*. Um dos capítulos do livro se chama "O abraço da comunidade". E eu quero compartilhar um trecho com vocês.

> A comunidade é o espírito. A luz guia da tribo; é onde as pessoas se reúnem para realizar um objetivo específico, para ajudarem os outros a realizarem seu propósito e para cuidar umas das outras. O objetivo da comunidade é assegurar que cada membro seja ouvido e consiga contribuir com os dons que trouxe ao mundo, da forma apropriada. Sem essa doação, a comunidade morre. E sem a comunidade, o indivíduo fica sem espaço para contribuir. Sem essa doação, a comunidade morre. E sem a comunidade, o indivíduo fica sem um espaço para contribuir.[7]

Estender o campo da escuta em direção às relações possíveis entre pessoas que foram tornadas rivais no âmbito da política pública, por exemplo, pessoa trabalhadora da rede socioassistencial versus pessoa usuária. Pois quando nós nos sentamos em roda e nos escutamos, apoiamo-nos coletivamente. O que nós fazemos é erguer uma malha discursiva, informativa, baseada em evidências científicas feito escudo que, em certa medida, protege nossa comunidade das sistemáticas investidas contra o comum. Quem aqui, profissional da saúde, já considerou que os relatórios por nós escritos participam da biografia pública daquela pessoa usuária? Veja como uma imagem se cola a outra, sugerindo uma terceira. Mulher. Negra. Grávida. Abatida. Mal-vestida. Leva ao pronto-atendimento filha queimada com óleo quente. Mãe usuária de substância. Negra. Mal-vestida. Tem seis filhos. Que não dormem antes das 23 horas, tal qual confidenciou o segurança da unidade de pronto-atendimento que é vizinho da mulher. E tudo segue apontando para a exigência de um boletim de ocorrência e para o acolhimento por parte do Conselho Tutelar. Todas as verdades sobre o sujeito que se antecipam à escuta do sujeito ele mesmo são verdades nocivas. São verdades provisórias porque verdades apoiadas sobre as expectativas sociais que nós, todas as pessoas, aprendemos a ter em relação a determinadas estereotipias. A mãe é uma figura organizada para organizar as suas crianças.

Encaminhando-nos para o final, produzir saúde significa considerá-la um evento situacional, ou seja, a saúde diz respeito àquilo que determinado grupo compreende por bem-viver. E que circunstâncias de bem-viver podemos oferecer para as pessoas gestantes? Compartilhar evidências científicas que contribuam para uma escolha autônoma e informada. É disso que se trata. "Um útero é do tamanho de um punho", escreveu Angélica Freitas. E o punho – quando dedicado à pesquisa, às diretrizes clínicas, à prevalência da ciência sobre a negligência e, sobretudo, quando dedicado à escuta do território – é capaz de se levantar contra a violência e em defesa de condutas assistenciais qualificadas. O nosso tamanho, como comunidade, é o tamanho da nossa luta. Todas e todos vocês representam múltiplas circunstâncias de nascimento que estão inscritas no tempo que ainda virá.

 REFERÊNCIAS

1. Hooks b. Teoria feminista: da margem ao centro. Tradução de Rainer Patriota. São Paulo: Perspectiva, 2019.
2. Truth S. Soujourner Truth. Geledés – Instituto da Mulher Negra. Disponível em: https://www.geledes.org.br/sojourner-truth/. Acesso em: 26 set. 2023.
3. Leal MC, Gama SG, Pereira APE, et al. A cor da dor: iniquidades raciais na atenção pré-natal e ao parto no Brasil. Cadernos de Saúde Pública, 2017.
4. Brasil. Política Nacional de Saúde Integral da População Negra: uma política do SUS, 2.ed. Brasília: Ministério da Saúde; 2013.
5. Greenwood BN, Hardeman RR, Huang L, Sojourner A. Physician-patient racial concordance and disparities in birthing mortality for newborns. Proc Natl Acad Sci U S A. 2020;117(35):21194-200.
6. Brasil. Lei n.8.080, de 19 de setembro de 1990. Dispõe sobre as condições para a promoção, proteção e recuperação da saúde, a organização e o funcionamento dos serviços correspondentes e dá outras providências. Brasília: Diário Oficial da União; 1990.
7. Somé S. O espírito da intimidade: ensinamentos ancestrais africanos sobre maneiras de se relacionar. Disponível em: https://www.academia.edu/40340547/O_Espirito_da_Intimidade_Sobonfu_Som%-C3%A9. Acesso em: 11 set. 2023.

Índice remissivo

A

Abandono
  paterno 99, 101
  precoce da amamentação 206
Abortamento de repetição 68, 71
Aborto 60, 64, 83, 186
  legislação 62
  dimensão cultural, sociopolítica e emocional 63
  legal 45
  mortalidade materna 62
Abstinência 5, 467
Abuso
  de drogas na amamentação 211
  de substâncias no pós-parto 386
  materno de álcool e drogas 386
  sexual na infância 212
Acelerar o parto 164
Acesso a métodos contraceptivos 46
Achados de neuroimagem 286
  no ciclo gravídico puerperal 292
Acidentes 67
Ácido
  fólico 118
  gama-aminobutírico 172, 348
  graxo de cadeia curta 309
  valproico 280
    transtorno afetivo bipolar 422
Acolhimento 163
  de crianças e adolescentes 242
  e promoção à saúde da maternidade solo 103
  no luto perinatal 83
Acompanhamento
  da gestação 90

das famílias 193
de ciclo ovulatório 24
de lactação para famílias LGBTQIAPN+ 267
pré-natal 119
Acompanhante 164
Aconselhamento 231
Adaptação
  insegura ao ambiente 70
  materna durante a gravidez 68
Adoção 240
  como via de parentalidade 245
  por casais homossexuais 55
Adoecimento mental na maternidade solo 103
Afetividade 399, 486
Agenesia renal 231
Aids 318
Álcool 211, 379, 382, 388, 420, 466
  amamentação 473
Aleitamento 136, 196
Alienação parental 100
Alimentação 373
  saudável 455
Alívio da dor 111, 164
Alojamento conjunto 113
Alopregnanolona 299
Alprazolam 133
Alta hospitalar 234
Alterações de personalidade 300
Alucinações 360
  visuais 300
Amamentação 113, 198, 206, 376, 388
  população LGBTQIAPN+ 145
  cruzada 272
  de transmasculinos 269
  dupla 271
  pessoas transfemininas 148
  transtornos por uso de substâncias 471

Ambiente do parto 164
Ambivalência 70
  da gravidez 69
Amenorreia 5
Amniotomia (romper bolsa) 164
Amostra total relatada 282
Analgesia 129
Ancestralidade 163
Anedonia 337
Anel vaginal 5
Anencefalia 62, 231
Aneuploides 18
Angústia 70
Anomalias congênitas 228
Anorexia nervosa 368, 370, 457
Ansiedade 210
  gestação de risco 76
  no contexto do pós-parto 442
  no período pré-natal 210
  perinatal 344
Antidepressivos 284
  gravidez 277
  período gestacional 407
  tricíclicos 277
Antiepilépticos 280
Antipsicóticos 284
  de primeira geração 447
  na gravidez 278
  transtorno afetivo bipolar 424
  transtornos alimentares 458
Apetite 67
Apneia do sono 330
Apoio
  e planejamento pré-concepcional 77
  social 77
  para mães de bebês prematuros 221
Após o parto 112
Aripiprazol 278
  transtorno afetivo bipolar 426

Aspectos ético-legais 389
Assédio moral no trabalho 116
Assistência
 obstétrica no pós-parto 266
 pré-natal 107, 118
Ataque de pânico 347
Atenção 398
Atividade física 456, 461
Ativismo 497
Atravessamentos sociais 510
Atritos
 familiares e conjugais 67
 interpessoais 116
Ausência de rede de apoio 24
Autocuidado 79
Autoestima 70
Autoinseminação 143
Autonomia do paciente 235
Autossuficiência 72
Avaliação
 masculina 13
 ovariana 15
 tubária 15
Azoospermia 32

B

Baby blues 138, 209, 322
Baixo suporte social 184
Bancos de gametas 37
Banho
 de imersão 163
 pós-parto 162
Barriga
 de aluguel 145
 solidária 28
Bayley Scales of Infant and Toddler Development 424
Bebê
 idade gestacional e peso ao nascer 218
 prematuro 218
 internação 219
Benzodiazepínicos 117, 284, 448
 na gravidez 279
Betaendorfina 169, 175
Bifidobacterium 312
Biografia adotiva 249
Bipolaridade 116

Blues
 materno 329
 paterno 329
 puerperal 138, 186, 298
Brexanolona 413
Bromazepam 133
Bulimia 370
 nervosa 368, 371, 375, 457
Bupropiona 469
Burnout 330
Busca pelo hospital 160
Buscopan® 130

C

Canabidiol 383
Cannabis 211, 379, 389, 470
Carbamazepina 280, 284
 transtorno afetivo bipolar 422
Carbonato de lítio 117, 137, 448
Cardiotocografia 128
Cariótipo 13
 do casal 18
Casais inférteis 13, 21
Cesárea 113, 129, 163
Cessão temporária de útero 32, 33, 35, 56
Ciclo gravídico puerperal 81, 183, 285, 299
Ciclos menstruais 170
Cigarro 420
Cinesioterapia 263
Citalopram 284, 439
Clamídia 15
Classificação de Wenicke-Kleist--Leonhard. 364
Climatério 83
Clínicas de reprodução humana assistida 47
Clonazepam 448
Clorpromazina 284, 448
Clozapina 424
Cocaína 384, 388, 469
Coito interrompido 5
Coleta de neuroimagem clínica no ciclo gravídico-puerperal 300
Cólicas 204
Colo curto 121

Colostro 271
Competências de cuidado 235
Completude 72
Comportamento abusivo do parceiro 102
Comunicação 27
Comunidade 509
Concepção 3
Condom masculino 5
Conduta emocional 27
Conectividade
 comunitária 497
 funcional 291
Conflitos
 conjugais 186
 relacionados à sexualidade 70
Congelamento de óvulos 8, 16
Conjugalidade 28
Consciência masculina sobre o "cuidar" 193
Construção
 de uma família por meio da adoção 254
 dos vínculos na adoção 252
Consulta de planejamento familiar 4
Consumo de drogas ilícitas na gravidez 380
Contextos de risco para a saúde mental no puerpério 184
Contracepção 4
Contraceptivos de longa duração 7
Contrações do trabalho de parto 128
Controle da atenção 291
Coparentalidade 491
Cordão umbilical 162
Córtex insular 297
Corticosteroides 169
Cortisol 169
Crenças espirituais 497
Crescimento fetal 121
Crianças
 disponíveis para adoção 244
 em acolhimento institucional e familiar 243

Criatividade 72
Criopreservação 8
Crise
 de identidade 70
 hipertensiva 384
Cuidado
 à saúde mental durante a gravidez 154
 com o bebê 112, 161
 paliativos 90, 233
  de gestantes de fetos com malformações 91
  perinatais 90
  período gestacional 90
Cuidador 184

D

Decisão 164
Deficiência de vitamina B12 330
Delírios 360
Delirium-like 300
Depressão 25
 durante a gestação 317
  tentativas de suicídio 320
  mudanças de hábitos 405
 tratamentos
  complementares 410, 414
  farmacológicos 407, 412
  por neuromodulação 409, 413
  psicológicos 406, 411
 paterna 328, 331
 perinatal 135, 316, 321
 pós-parto 168, 208, 220, 319
  hormônios 177
  mães de bebês prematuros 219
  mudanças de hábitos 410
 pré-natal em gestações de alto risco 75
 puerperal 295
Desenho da Figura Humana 69
Desenvolvimento da criança 319
Desequilíbrio postural 67
Desigualdade de gênero nos papéis parentais 500
Desistências na adoção 248
Desvenlafaxina 439
Diabetes mellitus 309
 gestacional 116, 335, 424
Diagrama com despermicida 5
Diazepam 448
Dieta 164
Diffusion tensor imaging 286
Dinâmica
 familiar 201
 psicológica da gravidez 67
Direitos
 dos bebês prematuros e suas famílias 222
 sexuais e reprodutivos 42
Diretriz
 de acolhimento 85
 Nacional de Assistência ao Parto Normal 156
Disbiose 305
Disforia de gênero 269
Disfunção
 do desejo 261
 na fase de excitação 261
 orgásmica 261
 sexual
  feminina 258
  no ciclo-gravídico puerperal 261
Dispareunia 258, 260
Disparidades em saúde mental na população LGBTQIAPN+ 495
Displasia tanatofórica 231
Dispositivos intrauterinos não hormonais 7
Distúrbios
 do humor do puerpério 174
 psiquiátricos e amamentação 213
DIU
 de cobre 5, 7
 de prata + cobre 7
Doação de gametas e embriões 33
Doadores de gametas 34
Doença
 de Huntington 330
 maligna ovariana 9
Doppler das artérias uterinas 122
Dor 163
 na relação sexual 261
Dose relativa na criança 427
Doula 155
 de adoção 251
Drogas-Z 284
Duloxetina 412, 439

E

Efeito
 BOLD 290
 dos hormônios gonadais sobre o sistema nervoso central 170
 estrogênicos relacionados à depressão 173
Eficácia contraceptiva dos métodos por meio do Índice de Pearl 5
Ego 72
Egocentrismo 70
Eixo
 cérebro-intestino 310, 312
 hipotálamo-hipófise-ovário 169
Ejeção do leite 169
Eletroconvulsoterapia 300, 440
 depressão 409
 transtorno afetivo bipolar 432
 transtornos alimentares 459
Embriodoação 28
Embriões 33
 com alterações cromossômicas 18
 doados 32
Embriorrecepção 28
Endometriose 16
Enfermeiras obstetras 155
Episiotomia 164
Episódio
 psicótico no puerpério 360, 362
 de impulsividade 398
Escala
 de Depressão Pós-Parto de Edimburgo 209, 224
 de *Screening* Perinatal de Ansiedade 210

Escassez de tempo 83
Escitalopram 439
Esclerose múltipla 330
Escore de *Bayley Scales of Infant Development* 430
Espectroscopia 288
  por ressonância magnética 291
Espermatozoides 31
Espermicida isolado 5
Espermograma 13
Esquizofrenia 334, 341, 361, 446
  durante o ciclo gravídico--puerperal 362
Estabilizadores do humor 284
Estados confusionais 300
Estágio convivência 246
Estatuto da Criança e do Adolescente 241
Esterilidade 12
Esterilização
  feminina 5
  voluntária 46
Esteroides ovarianos 171
Estigma 237
  e preconceito 54
Estilo de vida 83
Estimulação
  cerebral profunda 440
  magnética transcraniana
    depressão 409
    transtorno afetivo bipolar 433
    transtorno de ansiedade 440
    transtornos alimentares 459
Estradiol 169, 171
Estratégias de enfrentamento 236
Estresse 174
  agudo 210
  de minorias 54, 495
  dos pais 235
  gestação de risco 76
  pós-traumático 220
Estriol 169
Estrogênio 146, 171, 336
Estrona 169
Estudos
  brasileiros 70

  de neuroimagem funcional 296
Eubiose 305
Evolução do parto 164
Exercícios perineais 263
Experiência 194
  compartilhada 196
  da dor 163
Extração manual do ombro fetal 164

F

Fadiga pós-parto 212
Falhas do método 5
Falta de controle 24
Família 486
  acolhedora 253
  amor e gênero 500
  cisheteronormativa 23
  enlutada 86
  homoafetiva 21, 55
  LGBTQIAPN+ 48, 268
  direito a filiação 48
  monoparentais 21
  transcentrada 23
Fantasias 72
Fator
  epigenético 176
  neurotrófico derivado do cérebro 318
  uterino 16
Fecundação 4
  heteróloga 47
Feminismo branco 516
Fertilidade masculina 13
Fertilização *in vitro* 16, 32, 143
  com biópsia 18
Fetos com malformações graves 90
Figura masculina 99
Finitude reprodutiva 22
Fisiologia
  concepcional 3
  hormonal da gravidez e puerpério 169
Fisioterapia pós-parto
  nas disfunções sexuais 262
  para otimização da saúde sexual 263
  pélvica 258
Fluoxetina 439
  transtornos alimentares 458

Fluvoxamina 439
  transtornos alimentares 458
FMRI em estado de repouso 296
Fobia de locais fechados 120
Formatos variados de famílias 23
Functional magnetic resonance imaging 290

G

Gametas doados 31
Ganho de peso 72
Gênero 25, 488
Gestação 369
  de risco 75, 186
  impacto emocional 78
  população LGBTQIAPN+ 144
  em idade materna avançada 9, 185
  múltipla 186
  na adolescência 185
  não planejada ou indesejada 185
  no Brasil 2
  por substituição 145
  transtorno(s)
    de personalidade *borderline* 477
    alimentares 454
    de ansiedade 438
    por uso de substâncias 465
Gestante
  com depressão 119
  insegura e fragilizada 71
Gonadotrofina coriônica humana 169
Gravidez
  crise psíquica e existencial 67
  indesejada 63, 116, 123
  não planejada 3
Grupos de apoio 223

H

Haloperidol 425, 448
Heterocisnormatividade nas constituições familiares 491
Hidranencefalia 231

Higiene do sono 456, 461
Hiperêmese 68, 71
Hiperprolactinemia 16
Hipertensão gestacional 309
Hipertireoidismo 16
Hipnóticos-z 279
Hipófise 170
Hipomania 337
Hipotimia 340
Hipotireoidismo 16, 120, 330
Histerossalpingografia 15, 16
Holoprosencefalia 231
Homens trans 21
   e pessoas transmasculinas 269
Hormônio(s) 24
   adrenocorticotrópico 174
   anti-mulleriano 16
   folículo-estimulante 169
   gonadais 169
   lactogênico 174
      placentário 169
   liberador de gonadotrofina 169
   luteotrófico 169
   ovarianos na regulação do humor 336
   peptídicos 169
   tireoidianos 174
Humanização
   do parto 155, 158
   na reprodução humana assistida 29

I

Idealização e romantização da maternidade e/ou parentalidade 186
Identidade sexual 70
Identificação 72
   pré-natal das mães com distúrbios psiquiátricos 207
Imagem
   corporal 72, 257
   do *golf ball* 122
   por tensor de difusão 286
Imaginação 72
Impacto
   da depressão pós-parto e perinatal no desenvolvimento infantil 323
   da infertilidade em casais cisheteronormativos 26
   emocional
      do diagnóstico de infertilidade 24
      na gestante 76
Implante 5
   de etonogestrel 7
   subdérmico 7
Impulsividade 70
Índice
   de fragmentação do DNA espermático 13
   de Pearl 5
Indução
   da lactação 270
   do parto 128, 130
Infantilismo 70
Infertilidade 2, 12, 20, 24, 83
   e gênero 25
   em casais cisheteronormativos 26
   em paciente com endometriose 17
   feminina 15
   na mulher cisgênero 27
   no homem cisgênero 27
Inibidores
   da recaptação da serotonina e noradrenalina 277, 330, 439
   seletivos de recaptação de serotonina 277, 330, 408, 439
Insegurança 72
Inseminação
   artificial 143
   caseira 143
   intrauterina 32
Insuficiência
   adrenal 330
   placentária 116, 121
Interação entre hormônios e sistemas biológicos 175
Internação
   prematuridade 222
Interseccionalidade 185
Introspecção 72
Investimento libidinal do ego 70

J

Janela de fertilidade 3
Juízo de realidade 399

K

Kyleena® 8

L

Lactação 5
   induzida em pessoas transgênero 148
Lactobacillus 312
Lamotrigina 280, 284
   transtorno afetivo bipolar 423
Lavagem intestinal 164
Legislação no Brasil 33, 43
Leite humano induzido por mulher trans 272
Leucemia 383
Levonorgestrel 8
Levotiroxina 120
LGBTQIAPN+ 24, 51, 490
   fobia internalizada 496
Liberdade sexual e reprodutiva 22
Limpeza intravaginal 164
Lítio 449
   na gravidez 281
   transtorno afetivo bipolar 421
Long-acting reversible contraceptives 7
Lorazepam 133, 284, 439, 449
Lurasidona 426
Luto 91, 186
   antecipatório 91
   no contexto da maternidade 83
   perinatal 81, 85

M

Maconha 379, 383
   na gravidez 383
Mãe
   cis lésbica, bissexual e pansexual 492
   com dificuldades na amamentação 207
   solteira 96
   solo 96

Malformação
 fetal 89, 116
 congênita 228
 maior 278
Mamoplastia masculinizante 269
Manejo da ideação suicida 456
 transtornos alimentares 460
Mania 337
Marcos de desenvolvimento do bebê 82
Massagens 163
Maternidade solo
 como projeto de parentalidade 101
 e adoecimento mental 101
 e raça 97
 projetos de lei 103
Maus-tratos na infância 102
Medicações psiquiátricas 117
Memória 398
 de trabalho 291
Menacme 4
Menarca 83
Menopausa 32, 83
Metabolismo do etanol 382
Métodos
 contraceptivos 6
 de neuroimagem para transtornos mentais 287
Microbiota 304
 intestinal na gestação 308
 materna na saúde e na doença 308
 oral na gestação 308
 vaginal 18
 na gestação 308
Midazolam 284
Mindfulness
 depressão na gestação 406
Mirena® 8
Misoprostol 128
Mitologia da maternidade 503
Mobilidade 164
Modelo
 biológico integrativo na depressão pós-parto 172

de assistência ao parto 164
de manejo de contingência 466
de resiliência-ruptura 235
Maudsley de tratamento
 da anorexia nervosa para adultos 457
 patriarcal 99
Monoaminoxidase-A 298
Mononucleose 330
Monoparentalidade eletiva 101
Mudança
 conjugal 67
 de emprego 67
 de sono 67
 de hábitos 456
 transtorno de personalidade *borderline* 479
 transtornos alimentares 461
 transtornos de ansiedade 438
 na imagem corporal 72
Mulheres
 cisgênero 22
 LGBQIAPN+ que não gestam 56, 147
 com desejo reprodutivo 4
 com psicopatologia prévia 138
 provedoras de família monoparental 104
 que não aleitam 170

N

Narcisismo 70
Nascimento
 prematuro 82, 217
 pré-termo 216
Negação 72
Neuroblastoma 383
Neuroesteroides 299
Neuroimagem 285
 estrutural 286, 293
 funcional 290, 296
 microestrutural 286, 295
 molecular 291, 298
 química 291
Neurolépticos 448
Neuromodulação
 transtorno(s)
 de ansiedade 440

de personalidade *borderline* 480
 alimentares 459
Nicotina/tabaco 468

O

Obesidade 420
Óbito de um bebê 86
Obstetrizes 155
Ocitocina 164, 207
Oferta do leite em mamadeira 212
Olanzapina 284, 424
 transtorno afetivo bipolar 425
 transtornos alimentares 458
Opioides 211
Ordenha do leite 212
Organização familiar 23
Orgulho identitário 497
Orientação 398
 afetivo-sexual 487, 489
Orientadoras
 de amamentação 202
 de sono 202
Otimismo 497
Overdose na gravidez 382
Ovodoação 28
Ovorrecepção 28
Ovulação 16
Óvulos 31, 32
 doados 31, 32
Oxcarbazepina 280
Oxitocina 169, 174

P

Pacientes *borderline* 395
Pais
 cis gays, bissexuais e pansexuais 493
 enlutados 84
Pânico 120
Papel da enfermeira e da doula 161
Paradigmas comportamentais 67
Parentalidade 56, 201, 486
 adotiva 252
 com gametas de terceiros 40
 famílias heteronormativas 47

não biológica e estigmas socioculturais 38
solo 185
trans 493
Paroxetina 284
Parto 112, 127
   transtornos por uso de substâncias 470
Passagem de gestante para mãe 162
Patriarcado 501
Pediatra 203
Pensamento 398
Pensão alimentícia 100
Perda
   de emprego 67
   de ente querido 67
   de um filho 60
   e luto no contexto da saúde reprodutiva 82
   gestacional 61
      anterior 186
      recorrente 18
Perfil hormonal e metabólico 13
Período
   de aproximação 247
   de crise maturativa e janela de intervenção 183
   fértil 5
Personalidade 396
Peso 67
Pesquisa de microdeleções do cromossomo Y 13
Pessoas
   LGBTQIAPN+
      que gestam e a manutenção da lactação 268
      que não gestam 147
      que não gestaram e induziram a lactação 270
      que perderam filhos 24
PET 291
Pílulas combinadas 5
Piores hábitos alimentares 420
Planejamento
   familiar 2, 44
   reprodutivo 2
Plano
   de cuidado 86
   de parto 106, 108, 110, 125

Polaciúria 126
População LGBTQIAPN+ 23, 51, 141, 266
   amamentação 147
   direitos sexuais e reprodutivos 149
   pré-natal e atendimento 144
   preparação
      da lactação 145
   reprodução assistida 142
   saúde sexual e reprodutiva 142
   via de parto 144
Pós-adoção 247
Posição no parto 164
Positron emission tomography 291
Pós-modernidade e neoliberalismo 502
Pós-parto
   transtorno(s)
      de ansiedade 441
      de personalidade *borderline* 481
      alimentares 460
      por uso de substâncias 470
Prática assistencial 66
Pré-eclâmpsia 68, 116, 335
Prematuridade 186, 217, 218
   puerpério 219
Pré-natal 3
   das pessoas cisgênero LGBQIAPN+ gestantes 146
Preocupações financeiras 67
Pré-parto 124
Presença de doula 164
Primeiro
   banho do bebê 113
   episódio psicótico no puerpério 365
Primigestas 69
Primiparidade 185, 335
Princípio da bipolaridade 69
Privação
   de liberdade 83
   de sono 83
Processo de habilitação 250
Produção
   de leite 82, 269

e ejeção 207
e liberação do leite 210
Progesterona 121, 169, 172, 299, 336
Projeção 72
Prolactina 169, 174
Prometazina 133
Protagonismo feminino 160
Protocolos
   de lactação induzida 147
   de luto perinatal 82
4 Ps* para detecção de uso de drogas na gravidez 386
Psicanálise 39
Psicobióticos e novos tratamentos 311
Psicodinâmica da gravidez 66, 68
Psicoestimulantes na gravidez 281
Psicofármacos na lactação 282
Psicopatologia do transtorno de personalidade *borderline* 396
Psicose 360
   na gestação 446
   perinatal 322
   pós-parto 211, 294
   puerperal 174, 340, 362, 447
Psicoterapias psicodinâmicas 406
Puericultura 204
Puerpério 135, 181
Purgação 458
Puxos dirigidos 164

Q

Quadros psicóticos no puerpério
   tratamento 446
Questões econômicas e sociais 83
Quetiapina 278, 284, 424
   transtorno afetivo bipolar 425

R

Rabdomiossarcoma 383
Racismo estrutural 514

Recém-nascido 162
 prematuro 218
Recuperação pós-parto 263
Rede
 central executiva 291
 de apoio 24
 de modo padrão 291
 neural que rege o funcionamento cerebral 292
Reflexo disfórico de ejeção do leite 210
Regressão 70
 psicoafetiva 70, 71, 72
Relacionamento
 com o parceiro 116
 conjugal 235
Relative infant dose máxima relatada 282
Religiões 4
Remuneração
 ao doador pela cessão dos gametas 37
 e identificação de doadores de gametas 37
Repressão 72
Reprodução
 assistida 55
  por substituição 56
 humana assistida 20, 186
 legislação 48
Resistência placentária 122
Responsabilidade social 497
Resposta sexual 263
Ressonância magnética 286
 funcional 290
Restrição
 alimentar 376
 de crescimento fetal 68
Retorno à atividade sexual 257
Risco
 de abortamento 79
 de recaída maníaca 117
 suicida 405
 teratogênico 117
Risperidona 426

S

Saúde
 mental de mães de bebês prematuros 217
 reprodutiva LGBTQIA+ 55

sexual 257
 no ciclo gravídico-puerperal 259
Secreção de prolactina 169
Segredo do tratamento 28
Seleção dos doadores 37
Sêmen 14
 doado 32
Sensação de poder 72
Sensibilidade 72
Sensopercepção 399
Sentimentos de medo 70
Separação 67
 conjugal 116
 entre sexo e reprodução 22
Serotonina 348
Sertralina 284, 439
 transtornos alimentares 458
Serviço de acolhimento em família acolhedora 253
Sexo biológico 487
Sexualidade 23
 após o parto 258
 feminina 260
Sigilo sobre o tratamento 39
Síndrome
 alcoólica fetal 382
 de abstinência neonatal 467
 de Down 121
 de esgotamento 330
 do anticorpo antifosfolípide 18
Single-photon emission tomography 291
Sintomas
 cognitivos 300
 incongruentes com o humor 365
 psicomotores 320
Sistema
 endocanabinoide 383
 intrauterino liberador de levonorgestrel 8
 Nacional de Adoção e Acolhimento 246
Situações de violência 24
Socioafetividade 47
Sofrimento psíquico 116
Sono 318

Specialist Supportive Clinical Management 457
SPECT 291
Substância
 cinzenta 293
 psicoativa na gestação 385
Suicídio na gestação 318
Suporte
 psicológico e intervenção precoce 79
 social de familiares 497

T

Tabaco 362, 379, 383, 389
 amamentação 473
Tabagismo 389
 gestação de risco 79
T-ACE 386
Técnica da relactação 270
Tempo reprodutivo 22
Teorias
 de comunicação 312
 psicológicas para o puerpério 187
Terapia
 cognitivo-comportamental
  depressão na gestação 406
  transtornos alimentares 457
 comportamental 457
 de reposição de nicotina 469
 hormonal para mulheres trans 148
Teratogênese na monoterapia com antiepilépticos 280
Termo de Consentimento Livre e Esclarecido 35
Teste
 de apercepção temática 69
 de mancha de tinta de Rorschach 69
 genético pré-implantacional nos embriões 32
 projetivo de Rorschach 70
 projetivo de Wartegg 70
Testosterona 146
Tomada de decisões 108, 232
Tomografia por emissão de pósitrons 289

Topiramato 280
Toque vaginal 164
Toxicidade
  cardíaca 9
  ovariana 9
Toxoplasmose 124
Trabalho de parto 111
  prematuro 68, 77
Translucência nucal 121
Transmasculinos 146
Transtorno(s)
  afetivos 449
  afetivo bipolar 137, 334, 417
    ácido valproico 429
    aconselhamento pré-gestacional 418
    aripiprazol 432
    carbamazepina 429
    ECT 433
    haloperidol 430
    lamotrigina 430
    lítio 427
    manejo no período perinatal 418
    mudanças de hábitos no período perinatal 418
    olanzapina 431
    quetiapina 431
    risperidona 431
    tratamentos farmacológicos na gestação 420
    tratamentos farmacológicos no pós-parto 426
    tratamentos por neuromodulação no período perinatal 432
    tratamentos psicológicos no período perinatal 419
  alimentares 368
    pós-parto 375
    tratamento 454
    tratamento nutricional 460
    tratamentos farmacológicos 458
    tratamentos psicológicos 457
  borderline 393
  gestação 393
  da compulsão alimentar 368, 457
  de ansiedade 116, 131, 220, 322
    na perinatalidade tratamento 437
  de ansiedade generalizada 344
    gestação 346
    pós-parto 346
    restrição do sono 346
  de compulsão alimentar 368
  de déficit de atenção e hiperatividade 278
  de estresse pós-traumático 65, 349349
    gestação 352
    pós-parto 353
  de personalidade 322
  de personalidade *borderline* 341, 394-396, 476
    período perinatal 399
    tratamento 478
  de personalidade emocionalmente instável 393
    tratamento 476
  depressivo 116
    maior 340
  do espectro autista 278
  do estresse pós-traumático 344
  do pânico 344, 347
    gestação 348
    pós-parto 348
  obsessivo compulsivo 344, 354
    gestação 355
    perinatal 356
    pós-parto 355
  por uso de substâncias 387
  psicóticos 334
Trauma cranioencefálico 300
Triagem e seleção dos doadores 35
Tricotomia 164
Triploidia 231
Trissomia
  13 231
  18 231
  do cromossomo 21 121

U

Ultrassom
  morfológica 122
  testicular 13
  transvaginal 16, 17
Uso de drogas no puerpério
  suicídio 387
Uso de substâncias 267
  não prescritas 211
  psicoativas 379
    gestantes e puérperas 464
Útero de substituição 28, 32
UTI neonatal 218, 222

V

Vaginismo 260
Valproato 280, 284
Valproato de sódio 117
Vareniclina 469
Vasectomia 5
  legislação 46
Venlafaxina 412, 439
Vergonha 24
Videolaparoscopia 15
Vínculo afetivo 90
Violência
  conjugal 496
  e adoecimento 505
  obstétrica 186
Visita da família ampliada 223
Vitaminas
  gestação de risco 79
Vivência
  da perinatalidade 512
  durante o puerpério 200
Vocalização 163
Vontade 399
Vulnerabilidades
  de mães solo 98
  social 23
  socioeconômica 185

Z

Zopiclone 284
Zuranolona 413